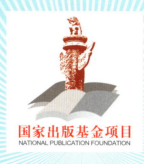

"十三五"国家重点出版物出版规划项目

线粒体生物医学：
靶向线粒体防治人体重大疾病的研究

丛书总主编 刘健康
丛书副总主编 龙建纲

"十三五"国家重点出版物出版规划项目

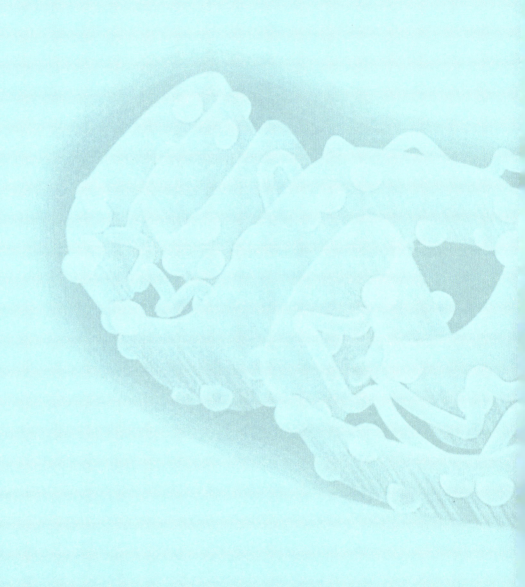

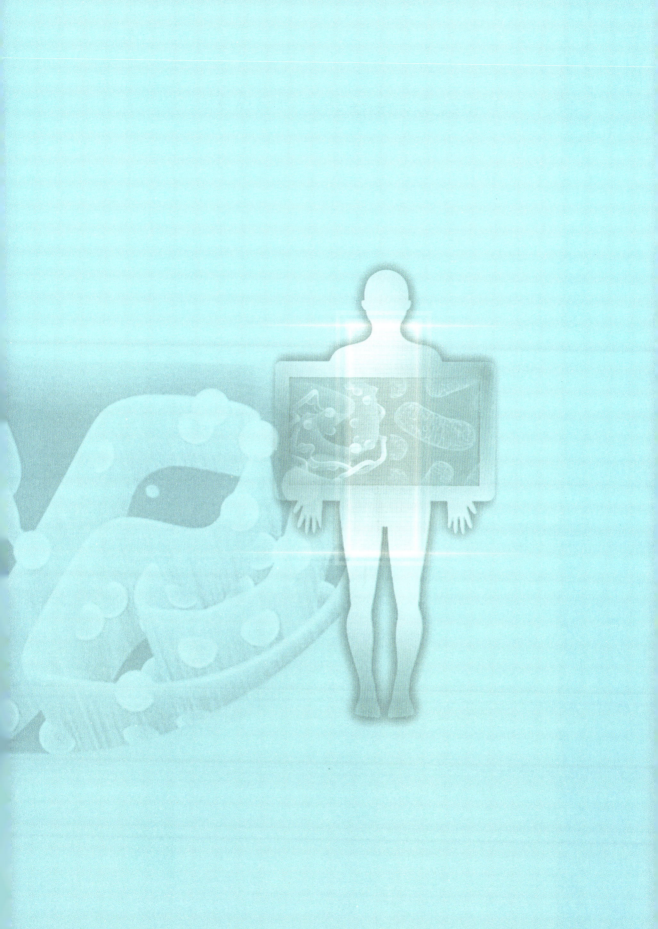

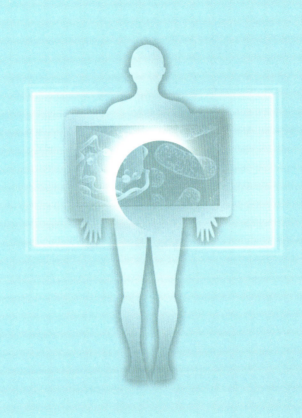

"十三五"
国家重点
出版物出版
规划项目

国家出版基金项目

陕西出版资金资助项目

线粒体生物医学：
靶向线粒体防治人体重大疾病的研究

丛书总主编 刘健康
丛书副总主编 龙建纲

线粒体与肿瘤

主　编　邢金良　药立波
副主编　刘　静　刘　甲

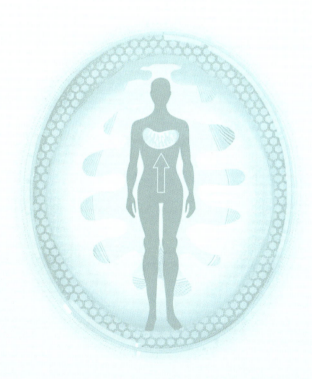

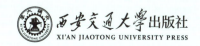

西安交通大学出版社

图书在版编目(CIP)数据

线粒体与肿瘤 / 邢金良，药立波主编. —西安：西安交通大学出版社，2024.5

（线粒体生物医学：靶向线粒体防治人体重大疾病的研究）

ISBN 978-7-5693-3752-5

Ⅰ.①线… Ⅱ.①邢… ②药… Ⅲ.①线粒体－人体细胞学－细胞生物学－关系－肿瘤学 Ⅳ.①R329.2 ②R73

中国国家版本馆CIP数据核字（2024）第087526号

XIANLITI YU ZHONGLIU

书　　名	线粒体与肿瘤
主　　编	邢金良　药立波
责任编辑	张永利　李　晶
责任校对	肖　眉
责任印制	张春荣　刘　攀
装帧设计	程文卫　伍　胜　任加盟
出版发行	西安交通大学出版社 （西安市兴庆南路1号　邮政编码 710048）
网　　址	http://www.xjtupress.com
电　　话	（029）82668357　82667874（市场营销中心） （029）82668315（总编办）
传　　真	（029）82668280
印　　刷	西安五星印刷有限公司
开　　本	787 mm×1092 mm　1/16　　印张　18　　字数　382千字
版次印次	2024年5月第1版　2024年5月第1次印刷
书　　号	ISBN 978-7-5693-3752-5
定　　价	328.00元

如发现印装质量问题，请与本社市场营销中心联系。

订购热线：（029）82665248　（029）82667874

投稿热线：（029）82668803

版权所有　侵权必究

线粒体生物医学：靶向线粒体防治人体重大疾病的研究

编撰委员会

顾　问
林其谁　程和平　宁　光　郭爱克　陈志南　郭子建　王学敏
赵保路　陈　佺　管敏鑫　Douglas C. Wallace　Bruce N. Ames

主任委员
刘健康

副主任委员
刘树森　杨铁林　冯智辉　龙建纲　王昌河　高　峰　郑　铭
沈伟利　邢金良　药立波　张　勇　赵　琳　刘华东　施冬云

丛书总主编
刘健康

丛书副总主编
龙建纲

丛书总审
林其谁　程和平　宁　光　郭子建
王学敏　赵保路　陈　佺　管敏鑫
Douglas C. Wallace　Bruce N. Ames

丛书秘书
崔　莉

编委会成员

（按姓氏拼音排序）

鲍登克	薄　海	曹　可	曹雯丽	常珂玮	车佳行	陈　洋
陈厚早	程　序	程丹雨	崔玉婷	丁　虎	董珊珊	杜冬玥
段媛媛	樊　璠	范　强	封　琳	冯　红	冯梦雅	冯智辉
付　炎	高　丹	高　峰	高　晶	高　静	高佩佩	谷习文
顾禹豪	郭　旭	郭　燕	韩　笑	韩戎君	侯　晨	侯占武
胡绍琴	胡亚冲	黄高建	黄启超	霍靖骁	贾　石	姜　宁
焦凯琳	鞠振宇	康家豪	康新江	李　华	李　嘉	李国华
李积彬	李子阳	林文娟	刘　甲	刘　坚	刘　静	刘　洋
刘　泳	刘华东	刘健康	刘树森	刘中博	柳絮云	龙建纲
楼　静	鲁卓阳	吕　斌	吕伟强	庞文陶	裴育芳	彭韵桦
戚　瑛	秦兴华	曲　璇	权　磊	任婷婷	申　童	申亮亮
沈　岚	沈伟利	施冬云	时　乐	宋　茜	宋默识	苏　田
孙　琼	唐小强	同　婕	王　莉	王　谦	王　严	王　钊
王　珍	王　震	王变变	王昌河	王乃宁	王显花	王雪强
韦安琪	吴　晋	吴美玲	吴轩昂	武丽涛	谢文俊	邢金良
邢文娟	徐　杰	徐春玲	徐华栋	许　洁	薛意冰	闫文俊
闫星辰	杨　飞	杨铁林	药立波	曾孟琦	张　蕾	张　星
张　伊	张　勇	张富洋	张观飞	张海锋	张爽曦	张田田
张子怡	赵　斐	赵　琳	赵保路	赵黛娜	赵云罡	郑　铭
周嘉恒	周幸春	朱剑军	朱栩栋			

《线粒体与肿瘤》

编委会

主　编　邢金良　药立波
副主编　刘　静　刘　甲
编　委　（按姓氏笔画排序）
　　　　　王　谦（郑州大学第一附属医院）
　　　　　申　童（西安国际医学中心医院）
　　　　　申亮亮（空军军医大学）
　　　　　邢金良（空军军医大学）
　　　　　曲　璇（陕西中医药大学）
　　　　　吕　斌（南华大学）
　　　　　朱剑军（山西医科大学）
　　　　　任婷婷（空军军医大学）
　　　　　刘　甲（西安交通大学）
　　　　　刘　洋（空军军医大学第二附属医院）
　　　　　刘　泳（徐州医科大学）
　　　　　刘　静（西安交通大学）
　　　　　李积彬（空军军医大学）
　　　　　吴　晋（罗斯威尔帕克癌症研究所）
　　　　　沈　岚（空军军医大学）
　　　　　谷习文（空军军医大学）
　　　　　周幸春（空军军医大学第二附属医院）
　　　　　封　琳（西安医学院）
　　　　　药立波（空军军医大学）
　　　　　郭　旭（空军军医大学）
　　　　　黄启超（空军军医大学）
　　　　　焦凯琳（空军军医大学第二附属医院）
　　　　　鲍登克（河南大学）
秘　书　张　蕾（空军军医大学）

线粒体生物医学：靶向线粒体防治人体重大疾病的研究

编辑委员会

丛书总编辑

李 晶　张永利　赵文娟

丛书编辑

李 晶　张永利　赵文娟　张沛烨
秦金霞　郭泉泉　肖 眉　张家源

序 一

在生命科学界，线粒体研究是一个历久弥新的前沿方向和热点领域。线粒体作为真核细胞特有的细胞器，不仅为人体生命活动提供能量，而且作为细胞死亡调控中心和活性氧生成中心的地位也得到了证实。从微观尺度看，单细胞内线粒体数以千计，它们运动和迁移、分裂和融合、增殖和降解，形成动态网络；又有线粒体基因组，它与核基因组相互调控，构成人类的双遗传系统。在宏观尺度上，生命活动的最基础、最核心问题——生长、发育、生殖、遗传、代谢、衰老、死亡，无一不与线粒体生物学密切相关。人类已知的与线粒体损伤和功能紊乱相关的疾病已涵盖了诸如神经-肌肉疾病、记忆-视力-听力丧失、出生缺陷、心血管疾病、肥胖、糖尿病、胃肠病、酒精中毒、神经退行性疾病、肿瘤等各大门类。也正因如此，线粒体研究具有引人入胜的魅力，为基础突破提供深刻而丰富的命题，为医学发展指引新的方向，靶向线粒体的药物研发也方兴未艾。

自线粒体研究兴起以来，我国科学家在线粒体领域的贡献不可忽视。近年来，随着青年科学家队伍的壮大，研究成果日益丰硕，但尚未见到系统的相关研究著作。由刘健康作为总主编、龙建纲作为副总主编，联合国内外近20所著名大学和研究所编撰的"线粒体生物医学：靶向线粒体防治人体重大疾病的研究"丛书正是为了系统展示我国在线粒体研究领域的成果和贡献而编写的。该丛书共分为10卷，内容涵盖了线粒体生物医学导论、线粒体遗传病、线粒体与衰老、线粒体与心血管疾病、线粒体与神经退行性疾病、线粒体与代谢、线粒体与肿瘤、线粒体与运动、线粒体与营养、线粒体研究方法学等方面的研究成果。

该丛书力求瞄准线粒体生物学与医学研究的前沿热点，系统地汇总和梳理了线粒体功能障碍与重大疾病关系的研究，反映了国内外线粒体医学研究领域的重大原创成果与未来动向。同时，丛书的作者阵容汇集了我国在线粒体领域一流的专家和学者，他们在该领域具有深厚的学术造诣和丰富的实践经验，既涉及线粒体生物学的基础理论，又可纵览线粒体相关疾病的诊断和治疗。

我相信，该丛书的出版可填补国内在该领域系统性研究的空白，为我国线粒体领域的发展注入新的动力。恭逢科教兴国大时代，衷心祝愿该丛书能助力我国科学家在线粒体研究领域不断取得重大原创突破，并产出切实的应用成果，为人类生命健康事业做出应有的贡献。

中国科学院院士
北京大学国家生物医学成像科学中心主任
北京大学分子医学南京转化研究院院长
2023年12月

序 二

线粒体是真核生物中极为重要的细胞器，被称为"细胞能量代谢的工厂"。线粒体中有复杂的能量代谢网络，可产生细胞活动所需的高能磷酸化合物 ATP。线粒体还涉及氨基酸、脂肪酸、血红素等重要化合物的合成，以及活性氧自由基的生成。它在真核生物多种细胞活动中起着核心作用，对细胞的生存与死亡起到了重要的调控作用，可调控细胞凋亡、坏死、焦亡、铁坏死，还起到了信号转导中心的作用。线粒体有自身的转录机器，即线粒体 RNA 聚合酶体系；线粒体有自身的翻译机器，即线粒体核糖体。线粒体基因组（mtDNA）可转录、切割生成 22 个线粒体 tRNA，2 个线粒体 rRNA，以及 13 个 mRNA。线粒体内膜上行使氧化磷酸化功能的 5 个大复合物中大部分蛋白质组分是核编码的，转录后出核翻译成蛋白质进入线粒体，有 13 个蛋白质组分是线粒体基因组编码的。线粒体是高度动态的，当线粒体遭受代谢或环境应激时，为保持其良好的功能，线粒体可以融合、分裂或通过线粒体特殊的自噬——线粒体自噬清除损坏的线粒体。线粒体功能障碍将引起天然免疫系统的激活，以及非细菌性的慢性炎症，从而导致各种疾病，如神经退行性疾病、2 型糖尿病、心脑血管病、肿瘤等。这些疾病的发生、发展都受到遗传与表观遗传的调控。

高等真核生物有两套染色体 DNA 基因组，即核基因组及线粒体基因组。尽管这两个基因组中的 DNA 都会发生突变，但与年龄相关的退行性疾病与生活方式、运动、营养、睡眠、环境有密切关系，所以表观遗传调控起了关键作用。核基因组的表观遗传调控包括染色体 DNA 甲基化、组蛋白修饰、染色体重塑、非编码 RNA 调控，人类虽对其已研究多年，但线粒体基因组的表观遗传调控（包括线粒体 DNA 甲基化、线粒体中各类 RNA 的修饰，以及线粒体中的非编码 RNA 调控）机制还远不清楚，这一点非常值得关注。核基因组及线粒体基因组通过代谢物可以互作。

"线粒体生物医学：靶向线粒体防治人体重大疾病的研究"丛书内容涵盖了线粒体发生、发展与生命起源，线粒体结构、形态学、网络与动态，线粒体质量控制，线粒体遗传学，线粒体的生理学功能，线粒体与能量代谢，线粒体与衰老，以及线粒体功能缺失与各类型疾病，包括神经退行性疾病、心血管疾病、代谢性疾病、肿瘤等的病理学机制。丛书内容丰富、数据详实，既包含基础理论，又介绍了该领域的国际前沿。

该套丛书的作者大多为我国在线粒体研究领域长期辛勤耕耘且取得重要成就的科学家，其中一些人甚至是我国在该领域的开创者和引领者。

我相信，这套丛书的出版可为科技工作者，特别是年轻的大学生、研究生提供难得的优秀的教科书及参考书，也必将推动我国在线粒体生物学与医学领域的研究走向国际前沿，助力健康中国的国家重大战略需求。

中国科学院院士 施蕴渝

2024 年 3 月

总 序

线粒体是包括人类在内所有真核生物细胞质中特别重要的细胞器，对它的研究已经经历了两个多世纪。从 1774 年发现氧及其与生命呼吸功能开始，到 1858 年在显微镜下观察到肌肉细胞内的线粒体，并一直持续到 21 世纪的两百多年间，全球近百家著名实验室和数以万计的研究人员对线粒体学的基础研究做出了大量历史性的重要贡献。1978 年，诺贝尔化学奖获得者 Peter D. Mitchell 的"化学渗透偶联学说"；1997 年，Paul D. Boyer 与 John E. Walker 共同分享诺贝尔化学奖 F_1 - ATP 酶的"亚基结合旋转变化机制"及其酶晶体结构的成功验证。线粒体研究一直以呼吸链氧化磷酸化 ATP 合成为中心并以生物能力学为主旋律在不断深入和持续发展。但到了 20 世纪 90 年代，越来越多的研究发现，线粒体除为人体生命活动提供能量外，其作为细胞死亡调控中心和活性氧生成中心的地位被证实，在细胞代谢网络和细胞信号网络中的主导和调控作用也被广泛认同。线粒体结构的动态性，使它在细胞中不断分裂和融合、增殖和降解，在生物发生的双遗传系统控制时，密切联系着细胞多种功能以适应机体的不同需要，构成了线粒体学与生物的生长、发育、生殖、遗传、代谢、衰老、死亡及人体线粒体疾病的相互关系。线粒体疾病过去主要指病变发生在人体各种器官和组织的细胞线粒体内，是线粒体 DNA 和/或核 DNA 编码的线粒体蛋白基因变异引起的线粒体结构和呼吸链氧化磷酸化功能损伤的遗传性疾病。然而，目前所说的线粒体疾病包括与线粒体损伤相关的各种疾病，如神经-肌肉疾病，记忆、视力、听力丧失和体力下降，以及出生缺陷、心血管疾病、肥胖、糖尿病、胃肠病、酒精中毒、神经退行性疾病、肿瘤等几乎所有疾病。因而，线粒体已成为 21 世纪细胞生物学的研究中心，是生命科学和基础分子医学中的新前沿，涉及生命科学的所有基本问题。目前，线粒体相关研究已成为全球生命科学研究领域的一个热点，特别是近 10 年来，发表的相关论文数量每年超过 1 万篇，并以约 10% 的速率持续增长，重大科学发现在该领域不断涌现。

线粒体生物医学在国内外研究的快速发展，国外线粒体医学的相关研究著作虽不少，但尚未见到系统的相关研究著作，也不适合国内线粒体医学研究领域的传播。国内出版带有"线粒体"关键词的书罕见，且经典的生物化学、细胞生物学和基础医学等教科书中的有关内容早已远远不能反映当前线粒体研究进展的全貌，满足不了国内线粒体医学研究领域快速发展和专业领域读者的需求。我们 2012 年出版了《线粒体医学与健康》一书，受到了众多从事线粒体生物医学研究的专家和学者的广泛欢迎。近年来，我们紧追国内外线粒体领域的研究动向，与众多团队和专家学者交流、沟通，于 2013 年提出"线粒体生物医学：靶向线粒体防治人体重大疾病的研究"丛书（以下简称"丛书"）出版计划，并于 2016 年被列入"十三五"国家重点出版物出版规划项目。

在编写过程中，我们本着符合"牢牢把握高质量发展要求，着力打造代表国家水平的优秀出版项目"的指导思想，符合自然科学与工程领域"反映自然科学各领域具有国际领先水平或国内一流水平的研究成果，对强化基础理论研究、前瞻性基础研究、引领性原创研究具有重要意义的出版项目"的基本要求，符合"坚持正确导向，代表国家水平，体现创新创造"的相关要求，我们又将丛书分别申报了"陕西出版资金资助项目"和"国家出版基金项目"，并先后于2019年和2020年成功获得两项基金的资助。

丛书力求瞄准线粒体生物学与医学研究的前沿热点，于是我们组织了国内外线粒体医学研究领域内优秀的专家学者，同时聘请了多位该领域的国际权威专家担任顾问、主审或分卷主编。丛书分别从线粒体生物医学导论、线粒体遗传病、线粒体与衰老、线粒体与心血管疾病、线粒体与神经退行性疾病、线粒体与代谢、线粒体与肿瘤、线粒体与运动、线粒体与营养、线粒体研究方法学等方面展示了国内外多个知名团队的研究成果，围绕线粒体生物学与医学的基础和临床研究，系统地汇总和梳理了线粒体功能障碍与重大疾病关系的研究，追踪了国际上最新的线粒体医学研究热点和方向，揭示了线粒体在生成、代谢、退变、降解等方面的最新科学发现以及线粒体与人体衰老和重大疾病等发生、发展的相关机制。

丛书可作为我国生命科学及医学方面的本科生、研究生，以及有志于与人类疾病和健康相关领域的基础和临床科技工作者认识、了解线粒体基本知识及其与人类健康关系的参考资料，并可促进线粒体生物医学研究队伍在我国的发展和壮大，也将有利于在国内对线粒体疾病相关知识的普及，对推进我国卫生健康领域某些重大疾病的预防、诊断和早期治疗具有重要的理论意义和实践意义。希望丛书的出版，能为打造我国线粒体研究的学科高地、提升我国在线粒体生物学与医学领域的学术研究水平提供重要支撑。

值此丛书即将出版之际，我们非常激动和感慨，但更多的是发自心底的感谢：衷心地感谢各卷的主编、副主编和所有的编委；衷心感谢丛书参编单位的大力支持，包括西安交通大学、空军军医大学、海军军医大学、浙江大学、中国科学院昆明动物研究所、中国科学院动物研究所、中国科学院生物物理研究所、中国科学院上海生物化学与细胞生物学研究所、华东师范大学、北京大学、清华大学、复旦大学、天津体育学院、上海交通大学、康复大学、加利福尼亚大学伯克利分校、南加利福尼亚大学、宾夕法尼亚大学等。我们更要把最特殊的感谢给予西安交通大学出版社医学分社的各位编辑老师，是他们十多年的精心策划，使丛书先后入选"十三五"国家重点出版物出版规划项目、"陕西出版资金资助项目"和"国家出版基金项目"并获得资助，也是他们经过五年多的辛勤耕耘，使得丛书能够顺利编审完成并出版。

最后，但也是最深切地感谢五年来关心和支持丛书编写的线粒体领域的同仁和朋友们，没有你们的支持和鼓励，就不会有丛书的出版和问世！再次说声："谢谢您！"

刘健康　龙建纲
2023 年 12 月

前 言

《线粒体与肿瘤》以线粒体为出发点，在系统阐述线粒体结构、功能及特点的基础上，系统地总结了国内外近年来线粒体生物学与肿瘤研究中的基本科学问题和现状，为进一步探索线粒体在肿瘤发生、发展过程中的重要作用并寻找有效的靶向治疗药物提供了重要参考依据。

线粒体作为真核细胞内的重要细胞器，除了为细胞提供能量外，还参与诸如细胞分化、细胞信息传递、细胞凋亡和调节 Ca^{2+} 稳态等过程，并拥有调控细胞生长的能力。肿瘤是人类健康的重大威胁之一，该类疾病的预防和治疗是我国社会现阶段所面临的重大医疗卫生问题。肿瘤的发生是一个多种信号网络相互参与调节的复杂过程，随着进程的继续，肿瘤细胞逐渐表现出抵抗凋亡、无限增殖、逃避免疫、侵袭与转移以及代谢异常等标志性特征。大量研究结果显示，线粒体的结构与功能改变、动态变化等与肿瘤的发生、发展关系非常密切。肿瘤状态下，线粒体功能紊乱，并诱发线粒体分裂/融合状态失衡、肿瘤细胞氧化应激压力增强、能量代谢异常、钙信号持续激活，会进一步促进肿瘤的恶性进展。此外，一系列的研究已经证明线粒体基因组突变在癌细胞起始、转移和代谢变化中的关键作用。同时，由于人们逐渐认识到线粒体在细胞凋亡乃至细胞死亡过程中所起的关键性作用，出现了越来越多的以线粒体为靶标的肿瘤治疗新策略。进而，线粒体与肿瘤相关研究成为生命科学研究的前沿热点。

近年来，线粒体领域的研究文献飞速增长，但从线粒体生物学与肿瘤防治角度来阐述研究的书籍还十分缺乏，本书则全方位地介绍了线粒体与肿瘤当前的研究现状。在本书编写过程中，我们注重保持本书的以下特色：①侧重线粒体与肿瘤相关研究领域，以线粒体研究领域的国际期刊研究论文为基础，完整阐述肿瘤状态下线粒体相关重要发现和基础理论，以及该类疾病防治的线粒体机制；②编者均为从事多年线粒体研究的人员，熟悉本领域的研究现状，对所撰写的内容有较为深入的理解和思考；③从多角度、深层次地展开相关科学问题的探讨，可为我们深入认识线粒体功能与肿瘤发生、发展的关系并寻找新的肿瘤治疗突破点提供新的理论依据。本书的每个章节代表了肿瘤线粒体生物学研究中的一个分支，涉及细胞生物学、分子生物学、生物化学、遗传学、免疫学等多个基础学科，对包括肝癌、结直肠癌、肺癌及乳腺癌等多个癌种的线粒体相关研究进行总结，从肿瘤的发生、进展、治疗及监测等角度全方位对线粒体的形态、功能及组成变化进行阐述。

为系统、全面了解线粒体在肿瘤中的研究现状，总结目前该领域取得的研究成果，汇总当下尚待解决的科学难题，为相关科研工作者提供更好的指导与帮助，本书以模块化形式展开，在对线粒体自身功能特性进行介绍的基础上，逐步展开线粒体在肿瘤中研究进展的综述性讨论，揭示线粒体在线粒体动态变化、能量代谢、钙稳态调节和基因组变异等方面的基本科学问题，同时针对线粒体在调节免疫应答、氧化应激、蛋白降解和细胞凋亡的作用机制等方面展开讨论。

本书共分为13章，内容包括线粒体与肿瘤概述、线粒体动态变化异常与肿瘤、线粒体损伤相关分子模式与免疫调节、线粒体与肿瘤能量代谢、线粒体氧化还原平衡与癌症、线粒体蛋白质量控制异常与肿瘤、线粒体钙稳态异常与肿瘤、线粒体基因组变异与肿瘤、线粒体依赖细胞凋亡信号异常与肿瘤、线粒体内关键酶基因突变与肿瘤、线粒体自噬异常与肿瘤、线粒体基因表达异常与肿瘤和以线粒体为靶标的肿瘤治疗。所列内容主要面向生命科学和医学方向的研究生及相关领域的科研工作者，可作为相关领域研究人员的参考用书。

本书的编写工作以线粒体与肿瘤为主题，大家分工合作，其中邢金良教授及药立波教授共同担任主编，负责组织编写和统稿；编写团队其他成员为本书的校对工作付出了大量的努力，以力求本书能较为准确、深入地向读者反映本领域的研究现状和前沿方向，但限于编写时间和水平，书中难免存在不妥和遗漏之处，恳请各位读者和同行批评指正。

我们的初衷是让本书起到一个抛砖引玉的作用，衷心希望线粒体研究领域的学者能够编写出更多、更好的专业书籍和教材，以便推动我国线粒体生物学与肿瘤研究的发展。

邢金良　药立波
2023年5月

目 录

第1章 线粒体与肿瘤概述 ·· 1
1.1 恶性肿瘤的细胞分子生物学特征 ································ 1
1.1.1 恶性肿瘤的组织和细胞形态学特点 ························· 1
1.1.2 恶性肿瘤的生物学功能特点 ·································· 2
1.2 恶性肿瘤的线粒体结构和功能变异 ···························· 10
1.2.1 线粒体形态和分子结构变异 ································· 10
1.2.2 恶性肿瘤的线粒体功能异常 ································· 11

第2章 线粒体动态变化异常与肿瘤 ································· 15
2.1 线粒体分裂/融合动态平衡的分子调控机制 ················· 15
2.1.1 线粒体分裂效应分子 ·· 15
2.1.2 线粒体融合效应分子 ·· 17
2.1.3 线粒体分裂/融合的调控机制 ································ 17
2.2 线粒体分裂/融合动态平衡对肿瘤细胞线粒体功能的影响 ··· 18
2.2.1 调控线粒体发生 ·· 18
2.2.2 调控线粒体自噬 ·· 19
2.2.3 调控线粒体代谢功能 ·· 19
2.2.4 维持氧化还原稳态 ··· 20
2.3 线粒体分裂/融合在肿瘤中的研究现状 ······················· 21
2.3.1 促进细胞恶性转化 ··· 21
2.3.2 影响肿瘤细胞增殖和凋亡 ···································· 22
2.3.3 促进肿瘤侵袭和转移 ·· 23
2.3.4 影响肿瘤细胞自噬 ··· 23
2.4 线粒体内质网结构偶联与肿瘤 ·································· 24
2.4.1 线粒体内质网结构偶联的结构基础 ······················· 24
2.4.2 线粒体内质网结构偶联介导的 Ca^{2+} 转运的分子构成 ········· 25
2.4.3 Ca^{2+} 摄取对线粒体功能的影响 ·································· 26
2.4.4 线粒体内质网结构偶联调控 Ca^{2+} 转运对肿瘤发生的影响 ······ 26
2.5 总结与展望 ·· 27

第3章 线粒体损伤相关分子模式与免疫调节 ····················· 31
3.1 线粒体DNA可能引起相关免疫应答机制 ····················· 31
3.1.1 线粒体DNA与Toll样受体9信号通路 ························ 32

3.1.2 线粒体DNA与干扰素刺激基因信号通路 ……………………………… 32
3.1.3 线粒体DNA与NLRP3炎性小体 ………………………………………… 32
3.2 甲酰肽作为促炎症介质 ………………………………………………………… 33
3.3 TFAM也可引发炎症反应 ……………………………………………………… 34
3.4 ATP激活嘌呤受体,进而导致细胞死亡 ……………………………………… 34
3.5 线粒体产生的活性氧调节相关免疫疾病 ……………………………………… 35
3.6 心磷脂也是损伤相关分子模式分子的一种成分 ……………………………… 36

第4章 线粒体与肿瘤能量代谢

4.1 肿瘤能量代谢的特点 …………………………………………………………… 40
  4.1.1 肿瘤能量的来源 …………………………………………………………… 40
  4.1.2 肿瘤线粒体能量代谢的特点 ……………………………………………… 41
4.2 肿瘤线粒体能量代谢变化的主要作用 ………………………………………… 43
  4.2.1 逃避活性氧介导的细胞凋亡 ……………………………………………… 43
  4.2.2 促进肿瘤的生长与转移 …………………………………………………… 44
  4.2.3 抵抗肿瘤细胞死亡 ………………………………………………………… 44
4.3 肿瘤线粒体能量代谢变化的分子机制 ………………………………………… 45
  4.3.1 肿瘤微环境变化与肿瘤线粒体能量代谢 ………………………………… 45
  4.3.2 癌基因的激活与线粒体能量代谢 ………………………………………… 46
  4.3.3 抑癌基因的失活与线粒体能量代谢 ……………………………………… 47
  4.3.4 线粒体氧化呼吸功能障碍 ………………………………………………… 49

第5章 线粒体氧化还原平衡与癌症

5.1 线粒体氧化还原系统概述 ……………………………………………………… 55
  5.1.1 自由基的种类 ……………………………………………………………… 55
  5.1.2 自由基的来源 ……………………………………………………………… 56
  5.1.3 活性氧的清除:线粒体抗氧化系统 ……………………………………… 57
  5.1.4 线粒体自由基的生理功能 ………………………………………………… 59
5.2 线粒体氧化还原系统与癌症 …………………………………………………… 65
  5.2.1 Redox基因组稳定性与肿瘤发生 ………………………………………… 65
  5.2.2 Redox与血管发生 ………………………………………………………… 66
  5.2.3 Redox作用于细胞骨架系统及其对细胞迁移的影响 …………………… 67
  5.2.4 Redox与肿瘤侵袭和转移 ………………………………………………… 67
  5.2.5 Redox在癌细胞中的调控 ………………………………………………… 68
  5.2.6 Redox对肿瘤微环境的影响 ……………………………………………… 69
5.3 靶向线粒体氧化还原系统的抗肿瘤策略 ……………………………………… 71
  5.3.1 提高活性氧水平治疗肿瘤 ………………………………………………… 71
  5.3.2 降低或消除活性氧治疗肿瘤 ……………………………………………… 72

第6章 线粒体蛋白质量控制异常与肿瘤 … 79
6.1 线粒体蛋白质量控制系统介绍 … 79
6.1.1 线粒体基质蛋白酶简介 … 80
6.1.2 ClpXP 蛋白酶 … 81
6.1.3 线粒体内膜蛋白酶简介 … 82
6.2 线粒体蛋白质量控制异常肿瘤概述 … 83
6.2.1 ATP 依赖的 Lon 蛋白酶与肿瘤 … 83
6.2.2 ATP 依赖的 ClpXP 蛋白酶与肿瘤 … 86
6.3 线粒体蛋白质量控制异常与抗癌药物的研发 … 88
6.3.1 Lon 蛋白酶抑制剂 … 88
6.3.2 ClpXP 蛋白酶抑制剂 … 89

第7章 线粒体钙稳态异常与肿瘤 … 97
7.1 线粒体钙稳态异常与肿瘤细胞增殖(对细胞活力的调节) … 102
7.2 线粒体钙稳态异常与肿瘤细胞凋亡 … 102
7.2.1 线粒体功能调控 … 103
7.2.2 Bcl-2 家族调控 … 103
7.2.3 活性氧调控 … 104
7.3 线粒体钙稳态异常与肿瘤细胞迁移和侵袭 … 105
7.4 线粒体钙稳态异常与肿瘤血管生成 … 107
7.4.1 肿瘤血管的来源 … 107
7.4.2 肿瘤血管的生长发生 … 108
7.5 线粒体钙稳态异常与肿瘤细胞能量代谢 … 110
7.5.1 线粒体 Ca^{2+} 及其转运在细胞能量代谢中的调节作用 … 110
7.5.2 肿瘤细胞能量代谢过程 … 111
7.5.3 线粒体钙稳态异常与肿瘤的关系 … 112
7.6 线粒体钙稳态异常与肿瘤细胞基因组不稳定性和突变 … 112
7.6.1 恶性肿瘤基因组不稳定性 … 113
7.6.2 线粒体 DNA 突变与肿瘤发生的关系 … 114
7.6.3 线粒体功能异常导致的损失过程 … 115
7.6.4 线粒体 DNA 损伤和活性氧簇 … 115

第8章 线粒体基因组变异与肿瘤 … 119
8.1 线粒体 DNA 体细胞变异 … 119
8.1.1 体细胞单碱基突变 … 119
8.1.2 线粒体 DNA 大片段缺失 … 122
8.1.3 线粒体 DNA 拷贝数变异 … 122
8.2 线粒体 DNA 遗传性变异 … 124
8.2.1 单碱基遗传变异 … 124

8.2.2　短片段插入缺失 ………………………………………………………… 125
　8.3　线粒体 DNA-细胞核 DNA 逆向调控 ……………………………………………… 126
　8.4　线粒体假基因 NUMT …………………………………………………………… 126
　　8.4.1　线粒体假基因在人类核基因组的分布 ……………………………… 127
　　8.4.2　线粒体假基因整合进入核基因组的机制 …………………………… 128
　　8.4.3　线粒体假基因与肿瘤 ………………………………………………… 129
　8.5　肿瘤线粒体 DNA 变异参与肿瘤发生和发展的机制研究 ………………………… 129
　8.6　展望 ……………………………………………………………………………… 130

第 9 章　线粒体依赖细胞凋亡信号异常与肿瘤 ………………………………………… 138
　9.1　细胞凋亡与线粒体 ……………………………………………………………… 138
　　9.1.1　内源细胞凋亡通路 …………………………………………………… 138
　　9.1.2　线粒体通透性转换孔与细胞凋亡 …………………………………… 139
　　9.1.3　线粒体-细胞色素 c 凋亡途径 ………………………………………… 141
　9.2　Bcl-2 家族在线粒体依赖细胞凋亡中的作用 …………………………………… 143
　　9.2.1　Bcl-2 家族成员的组成与结构 ………………………………………… 144
　　9.2.2　Bcl-2 家族拮抗与促进凋亡的作用机制 ……………………………… 145
　9.3　肿瘤细胞线粒体与凋亡调控 …………………………………………………… 148
　　9.3.1　肿瘤细胞抗凋亡的机制 ……………………………………………… 148
　　9.3.2　线粒体在肿瘤抗凋亡中的意义 ……………………………………… 149

第 10 章　线粒体内关键酶基因突变与肿瘤 ……………………………………………… 157
　10.1　延胡索酸水合酶基因突变与肿瘤 ……………………………………………… 157
　　10.1.1　延胡索酸基因在 HLRCC/MCUL 中的突变 ………………………… 158
　　10.1.2　延胡索酸基因在嗜铬细胞瘤中的突变 ……………………………… 162
　　10.1.3　延胡索酸基因在其他肿瘤中的突变 ………………………………… 163
　　10.1.4　延胡索酸基因突变引起肿瘤的机制 ………………………………… 163
　10.2　琥珀酸脱氢酶基因突变与肿瘤 ………………………………………………… 164
　　10.2.1　琥珀酸脱氢酶的结构及功能 ………………………………………… 164
　　10.2.2　琥珀酸脱氢酶基因在肿瘤中的突变 ………………………………… 165
　　10.2.3　琥珀酸脱氢酶在副神经节瘤中的突变 ……………………………… 168
　　10.2.4　琥珀酸脱氢酶在嗜铬细胞瘤中的突变 ……………………………… 170
　　10.2.5　琥珀酸脱氢酶在肾细胞癌中的突变 ………………………………… 173
　　10.2.6　琥珀酸脱氢酶在胃肠道间质瘤中的突变 …………………………… 173
　　10.2.7　琥珀酸脱氢酶在其他肿瘤中的突变 ………………………………… 175
　10.3　异柠檬酸脱氢酶基因突变与肿瘤 ……………………………………………… 175
　　10.3.1　异柠檬酸脱氢酶的结构与功能 ……………………………………… 175
　　10.3.2　异柠檬酸脱氢酶在胶质瘤中的突变 ………………………………… 176
　　10.3.3　异柠檬酸脱氢酶在急性髓细胞性白血病中的突变 ………………… 177

10.3.4　异柠檬酸脱氢酶在其他肿瘤中的突变 ················· 178
第 11 章　线粒体自噬异常与肿瘤 ································· 180
　11.1　线粒体自噬 ·· 180
　　11.1.1　自噬的发生与进程 ································· 180
　　11.1.2　线粒体自噬的调控机制和线粒体自噬受体 ············· 181
　　11.1.3　线粒体自噬的影响因素 ····························· 184
　　11.1.4　线粒体自噬与疾病 ································· 186
　11.2　线粒体自噬与肿瘤 ······································ 187
　　11.2.1　线粒体自噬信号异常与肿瘤发生 ····················· 187
　　11.2.2　线粒体自噬与肿瘤代谢重编程 ······················· 188
　　11.2.3　有可能调控肿瘤的线粒体自噬信号 ··················· 189
　　11.2.4　基于线粒体自噬靶点的肿瘤防治 ····················· 192
　11.3　小结与展望 ·· 193
第 12 章　线粒体基因表达异常与肿瘤 ····························· 197
　12.1　线粒体基因结构和遗传学特征 ···························· 197
　　12.1.1　线粒体 DNA 的结构特征 ···························· 197
　　12.1.2　线粒体 DNA 的遗传学特征 ·························· 198
　　12.1.3　线粒体拟核结构与功能 ····························· 199
　　12.1.4　肿瘤线粒体基因组 ································· 202
　12.2　肿瘤细胞内线粒体基因表达特征 ·························· 202
　　12.2.1　影响线粒体基因表达的因素 ························· 202
　　12.2.2　肿瘤细胞内线粒体基因的表达 ······················· 204
　　12.2.3　肿瘤细胞内线粒体转录调控网络和信号通路 ··········· 205
　12.3　线粒体基因表达异常与肿瘤发生、发展的关系 ·············· 206
　　12.3.1　肿瘤线粒体酶表达缺陷导致线粒体功能障碍和肿瘤进展 ·· 206
　　12.3.2　癌基因/抑癌基因表达异常影响线粒体呼吸在肿瘤中的功能 ···· 208
　　12.3.3　线粒体核糖体蛋白表达异常与肿瘤发生、发展的关系 ···· 209
　12.4　线粒体逆行信号引起的肿瘤发生和肿瘤进展 ················ 214
　12.5　线粒体蛋白质组学研究现状 ······························ 215
　　12.5.1　线粒体蛋白质组学概述 ····························· 215
　　12.5.2　线粒体蛋白质组学的性质及其应用 ··················· 216
　　12.5.3　线粒体蛋白质组学在肿瘤研究中的进展 ··············· 218
　12.6　小结与展望 ·· 219
第 13 章　以线粒体为靶标的肿瘤治疗 ····························· 234
　13.1　靶向线粒体核糖体 ······································ 234
　　13.1.1　线粒体蛋白质合成抑制剂 ··························· 234
　　13.1.2　靶向线粒体翻译因子 ······························· 234

13.1.3　靶向线粒体核糖体 …………………………………………………………… 235
　13.2　靶向氧化磷酸化 ………………………………………………………………………… 236
　　　13.2.1　氧化磷酸化抑制剂 …………………………………………………………… 237
　　　13.2.2　线粒体 ATP 的转运 …………………………………………………………… 237
　　　13.2.3　线粒体 ATP 运输抑制剂 ……………………………………………………… 238
　13.3　靶向线粒体通道 ………………………………………………………………………… 238
　　　13.3.1　肿瘤细胞线粒体通道 ………………………………………………………… 238
　　　13.3.2　其他线粒体膜蛋白 …………………………………………………………… 241
　13.4　靶向三羧酸循环关键酶 ………………………………………………………………… 241
　　　13.4.1　柠檬酸合成酶 ………………………………………………………………… 241
　　　13.4.2　乌头酸水合酶 ………………………………………………………………… 242
　　　13.4.3　异柠檬酸脱氢酶 ……………………………………………………………… 242
　　　13.4.4　琥珀酸脱氢酶 ………………………………………………………………… 243
　　　13.4.5　延胡索酸酶 …………………………………………………………………… 243
　　　13.4.6　苹果酸酶 ……………………………………………………………………… 243
　13.5　线粒体与肿瘤耐药、肿瘤干细胞及免疫治疗 ………………………………………… 244
　　　13.5.1　线粒体和耐药性 ……………………………………………………………… 244
　　　13.5.2　癌症干细胞中的线粒体 ……………………………………………………… 244
　　　13.5.3　线粒体的免疫治疗 …………………………………………………………… 244
　13.6　线粒体干预策略 ………………………………………………………………………… 245
　　　13.6.1　将特定的线粒体多肽导入线粒体中 ………………………………………… 245
　　　13.6.2　向线粒体输送特定的 tRNA …………………………………………………… 245
　　　13.6.3　利用限制性内切酶选择性破坏突变的线粒体 DNA ………………………… 245
　　　13.6.4　CRISPR-Cas9 与以线粒体为靶点的肿瘤治疗 ……………………………… 246
　13.7　以线粒体 DNA 突变为靶标的肿瘤治疗 ……………………………………………… 246
　13.8　以线粒体复合物为靶标的肿瘤治疗 …………………………………………………… 247
　　　13.8.1　复合物Ⅰ ……………………………………………………………………… 247
　　　13.8.2　复合物Ⅲ ……………………………………………………………………… 248
　　　13.8.3　复合物Ⅳ ……………………………………………………………………… 248
　　　13.8.4　复合物Ⅴ ……………………………………………………………………… 248
　13.9　以其他线粒体分子为靶标的肿瘤治疗 ………………………………………………… 248
　13.10　将线粒体与其他靶标联合进行抗肿瘤治疗 ………………………………………… 250
索　引 ……………………………………………………………………………………………… 262

第1章

线粒体与肿瘤概述

恶性肿瘤(malignant tumor)是威胁人类健康的重大疾病,已经占据人类死亡原因的第二位,仅次于心脑血管疾病。随着人口老龄化发展、生活节奏加快、饮食结构改变、环境污染等因素的出现,我国恶性肿瘤的发病率和死亡率呈现出持续升高的趋势。阐明恶性肿瘤的发生、发展机制,在此基础上研发新的诊断和治疗方案,属于国家重大需求。

正常机体内细胞的增殖、分化、衰老和死亡,接受各种内、外环境信号的严格控制,以确保生命活动有序进行。肿瘤(tumor)是由细胞异常增生而致生长失控所形成的组织新生物,有良性和恶性之分,其产生原因和进展机制尚未完全阐明。恶性肿瘤组织除具有自主无限制的生长能力之外,还可持续浸润和侵袭周围组织,甚至转移至其他组织器官,导致组织器官损伤和功能衰竭,直至死亡,其诊断和治疗是医学界面临的巨大挑战。本章将主要在细胞和分子水平概述恶性肿瘤的异常特征,尤其是与本书主题相关的线粒体的结构和功能改变。

1.1 恶性肿瘤的细胞分子生物学特征

在化学、物理、生物、遗传、社会心理等各种致癌因素作用下,控制细胞生长的各种信号分子或其编码基因发生突变或其表达调控方式异常,从而促使细胞发生恶性转化[1]。恶性转化的细胞失去了对机体内生长控制信号的正常响应机制,获得了自主生长能力,且失去分化成熟细胞原有的各种功能,在细胞和分子层次的结构、形态和功能方面进化出恶性肿瘤独有的生物学特征[2]。

1.1.1 恶性肿瘤的组织和细胞形态学特点

肿瘤组织可以分为实质和间质两部分。前者由具有组织特异性的肿瘤细胞构成,不同组织来源的肿瘤细胞保留了其部分形态特征,可作为病理学诊断的依据;后者则不具有组织特异性,为肿瘤实质细胞提供支撑性结构,也为其恶性特征的维系提供适宜的微环境。新生肿瘤血管、各种免疫细胞、纤维母细胞和细胞外基质等是构成肿瘤间质的主要成分。

1.1.1.1 肿瘤的大体形态

肿瘤的大小与其所处部位和自身性质相关。生长在体表或较大体腔内的肿瘤无空间制约,可以生长成体积较大的肿瘤,尤其是那些不影响器官功能的良性肿瘤,有时可生长至体积巨大;而易发生转移的恶性肿瘤体积一般较小。肿瘤的硬度与其组织种类、实质与间质比例及坏死状态有关,间质多于实质的肿瘤一般较硬,坏死程度高的肿瘤质地较软。目前已有研究提示,肿瘤硬度与肿瘤发展、肿瘤转移和患者临床预后有关。

一些组织所特有的色素会使肿瘤切面呈现出不同颜色,如黑色的黑素瘤、黄色的脂肪瘤、红色的血管瘤等。其他肿瘤切面的颜色因其所含血管数量、出血程度、组织坏死状态不同而不同,可呈现灰白色或灰红色。

肿瘤可以多种不同形状存在,由其部位、来源、生长方式和恶性程度所决定,常见的有外生性生长的息肉状和乳头状肿瘤、膨胀性生长的结节状和分叶状肿瘤、浸润性生长的浸润性包块、弥漫性生长的肥厚和溃疡等。

肿瘤组织的生长需要血供,恶性实体瘤内部会有较丰富的血管。在B超、X线断层扫描成像(CT)、磁共振成像(MRI)等检查中,联合使用血流显影剂观察血供状态可以帮助肿瘤诊断。

1.1.1.2 组织细胞形态异常

肿瘤组织失去了所来源组织的正常有序空间结构,原有的细胞层次和排列被破坏。恶性肿瘤与周围组织往往缺乏清晰的界限。

肿瘤细胞大小、形态不一,可呈现低分化或未分化细胞的特征,其分化状态决定着肿瘤的恶性程度和预后。不同组织来源的肿瘤细胞尽管分化不足,但仍然不同程度地保留着一定的原有形态特点,故可以作为鉴别肿瘤来源和类型的依据。

肿瘤细胞的细胞器可随其不同类型和不同阶段而呈现各种不同的形态变异。可以观察到但并非在所有肿瘤细胞中都存在的变化有:①细胞核分裂象增多,可见异型核和多形性核,核仁呈高颗粒性,核仁肥大且数目增多;②细胞骨架纤维聚合不足而致组装不全,不能形成有序性结构,微管数目亦可减少;③由于细胞分化程度低,高尔基复合体可能不发达,且可出现扩张和变形,出现高尔基复合体碎片;④游离核糖体数目增多;⑤线粒体数目增多或减少,电镜下可见其结构紊乱。

1.1.1.3 肿瘤微环境

实体瘤处于特定的肿瘤微环境(tumor microenvironment)中。肿瘤微环境中的细胞成分非常复杂,除肿瘤细胞自身以外,有巨噬细胞、肥大细胞、树突状细胞、自然杀伤细胞、中性粒细胞等多种天然免疫细胞,也有负责获得性免疫反应的淋巴细胞,另有成纤维细胞、间质细胞、血管内皮细胞等基质细胞。这些细胞通过多种细胞通讯方式(直接接触、细胞因子)相互作用,总体趋势是为肿瘤的生长提供有力支撑。肿瘤微环境处于动态调控中,例如快速生长带来的局部供氧不足会促进肿瘤组织生成新生血管,也会促进肿瘤细胞发生远处转移。

1.1.2 恶性肿瘤的生物学功能特点

恶性转化的细胞在肿瘤微环境影响下逐步进化,强化了其生存、生长和侵袭能力。2011年，D. Hanahan 和 R. Weinberg 综述了当时的肿瘤研究文献，在 2000 年归纳提出的恶性肿瘤细胞的 6 个标志性特征的基础上，又补充了 4 个新的肿瘤生物学特点[3]。这 10 个特征包括持续性增殖信号、规避增殖抑制信号、抵抗细胞死亡、无限复制能力、诱导血管生成、组织侵袭和转移、免疫逃逸、促肿瘤炎症反应、细胞能量代谢重编程及基因组不稳定和突变。

肿瘤的这些恶性行为并非在所有肿瘤细胞的所有阶段都存在，而是随着肿瘤细胞的进化而逐步获得的。

1.1.2.1 持续性增殖信号

正常机体需要细胞增殖以更新替代一些衰老和死亡的组织，如消化道上皮、血液等细胞的增殖十分活跃。需要更新的组织细胞在接收生长因子等增殖正向调节信号后，启动 DNA 复制，推动细胞周期运行，直至完成细胞分裂，产生子代细胞。生理性细胞增殖只有存在增殖信号时才可进行，即呈增殖信号依赖性生长，而信号分子在体内的合成和分泌又有着严密的调节机制，由此维护着细胞数目动态平衡和有序的空间排列，形成正常的组织结构。

恶性转化细胞的第一个特征是持续增殖。肿瘤脱离了体内细胞增殖调节系统的控制，获得了自主生长信号。细胞增殖调节失控的原因有多种，细胞相应受体（如表皮生长因子受体 EGFR）或其下游信号转导分子（如低分子量 G 蛋白 RAS、蛋白激酶 RAF 等）的结构变异可使这些分子处于自主激活状态，即使不存在生长因子配体，仍然传递加速细胞有丝分裂的指令，导致细胞持续增殖；也可以是某些生长因子的基因表达失控而致其出现非生理性过量释放，为肿瘤提供了增殖信号。细胞癌基因编码产物多属上述生长因子、生长因子受体及其细胞内信号转导分子等细胞增殖正向调节信号，其变异是肿瘤细胞获得自主增殖能力的关键因素。

肿瘤组织局部还可形成特有的增殖信号自分泌调控环境。肿瘤细胞可持续合成生长因子并分泌到局部，这些细胞存在着相应的生长因子受体，可以应答自身分泌的生长因子信号，启动和促进细胞的持续增殖。

1.1.2.2 规避生长抑制信号

除了触发和推动细胞增殖的正向调节信号以外，正常机体还存在细胞增殖的负向调节信号，在生长因子不足、快速复制所致 DNA 损伤、营养不足、细胞密度过高等状态下减慢或停止细胞增殖反应，肿瘤细胞要持续增殖，必须能够规避这些负向调节的增殖抑制信号。正常细胞增殖反应的抑制主要依赖于肿瘤抑制基因的编码产物来完成，如 RB、TP53、PTEN 等。这些分子的主要作用是阻止细胞周期进程，诱导细胞衰老和死亡，对增殖信号转导分子活化的负反馈等。肿瘤细胞如产生肿瘤抑制基因的结构变异，则失去对这些增殖抑制信号的敏感性（insensitivity to antigrowth signals），进一步强化了其增殖潜力。

1.1.2.3 抵抗细胞死亡

凋亡（apoptosis）是细胞在特定生理或病理状态下启动特定的细胞内序贯化学变

化而致自身死亡的过程,属于一种程序性细胞死亡(programmed cell death)。细胞程序性死亡在多细胞生物体生长、发育、应激等生命活动中是不可缺少的生理过程,用以清除多余、衰老和损伤的细胞,维持内环境平衡。细胞凋亡调节异常与多种疾病的发生、发展密切关联。

细胞凋亡在肿瘤发生、发展过程中主要起负调控作用,可以阻遏其生长,是阻止肿瘤发生、发展的天然屏障。癌基因活化引起的细胞快速增殖可致增殖调节信号失去平衡,过快的复制可致 DNA 损伤和营养缺乏,这些变化均可以诱导细胞凋亡,称为凋亡诱导应激反应(apoptosis-inducing stresses)。机体可利用这种机制清除早期癌变细胞。肿瘤细胞可以产生各种变异,使其对凋亡诱导信号失去应答能力,这种凋亡抵抗是肿瘤细胞存活能力增强的重要机制。只有跨越了这些凋亡诱导屏障,获得了抵抗细胞死亡能力的细胞才能形成恶性肿瘤。细胞凋亡抵抗也是肿瘤细胞对化疗或放疗产生抵抗的主要机制。重新激活肿瘤细胞内部的凋亡程序将是一种有潜力的癌症治疗手段。

肿瘤细胞可利用多种机制抵抗细胞凋亡诱导信号。下调促凋亡分子(如 Bax、Bim、PUMA 等)或上调抗凋亡分子(如 Bcl-2、Bcl-xL 等)的含量及活性都可以保护肿瘤细胞,使之不发生凋亡而长期存活。促细胞存活分子(如 IGF1/IGF2 等)和生存信号通路(如 PI3K/Akt 通路等)的水平或活性上调亦是肿瘤细胞获得凋亡抵抗特性的重要方式。肿瘤抑制基因 *TP53* 编码的 p53 可以感受 DNA 快速复制带来的 DNA 损伤而诱导细胞凋亡,该基因突变的肿瘤细胞则失去这一能力。

除细胞凋亡以外,其他的细胞程序性死亡方式在肿瘤发生、发展中亦有各种重要作用。

自噬(autophagy)是另一种重要的细胞寻求生存机会的生理反应,在营养缺乏等生存压力下,通过生成包裹有自身老化损伤的蛋白质或细胞器的自噬小体(autophagosome),进而在溶酶体中降解的生理过程。降解的各种细胞成分可以用作维持细胞生长所需要的代谢原料。

在正常生理条件下,细胞存在着低水平的自噬,以维持内稳态。在低氧、氧化应激、饥饿等应激状态下,自噬作用增强,通过降解泛素化或聚集的蛋白质以及损伤的细胞器维持细胞存活。自噬作用过强,会导致细胞死亡;自噬作用不足,则不能及时有效清除细胞内异常折叠的蛋白质和受损的细胞器,最终导致各种疾病的发生。

肿瘤细胞快速增殖带来的营养缺乏可以通过自噬支持其生存。营养缺乏、放射治疗或特定细胞毒药物作用下的肿瘤细胞也可经自噬机制进入可逆休眠,待压力解除后,可重新生长出肿瘤,成为重要的肿瘤治疗抵抗机制。

1.1.2.4 无限复制能力

肿瘤的形成需要细胞具有无限复制的潜能(limitless replicative potential)。正常细胞的可分裂次数是有限的,在体外培养条件下,随着分裂次数的增加,细胞或进入不增殖但仍然存活的不可逆休眠(senescence)状态,或发生导致细胞死亡的危象

(crisis)，跨过这两种命运的细胞，则可持续复制(enabling replicative immortality)，成为永生化(immortalization)细胞。

位于染色体末端的端粒为细胞是否可以实现无限增殖的关键调节点。端粒由短DNA串联重复序列(TTAGGG)及一些与其结合的蛋白质组成，其作用是通过延长端粒DNA的合成而保护染色体末端结构的完整。端粒会在每次细胞分裂后逐次变短，直至失去对染色体的保护作用，启动细胞死亡。催化端粒合成的端粒酶是细胞获得永生化的关键分子，在大多数肿瘤细胞中的含量和活性要高于正常细胞。上调的端粒酶可增强端粒完整性，帮助肿瘤细胞克服分裂次数的限制这一增殖障碍。

1.1.2.5 诱导血管生成

正常成人体内的血管生成一般处于静止状态，只有在创伤愈合或女性孕产时才启动。然而，随着实体瘤体积的增大，血管新生必须始终处于活跃状态(sustained angiogenesis)，才可形成足够的血管，以满足肿瘤内部细胞获得充足营养、维持氧耗需求、清除代谢废物和二氧化碳的需求[4]。目前已知，肿瘤进展的早期，甚至在异型增生和原位癌阶段，新生血管生成就已经启动。

新生血管生成诱导因子和血管生成抑制因子共同构成体内血管生成的开关系统，其典型代表分别是促进血管生成的血管内皮生长因子A(vascular endothelial growth factor-A，VEGF-A)和抑制血管生成的血小板反应蛋白1(thrombospondin-1，TSP-1)。肿瘤细胞中的癌基因激活或其所处的低氧微环境均可上调肿瘤组织的VEGF-A的基因表达，作用于血管内皮生长因子受体，在促进血管内皮细胞增殖和迁移的同时，增加血管通透性和血管管腔形成。其他促血管生成因子，如成纤维细胞生长因子(fibroblast growth factor，FGF)家族成员在肿瘤细胞持续诱导血管生成方面也具有重要作用。血管内皮细胞表面的TSP-1受体接受TSP-1的刺激，抑制血管内皮细胞增殖，是拮抗肿瘤新生血管生成的主要分子。抑制肿瘤新生血管生成已经成为肿瘤分子靶向治疗的重要策略。

快速生成的肿瘤血管往往不具备完善的结构，血管内皮细胞间隙扩大，周细胞和血管平滑肌覆盖松散。异常的血管结构导致其渗漏增加、供氧不足等，是肿瘤产生转移、耐药等恶性行为的重要因素。

1.1.2.6 组织侵袭和转移

具有组织侵袭和转移能力是恶性肿瘤细胞的重要标志性特征，也是其主要临床致死原因。不断增殖的肿瘤细胞通过侵犯和破坏周围组织而得到更大的生长空间，亦可脱落离开原发部位，经血道、淋巴道或脱落种植等途径播散到相邻或远处的其他组织器官继续生长。肿瘤转移致使临床失去了单纯手术治疗或局部放疗治愈的机会，故可作为肿瘤临床分期的重要指标，也是肿瘤治疗的难题。阐明肿瘤局部侵袭和远处转移的分子机制将为肿瘤治疗带来新的希望，故一直是肿瘤研究的热点[5]。

具有侵袭和转移能力的恶性肿瘤细胞发生形状变异，细胞相互间以及与细胞外基质(extracellular matrix，ECM)间的附着程度明显下降。正常胚胎发育和伤口愈合过程中需要细胞发生上皮-间质转换(epithelial - mesenchymal transition，EMT)，这一机制可能被肿瘤细胞用作了侵袭和播散的主要方式，肿瘤组织边缘可见到经历 EMT 的细胞。

EMT 过程由一系列转录因子的表达和活化而启动，如 Snail、Slug、Twist 和 Zeb1/2 等。这些转录因子启动其下游靶基因的表达，引起的细胞行为变化包括黏附分子的下调使其失去细胞间黏附连接、由多边形的上皮细胞形态转换为梭状的纤维细胞、细胞外基质水解增加、细胞迁移能力增强、凋亡诱导信号的抵抗能力增强等，这些变化均有利于肿瘤细胞的侵袭和转移。

发生 EMT 的肿瘤细胞迁移至新部位后可能还需要再经历一个间质-上皮转换 (mesenchymal - epithelial transition，MET)，才能在局部种植和生长。不同肿瘤有不同的组织转移偏好，这种偏好除了受到解剖位置便利性的影响之外，肿瘤细胞与微环境的相互作用可能更为重要。迁移的肿瘤细胞是否相容于所到达组织的局部、局部是否有适宜其生长的微环境是决定其种植及再生长的关键，阐明这些偏好发生的机制对于控制肿瘤的远处转移具有重要价值。

肿瘤细胞可能从原发组织中脱落进入外周血，成为循环肿瘤细胞(circulating tumor cell，CTC)。据 EMT 理论，CTC 似乎应该失去上皮细胞特征，但事实上不少 CTC 保留或部分保留着上皮细胞特征，有着上皮细胞型、间质细胞型和上皮细胞与间质细胞混合型等不同类型。CTC 的存在代表着肿瘤远处转移的潜力，其数目与肿瘤的临床预后密切相关。富集、分离并监测 CTC 是极有前景的肿瘤无创诊断技术。

以 EMT 机制侵袭和转移的方式也被称为间质化(mesenchymal)，此外还存在着细胞集团转移、阿米巴样迁移等。肿瘤基质细胞在肿瘤侵袭和转移中亦发挥着重要作用，包括间充质干细胞(mesenchymal stem cell，MSC)、肿瘤相关巨噬细胞 (tumor - associated macrophage，TAM)及其他炎性细胞等。

1.1.2.7 免疫逃逸

肿瘤形成、生长及转移过程中所展现的许多细胞表型是不同于正常细胞的，理论上应该能够被机体免疫系统识别和清除，规避掉这些免疫监视机制的细胞才能获得生长机会。免疫缺陷小鼠模型和人类肿瘤的免疫反应分析等研究已获得足够的证据表明免疫逃逸(evading immune destruction)是肿瘤的另一标志性生物学特点[6]。

在小鼠移植瘤模型实验中，人们曾观察到正常小鼠接种来源于免疫缺陷小鼠中生成的肿瘤细胞时成瘤率很低，而来源于免疫系统正常小鼠的肿瘤细胞在免疫缺陷小鼠和正常小鼠有相同的成瘤率。这是由于来源于免疫反应正常小鼠的肿瘤细胞是经过免疫系统选择的，免疫原性强的肿瘤细胞已经被免疫系统清除，能够生长出来的是那些免疫原性较弱的肿瘤细胞克隆，因此再次接种时不会被清除而呈现较高的成瘤性；而来源于免疫缺陷小鼠的肿瘤细胞未经过选择，在具有正常抗肿瘤免疫应答反应的小鼠中会被清除，因而呈较低的成瘤性。

当自然杀伤细胞(natural killer，NK)、CD8 阳性杀伤型 T 淋巴细胞(cytotoxic

T lymphocyte，CTL)、CD4 阳性辅助型 T 淋巴细胞(helper T cell)等免疫细胞的功能存在缺陷时，小鼠的肿瘤产生频率和生长速度都高于野生小鼠。肿瘤组织中含有较丰富 NK 细胞和 CTL 细胞浸润的患者往往有较好的临床预后。然而，获得性免疫缺陷或使用免疫抑制剂的患者并未在临床上表现出更高的肿瘤发病率，其原因可能是其仍保留有正常的天然免疫反应，如 NK 细胞。因此，天然免疫缺陷和获得性免疫缺陷对肿瘤的免疫逃逸能力形成均有重要贡献。

肿瘤细胞对宿主免疫系统的影响在其免疫逃逸能力的形成中亦有重要作用。肿瘤细胞可以分泌 TGF-β、白细胞介素-10 及其他一些免疫抑制细胞因子，作用于 NK 细胞和 CTL 细胞，使之失活。肿瘤组织还可以募集免疫抑制细胞，如调节性 T 细胞(regulatory T cell，Treg 细胞)、髓系来源的抑制细胞(myeloid-derived suppressor cell，MDSC)等，从而营造出有利于肿瘤生长的免疫微环境，使其逃脱被清除的命运。

肿瘤细胞免疫逃逸能力可以用于判断临床预后，也是临床治疗的重要靶点。近年来，机体内控制免疫系统活化程度的免疫检查点分子(immune checkpoint)在肿瘤免疫抑制中的作用得以确认，以其为靶点的肿瘤治疗潜能得到越来越多的关注。T 淋巴细胞的肿瘤抗原提呈作用或细胞毒作用可由于免疫检查点分子与其在肿瘤细胞表面的配体相互作用而产生共抑制效应，导致 T 细胞呈现无反应性，例如细胞毒 T 淋巴细胞相关抗原-4(cytotoxic T lymphocyte-associated antigen 4，CTLA-4)及其配体 B7、程序性细胞死亡蛋白-1(programmed death 1，PD-1)及其配体 PD-L1。抗 CTLA-4 抗体、抗 PD-1 抗体、抗 PD-L1 抗体都是有希望的靶向免疫检查点、消除肿瘤免疫逃逸的肿瘤治疗药物，有的已进入临床应用。

1.1.2.8 促肿瘤炎症反应

炎症反应是生物体免疫系统对抗病原微生物感染、修复外伤和内源性组织损伤的重要生理过程，由天然免疫系统和获得性免疫系统协同完成。急性炎症反应过度或炎症慢性迁延是许多疾病发生、发展的原因，尤其是慢性炎症或称非可控炎症在心血管疾病、恶性肿瘤等重大复杂疾病发生中发挥着关键作用，其病因、病理变化机制和预防治疗策略等方面已经成为研究热点。

几乎在所有的肿瘤组织中都可以观察到炎症反应细胞的存在，表明肿瘤发生、发展的各个阶段均有促肿瘤炎症(tumor-promoting inflammation)反应的贡献。已有数据表明，慢性炎症反应与结肠癌、肝癌、胃癌等肿瘤的产生存在密切相关性。非可控炎症反应中持续存在的炎症细胞和炎症刺激因子可致局部组织反复发生损伤与修复反应，引起细胞基因组稳定性下降、DNA 损伤，形成了导致细胞恶性转化的局部微环境。阐明这种炎症-癌症转化作用的分子机制可以为此类慢性炎症在发展为肿瘤之前提供有效的预防策略。

尽管在肿瘤细胞产生的早期，炎症可能是免疫系统清除变异细胞的有利过程，但是非可控炎症微环境也是肿瘤细胞获得持续生长、免疫逃逸、侵袭转移等恶性行为的重要诱导因素。炎症反应可促进细胞释放细胞增殖信号、细胞存活信号、血管新生信号，维持持续的细胞增殖；还可释放活性氧等诱变剂，促进周围细胞获得更多恶性行为的进化，如激活 EMT 程序、促进趋化因子受体表达等，获得有利于肿瘤转移的行为。

1.1.2.9 细胞能量代谢重编程

恶性肿瘤细胞的快速增殖需要消耗大量的生物能量和原料，其糖代谢、脂代谢、核苷酸代谢、ATP 生成等代谢途径会发生重编程，以不同于正常细胞的新代谢模式满足其生长和增殖需求。阻断肿瘤细胞特有的代谢变化，势必能够影响肿瘤的生存，抑制肿瘤增殖、侵袭、迁移、抗凋亡等多种恶性表型。

肿瘤代谢重编程发生的分子机制非常复杂，代谢途径的变化及其内在联系至今尚未阐明。癌基因（*Myc*、*SRC*、*RAS* 等）的活化或者肿瘤抑制基因（*TP53* 等）的失活是肿瘤代谢重编程的始动因素。这些分子的变异改变了细胞内各种代谢途径中的关键酶的活性或基因表达状态，形成了有利于肿瘤生存和发展的物质代谢与能量代谢流量的新平衡状态。一些代谢途径中的关键酶的基因突变也是导致代谢途径变化的重要因素。这些变化的发生不仅仅是由于个别基因或者信号途径变异，更是整体代谢网络的动态调节[7]。

肿瘤细胞代谢的主要标志性特点：①细胞对葡萄糖和氨基酸等营养物质的摄取不再受生长信号的控制。葡萄糖转运蛋白和各类氨基酸转运分子的含量在活化的癌基因产物作用下持续存在并开放，赋予肿瘤细胞强大的对水溶性小分子营养物的摄取能力。②利用多种方式巧取豪夺营养物质。肿瘤细胞可直接从细胞外摄取溶血磷脂等类脂、凋亡小体甚至活细胞等，用作自身的代谢原料。③在有氧条件下仍以葡萄糖酵解为主要能量获取方式，即存在 Warburg 效应。这种方式可赋予肿瘤细胞增殖优势，其原理是帮助肿瘤适应低氧环境，加快 ATP 生成（糖酵解产生的 ATP 数目少，但其反应速度是有氧氧化的百倍）来满足能量需求，生成的乳酸形成酸性微环境以利于细胞迁移，基质细胞可摄取乳酸并生成丙酮酸供肿瘤细胞利用，中断的三羧酸循环的中间代谢物可提供更多蛋白质、核酸和脂类合成代谢的原料。④氮源需求增加。快速增殖的肿瘤细胞需要从头合成核苷酸、非营养必需氨基酸和多胺等多种含氮分子。谷氨酰胺是细胞的重要氮源，是嘌呤和嘧啶碱基的合成原料，其转运在肿瘤细胞中可由于癌基因 *c-Myc* 的活化而得以加速。谷氨酰胺水平是细胞周期的限速因素，其缺乏致细胞周期在 DNA 合成的 S 期停滞。⑤代谢中间物可直接影响基因表达。例如，乙酰辅酶 A 在细胞核内的堆积可以促进组蛋白乙酰化反应，进而影响肿瘤细胞的基因转录速度；异柠檬酸脱氢酶 1（isocitrate dehydrogenase 1，IDH1）突变后催化产生的不是原本应生成的 α-酮戊二酸，而是羟戊二酸（2-hydroxyglutarate，2-HG），后者可增强 DNA 和组蛋白的甲基化反应而影响细胞增殖分化和血管生成等基因的表达。⑥肿瘤代谢物与微环境互动。例如，乳酸堆积可以促进肿瘤基质细胞分泌促血管生成因子（VEGF），增加细胞外基质降解而促进细胞侵袭；色氨酸衍生物犬尿氨酸（kynurenine）可以影响 T 细胞的存活，促进免疫抑制微环境的形成等。

1.1.2.10 基因组不稳定和突变

前述各种生物学特征的产生均源于肿瘤细胞的基因组不稳定及突变[8]。基因变异后的细胞具有更强大的生长优势，其克隆扩增能力更强，基因表达调控方式（如DNA甲基化等表观遗传）的变异亦具有同样作用。基因芯片技术和高通量全基因组测序技术使我们对肿瘤进展过程中基因组的结构变化有了更为清晰、准确的了解。

肿瘤细胞基因组不稳定的主要原因是细胞内基因组的监测修复维护能力下降，因此对突变原（mutagenic agents）的敏感性增强。肿瘤基因组变异的积累一方面是由于细胞感受和修复DNA损伤的基因（caretaker gene）结构变异，因而失去纠错功能；另一方面则是由于 *p53* 等基因组卫士（guardian of the genome）分子发生突变或表达下调，致使发生了基因突变的细胞可以逃避休眠或凋亡命运得以生存。虽然不同肿瘤有着不同的DNA突变模式，但是DNA损伤修复和基因组维护基因（genome maintenance gene）的功能缺陷性变异广泛存在于各种肿瘤中，为肿瘤不断进化进而获得更多的恶性特征创造了条件。

除上述基因组维护基因以外，原癌基因（proto-oncogene）或称细胞癌基因（cellular oncogene）在致癌因素作用下可能发生扩增、融合、易位或点突变等结构变异，导致癌基因活化，使得癌基因编码产物的含量增加或活性增强；抑癌基因或称肿瘤抑制基因（tumor suppressor gene）则发生缺失等变异，由于含量减少或活性抑制而失去相应功能。原癌基因活化或抑癌基因失活是细胞生长增殖失控进而形成肿瘤的重要原因和机制。

癌基因编码蛋白质的主要作用是促进细胞增殖生长，包括各种生长因子、生长因子受体、细胞内信号转导分子、转录因子等。它们的含量升高或活性增强使细胞获得更强的增殖、抗凋亡及侵袭能力，并阻止细胞的分化，典型代表有 *HER2*、*RAS*、*Myc* 等。抑癌基因或称肿瘤抑制基因（tumor suppressor gene）的编码产物通常负反馈细胞增殖信号，诱发细胞凋亡，典型代表有 *TP53*、*RB*、*PTEN* 等。基因组维护基因（如 *p53*）在正常情况下会阻止突变细胞的存活，因此也属于肿瘤抑制基因。

除基因结构变异以外，癌基因或肿瘤抑制基因的基因表达状态（包括转录水平和翻译水平）在各种肿瘤中可以发生明显的变化，例如癌基因表达的上调或肿瘤抑制基因表达的下调。导致基因表达水平变化的原因有基因扩增或缺失、基因自身调节区变异、DNA甲基化修饰变化、特定转录因子活性或含量变化、翻译因子活性或含量变化、非编码RNA的调控作用等。特定转录因子的改变可导致细胞行为的重编程，产生诸如分化阻断、代谢模式改变、上皮-间质转换等效应。

上述基因结构或其表达调控变异是肿瘤出现不同于正常的细胞表型的基础，这些变异可以作为肿瘤诊断的重要指标。随着对肿瘤分子变异认识的逐步深入，肿瘤分子分型已经作为临床诊断指标用于治疗方案的决策和治疗效果的监测。

1.2 恶性肿瘤的线粒体结构和功能变异

线粒体是结构功能最复杂的细胞器。作为糖、脂、氨基酸三大营养物质分解代谢和细胞能量代谢的中心，线粒体结构与功能的变异在肿瘤发生和发展中具有重要意义，对细胞增殖能力和凋亡诱导敏感性等细胞行为都具有至关重要的调控作用，缺失线粒体的癌细胞无法形成肿瘤[9]。

1.2.1 线粒体形态和分子结构变异

线粒体结构的变异可以体现在形态学变化上，分子结构的变异则主要来源于线粒体 DNA 和核基因组 DNA 的突变。

1.2.1.1 线粒体形态变异

肿瘤中的线粒体在数量、大小和结构上均有变化。这些变化包括：①低分化的肿瘤细胞可有线粒体数目的减少；②恶性肿瘤线粒体的体积往往大于良性肿瘤和正常细胞；③可见到线粒体肿胀，嵴减少或断裂，部分线粒体呈空泡状。

1.2.1.2 核基因组编码的线粒体内分子结构变异

线粒体 DNA 自身编码的基因数目有限，许多线粒体蛋白质是由核基因组编码并在细胞质中合成后递送到线粒体内发挥功能的，这些基因的突变是肿瘤细胞线粒体结构和功能变异的重要因素。这些基因变异有的是定位于线粒体内的蛋白质的结构变异而致活性变化，有的是通过各种信号转导通路作用于相应基因的表达调控，间接影响了递送到线粒体蛋白质的含量。例如，线粒体内的异柠檬酸脱氢酶、琥珀酸脱氢酶(succinate dehydrogenase, SDH)、延胡索酸水化酶(fumarate hydratase, FH)都是由核基因组编码的参与三羧酸循环反应的重要酶分子，在有些恶性肿瘤，可检测到这些基因的突变。突变的 IDH 可催化生成肿瘤相关代谢物 2-HG，进而增强肿瘤的恶性行为；FH 和 SDH 突变后失去正常活性而使相应代谢受阻，分别导致琥珀酸和延胡索酸的细胞内堆积，两者可能通过影响特定蛋白质的琥珀酰化，导致肿瘤抑制分子失活、癌蛋白激活、谷胱甘肽的活性氧清除能力下降等，促进肿瘤的发生和进展。

1.2.1.3 线粒体基因编码分子的结构变异

细胞内线粒体 DNA(mtDNA)的变异频率远高于核基因组，其原因为缺乏组蛋白的覆盖保护、缺乏有效的 DNA 损伤修复系统、常处于高浓度活性氧状态等。肿瘤组织中存在着高频率的 mtDNA 突变，包括单碱基替换、短片段插入缺失、大片段缺失以及 mtDNA 拷贝数变异。mtDNA 变异可造成电子传递链组成分子的结构改变而致功能不足，从而导致氧化磷酸化反应减弱、自由基产生等异常细胞状态。因此，mtDNA 变异在肿瘤发生、演变中的作用及其对于肿瘤预防、诊断和治疗的意义日益受到人们的关注。

肿瘤线粒体基因组变异的主要原因是其快速复制而致的线粒体DNA聚合酶对母链的错读概率增加，另一原因是高浓度自由基所致的DNA损伤。对肿瘤大规模mtDNA序列数据的分析证明，mtDNA的错义突变大部分是中性选择且趋于遗传同质性；而伤害性、病理性的突变则多为负性选择且呈现异质性，表明肿瘤细胞为维护其线粒体基因组的功能而必须始终面对的选择压力。

线粒体DNA中有一1122 bp的非编码区（non-coding region，NCR），这一区域可影响mtDNA的复制和37个基因的转录速度。目前已经获得的数据表明，肿瘤mtDNA的NCR是突变热点，其突变频率高于正常细胞。NCR的突变可导致一些重要的线粒体基因表达状态异常。

线粒体DNA的蛋白质编码基因变异可导致线粒体氧化磷酸化功能出现紊乱。NADH-泛醌还原酶是线粒体氧化磷酸化的第一个酶（呼吸链复合物Ⅰ），其突变可致活性氧的产生增加；细胞色素b是呼吸链复合物Ⅲ中的重要亚基，其基因突变将导致氧耗率和活性氧生成明显增加；细胞色素c氧化酶（复合物Ⅳ）是调节细胞色素含量和细胞氧化呼吸功能的关键酶，在多种肿瘤组织中，其编码基因都有高频率突变，导致线粒体内氧化磷酸化和能量代谢异常；线粒体内膜上的ATP合酶的多个亚基在肿瘤中都有突变，从而干扰ATP的生成。

mtDNA的变异还可以通过影响自身核基因组功能而促进肿瘤的发生和发展。肿瘤细胞中受损伤的线粒体会向细胞质中释放游离的mtDNA及其片段，这些游离mtDNA或其片段可能进入细胞核并整合入核基因组，导致核基因组结构功能异常。

拷贝数变化也是肿瘤细胞mtDNA变异的重要形式。不同肿瘤组织中线粒体DNA拷贝数变化趋势有明显的差异，有的拷贝数显著高于对应癌旁组织，如结肠直肠癌、前列腺癌、头颈部癌、子宫内膜癌、乳头状甲状腺癌、卵巢癌、食管鳞状细胞癌、急性淋巴细胞白血病等组织中mtDNA的拷贝数高于相应癌旁组织；而另外一些肿瘤，如肾癌、非小细胞肺癌、肝癌、晚期胃癌、乳腺癌等组织中可见到mtDNA拷贝数降低。前述的NCR突变可能是肿瘤细胞mtDNA拷贝数变异的重要原因。

1.2.2　恶性肿瘤的线粒体功能异常

线粒体除通过氧化磷酸化反应为细胞提供能量外，还参与细胞凋亡、细胞内钙离子稳态维系等重要生命活动。线粒体功能异常可通过调控多种生物学过程显著促进肿瘤的发生和发展。

1.2.2.1　线粒体动力学异常与肿瘤

线粒体在细胞内彼此连接，形成立体管网状结构。持续进行的分裂和融合维系着线粒体数目和结构稳态，是保证其结构与功能完整性的重要机制，由此适应细胞内、外环境变化而产生的各种生理需求，该过程被称为线粒体动力学（mitochondrial dynamics）。线粒体动力学状态直接决定着细胞内线粒体的工作效率，分裂/融合平衡的紊乱可致线粒体功能障碍，产生诸如ATP生成减少、活性氧产生增多、mtDNA基因组变异等效应，进而影响细胞的能量代谢、增殖、分化、凋亡等行为。

线粒体分裂增加可以促进肿瘤细胞增殖，而抑制线粒体分裂则抑制细胞增殖。目前认为，大部分肿瘤组织中线粒体分裂的能力显著增强。

细胞内线粒体动力学的平衡状态主要由两类分子决定：一类是促进线粒体分裂的主要分子 Drp1(dynamin-related protein 1)及其受体；另一类是参与融合的主要分子外膜融合蛋白 Mfn1(mitofusin 1)、Mfn2(mitofusin 2)和内膜融合蛋白 OPA1(opticatrophy 1)。这些相关分子在肿瘤中往往有表达异常、结构变异或化学修饰改变，导致线粒体动力学失稳态，且与患者的临床预后密切相关。一些癌基因表达产物及其信号通路通过影响上述分子而发挥促癌作用。

线粒体融合过程受阻时，线粒体分裂占优势，线粒体可发生片段化，表现为线粒体短小，显微镜下呈点状；若线粒体分裂过程受阻，线粒体融合则占优势，线粒体表现为长管网状结构，网格化程度加强。线粒体分裂融合是清除细胞内损伤线粒体的重要机制，线粒体动力学失调可导致损伤线粒体不能及时清除，从而促进细胞恶性转化。

1.2.2.2 线粒体内的代谢变化与肿瘤

早在1930年，德国生物化学 O. Warburg 就发现了肿瘤细胞存在特殊代谢模式，即在有氧条件下仍选择糖酵解途径为主要的葡萄糖氧化方式，这一现象被称为 Warburg 效应。初期人们将这一效应归因于肿瘤细胞的线粒体结构与功能障碍，因而不能有效完成氧化磷酸化，故被动采用了有氧糖酵解供能的代谢方式。后来的研究发现，即使没有明显的线粒体数目和功能异常，肿瘤细胞仍然存在 Warburg 效应。因此，肿瘤细胞是主动改变了自身的代谢模式，即通过代谢重编程的进化来适应细胞增殖对营养和能量的需求。线粒体形态和分子结构的变异在实现肿瘤细胞所需要的代谢模式转变方面发挥着重要作用。

恶性肿瘤细胞线粒体内的主要代谢改变包括三羧酸循环减慢、脂肪酸 β 氧化活跃、三羧酸循环中间产物累积、三羧酸循环反应生成异常代谢物、氧耗增加、活性氧生成增加、ATP 合成减少等。这些代谢变化的终效应是有利于肿瘤细胞的存活、增殖和转移，但是并非所有变化同时出现在所有的肿瘤细胞，部分肿瘤细胞在一定阶段并不一定存在线粒体缺陷。靶向这些变异点可能带来肿瘤治疗的新策略，故肿瘤线粒体能量代谢变化的原因与机制仍将是未来肿瘤研究的热点。

1.2.2.3 氧化还原失衡与肿瘤

生物体内的自由基具有化学反应活跃的特性，其产生和清除的氧化还原平衡是机体健康的基础，其失衡在肿瘤发生和发展中具有重要作用。线粒体内活跃的代谢反应使之成为细胞内自由基的重要来源，其在肿瘤细胞内氧化还原失衡的作用和意义尤为重要。

活性氧(reactive oxygen species，ROS)是人体内最主要的自由基，超氧化物歧化酶(superoxide dismutase，SOD)则是细胞内主要的氧自由基清除者。ROS 的产生速率超过 SOD 的清除能力，即可导致前者的累积。肿瘤线粒体的分子结构变异会增加 ROS 的生成；线粒体内主要的去乙酰化酶 Sirtuin 家族成员 SIRT3 可通过去乙酰化作用活化 SOD，减少 ROS 的累积。

对肿瘤而言，自由基的累积是双刃剑，其既是诱发各种分子氧化损伤而致肿瘤发生和进展的原因，又是放、化疗杀伤肿瘤细胞的主要机制。堆积的 ROS 促发肿瘤细胞和肿瘤组织发生的变化有基因组 DNA 损伤、癌基因活化、肿瘤抑制基因的 DNA 甲基化而失活、脂质过氧化损伤、血管生成增加、侵袭转移能力增强、增殖能力增强、对微环境变化适应性增加等。

1.2.2.4　线粒体钙稳态异常与肿瘤

Ca^{2+} 在非兴奋性细胞内是重要的第二信使，广泛参与细胞能量代谢、增殖、凋亡以及细胞运动等诸多生理过程的信号转导通路的构成。细胞内 Ca^{2+} 稳态的维持机制十分复杂，主要依赖于质膜 Ca^{2+} 通道和细胞内钙池的调节。线粒体作为细胞内钙池调控的核心组成部分，可通过其膜上的多种钙转运系统摄取细胞质中的 Ca^{2+}，或释放线粒体 Ca^{2+} 参与调节 Ca^{2+} 稳态。线粒体内的 Ca^{2+} 稳态影响 ROS 生成、氧化磷酸化进程、mtDNA 突变、线粒体凋亡等诸多过程，对细胞的生存状态具有至关重要的调控作用。

在肿瘤细胞内，癌基因和肿瘤抑制基因的编码产物可以通过改变 Ca^{2+} 浓度发挥调控作用。很多细胞增殖和侵袭转移信号的转导过程需要 Ca^{2+} 作为第二信使，而线粒体的 Ca^{2+} 超载则与细胞凋亡或坏死密切相关。肿瘤细胞的线粒体功能紊乱可引发 Ca^{2+} 摄取能力增强，钙信号持续激活，促进肿瘤细胞的生长和转移。

1.2.2.5　线粒体蛋白质质量控制异常与肿瘤

线粒体中的蛋白质是否具有良好的结构与功能（质量）对于线粒体功能的维护以及细胞代谢活动的有序进行都是极为关键的。所以，无论是肿瘤细胞还是正常细胞，其线粒体蛋白质质量的稳态平衡都是至关重要的。

线粒体内的蛋白质质量控制主要由线粒体中的蛋白酶完成，通过清除损伤蛋白质而保护细胞。这些蛋白酶可以分为两大类：一是位于线粒体基质中的 ATP 依赖的 Lon 蛋白酶和 ClpXP 蛋白酶；二是锚定在线粒体膜上的 i-AAA 蛋白酶和 m-AAA 蛋白酶，其酶活性部位分别面向线粒体的膜间隙和基质。这些蛋白酶均属于 AAA 超家族（ATPase associated with diverse cellular activities，与多种细胞活性相关的 ATP 酶）成员，通过利用 ATP 产生的能量与底物蛋白分子结合，进而水解底物分子。

线粒体内蛋白酶表达水平及酶活性的精确调控对于细胞活动具有重要生理意义，其异常将会导致各种疾病的发生和发展。肿瘤细胞线粒体中的各种蛋白酶的表达一般处于上调状态，以满足增殖状态下的蛋白质快速合成而带来的质量控制需求，减少细胞应激压力。线粒体蛋白酶可能成为有潜力的肿瘤治疗靶位。

1.2.2.6　线粒体自噬、凋亡与肿瘤

线粒体自噬（mitophagy）是指线粒体经由自噬途径而发生的选择性降解，其主要生理意义是清除细胞内受损的线粒体，维持线粒体的数量与功能的稳态。线粒体

自噬在肿瘤的不同发展阶段作用不同。在肿瘤发生早期，通过线粒体自噬可以清除损伤的线粒体，减少细胞应激反应和基因组损伤，从而抑制肿瘤发生；在肿瘤进展期，线粒体自噬可以在营养缺乏和缺氧等不利条件下促进肿瘤细胞的存活。线粒体自噬可能是肿瘤防治的重要环节。

细胞凋亡可由细胞外信号分子（如 FAS 的配体）作用于膜上的相应受体（如 FAS）而诱导，亦可由细胞内源性凋亡诱导信号（如低氧、ROS 堆积等）而引发。线粒体是实现内源性凋亡的关键部位，存在着多种完成细胞凋亡过程所必需的重要分子，在细胞凋亡调节中发挥重要作用。这些分子有的可促进细胞凋亡，如细胞色素 c（cytochrome c，Cyt c）、凋亡诱导因子（apoptosis inducing factor，AIF）等；有的则抑制细胞凋亡，如 Bcl-2（B-cell lymphoma/leukemia 2）家族等。内源性凋亡诱导信号可促使促凋亡蛋白质分子转位至线粒体，改变线粒体膜的通透性和完整性，促使线粒体内的细胞色素 c 等促凋亡因子释放到细胞质，进而发生胱天蛋白酶（caspase）依赖性或非依赖性细胞凋亡。

线粒体依赖性细胞凋亡调控异常是肿瘤细胞获得凋亡抵抗的重要环节。已知在多种肿瘤细胞中，Bcl-2 呈现高表达并抑制肿瘤细胞凋亡，是肿瘤细胞获得永生化的重要因素之一。

综上所述，肿瘤细胞存在着多方面的线粒体结构与功能异常，阐明这些异常及其分子机制不仅具有重要的理论意义，更可以为肿瘤的诊断、治疗和预防带来新的思路。本书后续章节将对肿瘤线粒体的各种异常予以详细讨论。

（药立波）

参考文献

[1] 步宏，李一雷. 病理学[M]. 9 版. 北京：人民卫生出版社，2018.

[2] 郑杰. 肿瘤的细胞和分子生物学[M]. 北京：科学出版社，2017.

[3] HANAHAN D, WEINBERG R A. Hallmarks of cancer: the next generation[J]. Cell, 2011, 144(5): 646-674.

[4] LUGANO R, RAMACHANDRAN M, DIMBERG A. Tumor angiogenesis: causes, consequences, challenges and opportunities[J]. Cell Mol Life Sci, 2020, 77(9): 1745-1770.

[5] LAMBERT A W, PATTABIRAMAN D R, WEINBERG R A. Emerging biological principles of metastasis[J]. Cell, 2017, 168(4): 670-691.

[6] DEMARIA O, CORNEN S, DAËRON M, et al. Harnessing innate immunity in cancer therapy[J]. Nature, 2019, 574(7776): 45-56.

[7] PAVLOVA N N, THOMPSON C B. The emerging hallmarks of cancer metabolism[J]. Cell Metabolism, 2016, 23(1): 27-47.

[8] NEGRINI S, GORGOULIS V G, HALAZONETIS T D. Genomic instability: an evolving hallmark of cancer[J]. Nat Rev Mol Cell Biol, 2010, 11(3): 220-228.

[9] VYAS S, ZAGANJOR E, HAIGIS M C. Mitochondria and cancer[J]. Cell, 2016, 166(3): 555-566.

第 2 章
线粒体动态变化异常与肿瘤

线粒体之间互相连接，形成了细胞内的复杂网络。这种网络通过不断地分裂和融合来调节自身，以响应环境变化和细胞需求。有研究揭示了线粒体形态的决定性因素：其融合与分裂的动态平衡。当融合受限，线粒体趋于碎裂，表现为细小的点状结构；反之，若分裂受限，则线粒体通过融合形成延展的网络状结构，增强线粒体网络化特性（图 2.1）。

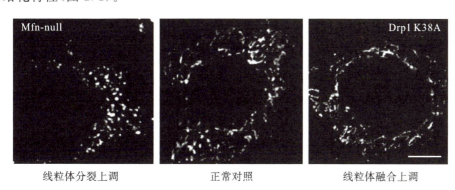

线粒体分裂上调　　　　正常对照　　　　线粒体融合上调

Mfn-null—线粒体融合蛋白敲低；Drp1 K38A—线粒体动力相关蛋白 K38A。

图 2.1　线粒体分裂/融合与线粒体形态[1]

线粒体的动态平衡对于肿瘤的形成和进程有着密不可分的联系。研究发现，肿瘤形成早期，肿瘤细胞的异常信号会改变线粒体的分裂与融合平衡，进而对肿瘤的进展产生影响。这种平衡的调整不仅会影响肿瘤细胞的能量代谢，而且还有助于肿瘤绕过宿主的免疫监视。线粒体的形态及其在细胞中的分布通过作用于肿瘤细胞的伪足形成，进一步影响肿瘤的侵袭性和转移能力。此外，研究还表明，肿瘤细胞内的线粒体分裂和融合过程与自噬现象紧密关联。同时，线粒体与内质网之间的联系，尤其是线粒体内质网结构偶联（MAM），在调节线粒体对 Ca^{2+} 的摄取中扮演着重要角色，从而在肿瘤细胞的生存、迁移及侵袭方面发挥调节作用。

2.1　线粒体分裂/融合动态平衡的分子调控机制

2.1.1　线粒体分裂效应分子

最新研究逐渐揭示了多种参与线粒体分裂的蛋白（图 2.2）。在哺乳动物细胞中，

Drp1(dynamin-related protein-1)及其配体蛋白(包括 Fis1、MFF、MiD49 和 MiD51)是线粒体分裂过程中的重要成员。

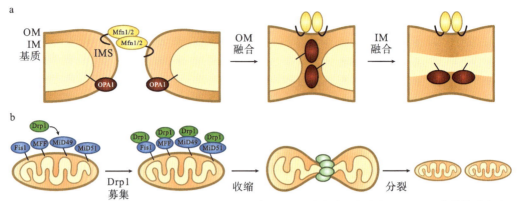

OM—外膜；IM—内膜；IMS—膜间腔；OPA1—蛋白水解动力蛋白鸟苷三磷酸酶；Mfn1/2—线粒体融合蛋白1/2；Drp1—线粒体动力相关蛋白1；Fis1—线粒体分裂蛋白1；MFF—线粒体裂变因子；MiD49—线粒体动力蛋白49。

a 图为线粒体融合模式图；b 图为线粒体分裂模式图。

图 2.2　线粒体分裂/融合调控模式图[7]

Drp1 基因位居于人类第 12 号染色体的 12p11.21 区域，其编码的蛋白质属于保守的 GTP 酶超家族成员[2]。这种蛋白包含多个功能区域：GTP 酶活性域位于 N 端，动力蛋白样的中间域，以及 C 端的 GTP 酶效应结构域(图 2.3)。在生物进化过程中，Drp1 调节线粒体分裂的作用极为关键，并被发现存在于真菌、植物以及动物体内[3]。在高等真核生物细胞内，Drp1 主要分散于细胞质，而少量则与线粒体结合。现有研究显示，Drp1 在被招募至线粒体后会形成螺旋状结构，并通过 GTP 的水解引起内部构象的变化，从而促进膜分裂。若通过基因编辑技术敲除 Drp1 或者引入显性抑制突变，可以见到明显的线粒体分裂减少，导致线粒体长度的增加[4]。Drp1 的多种翻译后修饰，如磷酸化、SUMO 化、泛素化和 S 亚硝基化等，同样会影响其在线粒体分裂过程中的活性[5-6]。

尽管 Drp1 在线粒体分裂中扮演重要角色，但仅靠 Drp1 并不能完成整个分裂过程，还需其他蛋白的协同作用。Fis1 和 MFF 作为线粒体外膜的锚定蛋白，通过蓝色非变性电泳发现它们均以大分子复合物独立存在。虽然历史研究指出 Fis1 有助于 Drp1 的招募和线粒体分裂，但针对人类癌细胞系 HCT116 的特异性 *Fis* 基因敲除实验并未观察到线粒体形态改变或 Drp1 招募能力受损，这一结果对 Fis1 在线粒体分裂中的角色提出了疑问，有可能是 Fis1 在特定细胞类型中才参与线粒体分裂[7]。研究还表明，MFF 与 Drp1 之间存在相互作用。MFF 的敲除会减少 Drp1 在线粒体上的聚集情况，而过量表达 MFF 则促进 Drp1 的招募和线粒体分裂[8]，表明 MFF 是 Drp1 的重要受体之一。MiD49、MiD51 和 MIFF1 等锚定于线粒体外膜的蛋白，它们富含跨膜结构，并在过表达时会导致线粒体网络结构过长或碎裂。尽管双杂交和免疫共沉淀实验确认了这些蛋白与 Drp1 的相互作用，但它们在线粒体分裂中的确切作用机制仍然不甚明了。

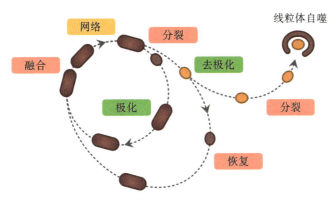

图 2.3 线粒体分裂/融合与线粒体自噬

2.1.2 线粒体融合效应分子

线粒体的融合是一个涉及其双层膜结构的高度复杂生物过程，分为外膜融合与内膜融合两个阶段。外膜融合主要由 mitofusin1(Mfn1)和 mitofusin2(Mfn2)这两种线粒体融合蛋白负责。这两种蛋白均定位在线粒体外膜，并且具有较高的同源性，都含有氨基端的保守 GTP 酶结构域与羧基端的卷曲螺旋结构。研究表明，Mfn1 和 Mfn2 的羧基端螺旋结构与线粒体外膜的结合能够促使两个线粒体通过同源或异源的反式寡聚体互相接近并发生融合。

线粒体内膜融合，由视神经萎缩蛋白 1(optic atrophy 1，OPA1)调控，属于 Dynamin 蛋白家族。OPA1 含有 3 个保守结构域：GTP 酶域、中间域和 GTPase 效应结构域。OPA1 的 RNA 剪切和蛋白加工过程产生多种不同的蛋白亚型。其中，长亚型(L-OPA1)锚定于内膜，短亚型(S-OPA1)则虽缺少锚定功能，却依旧能与膜相互作用。尽管 OPA1 的 GTP 水解活性较弱，重组的 S-OPA1 在心磷脂存在的脂质体表面可以高度有序地自组装成寡聚体，从而增强 GTPase 活性，促使 L-OPA1 与 S-OPA1 结合，这对内膜融合至关重要。线粒体外膜的融合受 Mfn 蛋白调控，而内膜融合则由 OPA1 负责，这种分工反映了这些蛋白在细胞中的特定位置。对外膜融合来说，Mfn 的功能基础在于线粒体间的邻近关系，而体内外实验都显示，缺乏 Mfn 的线粒体无法与正常线粒体融合。OPA1 缺失会改变内膜结构，但不影响外膜融合，因而 OPA1 缺陷的线粒体仍可与正常线粒体发生融合。近期研究提示，Mfn 和 OPA1 的缺陷都会导致线粒体片段化，这表明两者或许存在相互作用，可能作为一种调控机制影响外膜与内膜融合的关系。

2.1.3 线粒体分裂/融合的调控机制

目前有研究指出，线粒体分裂/融合分子的功能及它们在细胞内的特定位置受到多种翻译后修饰的调控，包括磷酸化、泛素化、SUMO 化和 S-硝基化等。

(1)磷酸化：调节 Drp1 功能的主要翻译后修饰方式之一。常见的磷酸化位点包括 Ser616 和 Ser637。例如，在细胞分裂过程中，Cdk1/cyclin B 介导的 Ser616 磷酸化能增进线粒体分裂活性，助力线粒体均匀分配至子细胞。相对而言，Ser637 的磷酸化则会抑制 Drp1 的 GTPase 活性，从而降低线粒体分裂率。又如，急性营养剥夺会引发 Drp1 Ser637 的磷酸化，从而抑制肝癌细胞的线粒体分裂，导致线粒体长度增加、嵴变宽，最终增强线粒体复合物组装和氧化磷酸化速率，以及细胞外信号调控激酶（ERK）和 Rho 相关蛋白激酶 1（ROCK1）可以调控 Drp1 的特定位点磷酸化，促进线粒体分裂。还有研究指出，钙调蛋白依赖性蛋白激酶Ⅰα（CaMKⅠα）可以介导 Drp1 Ser656 的磷酸化，增强 Drp1 定位于线粒体上的能力以及分裂活性。

（2）泛素化：已发现与 Drp1 蛋白降解相关的 E3 泛素连接酶包括 MARCH5、Parkin 及 APC 等。MARCH5 的缺失突变会妨碍 Drp1 的定位与数量，抑制线粒体分裂；而 Parkin 的缺失则相反，可促进分裂。在细胞周期的有丝分裂后期，APC/CCdh1 会泛素化降解 Drp1，有助于 G_1 期的线粒体网络结构形成。PINK1/Parkin 通路与线粒体自噬紧密相关，特别是在线粒体膜电位缺失时，PINK1/Parkin 会通过泛素化作用降解 Mfn。p97 这一 AAA＋ATPase 能够选择性地识别已泛素化的 Mfn，并引导其通过蛋白酶体进行降解，从而遏制线粒体融合。此外，也有研究显示，Huwe1 等 E3 连接酶能够诱导 Mfn2 的泛素化与降解，进而影响线粒体形态。JNK 的磷酸化作用也能触发 Mfn2 的泛素化与后续的蛋白降解，揭示了不同应激条件下 Mfn 水平的暂时调控机制。

（3）SUMO 化：此为另一种类似泛素化的翻译后修饰方式，但不导致蛋白的降解。SUMO 结合酶 Ubc9 与 Drp1 的结合，通过 B 域中的赖氨酸残基作为非典型的结合位点，促进了 Drp1 的 SUMO 化修饰，这将进一步促进线粒体分裂。

（4）S-硝基化：这是近期研究发现的一种修饰方式，Drp1 在 Cys644 位点的硝基化能增强其 GTPase 活性和寡聚体形成，导致神经元中线粒体过度分裂。这些研究揭示了细胞内、外信号如何通过多种翻译后修饰方式来细致地调控线粒体的分裂与融合过程，从而影响细胞的生理状态。

2.2 线粒体分裂/融合动态平衡对肿瘤细胞线粒体功能的影响

2.2.1 调控线粒体发生

线粒体分裂与融合的平衡对线粒体乃至整个细胞功能的维持至关重要。这一平衡的失调可能导致线粒体功能障碍，表现为 ATP 生成下降、活性氧（ROS）增加、钙离子信号转导异常、线粒体 DNA 变异及拷贝数异常，这些变化进一步影响细胞的能量代谢、增殖、凋亡等，引发各种疾病。

线粒体分裂是线粒体生物发生的重要方式。线粒体生物发生和线粒体自噬是线粒体质量控制的两个相反的途径，分别成为肿瘤发生的正调节因子和负调控因子。线粒体生物发生在癌症发展中的作用受多种因素影响，包括代谢状态，肿瘤的异质性、组织类型、微环境以及肿瘤分期等。线粒体自噬作为一种选择性的清除途径，对于保障线粒体的健康状态具有不可或缺的作用。此外，线粒体生物发生和自噬调节都是与肿瘤发生紧密相关的关键因素，它们处于致癌信号通路的核心位置。因此，探究并精确调控线粒体分裂与融合的平衡对于维持线粒体功能、预防及治疗相关疾病具有重大意义。

2.2.2 调控线粒体自噬

在早期肝细胞糖代谢功能的研究中，人们在电子显微镜下首次观察到哺乳动物细胞中存在溶酶体包裹隔离线粒体的现象，并将这种线粒体特异性的自噬现象称为线粒体自噬（mitophagy）。随后，进一步的研究证实，线粒体损伤能诱导线粒体特异性自噬的发生。细胞主要通过自噬机制选择性地清除受损伤或不需要的线粒体，确保细胞内线粒体功能稳定，促进应激环境中细胞的存活；反之，如果线粒体自噬的防御功能得不到充分发挥，过量产生的 ROS 将诱导细胞进入凋亡等途径，导致细胞死亡。

线粒体分裂/融合与线粒体自噬密切相关。有研究表明，在线粒体分裂减少的细胞中线粒体功能减弱。例如，与野生型 MEF 相比，Drp1 缺陷型 MEF 显著降低了 Parkin 介导的间质细胞线粒体自噬。Drp1 介导的分裂是 BNIP3 在心肌细胞中的线粒体自噬的先决条件。目前尚不清楚为什么线粒体裂变必须在丝裂霉素之前发生。一种可能性是裂变产生较容易被自噬吞噬的线粒体碎片。线粒体通常具有细长的形状，长达 5 μm，而自噬体的直径约为 1 μm。最近的研究将 PINK1/Parkin 线粒体自噬通路与线粒体动力学联系起来。Mfn1 和 Mfn2 是 Parkin 的底物，它们的泛素化不能作为线粒体信号，相反，Mfn1/Mfn2 泛素化导致其在丝裂霉菌之前的蛋白酶体降解，表明 Mfn 的泛素化不构成线粒体的信号。有学者发现 p97 是 Mfn1 和 Mfn2 蛋白酶体消除所必需的。p97 是一种 ATP 酶，涉及它们泛素化后的 ER 跨膜蛋白的逆转移。因此，Mfn1/Mfn2 的降解可能有助于将线粒体动力学平衡转换为裂变，以促进丝裂，Mfn 的丧失可能会阻止线粒体损伤与细胞中的健康线粒体融合。线粒体大小在线粒体发挥作用的其他证据来自 Lippincott-Schwartz 和 Scorrano 组织发表的研究。他们发现营养物质剥夺诱导形成超融合的线粒体网络，保护线粒体免于被自噬细胞消除。另一种可能性是，在被自噬去除之前，裂变分离功能失调的线粒体。细胞可通过线粒体分裂将出现严重损伤的线粒体从其网络系统中分离出来，并进一步下调膜电位，使其经后续发生的线粒体自噬予以清除。而在细胞中通过表达显性负突变 Drp1（K38A）或干涉 Fis1 表达抑制线粒体分裂，可显著抑制线粒体自噬。同时，细胞内氧化损伤蛋白增多，细胞呼吸能力减弱，因此促进线粒体自噬可清除受损线粒体，进而促进细胞生存，抑制细胞凋亡。

2.2.3 调控线粒体代谢功能

线粒体分裂/融合在调控线粒体代谢功能方面主要体现在对脂肪酸和活性氧的调节。

活性氧（ROS）是生物体有氧代谢产生的一类活性含氧分子的总称，主要由线粒体氧化呼吸链电子传递过程中复合物Ⅰ和复合物Ⅲ的电子漏产生。研究表明，肿瘤患者体内普遍存在氧化还原失衡，表现为ROS产生升高和抗氧化酶活性的降低。肿瘤细胞内ROS水平与NAD^+/NADH的比例密切相关。烟酰胺腺嘌呤二核苷酸（NAD^+）及其还原形式NADH是细胞内重要的辅酶，参与糖、脂、蛋白质三类物质代谢的绝大部分氧化还原反应。正常细胞内NADH主要负责将电子传递到线粒体氧化呼吸链，随后氧化生成NAD^+进入下一轮循环。而在肿瘤细胞内，细胞质内大部分NAD^+会与乳酸反应生成丙酮酸和NADH，从而使NAD^+/NADH的比例下降。新近研究表明，NAD^+可与Sirtuin家族相互作用，并可激活其酶活性。NAD^+依赖的Sirtuin家族在细胞核、细胞质和线粒体中都广泛存在。其中，SIRT3是线粒体内主要的去乙酰化酶，可通过去乙酰化作用活化SOD，抑制ROS的产生。ROS可通过脂质过氧化、DNA损伤和蛋白质氧化等促进肿瘤的发生及进展，并在细胞信号转导中发挥关键作用。

近年来研究发现，营养过剩时（高葡萄糖与脂肪酸），细胞线粒体分裂增强；而当细胞面临能量应激时（低葡萄糖与脂肪酸），细胞线粒体融合则增强。提示线粒体分裂/融合在细胞能量代谢调控中发挥重要作用。能量应激时肿瘤细胞线粒体融合增强，线粒体融合进一步可通过调控糖代谢（促进氧化磷酸化，抑制糖酵解），进而促进肿瘤细胞在营养缺乏环境中存活。

2.2.4 维持氧化还原稳态

线粒体分裂/融合与维持线粒体稳态、降低氧化应激的关系：每个细胞中含有数十至上百个线粒体。当部分线粒体氧化呼吸功能出现异常时，如NAD^+/NADH比例失调以及蛋白质错误折叠、线粒体DNA突变等，常可导致ROS产生增多，进而导致细胞凋亡或恶性转化。研究表明，不同线粒体之间的融合可使正常线粒体与突变型线粒体内容物不断混合，从而极为有效地维持细胞内线粒体网络的功能稳态（图2.4），降低氧化应激反应。而抑制线粒体融合则可导致细胞内ROS产生显著增多、线粒体DNA突变、细胞氧化呼吸功能抑制等。

1966年，有学者报道线粒体的超微结构根据其代谢活动而不同。在加入ADP时，显示出扩张的基质和薄的嵴（正统构象）的线粒体采用具有致密基质和大的间叶间隙的缩合构象。浓缩的构象与持续的氧化磷酸化相关，而正统构象与减少的氧消耗有关。除了嵴外，线粒体的整个形态似乎根据氧化磷酸化活性而被修饰。实际上，当细胞在半乳糖存在下培养并且葡萄糖水平降低时，线粒体氧化磷酸化被高度刺激，伴随着细胞器形态的变化，细胞器的形态变得更薄和细长。这些数据一起倾向于表明线粒体融合和延长可能与增加的氧化磷酸化相关。这提出了一个有趣的问题：这些形态学变化是否需要最佳氧化磷酸化，或者是氧化磷酸化活性变化的后果。几个实验指出线粒体融合和裂变事件在维持线粒体完整性中的作用，发现通过下调负责分裂的蛋白质（如Drp1）的强化线粒体融合会导致线粒体ATP产生下降、

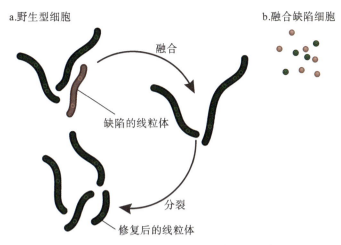

图2.4 线粒体融合维持线粒体功能稳态

细胞增殖下降和自噬增加。线粒体融合缺陷的酵母细胞不能在不可发酵的培养基上生长，因为它们的线粒体功能失调，原因似乎是mtDNA的丧失，表明维持mtDNA需要线粒体融合。因此，缺乏OPA1或Mfn1和Mfn2的小鼠胚胎成纤维细胞（MEF）显示线粒体融合以及细胞功能障碍（包括细胞生长不良和氧消耗降低）的严重缺陷[8]。此外，由于受损的线粒体融合，线粒体裂变的MEF细胞（Mfn1$^{-/-}$、Mfn2$^{-/-}$、Mfn1-2$^{-/-}$、OPA1$^{-/-}$）中，mtDNA的损失也至少部分解释为生物能量缺陷的这些细胞。因此，线粒体融合和mtDNA维持之间的联系为呼吸活动对线粒体融合的依赖提供了分子机制，然而连接线粒体融合和mtDNA维持的分子基础尚不清楚。

如果线粒体融合影响线粒体氧化磷酸化，则逆向也是正确的，因为线粒体融合取决于线粒体膜电位（$\Delta\Psi_m$）和氧化磷酸化活性。另一方面，有许多由氧化磷酸化功能障碍触发的线粒体裂变的例子。呼吸链复合物Ⅰ的药理学抑制与线粒体膜电位降低相关，ROS生成和线粒体裂变增加。类似地，在高葡萄糖条件下，会发生由线粒体破碎介导的ROS产生的增加，因为裂变机制的抑制消除了线粒体碎裂和ROS产生。由ROS引起的mtDNA突变也可能导致氧化磷酸化改变和线粒体裂变。线粒体功能障碍和线粒体裂变的所有类型之间的常见联系似乎是OPA1，其长泛型的蛋白水解是线粒体裂变的常见事件。

2.3 线粒体分裂/融合在肿瘤中的研究现状

2.3.1 促进细胞恶性转化

因为线粒体分裂/融合对于保持细胞器的完整性和功能是不可缺少的生理调节机制。线粒体分裂/融合一个重要的功能就是清除损伤的线粒体，因此线粒体动力学变化极有可能通过累积细胞中损伤的线粒体，从而参与细胞的恶性转化。在许多癌症中，线粒体功能是失调的，这可能是损伤的线粒体累积的后果。在许多肿瘤中，除了线粒体本身的蛋白质功能失调外，通常还会伴随 ATP 合酶亚基的琥珀酸脱氢酶、p53 线粒体靶标 SCO2(细胞色素 c 氧化酶 2)的改变以及 mtDNA 突变。这些变化可能是 ROS 损伤的积累，导致邻近缺乏修复能力的 mtDNA 极易发生突变。目前在肿瘤细胞中发现了很多 mtDNA 的突变和丢失。同时，线粒体的分裂/融合异常造成活性氧的异常产生。ROS 是参与调节细胞转化过程的重要信号分子，可调节细胞的恶性转化。

在肿瘤的发生过程中，致癌信号可以调节线粒体的分裂/融合，这样又进一步对下游进行调控，两者互相促进，最终促进肿瘤的发展。例如，致癌信号 MAPK (RAS-RAF-ERK)可以促进线粒体分裂，同时另一致癌信号 Myc 可以增加线粒体融合和线粒体发生，共同调控着细胞的生命活动，影响最终肿瘤的发生和发展。研究表明，Drp1 是重要的 MAPK 引起肿瘤发生的中间介质，它主要影响在转化过程中代谢重编程以及在快速增殖中线粒体的均匀分布。目前研究发现，线粒体的分裂/融合促进肝癌、胶质瘤等常见肿瘤的恶性转化，在肿瘤发生过程中起着非常重要的作用。

值得一提的是，线粒体分裂/融合可影响肿瘤细胞代谢，这种 Warburg 效应的细胞代谢能够帮助肿瘤逃避机体的免疫攻击。通过改变代谢方式，肿瘤细胞产生各种氨基酸、脂质和其他化合物，直接改变免疫功能，并促进免疫逃逸。肿瘤主要组织相容性复合物 I 呈递肿瘤抗原至细胞毒性 T 细胞，使肿瘤细胞对抗肿瘤适应性免疫反应敏感。

2.3.2　影响肿瘤细胞增殖和凋亡

肿瘤细胞的增殖和凋亡是影响其能够存活和发展的重要因素。研究发现，线粒体分裂/融合可显著影响肿瘤细胞的增殖和凋亡。例如，非小细胞肺癌细胞系中发现 Mfn2 明显降低和 Drp1 明显升高，与邻近的非癌组织相比，肺癌组织样本中 Mfn2 表达量明显降低、Drp1 的总量和磷酸化水平明显升高；在肺癌中，Mfn2 的表达低于正常组织，在肺癌细胞系中过表达 Drp1/Mfn2 会影响线粒体动力学，进而抑制肺癌细胞的增殖。在胶质瘤中，Drp1 的磷酸化在该肿瘤中被激活，在非肿瘤中磷酸化被抑制，干扰 Drp1 的表达或使用抑制剂可抑制肿瘤生长。同时，有研究者在乳腺癌中发现抑制线粒体分裂可通过抑制肿瘤细胞 G_1/S 过渡期后的顺利进行，从而抑制细胞增殖。在肝癌中，促进线粒体分裂可以促进肿瘤细胞增殖。

抵抗细胞死亡是恶性肿瘤细胞的又一基本特性。线粒体是细胞的"自杀武器储存库"，细胞凋亡过程中大部分的凋亡信号通路都涉及线粒体形态和功能的改变。例如，线粒体在一系列外界信号的刺激下引起其内、外膜通透性增加，释放存在于线粒体中的细胞色素 c、核酸内切酶 G、第二个线粒体来源的胱氨酸酶激活剂/低等电点 IAP 直接结合蛋白、丝氨酸蛋白酶 HtrA2/Omi 等凋亡因子，这些凋亡因子释放到细胞质中，激活 caspase 依赖途径或非 caspase 依赖途径，诱导细胞凋亡。B 细胞淋巴瘤/白血病 2(B-cell lymphoma/leukemia 2，Bcl-2)家族蛋白可以通过与一些蛋白质的相互作用来调节线粒体外膜的通透性，进而对线粒体功能以及上述凋亡因子的释放进行调控。当 Bcl-2 与 Bax 或 Bak 结合后，可以抑制 Bax/Bak 形成同源二聚体，调节线粒体外膜的通透性，并抑制凋亡前体蛋白聚合所引起的凋亡。在乳腺癌中，抑制线粒体分裂可能通过降低线粒体膜电位启动凋亡级联反应过程中最早发生的事件，促进了 Cyt c 和 caspase 3 核酸以及蛋白水平的高表达，最终促进了 SW579 癌细胞凋亡。在肝癌中，增加的线粒体分裂可抑制 p53 的活性，从而抑制细胞的凋亡，促进肿瘤的存活。线粒体分裂增强可以通过调控 p53 及 NF-κB 通路的交互作用促进肝癌细胞自噬并抑制线粒体依赖的凋亡，进而促进肝癌细胞的体内外生长。利用 Drp1 抑制剂抑制线粒体分裂，可以显著抑制荷瘤裸鼠模型中肝癌的生长。

2.3.3 促进肿瘤侵袭和转移

研究表明，在多种肿瘤中，线粒体形态和分布的变化可以影响肿瘤细胞的侵袭和转移。肿瘤细胞的迁移和侵袭能力与其伪足的形成能力密切相关，伪足形成过程涉及的微丝和微管的动态变化都需要大量的ATP。因此，作为ATP的主要产生器官，线粒体在细胞中的分布可影响伪足的形成，进而影响细胞的迁移和侵袭能力。在肝癌中，我们的研究发现线粒体分裂与细胞质钙信号存在正反馈环路，并且该环路可通过 Ca^{2+}/CAMKK/AMPK 信号通路促进肝癌细胞的自噬以及肝癌细胞的黏附和伪足的形成。而在人浸润性乳腺癌细胞中，线粒体排列零散，并且高表达Drp1，低表达Mfn1，若抑制Drp1表达并过表达Mfn1，会抑制乳腺癌细胞伪足的形成；如果抑制Mfn1的表达，则会产生更多的伪足，并且线粒体会向伪足形成区域集中，促进细胞的迁移和侵袭。在上皮细胞癌中，线粒体的融合与分裂也会导致线粒体定位的改变，进而影响肿瘤细胞的迁移和侵袭能力。在胶质瘤细胞中也是如此，有学者发现，在胶质瘤细胞中，线粒体定位的变化会影响丝状伪足的形成，从而影响细胞的迁移和侵袭能力，但是具体机制有待深入研究。以上研究均表明，通过对肿瘤中线粒体的分布和数量进行调节，可以影响肿瘤细胞的迁移和侵袭。在甲状腺癌中抑制线粒体分裂能抑制侵袭转移能力，主要是通过抑制癌细胞中线粒体分裂来减少线粒体数目，并且抑制线粒体重分布到细胞边缘，抑制细胞板状伪足的形成，最终对细胞的侵袭转移发挥抑制作用。

值得注意的是，线粒体分裂和线粒体重塑在T细胞代谢转移的调节中具有组成型的主导作用，这将诱导T细胞的分化，而T细胞的分化则是T细胞对肿瘤细胞检测和清除划分为不同群体的关键因素。因此，线粒体分裂/融合与肿瘤发展之间的联系贯穿于肿瘤自身和机体免疫两个方面。

2.3.4 影响肿瘤细胞自噬

自噬是细胞在自噬相关基因的调控下利用溶酶体降解自身受损的细胞器和大分

子物质的过程。自噬是细胞对于环境变化的有效反应，对细胞的存活和死亡起着举足轻重的作用。自噬一直被认为在肿瘤发生中发挥双重作用。诱导细胞自噬死亡是抗肿瘤治疗的方法之一。许多化疗药物通过这一途径达到抗肿瘤目的。但对于耐药的肿瘤细胞，则可以通过自噬减轻化疗药物对自身的杀伤作用。研究肿瘤细胞的自噬对于有效治疗肿瘤的意义越来越突出。

科研人员对线粒体分裂/融合与自噬已有一些研究。目前大家公认线粒体分裂是触发自噬重要的信号，即在线粒体分裂增加或线粒体融合受阻时可诱导自噬的发生。同样，在肿瘤细胞中，已有研究发现线粒体的分裂/融合与自噬密切相关。在肺癌中，研究发现线粒体分裂缺失可以促进肺癌细胞自噬，并且减少凋亡抵抗。在肝癌中，线粒体分裂的增加也发现了相似的现象。在癌症相关的肌成纤维细胞和神经母细胞瘤细胞系研究中也得到了相类似的结论。有学者认为在肿瘤发生过程中，线粒体分裂更有可能诱导全身自噬，以通过降解多余或损伤的蛋白质和细胞器促进细胞存活。目前在其他肿瘤中尚未见报道线粒体分裂/融合对自噬的影响，相信随着研究的不断深入，与肿瘤细胞自噬有关的发现会越来越多，越来越多的作用机制也会被揭示。

目前对于线粒体分裂/融合与肿瘤发生、发展的关系已经逐步被揭示，并逐渐成为研究热点。随着研究的快速进展，线粒体分裂/融合在肿瘤发生、发展中的作用将会更加明确，为抗肿瘤药物的研发提供新靶点，为线粒体靶向的肿瘤治疗提供新的思路及策略。

2.4 线粒体内质网结构偶联与肿瘤

线粒体和内质网（endoplasmic reticulum，ER）作为真核细胞中重要的细胞器和 Ca^{2+} 库，在生命活动中存在着紧密联系。随着电子显微镜、超高分辨率荧光呈像技术以及蛋白组学鉴定技术的发展，人们逐渐在多种真核细胞中发现线粒体和内质网间可通过蛋白相互作用形成特殊的物理连接，并将这种现象命名为线粒体内质网结构偶联（mitochondria-associated endoplasmic reticulum membranes，MAM）。越来越多的证据表明，MAM重要的功能之一就是促进线粒体 Ca^{2+} 摄取，进而调节三羧酸循环中关键酶的活性，对ATP和细胞凋亡等具有重要意义[9-11]。进一步的研究发现，包括代谢类疾病[12]、神经退行性病变[13]在内的多种疾病都与MAM介导的线粒体 Ca^{2+} 摄取异常有关。可见，MAM结构与功能的稳定是维持细胞正常生命活动的必要条件之一。在肿瘤相关研究中，MAM介导线粒体 Ca^{2+} 摄取异常日益受到基础及临床研究者的关注，并取得了初步进展。因此，系统了解相关知识对进一步加深理解肿瘤发生机制和建立肿瘤治疗新方法具有重要的理论指导意义。

2.4.1 线粒体内质网结构偶联的结构基础

早在20世纪70年代，D.J. Morré等人[14]就在电镜下观察到了线粒体外膜和内质网膜间存在紧密接触，但对其结构及功能尚不清楚。直到 90 年代初期，Jean Vance 实验室[15]通过差速离心等技术首次分离纯化这种内质网与线粒体相互偶联结构，对其蛋白组分进行了初步分析，并将其命名为 MAM。近年来，随着越来越多关于 MAM 分子组成及功能研究工作的开展，人们对 MAM 的认识也更为清楚，即 MAM 是指线粒体外膜和内质网膜之间形成的紧密物理连接（10～25 nm）。随着细胞内微环境的改变，"募集"蛋白分子构成细胞器间动态的偶联"平台"，将线粒体和内质网功能连接起来。例如，MAM 附近可形成高 Ca^{2+} 微区，促进线粒体 Ca^{2+} 摄取，进而调控多种细胞生命活动。此外，MAM 还被发现与细胞脂质代谢、能量代谢等密切相关。

2.4.2 线粒体内质网结构偶联介导的 Ca^{2+} 转运的分子构成

目前，人们已发现数十种蛋白定位于 MAM，并与 MAM 功能密切相关。其中，一部分蛋白为 Ca^{2+} 通道，如 1,4,5 -三磷酸肌醇受体（inositol 1,4,5 - trisphosphate receptor，IP_3R）蛋白、电压依赖性阴离子通道（voltage-dependent anion channel，VDAC）蛋白以及位于线粒体内膜的线粒体钙单向转运体（mitochondrial calcium uniporter，MCU）等。此外，一些调控 Ca^{2+} 转运的蛋白分子也被发现定位于 MAM 区域。

2.4.2.1 质网膜上的 1,4,5 -三磷酸肌醇受体

IP_3R 是一种普遍存在于内质网的 Ca^{2+} 释放通道蛋白，可被细胞内第二信使 1,4,5-三磷酸肌醇（IP_3）激活，并参与 MAM 区域内的 Ca^{2+} 精确调控。IP_3R 有 3 个亚型，即 IP_3R1、IP_3R2、IP_3R3，分别由 2749、2709 及 2701 个氨基酸残基构成，具有高度同源性，大部分细胞 3 个亚型均有表达。当细胞受到胞外环境刺激进而激活 G 蛋白偶联受体时，胞内迅速升高的 IP_3 可通过与 IP_3R 结合导致内质网 Ca^{2+} 释放，进而在 MAM 附近形成高 Ca^{2+} 微区，并通过正反馈激活 IP_3R 释放更多储存在内质网中的 Ca^{2+}，促进线粒体 Ca^{2+} 摄取。当细胞质内 Ca^{2+} 浓度超过 300 nmol/L 时，则负反馈抑制 IP_3R 活性。此外，细胞内一些代谢产物也会通过调节 IP_3R 活性影响 MAM 区域内 Ca^{2+} 的转运效率。例如，葡萄糖调节蛋白 78（glucose - regulated protein 78，GRP78）能促进 IP_3R 活性，从而增加线粒体对 Ca^{2+} 的摄入，而同样位于 MAM 上的内质网蛋白 44（endoplasmic reticulum protein 44，ERP44）则与 GRP78 竞争相同的作用靶点。ERP44 表达上调将抑制 IP_3R 的活性，减少 ER 内 Ca^{2+} 的释放[16-17]。此外，ATP 可促进 IP_3R 介导的 Ca^{2+} 释放，而肝素则是 IP_3R 的特异性抑制剂[18]。

2.4.2.2 线粒体外膜上的电压依赖性阴离子通道

线粒体外膜上的电压依赖性阴离子通道（VDAC）是受线粒体外膜电势调控的一类选择性通道，可转运包括 Ca^{2+} 在内的多种阳离子、阴离子和线粒体代谢底物[19]。VDAC 有 VDAC1、VDAC2、VDAC3 三种不同的亚型，并且通过与不同调控蛋白

结合而行使不同功能。其中，VDAC1 可形成孔状结构且表达于 MAM 上，因此可介导 ER 释放的 Ca^{2+} 快速转运到线粒体内、外膜间隙[20]。例如，E. Rapizzi 等人[21]发现，在诱导 ER 释放 Ca^{2+} 的情况下，过表达 VDAC1 的 HeLa 细胞和骨骼肌细胞线粒体内 Ca^{2+} 浓度显著升高，敲除 VDAC1 则导致线粒体 Ca^{2+} 浓度显著降低。此外，位于 MAM 区域的葡萄糖调节蛋白 75(GRP75)可以促进 VDAC1 和 IP_3R 间的联系，进而促进线粒体 Ca^{2+} 摄取。因此，可通过减少 VDAC1 和 IP_3R 间的相互作用来抑制线粒体 Ca^{2+} 摄取[22]。

2.4.2.3 线粒体内膜上的线粒体钙单向转运体(MCU)及其复合物

MCU 是位于线粒体内膜上重要的 Ca^{2+} 摄取通道蛋白。研究表明，Ca^{2+} 依赖 MCU 进入线粒体基质的过程是一个依赖于线粒体内膜电势、顺 Ca^{2+} 电化学梯度扩散的过程。因 MCU 只介导 Ca^{2+} 吸收而不介导其释放，故 MCU 被称为线粒体钙单向转运体[23]。MCU 摄入 Ca^{2+} 的过程需要多个调控蛋白质形成复合物，包括 MICU1、MICU2、MCUb 和 EMRE[24-25]等蛋白。其中，MICU1 承担着"守门员"的责任，可以稳定 MCU 复合物所在的结构域，并控制 Ca^{2+} 在线粒体中的积累，防止线粒体 Ca^{2+} 超载的发生[26]。而 EMRE 则扮演着 MICU 和 MCU 间的桥梁作用，敲除 EMRE 后，MCU 活性会降低，导致线粒体对 Ca^{2+} 摄取减少。MCU 的表达还受到微小核糖核酸-25(microRNA-25，miR-25)的调控，miR-25 表达上调能够抑制 MCU 的表达，从而减少线粒体对 Ca^{2+} 的摄取[27]。由此可见，MCU 转运 Ca^{2+} 是一个高度复杂并受到严格调控的过程。

2.4.3 Ca^{2+} 摄取对线粒体功能的影响

MAM 介导 Ca^{2+} 由 ER 释放进入线粒体，引起线粒体内部一系列生化反应，从而调控各种细胞生命活动。一方面，生理状态下，线粒体 Ca^{2+} 升高可调节 Krebs 循环中多种酶的活性，进而促进线粒体 ATP 的生成。例如，丙酮酸脱氢酶(pyruvate dehydrogenase，PDH)可受到线粒体 Ca^{2+} 激活发生去磷酸化，促进丙酮酸氧化脱羧为乙酰辅酶 A。异柠檬酸脱氢酶(isocitrate dehydrogenase，ICDH)和酮戊二酸脱氢酶(oxoglutarate dehydrogenase，OGDH)在线粒体 Ca^{2+} 变构调节作用下，可增强与底物的亲和力，加速 Krebs 循环[28]。此外，还有研究证明，线粒体 Ca^{2+} 可直接激活线粒体中电子传递链和 F_0F_1-ATP 合酶的活性[29-30]。另一方面，线粒体基质内 Ca^{2+} 的过量累积会导致 ROS 的生成和渗透性转运，使线粒体通透性转换孔(mitochondrial permeability transition pore，MPTP)开放，干扰线粒体的膜电位并破坏氧化磷酸化作用，进而导致线粒体肿胀或崩解以及促凋亡因子的释放，最终引发细胞死亡。由此可见，线粒体的 Ca^{2+} 稳态调节显著影响着细胞的生命活动进程。

2.4.4 线粒体内质网结构偶联调控 Ca^{2+} 转运对肿瘤发生的影响

近年来，越来越多的研究证实，线粒体 Ca^{2+} 在肿瘤细胞生存、迁移、侵袭中发挥着重要调控作用。例如，在多种类型的肿瘤细胞中，线粒体 Ca^{2+} 浓度降低，进而加速肿瘤细胞由有氧呼吸向糖酵解转变，促进细胞增殖。此外，线粒体 Ca^{2+} 水平的降低还被认为是导致肿瘤细胞凋亡抵抗的核心环节[31]。更为引人关注的是，新近研究表明，MAM 上定位有多种抑癌蛋白和致癌蛋白，并对调控 MAM 区域的线粒体 Ca^{2+} 转运起关键作用。一般情况下，抑癌蛋白能够促进 MAM 区域线粒体 Ca^{2+} 转运，而致癌蛋白则可抑制其转运[32]。因此，增强 MAM 区域的线粒体 Ca^{2+} 转运对诱发肿瘤细胞凋亡具有重要意义。

2.4.4.1 B 细胞性淋巴瘤-2 家族蛋白

B 细胞性淋巴瘤-2(Bcl-2)家族蛋白在调控线粒体相关细胞凋亡途径中发挥关键作用。根据功能不同，Bcl-2 家族蛋白可分为促凋亡和抗凋亡两类[33]。近年来的研究表明，Bcl-2 家族蛋白可以和 IP_3R 的不同功能区相互作用，进而促进或抑制 IP_3R 介导的 Ca^{2+} 信号，从而调控肿瘤细胞的凋亡[33-35]。其中，抗凋亡蛋白 Bcl-2 是第一个被证实通过调控线粒体 Ca^{2+} 来抑制凋亡的蛋白[33-34]。A. Williams 等人[35] 发现，大量 Bcl-2 富集于 MAM 区域，并通过与 IP_3R 相互作用抑制其 Ca^{2+} 通道活性，进而抵抗肿瘤细胞凋亡。G. Monaco 等人[36] 发现，抗凋亡蛋白 Bcl-xL 在某些肿瘤中高表达，并能与 VDAC1 相互作用，限制线粒体 Ca^{2+} 摄取，从而抑制凋亡[37]。同时，Bcl-xL 还能通过拮抗 Bcl-2 家族其他成员来阻断肿瘤细胞凋亡通路，包括 Bak、Bax 及 Bid 等蛋白[38]。

2.4.4.2 Akt 蛋白

已有众多研究表明，位于 MAM 上的致癌蛋白 Akt 能促进 IP_3R3 磷酸化，抑制内质网 Ca^{2+} 释放和肿瘤细胞的凋亡[39-40]。同时，Akt 还可以通过磷酸化己糖激酶 2(hexokinase 2, HK2)促进 HK2 和 VDAC1 的相互作用，进而抑制 Ca^{2+} 依赖的细胞凋亡应答。研究发现，位于 MAM 上的 F 可通过对 PIP3 的脱磷酸作用拮抗 PI3K/Akt 通路，下调 Akt 活性，使其磷酸化 IP_3R3 的能力下降，最终促进肿瘤细胞凋亡[41]。

2.5 总结与展望

自 1971 年发现了 MAM 的存在后，研究人员对于 MAM 结构及相关功能的探索便从未停止过。目前，越来越多的证据表明，MAM 结构功能异常与肿瘤发生存在密切的联系，MAM 上定位了许多肿瘤相关蛋白分子，在调节线粒体 Ca^{2+} 转运中起关键作用，而线粒体 Ca^{2+} 在肿瘤细胞生存、迁移、侵袭中发挥着重要的调控作用。因此，研究线粒体动态变化异常及其在肿瘤发生、发展中的调控作用为肿瘤治疗提供了新思路，具有重要的意义。

（王　谦　黄启超）

参考文献

[1] SAHA S K, PARACHONIAK C A, BARDEESY N. IDH mutations in liver cell plasticity and biliary cancer[J]. Cell Cycle, 2014, 13(20): 3176-3182.

[2] SMIRNOVA E, SHURLAND D L, RYAZANTSEV S N, et al. A human dynamin-related protein controls the distribution of mitochondria[J]. The journal of cell biology, 1998, 143(2): 351-358.

[3] SMIRNOVA E, GRIPARIC L, SHURLAND D L, et al. Dynamin-related protein Drp1 is required for mitochondrial division in mammalian cells[J]. Mol Biol Cell, 2001, 12(8): 2245-2256.

[4] CRIBBS J T, STRACK S. Reversible phosphorylation of Drp1 by cyclic AMP-dependent protein kinase and calcineurin regulates mitochondrial fission and cell death[J]. EMBO reports, 2007, 8(10): 939-944.

[5] ANDERSON C A, BLACKSTONE C. SUMO wrestling with Drp1 at mitochondria[J]. The EMBO Journal, 2013, 32(11): 1496-1498.

[6] KASHATUS J A, NASCIMENTO A, MYERS L J, et al. Erk2 phosphorylation of Drp1 promotes mitochondrial fission and MAPK-driven tumor growth[J]. Molecular cell, 2015, 57(3): 537-551.

[7] MISHRA P, CHAN D C. Mitochondrial dynamics and inheritance during cell division, development and disease, nature reviews[J]. Molecular cell biology, 2014, 15(10): 634-646.

[8] LIANG H, HE S, YANG J, et al. PTENalpha, a PTEN isoform translated through alternative initiation, regulates mitochondrial function and energy metabolism[J]. Cell Metab, 2014, 19(5): 836-848.

[9] BONORA M, PATERGNANI S, RIMESSI A, et al. ATP synthesis and storage[J]. Purinergic Signal, 2012, 8(3): 343-357.

[10] DENTON R M, RANDLE P J, MARTIN B R. Stimulation by calcium ions of pyruvate dehydrogenase phosphate phosphatase[J]. Biochem J, 1972, 128(1): 161-163.

[11] MCCORMACK J G, HALESTRAP A P, DENTON R M. Role of calcium ions in regulation of mammalian intramitochondrial metabolism[J]. Physiol Rev, 1990, 70(2): 391-425.

[12] ARRUDA A P, PERS B M, PARLAKGUL G, et al. Chronic enrichment of hepatic endoplasmic reticulum-mitochondria contact leads to mitochondrial dysfunction in obesity[J]. Nat Med, 2014, 20(12): 1427-1435.

[13] KROLS M, VAN ISTERDAEL G, ASSELBERGH B, et al. Mitochondria-associated membranes as hubs for neurodegeneration[J]. Acta Neuropathol(Berl), 2016, 131(4): 505-523.

[14] MORRÉ D J, MERRITT W D, LEMBI C A. Connections between mitochondria and endoplasmic reticulum in rat liver and onion stem[J]. Protoplasma, 1971, 73(1): 43-49.

[15] VANCE J E. Phospholipid synthesis in a membrane fraction associated with mitochondria[J]. J Biol Chem, 1990, 265(13): 7248-7256.

[16] MARCHI S, PATERGNANI S, MISSIROLI S, et al. Mitochondrial and endoplasmic reticulum calcium homeostasis and cell death[J]. Cell Calcium, 2018(69): 62-72.

[17] HIGO T, HATTORI M, NAKAMURA T, et al. Subtype-specific and ER lumenal environment-dependent regulation of inositol 1,4,5-trisphosphate receptor type 1 by ERp44[J]. Cell, 2005, 120(1): 85-98.

[18] IVANOVA H, VERVLIET T, MISSIAEN L, et al. Inositol 1,4,5-trisphosphate receptor isoform diversity in cell death and survival[J]. Biochim Biophys Acta, 2014, 1843(10): 2164-2183.

[19] COLOMBINI M. The VDAC channel: molecular basis for selectivity[J]. Biochim Biophys Acta, 2016, 1863(10): 2498-2502.

[20] DE STEFANI D, BONONI A, ROMAGNOLI A, et al. VDAC1 selectively transfers apoptotic Ca^{2+} signals to mitochondria[J]. Cell Death Differ, 2012, 19(2): 267-273.

[21] RAPIZZI E, PINTON P, SZABADKAI G, et al. Recombinant expression of the voltage-dependen anion channel enhances the transfer of Ca^{2+} microdomains to mitochondria[J]. J Cell Biol, 2002, 159(4): 613-624.

[22] SZABADKAI G, BIANCHI K, VARNAI P, et al. Chaperone-mediated coupling of endoplasmic reticulum and mitochondrial Ca^{2+} channels[J]. J Cell Biol, 2006, 175(6): 901-911.

[23] KIRICHOK Y, KRAPIVINSKY G, CLAPHAM D E. The mitochondrial calcium uniporter is a highly selective ion channel[J]. Nature, 2004, 427(6972): 360-364.

[24] PATRON M, CHECCHETTO V, RAFFAELLO A, et al. MICU1 and MICU2 finely tune the mitochondrial Ca^{2+} uniporter by exerting opposite effects on MCU activity[J]. Mol Cell, 2014, 53(5): 726-737.

[25] RAFFAELLO A, DE STEFANI D, SABBADIN D, et al. The mitochondrial calcium uniporter is a multimer that can include a dominant-negative pore-forming subunit[J]. EMBO J, 2013, 32(17): 2362-2376.

[26] MALLILANKARAMAN K, DOONAN P, CARDENAS C, et al. MICU1 is an essential gatekeeper for MCU-mediated mitochondrial Ca^{2+} uptake that regulates cell survival[J]. Cell, 2012, 151(3): 630-644.

[27] ZAGLIA T, CERIOTTI P, CAMPO A, et al. Content of mitochondrial calcium uniporter (MCU) in cardiomyocytes is regulated by microRNA-1 in physiologic and pathologic hypertrophy[J]. Natl Acad Sci USA, 2017, 114(43): E9006-e15.

[28] DENTON R M, RICHARDS D A, CHIN J G. Calcium ions and the regulation of NAD^+-linked isocitrate dehydrogenase from the mitochondria of rat heart and other tissues[J]. Biochem J, 1978, 176(3): 899-906.

[29] TERRITO P R, MOOTHA V K, FRENCH S A, et al. Ca^{2+} activation of heart mitochondrial oxidative phosphorylation: role of the F_0/F_1-ATPase[J]. Am J Physiol Cell Physiol, 2000, 278(2): 423-435.

[30] GLANCY B, WILLIS W T, CHESS D J, et al. Effect of calcium on the oxidative phosphorylation cascade in skeletal muscle mitochondria[J]. Biochemistry, 2013(52): 2793-2809.

[31] BITTREMIEUX M, PARYS J B, PINTON P, et al. ER functions of oncogenes and tumor suppressors: modulators of intracellular Ca^{2+} signaling[J]. Biochim Biophys Acta, 2016, 1863(6): 1364-1378.

[32] HERRERA-CRUZ M S, SIMMEN T. Cancer: untethering mitochondria from the endoplasmic reticulum?[J]. Frontiers in oncology, 2017(7): 105.

[33] PINTON P, FERRARI D, RAPIZZI E, et al. The Ca^{2+} concentration of the endoplasmic reticulum is a key determinant of ceramide-induced apoptosis: significance for the molecular mechanism of Bcl-2 action[J]. EMBO J, 2001, 20(11): 2690-2701.

[34] PINTON P, FERRARI D, MAGALHAES P, et al. Reduced loading of intracellular Ca^{2+} stores and downregulation of capacitative Ca^{2+} influx in Bcl-2-overexpressing cells[J]. J Cell Biol, 2000, 148(5): 857-862.

[35] WILLIAMS A, HAYASHI T, WOLOZNY D, et al. The non-apoptotic action of Bcl-xL: regulating Ca^{2+} signaling and bioenergetics at the ER-mitochondrion interface[J]. J Bioenerg Biomembr, 2016, 48(3): 211-225.

[36] MONACO G, DECROCK E, ARBEL N, et al. The BH4 domain of anti-apoptotic Bcl-xL, but not that of the related Bcl-2, limits the voltage-dependent anion channel 1(VDAC1)-mediated transfer of pro-apoptotic Ca^{2+} signals to mitochondria[J]. J Biol Chem, 2015, 290(14): 9150-9161.

[37] TSAI M F, JIANG D, ZHAO L, et al. Functional reconstitution of the mitochondrial Ca^{2+}/H^{+} antiporter Letm1[J]. J Gen Physiol, 2014, 143(1): 67-73.

[38] BRUNELLE J K, LETAI A. Control of mitochondrial apoptosis by the Bcl-2 family[J]. J Cell Sci, 2009, 122(4): 437-441.

[39] SZADO T, VANDERHEYDEN V, PARYS J B, et al. Phosphorylation of inositol 1,4,5-trisphosphate receptors by protein kinase B/Akt inhibits Ca^{2+} release and apoptosis[J]. Proc Natl Acad Sci USA, 2008, 105(7): 2427-2432.

[40] MARCHI S, MARINELLO M, BONONI A, et al. Selective modulation of subtype Ⅲ IP_3R by Akt regulates ER Ca^{2+} release and apoptosis[J]. Cell Death Dis, 2012, 3(3): e304.

[41] MASLIAH-PLANCHON J, PASMANT E, LUSCAN A, et al. MicroRNAome profiling in benign and malignant neurofibromatosis type 1-associated nerve sheath tumors: evidences of PTEN pathway alterations in early NF1 tumorigenesis[J]. BMC Genomics, 2013(14): 473.

第 3 章
线粒体损伤相关分子模式与免疫调节

线粒体是真核细胞中一个重要的细胞器，作为机体细胞的"动力工厂"，主要参与细胞能量代谢、氧自由基生成、钙稳态调节及细胞凋亡等多种重要的生命活动。此外，线粒体还与细胞增殖、肿瘤的发生以及衰老等多种病理生理过程有关[1]。研究发现，细胞受到感染、损伤和应激等刺激后，会导致线粒体膜去极化、功能失调，从而促使细胞色素 c、线粒体 DNA(mitochondrial DNA，mtDNA)等线粒体内容物释放到细胞质或者细胞外。另外，细胞坏死或者细胞凋亡也可导致线粒体内容物释放到细胞外，并进入血液循环。研究表明，线粒体损伤后释放的 mtDNA、甲酰肽(N-formyl peptide，NFP)、ATP、线粒体转录因子 A(mitochondrial transcription factor A，TFAM)、琥珀酸、心磷脂(cardiolipin，CL)及活性氧(reactive oxygen species，ROS)等成分能够被 TLR、NLR、RLR 等模式识别受体识别，诱导机体免疫应答，作为损伤相关模式分子(damage-associated molecular pattern，DAMP)参与调节机体的天然免疫反应[2-3]。线粒体损伤释放的这些 DAMP 可以直接与免疫细胞上的相应受体结合，一方面促进各种炎症因子的分泌，从而导致器官损伤和炎症反应；另一方面可以通过激活免疫细胞的天然免疫系统，从而发挥抗病毒或抗肿瘤效应。线粒体已成为机体内源性 DAMP 一个重要的来源，在先天免疫应答、疾病进展以及肿瘤的发生和发展过程中发挥着重要的作用。

3.1 线粒体 DNA 可能引起相关免疫应答机制

线粒体源于细菌，是进化过程中形成的细胞内共生体，存在一些细菌的分子特征。mtDNA 是哺乳动物唯一的核外遗传物质，全长 16.5 kb，可以编码至少 13 个多肽，从而参与氧化磷酸化和呼吸作用。研究发现，mtDNA 上存在多个非甲基化的 CpG 基序，这些 CpG 基序与细菌 DNA 的 CpG 基序同源，是机体免疫系统识别自身和异物的基础。当线粒体功能发生障碍时，mtDNA 从线粒体释放到细胞质或者细胞外，作为 DAMP，诱导多种炎症反应的发生。释放到细胞质的 mtDNA 可以直接激活细胞的炎症通路，外周血中游离的 mtDNA 作为特殊的 DAMP 类分子，可以通过激活相应免疫细胞参与机体的一系列免疫反应[4]。研究表明，mtDNA 可以通过激活 TLR9、STING、NLRP3 炎性小体等信号通路启动机体多条免疫应答通路。

3.1.1 线粒体 DNA 与 Toll 样受体 9 信号通路

Toll 样受体(Toll-like receptor，TLR)是参与非特异性免疫的一类重要的蛋白质分子，也是连接非特异性免疫与特异性免疫的桥梁，其中 TLR9 是先天免疫系统中识别非甲基化 CpG DNA 的主要模式识别受体(pattern recognition receptor，PRR)。TLR9 不仅参与机体抗感染作用，还与自身免疫紊乱和一些恶性肿瘤的发生相关[5]。TLR9 主要定位于免疫细胞的内质网，被 CpG DNA 刺激后，募集到溶酶体中[6]，从而诱导 DC 细胞、B 细胞等增殖并激活 NF-κB 和 MAPK 信号通路，诱发 Th1 型免疫反应，促进细胞毒性 T 淋巴细胞(cytotoxic T lymphocyte，CTL)对肿瘤细胞的杀伤作用，可在多个环节增强抗肿瘤免疫反应[7-8]。由于存在多个非甲基化的 CpG 基序，mtDNA 激活 TLR9 信号转导通路，直接活化 pDC 细胞和 B 细胞，间接促进 NK 细胞、T 细胞和单核巨噬细胞的成熟、增殖与分化，从而诱导获得性免疫反应[9-11]。mtDNA 通过激活哺乳动物单核/巨噬细胞、树突状细胞等多种免疫细胞的 TLR9 活化 NF-κB 和 MAPK 等信号通路，诱导 TNF-α、IL-1β、IL-6 等致炎细胞因子释放，从而激活免疫细胞的天然免疫反应，发挥其免疫调节功能[10-13]。另外，mtDNA 还可以通过活化 TLR9 信号通路诱导中性粒细胞分泌促炎细胞因子基质金属蛋白酶 MMP-8，导致小鼠肺部炎症发生[9]。外周血中游离的 mtDNA 通过作用于中性粒细胞的 TLR9，激活细胞 P38 通路的 MAPK 信号转导通路和 NF-κB 通路磷酸化，促进中性粒细胞释放基质金属蛋白酶 MMP-8、MMP-9、IL-6 和 TNF-α[10-11,14]。

mtDNA 作为 DAMP，在相关的炎症反应中具有重要的作用，如全身炎症反应综合征(SIRS)[10]，为心脏疾病、类风湿[15]提供了新的思路。

3.1.2 线粒体 DNA 与干扰素刺激基因信号通路

干扰素刺激基因(stimulator of interferon gene，STING)是一种 DNA 感受通路下游的关键接头分子，在感受细胞内 DNA 和免疫防御方面起着重要的信号传递作用，是机体防御病原体的前锋。细胞质中的 DNA 可通过 DNA 感受器激活 STING，活化 IRF3 和 NF-κB 通路，诱导 I 型干扰素和其他细胞因子的分泌，启动机体的免疫反应，对抗病毒和抗菌反应起着重要作用[16]。mtDNA 也可以通过激活 STING 信号通路诱导机体的抗病毒免疫反应。释放到细胞质中的 mtDNA 可以激活 STING 信号，进一步激活 cGAS-cGAMP-STING-TBK1-IRF3-IFNα，诱导 I 型干扰素的分泌，从而产生抗病毒效应[1]。因此，mtDNA 在机体抗病毒免疫过程中起着非常重要的作用。

3.1.3 线粒体 DNA 与 NLRP3 炎性小体

NLRP3 炎性小体由 NLRP3、凋亡相关斑点样蛋白(apoptosis-associated speck-like protein containing a caspase recruitment domain，ASC)和 caspase 1 组成。

NLRP3炎性小体被病原相关分子模式（pathogen-associated molecular pattern, PAMP）和DAMP激活后，通过招募ASC和caspase 1，使自身寡聚体化，拉近pro-caspase 1的空间距离，进而自身切割为成熟的caspase 1。成熟的caspase 1进一步通过剪切IL-1β与IL-18的前体，使其成熟并分泌到细胞外，参与机体炎性反应和天然免疫应答[12]。线粒体在NLRP3炎性小体的激活中发挥着重要作用，线粒体代谢、线粒体自噬和凋亡、线粒体DNA释放等都与NLRP3炎性小体的调节相关[17-18]。活性氧（ROS）、mtDNA、CL和NAD（烟酰胺腺嘌呤二核苷酸）/NADH等线粒体相关分子都可以活化NLRP3炎性小体，发挥致炎作用[17,19]。BMDM受到LPS和ATP等刺激后，会导致mtDNA释放进入细胞质，从而激活NLRP3炎症通路，诱导其分泌IL-1β与IL-18[17]。mtDNA也参与对外来病原体的免疫应答，嗜酸性粒细胞通过释放mtDNA在细胞外固定病原微生物，从而识别和杀死微生物[1]。NLRP3炎性小体是目前研究最多的炎性小体，其激活不仅启动免疫反应，防御微生物感染，而且还参与包括肿瘤进展、急性肺损伤在内的多种疾病的发生和发展[20]。NLRP3炎性小体能被PAMP和DAMP激活，既参与人体保护性免疫，又与多种疾病的发生相关。因此，研究NLRP3激活对于免疫疾病具有重要的研究意义。线粒体可以通过释放内容物作为DAMP激活NLRP3，这可能是线粒体参与机体免疫反应的重要机制之一。

综上所述，mtDNA在机体抗病毒和炎症反应过程中发挥重要作用，可以激活多种天然免疫反应的信号途径，如TLR9-NF-κB、NLRP3-caspase 1、STING-IRF3等，从而参与机体多种免疫反应。目前已知mtDNA的突变和拷贝数变化与多种肿瘤发生有关[21]。但是到目前为止，关于mtDNA变化是否通过上述通路影响肿瘤进展尚不明确，这可能是肿瘤发生的机制之一。总之，深入研究mtDNA在肿瘤进展中的作用，对于癌症治疗具有重要的意义。

3.2 甲酰肽作为促炎症介质

线粒体基因组与细菌一样，也含有甲酰肽（N-formyl peptide，NFP）的遗传密码，线粒体也可编码具有白细胞趋化活性的甲酰肽[22]。研究发现，线粒体NFP可作用于中性粒细胞表面的甲酰肽受体（formyl peptide receptor，FPR），激活中性粒细胞的免疫功能和诱发中性粒细胞的趋化作用[4,22]。线粒体NFP通过与中性粒细胞表面的FPR-1结合，引起细胞内钙稳态发生变化、丝裂原活化蛋白激酶（mitogen activated protein kinase，MAPK）的活化和细胞迁移，诱导金属基质蛋白酶-8和IL-8分泌，产生基质炎症反应刺激信号，促进炎症的发生和肿瘤转移微环境的形成。NFP与高亲和力的FPR结合后，不仅以游离形式发挥作用，同时还可以结合到细胞外基质或内皮细胞的表面，趋化中性粒细胞聚集到相应的组织部位，导致外周血中性粒细胞数量增加和外形改变，产生脱颗粒效应，引起细胞破裂，释放超氧化物酶和溶酶体酶，从而清除入侵的病原体。总之，坏死细胞线粒体NFP可以在受损部位或者释放到外周循环系统中，通过刺激机体的炎症反应参与抵抗细菌感染和受损细胞的清除过程。

3.3 TFAM 也可引发炎症反应

TFAM 是由核基因编码的一种与线粒体蛋白功能密切相关的高迁移率家族蛋白，通常定位于线粒体内，与 mtDNA 结合参与线粒体拟核的形成，在调节 mtDNA 复制、转录及维护 mtDNA 拟核结构稳定上均发挥着重要作用。另外，TFAM 在维护线粒体功能以及胚胎形成上发挥至关重要的作用[24]。纯合性敲除 TFAM，使 mtDNA 丢失或者产生严重突变，从而导致小鼠胚胎早期死亡。另外，TFAM 的缺失会导致线粒体功能的紊乱，这与许多线粒体疾病、肿瘤的发生及发展、神经退行性疾病和衰老等密切相关。研究表明，TFAM 可以促进巨噬细胞分泌促炎性细胞因子 TNF-α 和 IL-6[25]。另外，坏死细胞线粒体释放的 TFAM 可以增强线粒体 NFP 刺激单核细胞分泌 IL-8 的能力[22]。另外，TFAM 能够增强 mtDNA 激活 PI3K/Akt 和 ERK 信号通路的能力，从而增加其对浆细胞样树突状细胞的活化；也能增强 mtDNA 激活 TLR9-NF-κB 信号转导通路，增加炎性细胞因子的分泌[26]。此外，由于 TFAM 与 HMGB1 一样属于高迁移率家族蛋白，而 HMGB1 是损伤相关分子模式的主要分子之一，因此 TFAM 推测也可能作用于 TLR4 或者其他受体，激活单核细胞，促进炎性细胞因子的分泌。研究表明，兔出血性休克导致 TFAM 释放到外周血中，细胞外的 TFAM 可以促进腹腔巨噬细胞分泌促炎性细胞因子。静脉注射 TFAM 可以启动炎性反应，导致健康动物的器官损伤[25]。因此，TFAM 既可独立作为线粒体 DAMP 发挥作用，也可以协同增强其他线粒体 DAMP 的免疫调节功能。TFAM 是引发炎症反应的内源性危险信号。另外，肿瘤细胞中 TFAM 的表达常常会出现显著异常，例如在胃癌、宫颈癌、膀胱癌等肿瘤组织中 TFAM 的表达显著增高，而在卵巢癌、胶质瘤等肿瘤组织中 TFAM 的表达显著减少，表明 TFAM 可能参与癌症进展[27]。TFAM 不仅可以通过调节 mtDNA 的复制转录而导致线粒体功能障碍影响疾病进展，还可以作为线粒体 DAMP 参与机体免疫调节，进一步阐明 TFAM 在相关疾病（特别是肿瘤）进展中的作用机制具有重要意义。TFAM 也可以作为一个预期临床治疗靶点，对于疾病治疗具有重要的意义。

3.4 ATP 激活嘌呤受体，进而导致细胞死亡

ATP 是重要的细胞内代谢产物，同时也是重要的信号分子。在机械损伤、缺氧、感染或细胞毒性制剂等生理或化学条件刺激下，细胞内 ATP 大量释放到细胞外基质中，参与细胞黏附、增殖、分化、迁移、生存和死亡等多种生物学功能[23,28-29]。研究表明，细胞凋亡释放到细胞外的 ATP 具有免疫调节功能[30]。一定浓度的细胞外 ATP 能够激活免疫细胞表面的嘌呤受体 P2Y2，诱导单核细胞募集至

凋亡区域。同时，ATP 还可以激活 P2X7，打开其介导的离子通道，导致钾离子外流、钙离子内流，从而激活多种细胞内信号通路，参与机体的免疫反应、细胞增殖和凋亡等多种生物学功能[31]。ATP 通过激活树突状细胞表面的嘌呤受体 P2X7 而活化 NLRP3 炎性小体，促进 IL-1β 和 IL-18 的释放。IL-1β 与抗原递呈有关，有助于促进 CD8$^+$ T 细胞分泌 IFN-γ。研究表明，局部热损伤和肝细胞坏死释放的 ATP 可以通过激活 NLRP3 炎性小体，进而诱导中性粒细胞进入损伤部位[32]。这些研究说明 ATP 是凋亡、继发性坏死的坏死细胞和意外坏死细胞的危险信号。ATP 还可以通过促进微血管内皮细胞释放 IL-6、IL-8 和单核细胞趋化蛋白-1 (monocyte chemotactic protein 1，MCP-1)，增加细胞间黏附分子-1 (intercellular cell adhesion molecule-1，ICAM-1) 的表达，从而诱导促炎症效应[33]。研究表明，ATP 还可以通过诱导 mtDNA 释放到细胞质中、线粒体 ROS 的产生等方式参与免疫调节[17,34-35]。同时，ATP 还可以通过激活 AMPK 信号通路参与细胞内的信号转导[36-37]。细胞外 ATP 可刺激 Treg 细胞的增殖，从而发挥免疫抑制作用，还可通过活化鸟苷三磷酸酶以及上调金属蛋白酶的表达促进前列腺癌细胞片状伪足和丝状伪足的形成，从而使前列腺癌细胞的迁移能力增强，进而增强前列腺癌细胞的侵袭能力。

另外，高浓度 ATP 激活 P2X7R 信号通路可以与多个细胞内信号通路偶联，参与免疫应答、神经递质释放、细胞凋亡等多种生理及病理反应，因此在自身免疫性疾病的发生、发展中起着重要作用。ATP 激活 P2X7R 信号通路可以引起炎性细胞因子分泌，为抗炎症药物的研制提供了新的思路，深入探索 P2X7R 信号转导机制将为相关炎症疾病的诊断和治疗提供新的理论基础和思路。

3.5 线粒体产生的活性氧调节相关免疫疾病

活性氧(ROS)可以激活细胞质内的第二信使鸟苷酸环化酶(cGMP)，在细胞信号转导中发挥重要作用，其在机体免疫反应中也发挥着不可忽视的作用。近年来，ROS 被认为是 NLRP3 炎性小体激活调控的中心，几乎所有的 NLRP3 激活剂都能诱导细胞产生 ROS，而 ROS 清除剂也可以抑制 NLRP3 的激活[32,35]。线粒体内膜上的电子传递链是细胞内 ROS 产生的主要部位。线粒体发生功能障碍时，ROS 的产生超过了机体的清除能力，过量的 ROS 可以激活相关信号转导通路，引起细胞损伤或其他细胞效应[38]。研究表明，线粒体来源的 ROS 可通过激活 NLRP3 炎性小体促进细胞的损伤[39]。另外，巨噬细胞经氧化磷酸化抑制剂处理后导致 ROS 增加，从而使 NLRP3 依赖的 IL-1β 和 IL-18 分泌增多[17-18]。同时，使用线粒体呼吸链酶复合物Ⅰ抑制剂鱼藤酮处理人单核细胞 THP-1 诱导线粒体功能障碍，诱导线粒体 ROS 产生增多，从而导致 IL-1β 表达上调，并且 IL-1β 表达量与 ROS 水平呈正相关[19]。这些研究结果表明，线粒体发生功能障碍时，线粒体产生的 ROS 可激活 NLRP3 炎性小体，进一步诱导 IL-1β 和 IL-18 的产生。另外，THP-1 细胞中过表达凋亡相关蛋白 Bcl-2，通过抑制线粒体通透性转换孔开放，减少线粒体 ROS 产生；同时使用尿酸钠结晶、明矾、尼日利亚菌素刺激后，ROS 生成显著减少，导致 caspase 1 和 IL-1β 的表达明显降低，进一步证实了线粒体来源的 ROS 在激活 NLRP3 炎性小体中的关键作用[18]。研究表明，mtDNA 和 ROS 可以协同激活 NLRP3 炎性小体，促进 IL-1β 的释放，并进一步导致胰岛 β 细胞死亡，有助于 2 型糖尿病发展[40]。综上所述，线粒体 ROS 可以通过激活 NLRP3 作为线粒体 DAMP 参与机体免疫反应，但其具体机制仍不清楚。

除了上述功能外，ROS 还是机体杀伤病原体的主要武器，参与调节自然杀伤细胞的活性。低浓度 ROS 可以促进淋巴细胞活化、增殖、分化，促进机体免疫激活；高浓度 ROS 则诱导淋巴细胞凋亡，促进免疫终结。研究发现，ROS 在肿瘤、哮喘、自身免疫缺陷病等多种疾病的发病机制中发挥重要作用。因此，进一步探索 ROS 对机体免疫系统的具体作用机制，能为这些免疫相关疾病的治疗提供新的思路。

3.6 心磷脂也是损伤相关分子模式分子的一种成分

心磷脂（CL）属于阴离子磷脂，主要位于真核细胞线粒体内膜上，在细胞凋亡中起重要作用，对于维持线粒体呼吸作用及生物学功能具有重要意义[41-42]。CL 在细菌的细胞膜、氢化酶体膜和线粒体等细胞器中广泛存在，因此推测其可作为 DAMP 或者 PAMP[2]。研究表明，线粒体功能失调导致 CL 在线粒体外膜募集，并直接与 NLRP3 炎性小体相互作用，激活其介导的免疫效应[43-44]。在细胞凋亡中，CL 可以调节细胞膜的通透性及细胞色素 c 的释放。另外，CL 在动脉粥样硬化病理免疫反应中也具有非常重要的作用[45]。因此，我们也可以认为 CL 是线粒体 DAMP 的一种。CL 也与缺血、甲状腺功能减退、衰老、急性肺损伤及心力衰竭等多种疾病相关，其在免疫调节方面的作用机制则需要进一步的研究。

线粒体 DAMP 来源于线粒体，是多种病理性免疫反应的关键调节因子，在各种炎性相关疾病中起着重要的免疫调节作用，常与疾病进程及预后相关。DAMP 的致炎机制相当复杂，而随着对线粒体研究的不断深入，发现线粒体 DAMP 可通过多种不同的炎症通路调节先天免疫反应，也可以直接激活 NLRP3 炎性小体介导的炎性反应，在相关炎性疾病进展中发挥重要作用。此外，检测患者体内线粒体 DAMP 可能作为临床上的生物标志物来预测预后反应。线粒体介导的免疫反应对于人类疾病的进展具有重要意义。进一步阐明线粒体 DAMP 在相关疾病中的分子机制，可以为多种疾病的治疗提供新的思路和理论基础。

（周幸春　鲍登克）

参考文献

[1] WEST A P, KHOURY-HANOLD W, STARON M, et al. Mitochondrial DNA stress primes the antiviral innate immune response[J]. Nature, 2015, 520(7548): 553-557.

[2] NAKAHIRA K, HISATA S, CHOI A M. The roles of mitochondrial damage-associated molecular patterns in diseases[J]. Antioxid Redox Signal, 2015, 23(17): 1329-1350.

[3] MENU P, VINCE J E. The NLRP3 inflammasome in health and disease: the good, the bad and the ugly[J]. Clin Exp Immunol, 2011, 166(1): 1-15.

[4] KRYSKO D V, AGOSTINIS P, KRYSKO O, et al. Emerging role of damage-associated molecular patterns derived from mitochondria in inflammation[J]. Trends Immunol, 2011, 32(4): 157-164.

[5] ISHII K J, AKIRA S. Innate immune recognition of, and regulation by, DNA[J]. Trends Immunol, 2006, 27(11): 525-532.

[6] BARTON G M, KAGAN J C, MEDZHITOV R. Intracellular localization of toll-like receptor 9 prevents recognition of self DNA but facilitates access to viral DNA[J]. Nat Immunol, 2006, 7(1): 49-56.

[7] KRIEG A M. Therapeutic potential of toll-like receptor 9 activation[J]. Nat Rev Drug Discov, 2006, 5(6): 471-484.

[8] KRIEG A M. Toll-like receptor 9(TLR 9)agonists in the treatment of cancer[J]. Oncogene, 2008, 27(2): 161-167.

[9] WEI X W, SHAO B, HE Z Y, et al. Cationic nanocarriers induce cell necrosis through impairment of Na^+/K^+-ATPase and cause subsequent inflammatory response[J]. Cell Res, 2015, 25(2): 237-253.

[10] ZHANG J Z, LIU Z, LIU J, et al. Mitochondrial DNA induces inflammation and increases TLR9/NF-kappaB expression in lung tissue[J]. Int J Mol Med, 2014, 33(4): 817-824.

[11] ZHANG Q, RAOOF M, CHEN Y, et al. Circulating mitochondrial damps cause inflammatory responses to injury[J]. Nature, 2010, 464(7285): 104-107.

[12] CASSEL S L, JOLY S, SUTTERWALA F S. The NLRP3 inflammasome: a sensor of immune danger signals[J]. Semin Immunol, 2009, 21(4): 194-198.

[13] RAOOF M, ZHANG Q, ITAFALI K, et al. Mitochondrial peptides are potent immune activators that activate human neutrophils via FPR-1[J]. J Trauma, 2010, 68(6): 1328-1332.

[14] FRANC N C, WHITE K, EZEKOWITZ R A. Phagocytosis and development: back to the future[J]. Curr Opin Immunol, 1999, 11(1): 47-52.

[15] COLLINS L V, HAJIZADEH S, HOLME E, et al. Endogenously oxidized mitochondrial DNA induces in vivo and in vitro inflammatory responses[J]. J Leukoc Biol, 2004, 75(6): 995-1000.

[16] BURDETTE D L, VANCE R E. Sting and the innate immune response to nucleic acids in the cytosol[J]. Nat Immunol, 2013, 14(1): 19-26.

[17] NAKAHIRE K, HASPEL J A, RATHINAM V A, et al. Autophagy proteins regulate innate immune responses by inhibiting the release of mitochondrial DNA mediated by the NALP3 inflammasome[J]. Nat Immunol, 2011, 12(3): 222-230.

[18] ZHOU R, YAZDI A S, MENU P, et al. A role for mitochondria in NLRP3 inflammasome activation[J]. Nature, 2011, 69(7329): 221-225.

[19] CRUZ C M, RINNA A, FORMAN H J, et al. ATP activates a reactive oxygen species-dependent oxidative stress response and secretion of proinflammatory cytokines in macrophages[J]. J Biol Chem, 2007, 282(5): 2871-2879.

[20] SCHIFFMANN E, SHOWELL H V, CORCORAN B A, et al. The isolation and partial characterization of neutrophil chemotactic factors from escherichia coli[J]. J Immunol, 1975, 114(6): 1831-1837.

[21] VAN GISBERGEN M W, VOTES A M, STARMANS M H, et al. How do changes in the mtDNA and mitochondrial dysfunction influence cancer and cancer therapy: challenges, opportunities and models[J]. Mutat Res Rev, 2015(764): 16-30.

[22] CROUSER E D, SHAO G, JULIAN M W, et al. Monocyte activation by necrotic cells is promoted by mitochondrial proteins and formyl peptide receptors[J]. Crit Care Med, 2009, 37(6): 2000-2009.

[23] MCDONALD B, PITTMAN K, MENEZES G B, et al. Intravascular danger signals guide neutrophils to sites of sterile inflammation[J]. Science, 2010, 330(6002): 362-366.

[24] LARSSON N G, WANG J, WILHELMSSON H, et al. Mitochondrial transcription factor a is necessary for mtDNA maintenance and embryogenesis in mice[J]. Nat Genet, 1998, 18(3): 231-236.

[25] CHAUNG W W, WU R, JI Y, et al. Mitochondrial transcription factor a is a proinflammatory mediator in hemorrhagic shock[J]. Int J Mol Med, 2012, 30(1): 199-203.

[26] JULIAN M W, SHAO G, BAO S et al. Mitochondrial transcription factor a serves as a danger signal by augmenting plasmacytoid dendritic cell responses to DNA[J]. J Immunol, 2012, 189(1): 433-443.

[27] HAN B, IZUMI H, YASUNIWA Y, et al. Human mitochondrial transcription factor a functions in both nuclei and mitochondria and regulates cancer cell growth[J]. Biochem Biophys Res Commun, 2011, 408(1): 45-51.

[28] DELI T, CSERNOCH L. Extracellular ATP and cancer: an overview with special reference to p2 purinergic receptors[J]. Pathol Oncol Res, 2008, 14(3): 219-231.

[29] STAGG J, SMYTH M J. Extracellular adenosine triphosphate and adenosine in cancer[J]. Oncogene, 2010, 29(39): 5346-5358.

[30] GHIRINGHELLI F, APETON L, TESNIERE A, et al. Activation of the NLRP3 inflammasome in dendritic cells induces IL-1beta dependent adaptive immunity against tumors[J]. Nat Med, 2009, 15(10): 1170-1178.

[31] HATTORI M, GOUAUX E. Molecular mechanism of ATP binding and ion channel activation in p2x receptors[J]. Nature, 2012, 485(7397): 207-212.

[32] HEID M E, KEYEL P A, KAMGA C, et al. Mitochondrial reactive oxygen species indues NLRP3- dependent lysosomal damage and inflammasome activation[J]. J Immunol, 2013, 191(10): 5230-5238.

[33] SEIFFERT K, DING W, WAGNER J A, et al. ATPgammas enhances the production of inflammatory mediators by a human dermal endothelial cell line via purinergic receptor signaling[J]. J Invest Dermatol, 2006, 126(5): 1017-1027.

[34] MURAKAMI T, OCKINGER J, YU J, et al. Critical role for calcium mobilization in activation of the NLRP3 inflammasome[J]. Proc Natl Acad Sci USA, 2012, 109(28): 11282-11287.

[35] SHIMADA K, CROTHER T R, KARLIN J, et al. Oxidized mitochondrial DNA activates the NLRP3 inflammasome during apoptosis[J]. Immunity, 2012, 36(3): 401-414.

[36] PAPP L, VIZI E S, SPERLAGH B. P2x7 receptor mediated phosphorylation of p38map kinase in the hippocampus[J]. Biochem Biophys Res Commun, 2007, 355(2): 568-574.

[37] SHIRATORI M, TOZAKI-SAITOH H, YOSHITAKE M, et al. P2x7 receptor activation induces CXCL2 production in microglia through NFAT and PKC/MAPK pathways[J]. J Neurochem, 2010, 114(3): 810-819.

[38] HAMANAKA R B, CHANDEL N S. Mitochondrial reactive oxygen species regulate cellular signaling and dictate biological outcomes[J]. Trends Biochem Sci, 2010, 35(9): 505-513.

[39] ZHOU R, TARDIVEL A, THORENS B, et al. Thioredoxin-interacting protein links oxidative stress to inflammasome activation[J]. Nat Immunol, 2010, 11(2): 136-140.

[40] NISHIKAWA T, ARAKI E. Impact of mitochondrial ROS production in the pathogenesis of diabetes mellitus and its complications[J]. Antioxid Redox Signal, 2007, 9(3): 343-353.

[41] CLAYPOOL S M, KOEHLER C M. The complexity of cardiolipin in health and disease[J]. Trends Biochem Sci, 2012, 37(1): 32-41.

[42] SCHUG Z T, GOTTLIEB E. Cardiolipin acts as a mitochondrial signalling platform to launch apoptosis[J]. Biochim Biophys Acta, 2009, 1788(10): 2022-2031.

[43] CHU C T, JI J, DAGDA R K, et al. Cardiolipin externalization to the outer mitochondrial membrane acts as an elimination signal for mitophagy in neuronal cells[J]. Nat Cell Biol, 2013, 15(10): 1197-1205.

[44] IYER S S, HE Q, JANCZY J R, et al. Mitochondrial cardiolipin is required for NLRP3 inflammasome activation[J]. Immunity, 2013, 39(2): 311-323.

[45] TUOMINEN A, MILLER Y I, HANSEN L F, et al. A natural antibody to oxidized cardiolipin binds to oxidized low-density lipoprotein, apoptotic cells, and atherosclerotic lesions[J]. Arterioscler Thromb Vasc Biol, 2006, 26(9): 2096-2102.

第4章
线粒体与肿瘤能量代谢

肿瘤能量代谢与线粒体关系密切。尽管肿瘤细胞倾向于以有氧酵解方式提供生物能量，但是肿瘤细胞线粒体三羧酸循环和氧化磷酸化也出现明显改变，在肿瘤生物能量与生物原材料供应方面也发挥重要的功能。肿瘤细胞能量变化的特点及线粒体呼吸代谢的转变是肿瘤代谢重编程的重要特征，其机制探索是该领域的研究热点。本章主要介绍肿瘤能量代谢的特点与机制。

4.1 肿瘤能量代谢的特点

4.1.1 肿瘤能量的来源

4.1.1.1 Warburg 效应

肿瘤细胞能量的主要来源是葡萄糖酵解代谢。正常细胞在有氧条件下，葡萄糖主要依靠线粒体途径有氧氧化获得生物能量。而肿瘤细胞即使在有氧条件下，葡萄糖也主要通过糖酵解代谢途径获得生物能量，即有氧酵解或 Warburg 效应[1-2]。恶性肿瘤细胞偏向产能率较低的有氧酵解代谢途径，不仅是为了满足肿瘤细胞对生物能量的需求，也是为了满足其恶性增殖过程中对生物原材料的需求。由于肿瘤细胞的 Warburg 效应，其对葡萄糖的消耗更加亢进，而糖摄入的显著增加也成为肿瘤诊断所使用的 $^{18}F-2$ 脱氧葡萄糖（$^{18}F-2-deoxyglucose$，$^{18}F-2DG$）PET 成像技术的主要工作原理。

4.1.1.2 谷氨酰胺分解代谢

肿瘤细胞能量代谢另外一个重要来源是谷氨酰胺分解代谢[3]。谷氨酰胺是机体内含量丰富的游离氨基酸，也是细胞增殖分化所必需的营养物质。谷氨酰胺作为细胞内碳源的供应者之一，其分解代谢过程中将碳传递给草酰乙酸，维持着三羧酸循环和生物能量的供应[3-4]。在某些特殊生理环境中，肿瘤细胞的生存与增殖甚至主要依赖于谷氨酰胺的分解代谢所提供的生物能量和生物原材料。譬如当小细胞肺癌处于低氧微环境中时，其主要的能量供应途径不再是有氧酵解，而是谷氨酰胺分解代谢途径[5]。因此，有效抑制谷氨酰胺的分解代谢也成为抑制肿瘤细胞生物能量和恶性增殖的重要治疗靶点[6]。

4.1.1.3 脂肪酸 β 氧化

尽管多数肿瘤细胞都以葡萄糖的分解代谢作为主要途径维持细胞能量需求[7]，

但是某些类型的肿瘤(如前列腺癌)糖分解代谢不旺盛,主要依靠脂肪酸的β氧化作为能量供应的主要途径[8]。前列腺癌细胞对脂肪酸的摄取和需求已经超过了葡萄糖,脂肪酸β氧化代谢途径催化酶的表达与含量增强,从而导致临床诊断中不能有效利用^{18}F-2DG PET技术检测前列腺癌[9-10]。同样,靶向性抑制白血病细胞脂肪酸β氧化也将有效抑制其能量供应,导致白血病细胞线粒体损伤和生长抑制[11]。在前列腺癌和血液肿瘤细胞中,脂肪酸的β氧化是临床诊断和治疗的新靶点。

4.1.2 肿瘤线粒体能量代谢的特点

4.1.2.1 三羧酸循环变化

三羧酸循环是营养物质在线粒体代谢的中心枢纽。三羧酸循环中催化酶的表达和活性异常与肿瘤的发生和发展密切相关。

(1)柠檬酸合酶(citrate synthase,CS):三羧酸循环的第一个关键酶,在胰腺癌、卵巢癌等多种肿瘤中表达增强[12]。通过RNAi的方法降低肿瘤细胞中柠檬酸合酶的表达,细胞线粒体能量代谢会出现异常,即线粒体膜电位降低、ATP合成减少[13]。

(2)异柠檬酸脱氢酶(isocitrate dehydrogenase,IDH):三羧酸循环中的第二个关键酶,编码IDH基因家族的成员,包括 *IDH1* 和 *IDH2* 基因。近年来,关于肿瘤中 *IDH* 基因的突变研究比较集中,陆续有研究报道 *IDH* 基因在脑胶质瘤、白血病、胆管细胞癌、软骨肉瘤等多种肿瘤中出现突变[14-16]。其中,胶质瘤中 *IDH1* 基因第132位精氨酸残基(R132)或者 *IDH2* 基因第172位精氨酸残基(R172)被其他氨基酸所取代,以 *IDH1* 基因的突变最为常见。在 *IDH* 基因突变的肿瘤细胞中,异柠檬酸脱氢酶的构象发生变化,酶的催化活性发生改变,从而导致正常代谢产物α-酮戊二酸生成减少,异常代谢产物2-羟基戊二酸(2-hydroxyglutarate,2-HG)生成增加[17]。2-羟基戊二酸虽与α-酮戊二酸在空间结构上非常相似,但其催化活性远远弱于α-酮戊二酸。因此,2-羟基戊二酸可以竞争性抑制α-酮戊二酸依赖性双加氧酶活性,从而抑制组蛋白脱甲基酶和5-甲基胞嘧啶羟化酶的活性,导致组蛋白和基因组甲基化水平的变化,并进一步导致原癌基因的激活[18]。2-羟基戊二酸还可以抑制脯氨酸羟化酶的活性,从而抑制HIF1α的降解,并导致假性缺氧[19]。因此,癌性代谢物2-羟基戊二酸的堆积是 *IDH* 基因突变诱发肿瘤的主要原因。

(3)琥珀酸脱氢酶(succinate dehydrogenase,SDH):三羧酸循环中重要的催化酶之一,也参与组成线粒体呼吸链中的复合物Ⅱ。该催化酶包含A、B、C、D四个亚基,分别由四个基因(*SDHA*、*SDHB*、*SDHC*、*SDHD*)编码。*SDH* 基因的突变与多种类型肿瘤的发生和发展密切相关。在副神经节瘤、嗜铬细胞瘤、透明细胞型肾细胞癌、胃肠道间质瘤等肿瘤中都存在 *SDH* 基因的突变,这些基因的突变导致琥珀酸脱氢酶的空间构象改变、生物学活性丧失,从而导致催化底物琥珀酸堆积。同时,琥珀酸脱氢酶的结构改变也导致线粒体电子呼吸链的功能障碍,从而导致活性氧堆积。过量的琥珀酸抑制α-酮戊二酸依赖性双加氧酶活性,并抑制组蛋白甲基转移酶活性,从而激活某些原癌基因。而且,堆积的琥珀酸和活性氧还可以抑制脯氨酸羟化酶对HIF1α的降解能力,从而导致HIF1α的堆积并造成假性低氧环境,并导致HIF1α转录激活能力增强,促进血管内皮生长因子(VEGF)的表达和肿瘤血管新生[20-22]。因此,堆积的琥珀酸和活性氧是 *SDH* 基因突变诱发肿瘤的主要原因。

(4)延胡索酸水合酶(fumarate hydratase,FH):三羧酸循环中重要的催化酶,可以将延胡索酸水合为苹果酸。*FH* 基因的突变可以导致遗传性平滑肌肉瘤和肾细胞癌,也与神经母细胞瘤、结直肠癌和肺癌的发生和发展密切相关。当 *FH* 基因突变时,延胡索酸水合酶失活,导致代谢底物延胡索酸大量积累。与琥珀酸类似,延胡索酸也能抑制脯氨酸羟化酶PHD的活性和PHD对HIF1α的降解能力,从而导致HIF1α的堆积并造成假性低氧环境[23-24]。同时,*FH* 基因突变导致延胡索酸过量堆积,能抑制双加氧酶TET酶的活性,抑制TET酶对miR-200ba429启动子区的去甲基化,导致该区域DNA甲基化增加,使得miR-200表达被抑制。miR-200在细胞中主要发挥启动EMT的作用,而 *FH* 基因突变导致miR-200表达被抑制,从而促进EMT[25]。因此,*FH* 缺失或突变的肾细胞癌具有高度侵袭和转移能力,预后较差。

4.1.2.2 线粒体氧化磷酸化变化

在肿瘤发生过程中,mtDNA由于缺乏组蛋白的保护和完善的修复系统,很容易受到损伤并且发生突变,导致线粒体氧化磷酸化功能出现紊乱、ATP产生减少,而ROS生成增加,并进一步损伤mtDNA,造成恶性循环,从而导致肿瘤能量供应主要依赖于糖酵解代谢[26]。而且,线粒体功能的异常不仅促进肿瘤有氧酵解,也促进肿瘤的侵袭与转移。

(1)复合物Ⅰ:即NADH-泛醌还原酶,是电子传递链的第一个位点,也是线粒体氧化磷酸化的第一个酶。突变的线粒体参与编码该酶蛋白的亚基,导致活性氧(ROS)的产生增加以及肿瘤的发生和发展[27]。而且,复合物Ⅰ的功能异常在肿瘤的生长和转移过程中发挥着重要的调控作用。抑制复合物Ⅰ的功能将会导致肿瘤细胞侵袭和迁移的能力显著增加[28]。

(2)复合物Ⅱ:即琥珀酸-泛醌还原酶,是三羧酸循环中的琥珀酸脱氢酶。编码该酶的基因在肿瘤中常出现突变,导致琥珀酸和ROS堆积,从而促进肿瘤的生长。

(3)复合物Ⅲ:即泛醌-细胞色素c还原酶,又称细胞色素b-c1复合物,是线粒体内ROS产生的重要位点之一。细胞色素b是复合物Ⅲ中的重要亚基,线粒体中编码细胞色素b基因突变将导致氧气的消耗率和ROS生成明显增加,导致细胞呼吸代谢紊乱,同时还通过激活NF-κB信号通路促进细胞周期的进程,从而促进肿瘤的生长、侵袭与转移[29]。

(4)复合物Ⅳ:即细胞色素c氧化酶,定位于线粒体内膜,是调节细胞色素含量和细胞氧化呼吸功能的关键酶。在结肠癌、卵巢癌、前列腺癌等多种肿瘤组织中，线粒体复合物Ⅳ的编码基因都出现高频率突变，导致线粒体内氧化磷酸化和能量代谢出现突变，促进肿瘤的发生与发展[30-32]。

（5）ATP合酶：在多种肿瘤中，mtDNA的突变导致线粒体内膜ATP合酶的多个亚基的合成被破坏，从而影响了线粒体途径ATP的生成。

当然，线粒体中三羧酸循环和氧化磷酸化的变化出现在部分类型的肿瘤组织和肿瘤细胞中，也有部分肿瘤组织和肿瘤细胞的线粒体并不存在缺陷。因此，肿瘤线粒体能量代谢的原因与机制有待于进一步探讨。

4.2 肿瘤线粒体能量代谢变化的主要作用

4.2.1 逃避活性氧介导的细胞凋亡

4.2.1.1 肿瘤活性氧稳态的变化

肿瘤代谢的重要特征是肿瘤组织细胞中的ROS水平稍高于正常组织细胞。ROS是线粒体进行氧化呼吸时，少量电子从线粒体电子传递链中漏出并与氧结合而生成。在肿瘤发生过程中，mtDNA容易受到ROS的攻击而发生基因突变，部分突变的mtDNA编码的蛋白参与线粒体氧化磷酸化过程，从而导致电子传递发生紊乱、ROS的生成增加，并进一步加剧mtDNA的损伤，造成恶性循环。

4.2.1.2 活性氧与细胞增殖和凋亡

ROS对细胞增殖和凋亡的调控是一个复杂的动态过程。正常生理浓度的ROS可以作为细胞因子进行信号转导，调控细胞增殖与分化。而高浓度的ROS导致过度氧化应激损伤，从而导致细胞凋亡。①生理条件下，许多生长因子、细胞因子或其他配体在非吞噬细胞中通过它们的膜受体触发ROS的产生，进行细胞信号转导。譬如，表皮生长因子及其受体结合诱发ROS的生成，参与辐射导致的DNA损伤修复。同样，电离辐射或紫外线辐射损伤诱导的ROS的产生，还可以激活EGFR下游PI3K/Akt信号途径，抑制辐射导致的细胞凋亡[33]。②病理条件下，过量的ROS可引起线粒体膜脂质过氧化，导致线粒体膜通透性转换孔开放，引起凋亡诱导因子和细胞色素c的释放，激活caspase和PARP，通过内源性途径诱导细胞凋亡。此外，ROS还可以通过激活死亡受体导致caspase 8的剪切，通过外源性途径诱导细胞凋亡。因此，对于肿瘤细胞而言，ROS是一把双刃剑[34]：适量的ROS可调控细胞增殖与分化，产生正反馈效应；过量的ROS将诱导细胞凋亡。

4.2.1.3 肿瘤线粒体能量代谢与活性氧介导的细胞凋亡

肿瘤细胞能量的主要来源是葡萄糖酵解、谷氨酰胺分解代谢和脂肪酸β氧化，而不是产能相对高效的线粒体氧化磷酸化。肿瘤细胞通过抑制线粒体氧化呼吸的能力，动态地调控线粒体途径ROS的产量，以避免过量ROS所介导的细胞凋亡，从而维持肿瘤细胞的存活。

4.2.2　促进肿瘤的生长与转移

4.2.2.1　促进富余的 NADH 和中间代谢产物参与其他代谢途径

三羧酸循环和糖酵解代谢生成的 NADH（还原型辅酶Ⅰ）有多条代谢去路，譬如 NADH 可以使丙酮酸还原成乳酸，也可以使磷酸二羟丙酮还原成 α-磷酸甘油，还可以在有氧条件下氧化磷酸化生成 ATP。当线粒体的氧化呼吸被抑制时，NADH 可以通过其他通路参与合成乳酸或者 α-磷酸甘油等生物原材料，从而促进肿瘤细胞的生长与增殖。

4.2.2.2　促进肿瘤浸润和转移

肿瘤细胞有氧酵解产生大量乳酸并转运到细胞外，可以维持肿瘤局部酸性微环境，有利于肿瘤细胞进一步侵袭和转移。在非小细胞肺癌、宫颈癌、头颈部肿瘤等多种肿瘤组织中，局部高浓度乳酸与患者的预后密切相关[35-37]。肿瘤细胞中丙酮酸脱氢酶激酶活性增加，后者抑制丙酮酸脱氢酶的活性，从而导致线粒体的氧化呼吸代谢减弱，脱落的细胞生存时间延长。部分恢复丙酮酸脱氢酶的活性和线粒体的氧化呼吸将回复细胞脱落凋亡的敏感性。肿瘤细胞通过抑制线粒体的氧化呼吸代谢途径使细胞能够抵抗脱落凋亡，从而获得进一步转移的能力[38]。

4.2.2.3　促进肿瘤免疫逃逸

肿瘤细胞有氧酵解导致的细胞外高浓度乳酸对肿瘤细胞免疫功能产生多重效应：①抑制单核细胞向树突状细胞转化；②抑制树突状细胞和细胞毒性 T 淋巴细胞释放细胞因子；③抑制单核细胞迁移；④抑制细胞毒性 T 淋巴细胞对肿瘤细胞的杀伤作用。此外，肿瘤细胞有氧酵解释放的大量乳酸导致免疫细胞不能向细胞外分泌乳酸，乳酸聚集于免疫细胞，导致细胞死亡。因此，实体瘤周围即使有大量免疫细胞聚集和浸润，也不能有效杀死肿瘤，会造成肿瘤细胞的免疫逃逸。

4.2.3　抵抗肿瘤细胞死亡

4.2.3.1　线粒体与细胞死亡

线粒体是细胞死亡命运的决定者。在细胞凋亡过程中，大部分凋亡信号通路都与线粒体的形态和功能相关。譬如，线粒体在外界信号的刺激下，使线粒体膜通透性增加，从而导致线粒体中的细胞色素 c、核酸内切酶、线粒体膜间隙丝氨酸蛋白酶 Omi/HtrA2 等凋亡因子释放增加，可激活细胞质中的 caspase，诱导细胞凋亡。再如，Bcl-2 家族蛋白可以与其他蛋白相互作用，改变线粒体膜的通透性，从而调控细胞凋亡。细胞色素 c 是线粒体呼吸链中传递电子的载体，电子在转运过程中，伴随着质子从细胞质转位到线粒体膜间隙，建立了线粒体的跨膜电位。细胞色素 c 从线粒体中的释放或者功能障碍，都将导致线粒体呼吸功能异常，使 ATP 生成障碍，细胞因缺乏能量供应而死亡。不仅细胞凋亡依赖于线粒体，细胞程序性死亡也与线粒体密切相关。譬如，Bcl-2 家族蛋白 Bax 可以通过调控线粒体的动态分布，从而调控细胞程序性死亡[39]。而且，线粒体作为生物能量的供应者，也保障着细胞死亡过程中所需要的生物能量[40]。

4.2.3.2 线粒体与肿瘤细胞抵抗凋亡

肿瘤细胞的恶性表型之一是抵抗细胞凋亡。在许多肿瘤细胞中，凋亡抑制蛋白Bcl-2表达过度增加会抑制肿瘤细胞凋亡，因此靶向Bcl-2蛋白成为肿瘤分子靶向治疗研究中的一个潜在靶点[41]。人滤泡淋巴瘤染色体异位导致Bcl-2过度表达，促进肿瘤抵抗凋亡，并恶性增殖。而且，Bcl-2和Bcl-xL的过度表达可促进肿瘤细胞对放疗和化疗的抵抗[42]。

除了促凋亡蛋白的过度表达，抗凋亡蛋白编码基因的突变与失活也帮助肿瘤细胞逃避线粒体凋亡途径，导致肿瘤细胞抵抗凋亡。譬如，神经母细胞瘤中 $caspase\,8$ 基因的甲基化或者缺失、肝癌细胞中 DR 基因的突变与失活、黑色素瘤 $Apaf1$ 基因的甲基化或者缺失，都可以导致肿瘤细胞逃脱线粒体凋亡途径，出现免疫逃逸或者肿瘤耐药。

由于线粒体的物质和能量及其生物学代谢功能与细胞凋亡密切相关，因此肿瘤细胞抵抗凋亡的能力有可能与肿瘤细胞线粒体的物质和能量的改变存在内在密切联系。

4.3 肿瘤线粒体能量代谢变化的分子机制

肿瘤细胞线粒体能量代谢异常的分子机制非常复杂。其发生与肿瘤低氧和酸性微环境、癌基因的活化和抑癌基因的失活、线粒体氧化呼吸的抑制都密切相关。在这些复杂因素的综合作用下，肿瘤细胞线粒体能量代谢出现了异于正常细胞的各种特征。

4.3.1 肿瘤微环境变化与肿瘤线粒体能量代谢

4.3.1.1 肿瘤低氧微环境与肿瘤线粒体能量代谢：HIF1与肿瘤线粒体能量代谢

许多实体瘤在发展过程中由于肿瘤生长迅速但肿瘤血管构架紊乱、自我调节能力缺陷、血液流变学变化等原因，导致肿瘤内部血流灌注不足，造成肿瘤局部组织缺血、缺氧。肿瘤组织为了适应这种低氧微环境而表达转录因子，即低氧诱导因子（HIF），参与细胞低氧应答。

HIF1是由α亚基和β亚基组成的异源二聚体，是在低氧条件下发挥重要功能的转录因子，在肿瘤细胞生长与增殖、能量代谢、低氧耐受和氧稳态等生理和病理变化过程中发挥重要作用。HIFα亚基包括HIF1α、HIF2α和HIF3α，这三种HIFα亚基都可以通过氧来调控其稳定性和活性。在低氧条件下，HIFα稳定积累并转位到细胞核内与HIF1β结合成异源二聚体，与低氧反应元件HRE结合，从而调节基因的转录。目前已知HIF可以和60多种基因启动子区的低氧反应元件结合，调控靶基因的转录与表达。同时，低氧生理病理环境、某些金属离子、细胞因子、物理牵张等都可以诱导 HIFα 的稳定性和转录活性，从而发挥相应的生物学功能。

HIF1 在线粒体能量代谢过程中也发挥重要功能。①HIF1α 能转录激活丙酮酸脱氢酶激酶(PDK1)的表达，进而抑制丙酮酸脱氢酶(PDH)磷酸化，阻断丙酮酸转化为乙酰辅酶 A，从而抑制葡萄糖进入三羧酸循环和线粒体的氧化磷酸化，减少 ROS 的产生，逃避肿瘤细胞的凋亡[43]；而且，线粒体中的丙酮酸脱氢酶激酶帮助肿瘤细胞适应低氧和营养缺乏环境，是肿瘤转移的重要诱因：乳腺癌肝转移患者体内 PDK1 表达异常增高，抑制 HIF1α 的表达或者活性将有效抑制 PDK1 的表达，从而恢复 PDH 的活性，促进线粒体有氧氧化，逆转肿瘤有氧酵解的代谢表型[44]。②低氧条件下，HIF1α 还可以转录调控细胞色素氧化酶(COX)的亚单位，从而调控线粒体的能量代谢。线粒体中 COX4 存在 COX4-1 和 COX4-2 两种亚型，HIF1 可以转录激活 LON 的编码基因。LON 是线粒体中的蛋白酶，可以特异性降解 COX4-1，HIF1 通过对 LON 的转录调控从而调节 COX4-1 的表达，调节细胞色素氧化酶的活性。低氧诱导因子通过对线粒体中细胞色素氧化酶的调控，从而调控线粒体的氧化呼吸[45]。③HIF2α 还可以转录调控白血病细胞线粒体中蛋白酪氨酸磷酸酶(Ptpmt1)，后者可以调控琥珀酸脱氢酶的磷酸化和活性，从而调控线粒体的能量和物质代谢。HIF2α 通过对 Ptpmt1 的转录调控维持肿瘤低氧微环境的代谢平衡[46]。因此，HIF1 主要通过转录调控丙酮酸脱氢酶激酶、细胞色素氧化酶和线粒体中蛋白酪氨酸磷酸酶参与调节肿瘤细胞线粒体物质和能量代谢。

4.3.1.2 肿瘤酸性微环境与肿瘤线粒体能量代谢：乳酸与肿瘤线粒体能量代谢

肿瘤细胞的生存与转移依赖于肿瘤酸性微环境。肿瘤局部高浓度的乳酸和碳酸是肿瘤酸性微环境形成的主要原因，其中高浓度的乳酸来源于肿瘤有氧酵解，高浓度的碳酸来源于肿瘤中过表达的碳酸酐酶催化 CO_2 和 H_2O 形成。①肿瘤的酸性微环境中 pH 值的下降会影响细胞中对 pH 值敏感的氧化酶的活性，譬如 α-酮戊二酸脱氢酶复合物和细胞色素 b-c1 复合物，从而调控线粒体的呼吸代谢功能；②肿瘤细胞中乳酸的转运是非常亢进的，其中参与乳酸转运的一元羧酸转运子(MCT)的表达与活性都比较强。MCT 的抑制剂能够有效抑制肿瘤细胞中乳酸的转运，并促进线粒体的能量和物质代谢[47]。高浓度的乳酸能够帮助肿瘤细胞适应低氧条件，促进 Ras-Raf-ERK 信号途径的激活，从而调控线粒体的功能和 ROS 的生成[48-49]。高浓度的乳酸还可以损伤肿瘤细胞中线粒体核糖体的功能，从而导致线粒体氧化磷酸化功能障碍、有氧酵解亢进，促进肿瘤恶性代谢表型[50]。

4.3.2 癌基因的激活与线粒体能量代谢

4.3.2.1 癌基因 *Myc* 与线粒体能量代谢

原癌基因 *Myc* 在肿瘤组织和细胞中异常扩增，其编码产物参与调节包括线粒体生物合成、糖酵解和谷氨酰胺分解代谢多个代谢途径。①癌性转录因子(c-Myc)

可以通过抑制 miR-23a/b 调控线粒体谷氨酰胺酶的表达和谷氨酰胺的分解代谢，从而调控进入三羧酸循环的 α-酮戊二酸的含量、线粒体途径的三羧酸循环和线粒体氧化呼吸。c-Myc 不仅可以通过增强有氧酵解代谢给肿瘤细胞提供 ATP，也可以增强线粒体谷氨酰胺酶的表达和线粒体氧化呼吸获得更多的生物能量[51-52]。②Myc 可以促进多个线粒体结构功能相关基因的表达并促进线粒体的生物合成，从而促进线粒体的氧化呼吸代谢[53]。③Myc 还可以动态调控线粒体的分裂与融合，从而调控线粒体的氧化磷酸化和 ATP 生成[54]。因此，原癌基因 *Myc* 在肿瘤线粒体能量代谢中发挥重要的功能。

4.3.2.2　癌基因 *RAS* 与线粒体能量代谢

总体来说，约 30% 的肿瘤表现出原癌基因 RAS 家族成员的变异。①RAS 突变的胰腺癌细胞主要依赖于谷氨酰胺代谢产生的 NADPH，从而维持细胞内的氧化还原平衡状态。②原癌基因 *RAS* 的编码产物还可以抑制胶质瘤细胞中丙酮酸脱氢酶磷酸酶的表达，从而抑制丙酮酸脱氢酶的活性，抑制线粒体三羧酸循环和氧化呼吸，促进肿瘤有氧酵解[55]。③癌性 K-Ras 可以转录抑制线粒体电子传递链复合物 I，从而抑制线粒体的氧化呼吸[56]。④癌性 K-Ras 可以促进磷酸甘油酸激酶 1 (PGK1) 的线粒体转位，从而导致丙酮酸脱氢酶激酶 1 (PDHK1) 磷酸化，活化的丙酮酸脱氢酶激酶可以抑制丙酮酸脱氢酶复合物的活性，从而抑制线粒体的呼吸和能量代谢[57]。⑤癌性 K-Ras 还可以通过促进线粒体的分裂而抑制其氧化呼吸功能[58]。值得关注的是，肿瘤细胞在饥饿等特殊生理条件下，癌性 K-Ras 也可以通过线粒体自噬促进肿瘤细胞线粒体氧化和维持肿瘤细胞生存[59]。因此，原癌基因 *RAS* 在肿瘤线粒体物质能量代谢和维持肿瘤细胞生存过程中发挥重要作用。

4.3.3　抑癌基因的失活与线粒体能量代谢

4.3.3.1　抑癌基因 *P53* 与线粒体能量代谢

经典的抑癌基因 *P53* 在多种肿瘤组织中低表达，恢复 P53 的表达能明显抑制肿瘤的发生和发展。抑癌基因 *P53* 的表达产物 p53 具有非常重要的作用，是细胞中的"安全卫士"。它不仅可以抑制肿瘤细胞的恶性生长与增殖、诱导肿瘤细胞凋亡，还可以有效抑制肿瘤代谢重编程。其中，在肿瘤糖代谢重编程过程中，p53 可以抑制肿瘤细胞葡萄糖有氧酵解、磷酸戊糖代谢途径，帮助恢复线粒体途径的三羧酸循环和氧化磷酸化，从而促进线粒体的氧化呼吸。①p53 作为转录因子，能转录激活谷氨酰胺酶 (GLS2)，促进谷氨酰胺的分解代谢和 α-酮戊二酸的生成，从而促进三羧酸循环和线粒体的氧化呼吸[60]。②p53 作为转录因子，还能转录激活凋亡诱导因子 (AIF)，从而维持线粒体电子传递链复合物 I 的完整性，促进线粒体的氧化呼吸[61]。③p53 还能转录激活细胞色素 c 氧化酶 SCO2，后者参与细胞色素 c 氧化酶复合物的形成。p53 可促进细胞色素 c 氧化酶复合物的形成，从而促进线粒体的氧化呼吸和 ATP 的生成[62-63]。因此，抑癌基因 *P53* 在恢复肿瘤细胞的线粒体氧化呼吸和能量代谢过程中发挥重要作用。

4.3.3.2 抑癌基因 *PTEN* 与线粒体能量代谢

抑癌基因 *PTEN* 编码产物是磷脂酰肌醇磷酸酶，可以显著抑制 PI3K-Akt 信号通路，抑制肿瘤细胞的恶性增殖，也可以直接进入细胞核维持基因组的稳定性，从而抑制肿瘤的发生与发展。PI3K-Akt 信号通路下游非常重要的效应分子是 mTOR。在哺乳动物中，mTOR 主要以 mTORC1 复合物和 mTORC2 复合物两种形式存在。其中，mTORC1 在线粒体的物质代谢和能量代谢过程中发挥重要功能：①mTORC1 可以通过 CREB2 转录抑制 SIRT4，后者可以抑制谷氨酰胺脱氢酶（GDH）活性。因此，mTORC1 通过促进 GDH 活性促进谷氨酰胺的回补，从而维持线粒体三羧酸循环和生物合成[64]。②mTORC1 还可以通过调控线粒体四氢叶酸的循环促进嘌呤核苷酸的生物合成[65]。因此，磷脂酰肌醇磷酸酶（PTEN）通过拮抗 PI3K-Akt-mTOR 信号通路抑制线粒体能量代谢和生物合成。

值得关注的是，PTEN 还有一个新的亚型定位于线粒体，并参与调控线粒体的活性和能量代谢过程。*PTEN* 基因既可以利用传统的 AUG 作为起始码合成 PTEN 编码产物，也可以利用新的起始码 CUG 合成 PTENα 蛋白。新合成的 PTENα 蛋白定位于线粒体内，与 PTEN 形成复合物，调节细胞色素氧化酶 COX1 的活性，从而调控线粒体的生物合成和能量代谢。PTENα 的特异性敲除将导致细胞线粒体结构异常、氧化磷酸化减弱、ATP 生成减少[66]。因此，抑癌基因 *PTEN* 直接参与调控线粒体的生物合成与能量代谢。

4.3.3.3 抑癌基因 *VHL* 与线粒体能量代谢

抑癌基因 *VHL* 的突变与缺失在透明细胞型肾细胞癌、嗜铬细胞瘤、血管母细胞瘤、胰腺肿瘤、附睾囊腺瘤等肿瘤中较为常见。抑癌基因 *VHL* 的编码产物是分子量为 19000 的 pVHL19 蛋白和分子量为 30000 的 pVHL30 蛋白。pVHL 蛋白可以与 ElonginB、ElonginC、Cul2、Rbx1 参与形成 E3 泛素连接酶 ECS 复合物，该复合物可以与低氧诱导因子 HIF1α 结合[67]。在常氧环境下，HIF1α 通过包含 pVHL 蛋白的 ECS 复合物介导其泛素化修饰，进一步通过蛋白酶体途径被降解。当肿瘤组织和细胞中 *VHL* 基因缺失或突变时，导致 pVHL 蛋白降低或失活，不能形成 E3 泛素连接酶降解 HIF1α，从而导致 HIF1α 含量增加，糖酵解亢进，线粒体能量代谢降低，导致肿瘤恶性代谢表型。其中，*VHL* 基因的突变与缺失导致 HIF1α 蛋白含量增加，将抑制线粒体中间肽酶（MIP）的活性，由于 MIP 参与细胞色素氧化酶 COX4 的剪切，HIF1α 的增加将抑制线粒体氧化呼吸链 COX4 的产生，从而抑制线粒体氧化磷酸化；*VHL* 基因的突变与缺失导致 HIF1α 蛋白含量增加，将增强丙酮酸脱氢酶激酶 PDK1 的活性，导致丙酮酸脱氢酶复合物 PDH 磷酸化而失活，从而使三羧酸循环减慢。

4.3.4 线粒体氧化呼吸功能障碍

4.3.4.1 肿瘤细胞线粒体的损伤：嵴溶解与呼吸链成分缺失

正常细胞线粒体内膜完整、结构正常，肿瘤细胞出现了线粒体嵴和线粒体基质的溶解，从而导致线粒体氧化磷酸化功能障碍。线粒体嵴含有大量电子传递链上的蛋白复合物，参与调控线粒体的氧化呼吸功能。肿瘤组织和细胞中的嵴溶解和嵴损伤直接导致能量产生和线粒体功能障碍[68]。

在部分肿瘤细胞中，线粒体呼吸链成分出现明显的缺失，譬如铁硫蛋白、NADH-细胞色素 c 还原酶、琥珀酸脱氢酶、细胞色素 c 氧化酶等。在肝癌细胞中，线粒体 ATP 合酶的合成和水解活性明显降低[69]。由于线粒体的损伤导致线粒体成分缺失或者功能障碍，都将导致线粒体氧化呼吸功能减弱。

4.3.4.2 三羧酸循环障碍：线粒体丙酮酸转运障碍与三羧酸循环催化酶的活性降低

在多种肿瘤细胞中，线粒体丙酮酸转运子 MPC1 和 MPC2 的编码基因出现缺失或者表达降低，导致线粒体丙酮酸转运[70]。由于进入线粒体三羧酸循环（TCA 循环）的丙酮酸降低，导致代偿性谷氨酰胺和脂肪酸分解代谢增强，以维持肿瘤细胞线粒体代谢的可塑性。值得关注的是，恢复肿瘤细胞中线粒体丙酮酸转运子（MPC）的表达能够显著抑制肿瘤的恶性生长和增殖，因此线粒体丙酮酸转运子是肿瘤细胞线粒体氧化呼吸和恶性增殖重要的调控点[71]。

在三羧酸循环中，IDH、SDH、FH 编码的酶都是重要的催化酶，在 ATP 生成过程中发挥关键的作用。在某些遗传相关肿瘤中，譬如平滑肌肉瘤、家族性肾细胞癌、嗜铬细胞瘤，IDH、SDH、FH 常常出现突变。这些基因的突变都将导致 TCA 循环减弱，线粒体氧化呼吸功能障碍。

与此同时，肿瘤低氧微环境导致 HIF1 的含量增加，肿瘤组织细胞中癌基因的活化与抑癌基因的失活也将抑制 TCA 循环和线粒体的氧化呼吸功能，从而导致肿瘤呈现有氧酵解代谢的特征。

4.3.4.3 电子传递链功能障碍：Ca^{2+} 超载导致电子传递链解偶联

肿瘤细胞内 Ca^{2+} 浓度远远高于正常细胞，导致线粒体内 Ca^{2+} 超载。线粒体基质内大量的 Ca^{2+} 将导致线粒体嵴断裂、电子传递链解偶联、氧化磷酸化损伤、ATP 生成减少、电子传递链功能障碍。此外，肿瘤组织中编码电子传递链复合物 Ⅱ、Ⅲ、Ⅳ 的基因突变也是导致电子传递链功能障碍和线粒体氧化呼吸功能障碍的主要原因。

综上所述，肿瘤细胞能量代谢重编程与线粒体结构和功能的改变密切相关。其发生与发展的机制非常复杂，肿瘤微环境的变化、癌基因的活化和抑癌基因的失活等因素都与其密切相关。进一步深入研究肿瘤线粒体能量代谢变化的特征与机制将是肿瘤代谢研究重要的领域，也为肿瘤分子靶向治疗提供了新的重要方向。

（沈　岚）

参考文献

[1] WARBURG O. On respiratory impairment in cancer cells[J]. Science, 1956, 124(3215): 269-270.

[2] WARBURG O. On the origin of cancer cells[J]. Science, 1956, 123(3191): 309-314.

[3] DEBERARDINIS R J, MANCUSO A, DAIKHIN E, et al. Beyond aerobic glycolysis: transformed cells can engage in glutamine metabolism that exceeds the requirement for protein and nucleotide synthesis[J]. Proceedings of the National Academy of Sciences of the United States of America, 2007, 104(49): 19345-19350.

[4] XU X, LI J, SUN X, et al. Tumor suppressor NDRG2 inhibits glycolysis and glutaminolysis in colorectal cancer cells by repressing c-Myc expression[J]. Oncotarget, 2015, 6(28): 26161-26176.

[5] THOREN M M, VAAPIL M, STAAF J, et al. Myc-induced glutaminolysis bypasses HIF-driven glycolysis in hypoxic small cell lung carcinoma cells[J]. Oncotarget, 2017, 8(30): 48983-48995.

[6] KATT W P, RAMACHANDRAN S, ERICKSON J W, et al. Dibenzophenanthridines as inhibitors of glutaminase C and cancer cell proliferation[J]. Molecular cancer therapeutics, 2012, 11(6): 1269-1278.

[7] VANDER HEIDEN M G, CANTLEY L C, THOMPSON C B. Understanding the Warburg effect: the metabolic requirements of cell proliferation[J]. Science, 2009, 324(5930): 1029-1033.

[8] LIU Y. Fatty acid oxidation is a dominant bioenergetic pathway in prostate cancer[J]. Prostate cancer and prostatic diseases, 2006, 9(3): 230-234.

[9] LIU Y, ZUCKIER L S, GHESANI N V. Dominant uptake of fatty acid over glucose by prostate cells: a potential new diagnostic and therapeutic approach[J]. Anticancer research, 2010, 30(2): 369-374.

[10] ZHA S, FERDINANDUSSE S, HICKS J L, et al. Peroxisomal branched chain fatty acid beta-oxidation pathway is upregulated in prostate cancer[J]. The prostate, 2005, 63(4): 316-323.

[11] RICCIARDI M R, MIRABILII S, ALLEGRETTI M, et al. Targeting the leukemia cell metabolism by the CPT1a inhibition: functional preclinical effects in leukemias[J]. Blood, 2015, 126(16): 1925-1929.

[12] CHEN L, LIU T, ZHOU J, et al. Citrate synthase expression affects tumor phenotype and drug resistance in human ovarian carcinoma[J]. PLoS One, 2014, 9(12): e115708.

[13] LIN C C, CHENG T L, TSAI W H, et al. Loss of the respiratory enzyme citrate synthase directly links the Warburg effect to tumor malignancy[J]. Scientific reports, 2012(2): 785.

[14] MASUI K, CAVENEE W K, MISCHEL P S. Cancer metabolism as a central driving force of glioma pathogenesis[J]. Brain tumor pathology, 2016, 33(3): 161-168.

[15] HAMADOU W S, BOURDON V, LETARD S, et al. Familial hematological malignancies: new IDH2 mutation[J]. Annals of hematology, 2016, 95(12): 1943-1947.

[16] SAHA S K, PARACHONIAK C A, BARDEESY N. IDH mutations in liver cell plasticity and biliary cancer[J]. Cell cycle, 2014, 13(20): 3176-3182.

[17] JIN G, REITMAN Z J, DUNCAN C G, et al. Disruption of wild-type IDH1 suppresses D-2-hydroxyglutarate production in IDH1-mutated gliomas[J]. Cancer research, 2013, 73(2):

496-501.

[18] XU W, YANG H, LIU Y, et al. Oncometabolite 2 - hydroxyglutarate is a competitive inhibitor of alpha-ketoglutarate-dependent dioxygenases[J]. Cancer cell, 2011, 19(1): 17-30.

[19] ZHAO S, LIN Y, XU W, et al. Glioma-derived mutations in IDH1 dominantly inhibit IDH1 catalytic activity and induce HIF1α[J]. Science, 2009, 324(5924): 261-265.

[20] BAYSAL B E, MAHER E R. 15 years of paraganglioma: genetics and mechanism of pheochromocytoma-paraganglioma syndromes characterized by germline SDHB and SDHD mutations[J]. Endocrine-related cancer, 2015, 22(4): 71-82.

[21] KAELIN W G, RATCLIFFE P J. Oxygen sensing by metazoans: the central role of the HIF hydroxylase pathway[J]. Molecular cell, 2008, 30(4): 393-402.

[22] HOEKSTRA A S, DE GRAAFF M A, BRIAIRE-DE BRUIJN I H, et al. Inactivation of SDH and FH cause loss of 5hmC and increased H3K9me3 in paraganglioma/pheochromocytoma and smooth muscle tumors[J]. Oncotarget, 2015, 6(36): 38777-38788.

[23] ISAACS J S, JUNG Y J, MOLE D R, et al. HIF overexpression correlates with biallelic loss of fumarate hydratase in renal cancer: novel role of fumarate in regulation of HIF stability[J]. Cancer cell, 2005, 8(2): 143-153.

[24] YANG M, TERNETTE N, SU H, et al. The succinated proteome of FH-mutant tumours[J]. Metabolites, 2014, 4(3): 640-654.

[25] SCIACOVELLI M, GONCALVES E, JOHNSON T I, et al. Corrigendum: fumarate is an epigenetic modifier that elicits epithelial-to-mesenchymal transition[J]. Nature, 2016, 540(7631): 150.

[26] ZIELONKA J, KALYANARAMAN B. ROS-generating mitochondrial DNA mutations can regulate tumor cell metastasis: a critical commentary[J]. Free radical biology and medicine, 2008, 45(9): 1217-1219.

[27] ZHOU S, KACHHAP S, SUN W, et al. Frequency and phenotypic implications of mitochondrial DNA mutations in human squamous cell cancers of the head and neck[J]. Proceedings of the National Academy of Sciences of the United States of America, 2007, 104(18): 7540-7545.

[28] HE X, ZHOU A, LU H, et al. Suppression of mitochondrial complex I influences cell metastatic properties[J]. PLoS One, 2013, 8(4): e61677.

[29] DASGUPTA S, HOQUE M O, UPADHYAY S, et al. Mitochondrial cytochrome B gene mutation promotes tumor growth in bladder cancer[J]. Cancer research, 2008, 68(3): 700-706.

[30] NAMSLAUER I, BRZEZINSKI P. A mitochondrial DNA mutation linked to colon cancer results in proton leaks in cytochrome c oxidase[J]. Proceedings of the National Academy of Sciences of the United States of America, 2009, 106(9): 3402-3407.

[31] AIKHIONBARE F O, MEHRABI S, THOMPSON W, et al. mtDNA sequence variants in subtypes of epithelial ovarian cancer stages in relation to ethnic and age difference[J]. Diagnostic pathology, 2008(3): 32.

[32] RAY A M, ZUHLKE K A, LEVIN A M, et al. Sequence variation in the mitochondrial gene cytochrome c oxidase subunit I and prostate cancer in African American men[J]. The prostate, 2009, 69(9): 956-960.

[33] ZHAN M, HAN Z C. Phosphatidylinositide 3 - kinase/Akt in radiation responses[J]. Histology and histopathology, 2004, 19(3): 915-923.

[34] IDELCHIK M, BEGLEY U, BEGLEY T J, et al. Mitochondrial ROS control of cancer[J].

Seminars in cancer biology, 2017(47): 57-66.

[35] WALENTA S, WETTERLING M, LEHRKE M, et al. High lactate levels predict likelihood of metastases, tumor recurrence, and restricted patient survival in human cervical cancers[J]. Cancer research, 2000, 60(4): 916-921.

[36] BRIZEL D M, SCHROEDER T, SCHER R L, et al. Elevated tumor lactate concentrations predict for an increased risk of metastases in head-and-neck cancer[J]. International journal of radiation oncology, biology, physics, 2001, 51(2): 349-353.

[37] YOKOTA H, GUO J, MATOBA M, et al. Lactate, choline, and creatine levels measured by vitro ^{1}H-MRS as prognostic parameters in patients with non-small-cell lung cancer[J]. Journal of magnetic resonance imaging, 2007, 25(5): 992-999.

[38] KAMARAJUGADDA S, STEMBOROSKI L, CAI Q, et al. Glucose oxidation modulates anoikis and tumor metastasis[J]. Molecular and cellular biology, 2012, 32(10): 1893-1907.

[39] WHELAN R S, KONSTANTINIDIS K, WEI A C, et al. Bax regulates primary necrosis through mitochondrial dynamics[J]. Proceedings of the National Academy of Sciences of the United States of America, 2012, 109(17): 6566-6571.

[40] BORUTAITE V. Mitochondria as decision-makers in cell death[J]. Environmental and molecular mutagenesis, 2010, 51(5): 406-416.

[41] CORY S, ROBERTS A W, COLMAN P M, et al. Targeting Bcl-2-like proteins to kill cancer cells[J]. Trends in cancer, 2016, 2(8): 443-460.

[42] COULTAS L, STRASSER A. The role of the Bcl-2 protein family in cancer[J]. Seminars in cancer biology, 2003, 13(2): 115-123.

[43] CAIRNS R A, PAPANDREOU I, SUTPHIN P D, et al. Metabolic targeting of hypoxia and HIF1 in solid tumors can enhance cytotoxic chemotherapy[J]. Proceedings of the National Academy of Sciences of the United States of America, 2007, 104(22): 9445-9450.

[44] DUPUY F, TABARIES S, ANDRZEJEWSKI S, et al. PDK1-dependent metabolic reprogramming dictates metastatic potential in breast cancer[J]. Cell metabolism, 2015, 22(4): 577-589.

[45] FUKUDA R, ZHANG H, KIM J W, et al. HIF1 regulates cytochrome oxidase subunits to optimize efficiency of respiration in hypoxic cells[J]. Cell, 2007, 129(1): 111-122.

[46] XU Q Q, XIAO F J, SUN H Y, et al. Ptpmt1 induced by HIF-2alpha regulates the proliferation and glucose metabolism in erythroleukemia cells[J]. Biochemical and biophysical research communications, 2016, 471(4): 459-465.

[47] BELOUECHE-BABARI M, WANTUCH S, CASALS GALOBART T, et al. MCT1 inhibitor AZD3965 increases mitochondrial metabolism, facilitating combination therapy and noninvasive magnetic resonance spectroscopy[J]. Cancer research, 2017, 77(21): 5913-5924.

[48] LEE D C, SOHN H A, PARK Z Y, et al. A lactate-induced response to hypoxia[J]. Cell, 2015, 161(3): 595-609.

[49] KUZNETSOV A V, SMIGELSKAITE J, DOBLANDER C, et al. Survival signaling by CRAF: mitochondrial reactive oxygen species and Ca^{2+} are critical targets[J]. Molecular and cellular biology, 2008, 28(7): 2304-2313.

[50] LEE Y K, LIM J J, JEOUN U W, et al. Lactate-mediated mitoribosomal defects impair mitochondrial oxidative phosphorylation and promote hepatoma cell invasiveness[J]. The journal of biological chemistry, 2017, 292(49): 20208-20217.

[51] GAO P, TCHERNYSHYOV I, CHANG T C, et al. c-Myc suppression of miR – 23a/b enhances mitochondrial glutaminase expression and glutamine metabolism[J]. Nature, 2009, 458(7239): 762 – 765.

[52] STINE Z E, WALTON Z E, ALTMAN B J, et al. Myc, metabolism, and cancer[J]. Cancer discovery, 2015, 5(10): 1024 – 1039.

[53] LI F, WANG Y, ZELLER K I, et al. Myc stimulates nuclearly encoded mitochondrial genes and mitochondrial biogenesis[J]. Molecular and cellular biology, 2005, 25(14): 6225 – 6234.

[54] GRAVES J A, WANG Y, SIMS-LUCAS S, et al. Mitochondrial structure, function and dynamics are temporally controlled by c-Myc[J]. PLoS One, 2012, 7(5): e37699.

[55] PRABHU A, SARCAR B, MILLER C R, et al. Ras-mediated modulation of pyruvate dehydrogenase activity regulates mitochondrial reserve capacity and contributes to glioblastoma tumorigenesis[J]. Neuro-oncology, 2015, 17(9): 1220 – 1230.

[56] WANG P, SONG M, ZENG Z L, et al. Identification of NDUFAF1 in mediating K-Ras induced mitochondrial dysfunction by a proteomic screening approach[J]. Oncotarget, 2015, 6(6): 3947 –3962.

[57] LI X, JIANG Y, MEISENHELDER J, et al. Mitochondria-translocated PGK1 functions as a protein kinase to coordinate glycolysis and the TCA cycle in tumorigenesis[J]. Molecular cell, 2016, 61(5): 705 – 719.

[58] SERASINGHE M N, WIEDER S Y, RENAULT T T, et al. Mitochondrial division is requisite to RAS-induced transformation and targeted by oncogenic MAPK pathway inhibitors[J]. Molecular cell, 2015, 57(3): 521 – 536.

[59] GUO J Y, CHEN H Y, MATHEW R, et al. Activated RAS requires autophagy to maintain oxidative metabolism and tumorigenesis[J]. Genes and development, 2011, 25(5): 460 – 470.

[60] SUZUKI S, TANAKA T, POYUROVSKY M V, et al. Phosphate-activated glutaminase (GLS2), a p53 – inducible regulator of glutamine metabolism and reactive oxygen species[J]. Proceedings of the National Academy of Sciences of the United States of America, 2010, 107(16): 7461 – 7466.

[61] STAMBOLSKY P, WEISZ L, SHATS I, et al. Regulation of AIF expression by p53[J]. Cell death and differentiation, 2006, 13(12): 2140 – 2149.

[62] MATOBA S, KANG J G, PATINO W D, et al. p53 regulates mitochondrial respiration[J]. Science, 2006, 312(5780): 1650 – 1653.

[63] SHEN L, SUN X, FU Z, et al. The fundamental role of the p53 pathway in tumor metabolism and its implication in tumor therapy[J]. Clinical cancer research: an official journal of the American Association for Cancer Research, 2012, 18(6): 1561 – 1567.

[64] CSIBI A, FENDT S M, LI C, et al. The mTORC1 pathway stimulates glutamine metabolism and cell proliferation by repressing SIRT4[J]. Cell, 2013, 153(4): 840 – 854.

[65] BEN-SAHRA I, HOXHAJ G, RICOULT S J H, et al. mTORC1 induces purine synthesis through control of the mitochondrial tetrahydrofolate cycle[J]. Science, 2016, 351(6274): 728 – 733.

[66] LIANG H, HE S, YANG J, et al. PTENalpha, a PTEN isoform translated through alternative initiation, regulates mitochondrial function and energy metabolism[J]. Cell Metab, 2014, 19(5): 836 – 848.

[67] OKUMURA F, MATSUZAKI M, NAKATSUKASA K, et al. The role of elongin BC-containing ubiquitin ligases[J]. Frontiers in oncology, 2012(2): 10.

[68] SEYFRIED T N, FLORES R, POFF A M, et al. Metabolic therapy: a new paradigm for managing malignant brain cancer[J]. Cancer letters, 2015, 356(2 Pt A): 289-300.

[69] CAPUANO F, VARONE D, D'ERI N, et al. Oxidative phosphorylation and F_0F_1 ATP synthase activity of human hepatocellular carcinoma[J]. Biochemistry and molecular biology international, 1996, 38(5): 1013-1022.

[70] SCHELL J C, OLSON K A, JIANG L, et al. A role for the mitochondrial pyruvate carrier as a repressor of the Warburg effect and colon cancer cell growth[J]. Molecular cell, 2014, 56(3): 400-413.

[71] YANG C, KO B, HENSLEY C T, et al. Glutamine oxidation maintains the TCA cycle and cell survival during impaired mitochondrial pyruvate transport[J]. Molecular cell, 2014, 56(3): 414-424.

第 5 章

线粒体氧化还原平衡与癌症

线粒体起源于内共生细菌,在真核细胞中扮演着至关重要的角色,决定细胞的生死。除作为细胞的能量工厂为细胞供能外,线粒体也是细胞内自由基,尤其是活性氧(ROS)的主要来源,线粒体电子传递过程中出现的电子漏是细胞内氧自由基最主要的源头。生理水平的自由基是细胞内重要的信使分子,自由基的过量积累导致氧化应激,主要表现为 DNA、蛋白质以及脂类的氧化损伤,过度氧化损伤则会进一步激活细胞的死亡机制,导致细胞凋亡、铁死亡或坏死。

在漫长的进化过程中,细胞发展出复杂而有效的抗氧化系统以对抗和清除过量的氧自由基。自由基体系与抗氧化系统二者此消彼长,在细胞内形成动态平衡,即氧化还原平衡,从而保持细胞功能正常运转。

5.1 线粒体氧化还原系统概述

自由基是指原子、分子或离子带有未配对电子。在细胞内,自由基携带的未配对电子具有极强的化学反应活性,可攻击邻近的生物分子,从而使自由基在生物分子间传递,最终被细胞抗氧化系统俘获消除反应活性。自由基中的不成对电子具有较高活性,并可以与多种生物分子发生反应,其主要途径是通过自由基链式反应。自由基链式反应可概括为三步:①启动阶段,即自由基产生阶段。在此过程中,分子氧在内、外源氧化剂作用下得到一个电子,生成自由基。②蔓延阶段,即自由基通过得失电子的氧化还原反应或与非自由基团反应使自由基大量增加,且生成新的自由基。③终止阶段,自由基受到酶或非酶的还原系统清除或两个自由基基团相互碰撞而淬灭,都可终止链式反应。相比于细胞中的应激氧化酶系统,线粒体产生的自由基温和而持久,能引起细胞内的多种反应,包括转录因子的激活、细胞凋亡和细胞周期阻滞等,对细胞的正常代谢功能、细胞增殖、分化和凋亡的调控起着重要的作用。

5.1.1 自由基的种类

到目前为止,细胞内已知的自由基组分主要包括活性氧和活性氮(reactive nitrogen species,RNS)。

线粒体氧化磷酸化过程伴随的呼吸链电子传递是细胞内活性氧的主要源头。在氧化分解糖、氨基酸、脂类等大分子的过程中，中间代谢产物，如琥珀酸、烟酰胺腺嘌呤二核苷酸(nicotinamide adenine dinucleotide，NADH)、黄素腺嘌呤二核苷酸($FADH_2$)等作为电子供体。电子经由线粒体内膜的呼吸链复合物，最终传递到分子氧。分子氧最多可以接受4个电子而生成H_2O。然而，当它接受1个、2个或3个电子时，分别生成超氧阴离子($O_2^{·-}$)、过氧化氢(H_2O_2)和羟自由基(·OH)。这些氧的代谢产物及其衍生的含氧物质有比氧活泼的化学性质，统称它们为活性氧。活性氧代表的范围相较于氧自由基而言更加广泛，包括一些非自由基的氧衍生物，如H_2O_2、过氧化物、单线态氧、氢过氧化物、环氧化物等。许多学者将一氧化氮(NO)及其衍生物过氧亚硝基(ONOO-)也归于ROS类(表5.1)。

表5.1 一些典型的活性氧自由基及其主要功能

活性氧	主要功能
超氧阴离子($O_2^{·-}$)	参与多种生化过程，调控某些原癌基因的表达
羟自由基(·OH)	最活泼的自由基，可攻击任何遇到的生物靶分子
单线态氧($^1O_2$)	易转化为超氧阴离子
过氧化氢(H_2O_2)	在亚铁离子作用下，经Fenton反应产生羟自由基
一氧化氮自由基(·NO)	参与细胞信息传递、氧化还原调节等多种生化过程
过氧自由基(ROO·)	生物膜过氧化链式反应中的主要中间体
半醌自由基(·QH)	电子传递链中的主要中间体，参与超氧阴离子生成

5.1.2 自由基的来源

在真核动物细胞中，自由基主要来源于线粒体以及细胞膜氧化酶系统的激活。在线粒体电子传递过程中，分子氧在中途接受一个单电子，被还原生成超氧阴离子，这一现象被称为电子漏。由电子漏产生的超氧阴离子可进一步生成H_2O_2、$^1O_2$、—HO_2^-、—OH_2^-等活性氧[1]。机体约90%的耗氧由电子传递链消耗，而其中1%～2%的氧通过电子漏生成ROS。因此，线粒体呼吸链的电子漏成为细胞中活性氧的最主要来源，生物体活性氧产量的95%以上是通过电子漏产生的。线粒体内膜呼吸链上的复合物Ⅰ和复合物Ⅲ被认为是电子漏产生的主要部位。约20%的超氧阴离子进入线粒体基质，另外80%进入线粒体膜间隙[2]。

H_2O_2是线粒体内的主要ROS信号。基质中的超氧阴离子在线粒体锰离子超氧化物歧化酶(MnSOD，SOD2)的催化下快速还原为H_2O_2，线粒体膜间隙的超氧阴离子则通过线粒体外膜电压依赖性阴离子通道(voltage-dependent anion channel，VDAC)释放到细胞质，并在细胞质中经铜/锌离子超氧化物歧化酶(CuZnSOD，SOD3)催化，转化为H_2O_2。细胞内的H_2O_2可以扩散的形式自由在细胞的膜两侧穿梭，在有铁离子或铜离子等金属催化剂的存在下，H_2O_2通过Fenton反应进一步被还原为羟自由基。羟自由基非常活跃，可以进一步氧化DNA、蛋白质和脂类等生物大分子[1,3]。

参与线粒体氧化还原信号的主要 ROS 是 H_2O_2。除此之外，其他形式的自由基（如 RNS）也参与氧化还原的信号转导。巨噬细胞受到细胞因子（如干扰素或细菌脂多糖）刺激时，会高表达诱导型一氧化氮合酶（iNOS）并催化 NO 的合成。生成的 NO 扩散到线粒体中，与呼吸链复合物Ⅳ上的 O_2 竞争，从而减缓线粒体呼吸。细胞内的 NO 还可以与超氧阴离子反应，生成过氧亚硝基（ONOO—），ONOO—质子化生成过氧亚硝酸，后者进一步分解为 NO_2 和羟自由基，或与 CO_2 反应生成 $ONOOCO_2$ 并发挥氧化作用[2]。

除线粒体外，细胞内另一个重要的自由基的来源是膜定位的 NADPH 氧化酶（NADPH oxidase，NOX）以及细胞质中的黄嘌呤氧化酶（xanthine oxidase，XO）。其中，NOX 家族共有 7 个成员，包括 NOX1～NOX5 以及双氧化酶 1/2（dual oxidase 1/2，DUOX1/2）。NOX 蛋白一般定位于细胞质膜，通过产生 ROS 参与调节细胞增殖、分化以及凋亡。其中，吞噬细胞中的 NOX 在机体天然免疫过程中发挥重要作用。中性粒细胞的 NOX 系统由膜结合亚单位 gp91phox、p22phox、p47phox、p67phox、p40phox 和 GTP 结合蛋白 Rac1/Rac2 组成。当中性粒细胞感受到生长因子、细胞因子、激素水平或神经递质的变化时，NOX 蛋白过度活化，以细胞内的 NADPH 为电子供体，电子经由血红素和黄素腺嘌呤二核苷酸（flavin adenine dinucleotide，FAD），最终氧化细胞外的分子氧成为超氧阴离子。在哺乳动物细胞中，NOX 还存在于细胞核、线粒体和内质网等细胞器的膜结构上，负责氧化膜结构附近的分子氧成为超氧阴离子。除 NOX 之外，黄嘌呤氧化酶在机体的嘌呤分解过程中发挥重要作用，既能催化次黄嘌呤生成黄嘌呤，进而生成尿酸，又能直接催化黄嘌呤生成尿酸，在代谢嘌呤的同时，将分子氧氧化为 H_2O_2 或 $O_2 \cdot ^-$[2]。

5.1.3 活性氧的清除：线粒体抗氧化系统

生理水平的 ROS 是细胞内重要的信使之一，ROS 的过量积累则会造成 DNA、蛋白质以及脂类的氧化损伤。因此，线粒体发展出强大的抗氧化体系，以保持线粒体功能的正常运转。目前已知的机体抗氧化防御系统主要有两类：一类是细胞的酶系统，包括超氧化物歧化酶（superoxide dismutase，SOD）、过氧化氢酶（catalase，CAT）、谷胱甘肽过氧化物酶（glutathione peroxdiase，GPX）等；另一类是由含有巯基氧化还原活性基团的小分子蛋白组成的巯基还原缓冲体系，即硫氧还蛋白（thioredoxin，TRX）和谷胱甘肽（glutathione，GSH）氧化还原系统。其中，位于线粒体的抗氧化系统包括锰离子超氧化物歧化酶、谷胱甘肽过氧化物酶及线粒体硫氧还蛋白 2（thioredoxin-2，TRX2），它们协同控制着细胞的氧化还原平衡。

超氧化物歧化酶可催化细胞质或线粒体中的超氧阴离子，形成 H_2O_2。过氧化氢酶以及谷胱甘肽过氧化物酶则负责进一步催化 H_2O_2，最终还原为水和氧气（表 5.2 列出了主要的酶类抗氧化剂及其作用）。过氧化氢酶大量存在于红细胞及某些组织（如肝脏内的内质网和线粒体）中，通过氧化血红素中的铁原子，从而催化 H_2O_2 分解为水与氧气，这样得以避免 H_2O_2 与 O_2 在铁螯合物作用下反应生成毒性更强的羟自由基。相较于谷胱甘肽过氧化物酶，一方面，过氧化氢酶的底物反应效率更高，每秒能够将多达 4000 万个 H_2O_2 还原为水；另一方面，近年来研究发现，过氧化氢酶敲除的小鼠表型未见显著异常，同样，人群中过氧化氢酶表达显著低于正常水平的个体也未见明显的病理反应，提示过氧化氢酶只是在一些特定条件下才是必不可少的[4]。

表 5.2　主要的酶类抗氧化剂及其作用

酶	催化反应	细胞内定位	其他
超氧化物歧化酶（SOD）	$2O_2^{\cdot -} + 2H^+ \longrightarrow H_2O_2 + O_2$	细胞质、线粒体	有两种同工酶 CuZnSOD（细胞质）和 MnSOD（线粒体基质）
过氧化氢酶（CAT）	$2H_2O_2 \longrightarrow 2H_2O + O_2$	细胞质、线粒体	Fe^{3+} 为辅助因子，结合于活性中心
谷胱甘肽过氧化物酶（GPX）	$2GSH + H_2O_2 \longrightarrow GSSG + 2H_2O$ $2GSH + ROOH \longrightarrow GSSG + ROH$	细胞质、线粒体	谷胱甘肽还原酶（GR）在 NADH 存在下还原 GSSG 为 GSH

正常哺乳动物细胞内主要的过氧化氢清除剂是谷胱甘肽过氧化物酶及过氧化物还原酶（peroxiredoxin，PRX）。谷胱甘肽过氧化物酶 1（GPX1）、过氧化物还原酶 3 或过氧化物还原酶 5（PRX3 或 PRX5）氧化还原型谷胱甘肽（GSH），形成氧化型谷胱甘肽（GSSG），同时利用获得的还原力将 H_2O_2 还原成水。氧化型谷胱甘肽随后从 NADPH 获得电子，被细胞质和线粒体中的谷胱甘肽还原酶还原。对于 1 mol 的氧化型谷胱甘肽，需要 1 mol 的 NADPH 将其还原为还原型谷胱甘肽。线粒体基质中产生的 H_2O_2 可以氧化蛋白质、脂质或线粒体 DNA。氧化的蛋白被硫氧还蛋白 2（TRX2）或谷氧还蛋白（glutaredoxin，GRX）修复，TRX2 和 GRX 随后被硫氧还蛋白还原酶 2 或谷胱甘肽还原。脂质过氧化氢被谷胱甘肽过氧化物酶 4 还原。谷氧还蛋白和硫氧还蛋白系统在细胞质（GRX、TRX1 和 TRX1 还原酶）和线粒体（GRX2、TRX2 和 TRX2 还原酶）中独立表达[5]。研究发现，一些恶性肿瘤中 TRX 和 TRX 还原酶的表达显著增加，可能有助于肿瘤耐药。

综上所述，细胞内 ROS 的最终清除取决于还原型谷胱甘肽的水平，而后者又是由各个亚细胞结构中 NADPH 的浓度决定的。GSH、GSH 还原酶和 NADPH 一起组成了细胞中的主要二硫键/巯基还原系统。GSH 三肽是已知哺乳动物细胞内存在最多的非蛋白巯基复合物，其活性位点处存在 - Cys - Pro - Tyr - Cys - 序列。它可以 GSSH 氧化形式存在，也可以 GSSR 的形式存在，GSSR 代表着 GSH 半胱氨酸二硫键和蛋白连接在一起。更重要的是，GSH 通过还原蛋白的巯基基团维持着巯基的氧化还原电势。GSH 在作为抗氧化剂、有害自由基的捕获剂等方面扮演着重要的角色，同时还参与介导半胱氨酸的贮藏和运输，并在某些异构化反应中充当辅助因子。近些年来的研究表明，GSH 在调节信号转导、细胞增殖、基因表达和细胞凋亡方面也扮演着重要的角色。

当过量的 ROS 产生或抗氧化机制失效时，不能被及时清除的 H_2O_2 可以自由透过细胞膜，释放到膜间隙和细胞质中。复合物 Ⅰ、复合物 Ⅱ 和复合物 Ⅲ 在线粒体基质中可产生超氧阴离子，由于复合物 Ⅲ 的外部泛醌结合位点氧化生成泛醌自由基，内膜两侧的电势梯度（-180 mV）在膜内产生强电场（257 kV/cm），从而会加速超氧化物从复合物 Ⅲ 释放到膜间隙的过程。膜间隙的超氧阴离子随后通过线粒体外膜的 VDAC 扩散到细胞质来抑制脯氨酰羟化酶（prolyl hydroxylase，PHD）的活性，而 PHD 是低氧诱导因子 1α（hypoxia-inducible factor 1α，HIF1α）的内源性阻断剂。细胞缺氧可显著提高复合物 Ⅲ ROS 产生的速率，加速超氧阴离子的产生。因此，线粒体衍生的 ROS 可通过氧化应激促进 HIF1α 的转录激活，从而促进癌症的发生[6]。

有研究发现，线粒体内膜结构以及膜间隙存在大量功能未知的富含半胱氨酸蛋白，而且这类蛋白暴露在其结构表面的巯基总量要远远高于细胞内还原型谷胱甘肽所携带的巯基[7]。一方面，从还原态巯基到氧化态二硫键的转变可能是线粒体感应并清除 ROS 的重要环节；另一方面，这些化学键的变化可以进一步影响这类蛋白的构象，从而改变其生物学性质，介导氧化应激的信号转导。这一发现提示线粒体内除谷胱甘肽系统外，巯基富含蛋白可能作为一套新的抗氧化系统，通过协同 GSH 系统或与其他信号分子互相合作，从而参与生理、病理环境下的氧化还原平衡调控。

除谷胱甘肽外，非酶类抗氧化剂主要包括脂溶性物质、维生素 C、维生素 E、β 胡萝卜素、辅酶 Q 和黄酮类化合物，以及水溶性物质等。非酶类抗氧化剂以其淬灭自由基、阻止或中断脂质过氧化、稳定生物膜而发挥抗氧化作用。另外，微量元素（如铜、锌、锰、硒等）参与酶类抗氧化剂的生物合成，并以其自身电子传递的性质而起到抗氧化的作用，所以，微量元素在抗氧化防御体系中也占有重要地位。

5.1.4 线粒体自由基的生理功能

5.1.4.1 线粒体氧化还原系统的信使分子功能

氧气作为地球大气环境的主要成分，是一切真核生物赖以生存的根本。在漫长的进化过程中，细胞发展出一套能够感应营养因素和环境变化并相应调整自身的系统，线粒体氧化还原系统在其中扮演了重要的一环。传统观念认为，ROS 一般是中性粒细胞释放的宿主防御分子，用于破坏细菌等外源性病原体，并介导炎症反应。但是，越来越多的证据表明，ROS 作为第二信使，在决定细胞命运和修饰各种信号分子方面发挥着核心作用。

5.1.4.2 ROS 调控细胞生长和增殖

1. ROS 调节生长因子信号通路

生长因子负责协调有丝分裂，通过激活细胞内的促生存和营养摄取信号，从而启动或促进细胞的生长和增殖。表皮生长因子(epidermal growth factor，EGF)、胰岛素生长因子(insulin-like growth factor，IGF)和血小板衍生生长因子(platelet derived growth factor，PDGF)等生长因子与细胞膜表面的受体酪氨酸激酶(receptor tyrosine kinase，RTK)结合，会导致受体细胞质侧酪氨酸残基磷酸化，从而激活其酪氨酸激酶活性。这一过程进一步激活了细胞内几个关键的促生存信号通路，其中PI3K-Akt和RAS-MEK-ERK促进细胞增殖、营养摄取和细胞存活。为了维持细胞内稳态，酪氨酸激酶通路的关键因子(如RTK和PI3K)分别被蛋白酪氨酸磷脂酶(protein tyrosine phosphatase，PTP)和PTEN去磷酸化，导致有丝分裂信号的抑制，从而防止细胞的过度增殖。

ROS介导调控生长因子信号转导通过多种机制实现。研究发现，PDGF和EGF可以通过NADPH氧化酶快速瞬时增加ROS的产生，而这些ROS是生长因子受体酪氨酸磷脂酶所必需的[8-9]。EGF产生的H_2O_2将蛋白酪氨酸磷脂酶1B(PTP1B)催化亚基的半胱氨酸残基氧化成亚磺基，导致PTP1B失活，从而阻断EGFR的酪氨酸去磷酸化，维持并活化EGF诱导的增殖和迁移。氧化的PTP1B能够被硫氧还蛋白激活，说明ROS对于酪氨酸激酶信号的调控可以可逆地被氧化还原系统调节。事实上，H_2O_2可以在体外可逆地氧化许多磷脂酶PTP家族成员，导致其失活[10]。比如PDGF激活的细胞内MAPK信号通路可以被PDGF受体相关磷脂酶SHP-2氧化失活而得到加强。此外，PTEN作为磷酸肌醇激酶(PI3K)信号通路的负调控因子，负责PI3K去磷酸化失活。研究发现，PTEN第121位与第71位的两个半胱氨酸残基被H_2O_2氧化，形成对胞内硫氧还蛋白敏感的二硫键，从而导致PTEN失活、PI3K信号活化。更为重要的是，ROS在促进生长因子信号通路维持活化的同时，生长因子通过其膜定位受体的激活，又会引起细胞质膜ROS的局部爆发。生长因子处理细胞导致细胞膜附近的过氧化物还原酶1(PRX1)被磷酸化而失活，从而造成局部H_2O_2的累积和磷脂酶活性的抑制。因此，ROS和生长因子信号通路形成正反馈调节通路，维持细胞的生长和增殖。

2. ROS调节核因子κB信号通路

核因子κB(NF-κB)是另一类响应ROS信号的重要转录因子。NF-κB蛋白是炎症和免疫反应的核心调控因子，在包括机体发育、细胞生长并存活以及增殖等生命过程中也发挥着重要的作用。大量研究表明，ROS以多种方式与NF-κB信号转导途径相互作用。一方面，NF-κB活性受ROS水平的调节，反过来NF-κB又可通过转录调节靶基因的表达，从而影响细胞内ROS的水平。根据细胞类型的不同，ROS可激活或抑制NF-κB信号转导[11]。

ROS可以通过直接氧化NF-κB功能结构域从而抑制其DNA结合能力。位于NF-κB p50调节亚基Rel同源区(Rel homology domain，RHD)中的Cys-62半胱氨酸残基对于氧化特别敏感。由于RHD结构域C端负责与DNA结合、二聚体化和核易位，因此该位点的氧化造成NF-κB DNA结合能力的抑制。除此之外，来源于iNOS蛋白的NO可以引起该半胱氨酸位点的巯基亚硝酸化，而iNOS正是

NF-κB 的转录上调靶基因，因此 NF-κB 通过 iNOS 与 NO 形成了一个负反馈调节回路，以避免 NF-κB 在生理条件下的过度激活[12]。

ROS 还可以间接影响 NF-κB 的磷酸化修饰，从而调节其转录活性。NF-κB 可以通过与 CBP/300 或转录延伸因子相互作用而被活化，这一过程依赖于其 RelA 亚基丝氨酸 276 位点的磷酸化。研究发现，Ser-276 磷酸化依赖的 NF-κB 激活过程可以被抗氧化剂有效逆转[13]。除了 ROS 对 Ser-276 磷酸化位点的调节之外，抗氧化剂 NAC 能够通过 PI3K 依赖的机制诱发 RelA 的 Ser-536 位点磷酸化，并促进 NF-κB 的 DNA 结合能力。

除直接作用于 NF-κB 之外，ROS 还通过作用于 NF-κB 的上游信号通路影响其功能。生理条件下，I-κBα 通常在丝氨酸 32 位和 36 位被磷酸化，从而导致其泛素化降解。然而在低氧或缺血再灌注等损伤模型中，过量的 ROS 会引起 I-κBα 酪氨酸 42 位点或其他酪氨酸残基的磷酸化，磷酸化的 I-κB 与 PI3K p85 调节亚基的 SH2 结构域结合，从而暴露出 NF-κB 的核定位序列，引起 NF-κB 入核并活化[14]。此外，在氧化应激条件下，ROS 可以通过氧化 I-κBα 189 位点的半胱氨酸残基，从而抑制 I-κBα 的磷酸化和泛素化降解，最终抑制 NF-κB 信号通路的激活。

综上所述，ROS 介导信号转导的机制主要涉及 H_2O_2 引发的蛋白质半胱氨酸残基的氧化。半胱氨酸残基在生理 pH 条件下以硫醇阴离子（Cys-S-）的形式存在，与质子化半胱氨酸巯基（Cys-SH）相比更容易被氧化。在氧化还原信号转导过程中，H_2O_2 将硫醇盐离子氧化成半胱次磺酸形式（Cys-SOH），从而引起蛋白质内构象改变，进而改变其功能。通过二硫化物还原酶，硫氧还蛋白和谷氧还蛋白又可将次磺酸还原成硫醇阴离子，使蛋白质功能恢复到原来的状态。因此，蛋白质中半胱氨酸残基的一级氧化作为一种可逆的信号转导机制，在作为感应分子中和 ROS 的同时，也作为效应分子启动和传递下游信号。纳摩尔水平的 H_2O_2 即可氧化活细胞中的硫醇盐，而较高水平的过氧化物将硫醇盐阴离子进一步氧化成亚磺酸（SO2H）或磺酸（SO3H）物质。亚磺酸和磺酸不同，亚磺酸和磺酸可以是不可逆的改变，并导致永久性的蛋白质损伤，即发生氧化应激[15]。

5.1.4.3　ROS 介导细胞死亡

细胞死亡在机体发育、内稳态平衡以及众多疾病发生中起着重要作用。ROS 的过量积累是细胞内源性死亡最主要的原因。在生理或病理氧化应激条件下，过量的 ROS 不能被抗氧化系统及时清除而大量积累，造成 DNA 损伤，线粒体通透性转换孔开放，caspase 或 lipoxygenase 激活，引起下游的死亡级联反应，最终会根据应激程度不同而引起细胞类型依赖的细胞凋亡、铁死亡或坏死。

1. ROS 与细胞凋亡

活性氧对细胞凋亡的调控可能是通过线粒体通透性转换孔（mitochondrial permeability transition pore，MPTP）而起作用。氧化应激可影响 MPTP 的开放与关闭，MPTP 的开放会引起线粒体膜电位下降、线粒体肿胀和细胞色素 c 释放，细胞色素 c 与细胞质中的 Apaf1 及 caspase 9 前体相互作用，形成凋亡体（apoptosome），继而引发细胞凋亡。研究人员在研究胸腺细胞凋亡机制中发现，早期凋亡细胞内 GSH 下降、ROS 含量轻度升高，后者进一步引起 NADH 和 NADPH 下降，产生大量超氧阴离子自由基。因此，在凋亡过程中，ROS 既是促发和加速 MPTP 开放的重要效应分子，又是 MPTP 开放的产物。这种正反馈机制使 MPTP 开放具有自我放大效应和"全"或"无"的特点，使线粒体膜电位（$\Delta\Psi_m$）的下降进入不可逆过程，细胞发生凋亡。

有证据表明，在细胞凋亡过程中，细胞内 Ca^{2+} 浓度的上升和 ROS 的产生、堆积之间也存在密切联系，而且后者往往先于细胞内 Ca^{2+} 浓度的上升。而细胞质 Ca^{2+} 浓度上升是细胞凋亡的一个重要事件。Ca^{2+} 作为第二信使或死亡信号转导分子，通过参与某些和细胞凋亡相关的蛋白激酶以及核酸酶的活化介导细胞凋亡。并且，ROS 的产生与 Ca^{2+} 浓度上升之间也可能存在着正反馈效应，即在凋亡早期贮存于内质网或线粒体的 Ca^{2+} 被释放，引起细胞内 Ca^{2+} 水平轻度升高，并协同其他因素（如 GSH 下降等）引发线粒体大量产生 ROS，而 ROS 进一步促进细胞内 Ca^{2+} 浓度持续升高。研究人员认为，凋亡中产生的 ROS 可能引起细胞内贮存 Ca^{2+} 的细胞器（如内质网、线粒体膜和胞膜）破坏，导致细胞内 Ca^{2+} 的重新分布和细胞外 Ca^{2+} 的内流，从而引起细胞内持续的 Ca^{2+} 水平升高[16]。总之，ROS 的产生、堆积和 Ca^{2+} 水平的升高都是细胞凋亡中的重要事件，且两者相互促进，在细胞凋亡中发挥着重要作用。

2. ROS 与铁死亡

除影响细胞凋亡外，ROS 在铁死亡的发生机制中发挥着至关重要的作用。铁死亡是近年来刚被发现的另一种程序性细胞死亡形式，其主要特征在于脂质过氧化物以铁离子依赖的方式大量积累，最终导致 caspase 非依赖的细胞死亡。铁死亡与植物高温应激反应、哺乳动物神经退行性疾病、脑卒中、创伤性脑损伤、缺血再灌注损伤、肾衰竭乃至癌症等病理性细胞死亡有关。近来研究发现，铁死亡可能介导肿瘤抑制功能，可用于癌症治疗。

铁死亡主要表现为铁离子和活性氧的依赖。铁离子螯合剂、亲脂性抗氧化剂、脂质过氧化抑制剂或不饱和脂肪酸缺乏都可以显著抑制或阻断铁死亡。2012 年，有学者发现癌基因 *ras* 突变可引起细胞内转铁蛋白受体 1（transfferrin 1，TFR1）高表达，从而提高细胞铁离子的摄取水平。抗肿瘤药物 Erastin 能够杀死此类含有 *ras* 突变的癌细胞。Erastin 可抑制细胞对于半胱氨酸的摄取，从而导致谷胱甘肽耗竭，并引起谷胱甘肽过氧化物酶 4（GPX4）失活。GPX4 的正常生理功能是将细胞内不饱和脂肪酸潜在的脂质过氧化氢基团（L‑OOH）还原为无毒脂质醇（L‑OH）。因此，在铁离子存在的前提下，Erastin 引起的 GPX4 失活最终导致细胞内的脂质过氧化大量积累，细胞死亡。

细胞内的氨基酸代谢与铁死亡的调节紧密相关。细胞内可用的半胱氨酸是谷胱甘肽生物合成的限制因素，因此细胞膜上负责转运半胱氨酸的半胱氨酸/谷氨酸反向转运蛋白系统 Xc⁻ 是多种药物引发铁死亡的主要作用位点。一些细胞为了弥补半胱氨酸的不足，利用转硫途径从甲硫氨酸合成半胱氨酸。M. Hayano 等人在全基因组范围内利用小干扰 RNA(siRNA)筛选参与调控铁转化的关键因子，发现半胱氨酰-tRNA 合成酶(cysteinyl-tRNA synthetase，CARS)的敲低可导致转硫作用的上调，同时细胞表现出对于 Erastin 的敏感性[17]。除此之外，谷氨酸和谷氨酰胺也是铁死亡的重要调节因子。通过反向转运蛋白系统 Xc⁻，细胞每向外转运一分子谷氨酸，同时可以有一分子半胱氨酸被摄取，因此谷氨酸在底物水平影响 Xc⁻ 功能。高浓度的谷氨酸同样可以通过抑制 Xc⁻ 而诱导铁死亡，细胞外谷氨酸的积累可以作为在生理环境中诱导铁死亡的天然诱因。谷氨酰胺在人体组织和血液中以较高浓度天然存在，谷氨酰胺分解既可以为三羧酸循环提供燃料，也可为大分子生物合成提供合成元件。进一步研究发现，在谷氨酰胺匮乏或谷氨酰胺分解被阻断时，由于谷氨酰胺分解产物 α-酮戊二酸(α-ketoglutaric acid，α-KG)缺失，抑制 Xc⁻ 不能进一步诱导 ROS 的积累，会发生脂质过氧化和铁死亡。

脂质代谢也是决定细胞对铁死亡敏感性的关键因素。游离的多不饱和脂肪酸是合成脂质信号分子的底物，它们被酯化并插入膜磷脂，并经过氧化，从而介导铁死亡的发生。因此，细胞中多不饱和脂肪酸的丰度和位置决定了发生的脂质过氧化程度，并且决定了铁死亡作用的敏感性。脂质组学研究表明，含有花生四烯酸(C20：4)或其衍生产物肾上腺酸(C22：4)的磷脂酰乙醇胺(PE)是通过氧化驱使细胞进入铁死亡的关键磷脂[18]。细胞中，ACSL4 和 LPCAT3 参与催化细胞膜中磷脂的生物合成和重塑。研究发现，二者失活或缺失导致脂质过氧化作用的底物被耗尽，从而造成细胞抵抗铁死亡的发生；相反，添加有花生四烯酸或其他多不饱和脂肪酸的细胞对铁死亡诱导异常敏感[19]。

铁离子是脂质过氧化物的积累和铁死亡的执行阶段所必需的。因此，铁在细胞内、外的转运过程，储存和消耗量很大程度上影响铁死亡的敏感性。转铁蛋白和转铁蛋白受体是细胞从细胞外基质中摄取铁所必需的，铁代谢关键调节因子 IREB2 的沉默则可以显著抑制细胞对铁死亡的敏感性。另外，铁蛋白特异的自噬也可以通过其对铁代谢的影响来调节铁死亡的敏感性。研究发现，细胞内的铁蛋白受体 NCOA4 识别铁蛋白后，将其转运到自噬小体中，通过与溶酶体融合而降解，并释放游离铁。因此，调节铁离子代谢和铁蛋白是铁死亡调控的另一个关键节点。

综上所述，作为铁死亡的主要影响因素，巯基代谢稳态变化，铁依赖的氧化应激尤其是脂质过氧化与癌症的发生或药物敏感性有关。研究证实，Xc⁻ 的轻亚基 xCT/SLC7a11 参与介导多种类型的癌症(包括肺癌、卵巢恶性肿瘤、肝癌、淋巴瘤、神经胶质瘤、前列腺癌和乳腺癌)的增殖和多药耐药性[20]。据报道，抑癌基因 *p53* 可抑制 xCT/SLC7A11 的表达，从而在某些情况下诱导细胞发生铁死亡。xCT/SLC7A11 在人乳腺癌和肝癌细胞中高表达，从而使细胞的抗氧化能力得以维系，铁死亡被抑制，癌细胞得以抵御 p53^{3KR} 介导的癌症生长抑制作用[21]。另外，肿瘤干细胞标志物 CD44v 与 Xc⁻ 系统相互作用并且稳定了该复合物，提示 CD44v 可以作为对铁死亡敏感的癌细胞的分子标志物。通过靶向半胱氨酸/谷氨酸逆向转运蛋白系统 Xc^-，柳氮磺胺吡啶能够抑制半胱氨酸摄取，诱导铁死亡，并抑制肿瘤生长。同样地，使用工程化的半胱氨酸降解酶偶联物可以将血浆中的半胱氨酸清除，从而触发细胞铁死亡，并抑制肿瘤生长。除此之外，靶向减少细胞内游离的谷胱甘肽也被证实是一种潜在的通过诱发铁死亡而达到抑制肿瘤目的的策略。

3. ROS 与程序性细胞坏死

细胞坏死与细胞凋亡最显著的差别是前者因为细胞内容物的释放会引起周围组织强烈的炎症反应。早期认为，细胞坏死是一个非受调控的细胞被动死亡过程，然而随着研究的深入，发现凋亡诱导因子（如肿瘤坏死因子α）能够引起 caspase 非依赖的细胞死亡形式，即程序性坏死。程序性细胞坏死是一种高度受调控的细胞死亡方式，可参与到机体的多种病理过程中，因而受到学术界的广泛关注，比如细菌和病毒感染，或者动脉粥样硬化等无菌损伤导致的炎性病变。

受体相互作用蛋白（receptor-interacting protein，RIP）1 和 3 是启动 necroptosis 的两个关键蛋白。TNF-α 在细胞膜上与 TNFR1 结合，并在细胞内招募一系列蛋白形成不同的复合物。其中，复合物Ⅰ包括 TNF 受体相关死亡结构域（TNFR-associated death domain，TRADD）、TNFR 相关因子 2（TNFR-associated factor 2，TRAF2）、TRAF5、细胞内凋亡蛋白抑制因子 1（cellular inhibitor of apoptosis protein 1，cIAP1）、cIAP2、RIP1 等。此时，如果 RIP1 被泛素化，泛素化的 RIP1 募集转化生长因子 β 激活激酶 1（transforming growth factor-β activated kinase 1，TAK1）、TAK 结合蛋白 2（TAK1-binding protein 2，TAB2）、TAB3，形成 TAK1-TAB2-TAB3 复合物，并活化 NF-κB，抑制细胞死亡。TNFR1 从复合物Ⅰ解离，RIP1 去泛素化，与 RIP3、TRADD、Fas 死亡结构域相关蛋白（Fas-associated protein via a death domain，FADD）及 caspase 8 形成复合物Ⅱ。在此复合物中，如果 caspase 8 切割 RIP1、RIP3 使其失活，细胞就通过凋亡的方式死亡；如果 caspase 8 被抑制，RIP1、RIP3 通过磷酸化的方式形成坏死复合物，启动细胞程序性坏死。程序性坏死的细胞可将损伤相关模式分子（damage-associated molecular patterns，DAMP）暴露到细胞外，从而引导吞噬细胞识别并清除坏死的细胞，避免炎症反应发生[22]。

程序性坏死启动后，需要一系列分子参与传递和执行死亡信号，如多核苷酸二磷酸-核糖聚合酶-1（poly ADP-ribose polymerase，PARP-1）、ROS、Ca^{2+} 等。研究发现，一方面，ROS 能够显著促进程序性坏死的进程。TNF-α 和 Smac 类似物 BV6 处理细胞时，RIP1 与 RIP3 参与引发产生大量 ROS，而产生的 ROS 反过来进一步提高 RIP1 和 RIP3 组成的坏死复合物的稳定性，通过这一正反馈环路，细胞发生程序性坏死。此外，RIP1 和 RIP3 介导的坏死与线粒体复合物Ⅰ的组成蛋白 NDUFB8 的硝化有关。过表达线粒体超氧化物歧化酶会抑制 NDUFB8 的硝化作用，一氧化氮介导的线粒体耗氧会减少，细胞程序性坏死被抑制[23]。同样，大量研究发现，用抗氧化剂处理细胞，可以引起坏死复合物不能顺利组装，导致 TNF-α 介导的坏死被阻断,这些研究从另一个侧面说明 ROS 确实参与介导程序性坏死发生。然而,另一方面,在 U937、HT29、Jurkat 等细胞中,抗氧化剂虽然可以清除 ROS,但是这些细胞却可以在缺少 ROS 的情况下出现程序性坏死。综合以上研究,ROS 可能并不是程序性坏死上游启动机制环节中的必需因子,而更多的是通过参与介导死亡的下游环节促发坏死,其具体机制仍有待进一步研究。

5.2 线粒体氧化还原系统与癌症

氧化还原平衡是一切生命活动中最基本的调控体系,控制着细胞的增殖、生长、衰老和清除,也是机体正常发育及保持健康的基础。线粒体氧化还原平衡障碍与神经退行性疾病、心血管疾病以及糖尿病等多种疾病的发生相关。除此之外,自由基作为第二信使参与调控癌细胞的增殖和迁移,同时细胞中自由基累积导致的 DNA 突变又是癌症赖以生存和进展的主要诱因;另一方面,目前应用于癌症临床治疗的绝大多数放、化疗手段都是通过诱发细胞产生大量自由基,从而达到杀死癌细胞并抑制癌症的目的。因此,线粒体氧化还原系统在抗癌过程中始终发挥着双刃剑的作用。

5.2.1 Redox 基因组稳定性与肿瘤发生

ROS 是细胞内源基因突变的主要驱动力。值得注意的是,因为暴露在线粒体中且缺乏组蛋白的保护,与核 DNA 相比,ROS 诱导的损伤在线粒体 DNA 中更为突出。例如,SIRT3(NAD 依赖性脱乙酰酶)通过促进电子传递链(ETC)有效电子流动而降低 ROS 的产生;SIRT3 失活显著增加细胞内 ROS 水平,并导致线粒体 DNA 不稳定,SIRT3 敲除的小鼠可发生雌激素受体/孕酮受体阳性乳腺癌[24]。

肿瘤发生阶段,癌细胞通过在基因组层面产生大量突变以失活抑癌基因,过度激活癌基因,从而达到无限增殖的可能。比如,H_2O_2 既可诱导原癌基因 Ras 的激活突变,又能够引起抑癌基因 *p53* 的失活突变。线粒体超氧化物歧化酶 2(SOD2)敲除导致细胞中 DNA 双链断裂和染色体易位大量增加,同时丧失细胞活力和增殖能力。缺少 SOD2 的小鼠在出生后不久即死亡,而存活的杂合子随着年龄的增长而出现自发的乳腺癌[25]。在单细胞受精卵中,线粒体解偶联剂 FCCP 引起 ROS 增加、端粒丢失以及染色体损伤,而这些遗传不稳定性可以被抗氧化剂明显逆转。Fanconi 贫血是一种造血功能丧失的髓性遗传病,伴随着细胞内 ROS 水平升高以及由此带来的 DNA 氧化损伤水平增加,这类患者往往表现出显著升高的癌症发病率。研究发现,抗氧化剂处理 Fanconi 贫血患者的淋巴细胞,能够显著提高基因组的稳定性[26]。

基质金属蛋白酶(MMP)在多种癌症中高表达,并与肿瘤发生相关。MMP 诱导上皮-间质细胞转化(EMT),并通过调节膜表面受体参与介导细胞之间以及细胞与细胞外基质之间的相互作用。众多研究表明,MMP 通过调节基因组稳定性,从而在肿瘤发生早期癌变的阶段发挥重要的促癌作用。例如，MMP3 转基因小鼠伴随基因组不稳定的特征出现自发乳腺癌。研究发现，MMP3 诱导小 GTP 酶 RAC1 的选择性剪接，后者刺激线粒体产生大量的 ROS 并引起 DNA 损伤，同时上调并激活转录因子 Snail，促进 EMT 发生和肿瘤转移[27]。以上研究说明，ROS 确实是基因组不稳定性的直接诱因，通过诱导基因组不稳定性引入基因突变，ROS 既是肿瘤发生阶段的直接诱因，又可以通过调节 EMT 等过程促进肿瘤的发展。

ROS 除了直接引起 DNA 损伤外，还可以通过介导各种表观遗传修饰来诱导癌症发生。抑癌基因的甲基化和失活是氧化应激诱导癌症发生中最常见的表观遗传改变。例如，H_2O_2 可以上调 Snail 表达，后者募集组蛋白脱乙酰酶 1（histone deacetylase 1，HDAC1）和 DNA 甲基转移酶 1（DNA methyltransferase 1，DNMT1）到 E-钙黏蛋白（E-cadherin）启动子区并介导 E-钙黏蛋白启动子区的超甲基化，从而抑制 E-钙黏蛋白表达，通过这一过程促进 EMT 的发生。临床研究发现，E-钙黏蛋白表达降低与肝癌转移和预后不良相关。H_2O_2 还可以通过诱导抑癌基因 *RUNX3* 启动子区甲基化参与 SNU-407 人结直肠癌细胞中 RUNX3 的沉默。除以上癌症相关基因外，包括 *CDKN2A*、*Rb*、*Von Hippel-Lindau*（*VHL*）和 *BRCA1* 在内的其他抑癌基因，在癌细胞中也存在表观遗传失活修饰[28]。

癌细胞增殖分裂相关的信号通路（如 PI3K-Akt 和 MAPK 信号通路）是 ROS 调节的另一类靶点。ROS 通过失活磷脂酶 PTEN 及 PTP1B，从而使 PI3K-Akt 信号持续活化，促进细胞增殖，抵抗细胞凋亡并介导化疗耐受。此外，ROS 已被证明能激活 MAPK 途径，促进癌细胞增殖及癌症的进展。另一方面，抑癌基因 *p53* 在生理条件下通过激活上调细胞抗氧化系统来维持细胞内氧化还原平衡，在病理等高氧化应激条件下则通过调节相应的靶基因从而进一步提高 ROS 的水平，以达到清除损伤细胞的目的[29]。

5.2.2 Redox 与血管发生

快速增殖的癌细胞需要大量的氧气、营养物质，同时需要迅速清除肿瘤微环境中不断积累的细胞毒性物质，因此肿瘤组织倾向于在已有的毛细血管外形成新血管，称为血管发生。血管发生是肿瘤生长、存活和转移的重要影响因素。ROS 是血管发生的关键调节因子，可以通过介导内皮细胞增殖、迁移以及血管形成等肿瘤血管发生的关键事件来影响肿瘤发生。

血管生成过程受肿瘤微环境中促血管生成和抗血管生成因子的网络严格调控。作为最主要的促血管生成因子之一，血管内皮生长因子（vascular endothelial growth factor，VEGF）在大多数癌症中高表达。ROS 通过多种机制调节 VEGF 信号转导：①诱导转录因子 HIF1α 活化，导致 VEGF 和 VEGF 受体表达上调；②通过抑制脯氨酰羟化酶，进而导致 VEGF 活化；③激活 VEGF 受体，从而活化参与血管生成调控的信号通路（如 PI3K/Akt 或 MAPK 通路等）。此外，ROS 还可以促进血管内皮生长因子介导的 E-钙黏蛋白/联蛋白细胞黏附复合物的磷酸化，并通过磷酸化促进内皮细胞迁移[30]。

另一方面，细胞内抗氧化系统可以抑制血管发生的关键信号通路并逆转肿瘤表型。研究发现，SOD2 基因沉默能够诱导 HIF1α 积累，而 SOD2 部分激活则可以抑制低氧导致的 HIF1α 上调以及 VEGF 信号在乳腺和胰腺癌中的激活[31]。除作用于 VEGF 外，ROS 还调节参与血管生成的几种关键转录因子和基因，如氧化还原因子-1(Ref-1)、NF-κB、p53、基质金属蛋白酶(MMP)、环氧合酶 2(COX2)。

5.2.3　Redox 作用于细胞骨架系统及其对细胞迁移的影响

细胞迁移是胚胎发育、细胞稳态、伤口愈合等生理活动的细胞学基础，也是癌细胞浸润和转移等病理事件的关键环节。细胞迁移包括一系列的细胞变化，包括细胞结构改变，如膜表面突触小泡、丝状伪足、板状伪足或侵袭性伪足等突起形成，黏附分子的表达以及细胞迁移所必需的信号的激活。N. Hempel 等人发现，细胞内基态 H_2O_2 水平的细微增加即可驱动膀胱癌细胞的迁移，随后的大量研究证实，ROS 主要通过调节肌动蛋白微丝的组装与解聚参与调节细胞迁移。

ROS 可直接氧化 β-肌动蛋白。早在 1995 年，学者即发现在无细胞体系中 H_2O_2 可以通过氧化单体肌动蛋白(G-actin)或聚体肌动蛋白(F-actin)直接氧化 β 肌动蛋白[32]。继而在细胞生理条件下进一步证实，整合素装配过程中产生的 ROS 使肌动蛋白 374 位半胱氨酸与 GSH 形成二硫键(肌动蛋白谷胱甘肽化)，导致微丝解聚。肌动蛋白的氧化可以通过促进肌动蛋白-肌球蛋白复合物解聚来影响肌球蛋白的收缩性，并进一步促进细胞铺展。研究发现，多亚基还原酶 Mical 能够通过氧化微丝导致肌动蛋白的解聚，而 Mical 的调控功能取决于其 ROS 的生成能力[33]。

细胞迁移过程中形成的突起结构受到细胞骨架(如微丝)动态变化的影响，后者又被信号分子(如 Rac)所控制。Rho 蛋白激活诱导丝状伪足和应力纤维形成，而诱导 Rac 会促进板状伪足和膜褶皱形成。已知 ROS 参与介导了 Rac 对于微丝细胞骨架的调节，通过激活 NOX，Rac 促进 ROS 的产生，后者进一步促进肌动蛋白聚合及微丝组装。抗氧化剂(如 DPI 和 MnTMPyP)可以特异性阻断 ROS 依赖的微丝组装及细胞迁移，进一步说明 ROS 确实在细胞骨架重塑导致的细胞迁移过程中发挥重要作用[34]。

板状伪足(lamellipodia)是富含肌动蛋白的膜突起，往往出现在细胞迁移的前导方向一侧。丝切蛋白(cofilin)是调节板状伪足形成的肌动蛋白结合蛋白，通过切断微丝而起作用，并由此调节肌动蛋白解聚和肌动蛋白细胞骨架重构，以影响细胞迁移。NOX 介导的 H_2O_2 产生可以刺激 SSH1L 蛋白，后者又激活丝切蛋白，调节肌动蛋白细胞骨架重构并帮助细胞迁移。与此相一致，使用 ROS 清除剂 NAC 抑制 ROS 产生可以使丝切蛋白失活，并抑制细胞迁移[35]。

5.2.4　Redox 与肿瘤侵袭和转移

细胞迁移和侵袭是癌症转移的先决条件，后者与药物耐受及不良预后显著相关，是绝大多数癌症致死的主要原因。侵袭和转移过程由一个复杂的信号通路网络启动和执行。该信号网络通过控制细胞骨架的动态变化及其与细胞外基质(extracellular matrix，ECM)的相互作用，导致癌细胞迁移并进入邻近组织。在这一过程中，ROS(特别是 H_2O_2)发挥着至关重要的作用[36]。

生长因子和细胞因子相关信号通路是癌细胞侵袭的重要驱动因素。生长因子(如 VEGF、PDGF、肝细胞生长因子)以及细胞因子(如 TNF-α)通过诱导 NOX 或促进线粒体电子传递，从而提高 ROS 水平，导致癌细胞发生侵袭。前面提到，整合素 integrin 激活也可以通过脂氧合酶(lipoxygenase，LOX)或线粒体电子传递链促进 ROS 产生，并进一步通过细胞表面黏附受体使细胞附着到细胞外基质上，从而促进细胞侵袭。有趣的是，ROS 的大量积累反过来又能促进生长因子或整合素激活，表明 ROS 与生长因子之间以及 ROS 与整合素之间存在正反馈调控环路[36-37]。

来源于生长因子或整合素激活产生的 ROS 通过调节细胞内多种激酶，如 MAPK、PI3K/Akt、蛋白激酶 C(protein kinase C，PKC)和黏附斑激酶(focal adhesion kinase，FAK)等来促进癌细胞迁移[36]。MAPK 之一的 ERK1/ERK2 是细胞迁移的重要调节因子之一。研究发现，生长因子 HGF 诱导的 ROS 能够促进 ERK1/ERK2 磷酸化，并导致肾癌细胞侵袭。Y. H. Lee 等人进一步证明了 HGF 通过 ERK1/ERK2 途径诱导 ROS 依赖的 uPA(一种参与细胞侵袭的丝氨酸蛋白酶)的表达，并且促进人胃癌细胞的侵袭。另外，在铁螯合剂 DFO 诱导的乳腺癌细胞侵袭中也发现了氧化还原依赖的 ERK1/ERK2 激活，进一步说明 ERK1/ERK2 在 ROS 介导的癌症侵袭中发挥重要作用。FAK 是一种细胞质非受体酪氨酸激酶，是整合素信号通路的一个重要调节因子，也是细胞黏附过程的关键调节酶。ROS 能够氧化抑制低分子量磷酸酪氨酸磷酸酶(PTP)，从而阻断 PTP 催化 FAK 去磷酸化失活过程，由此导致癌细胞侵袭。ROS 调节激酶活性，从而影响侵袭的另一机制是通过活化 PKC。PKC 在氧化时被激活，而 PTP 的氧化使其失活。氧化激活的 PKC 可通过激活 MAPK 信号级联来促进酪氨酸激酶受体 RTK 信号转导，从而导致癌细胞迁移。有趣的是，激活的 PKC 反过来又能影响 ROS 的产生，表明存在从 ROS 到 PKC 的正反馈机制，导致信号级联放大，增强细胞迁移。

5.2.5 Redox 在癌细胞中的调控

ROS 既是癌症发生及转移的重要诱因之一，又是放、化疗杀死癌细胞的关键介导因子。细胞内 ROS 的稳态水平取决于 ROS 的产生速率与清除速率。在癌细胞中，ROS 的总体水平较正常细胞可能表现为增加或减少，但是其产生和清除速率需要保持平衡。

NRF2-KEAP1 是癌细胞调控抗氧化系统的主要信号通路[38]。正常情况下，KEAP1 与转录因子 NRF2 相互作用并介导 NRF2 被蛋白酶体降解。ROS 水平升高导致 KEAP1 上的半胱氨酸残基被氧化，KEAP1 从 NRF2 解离。随后，NRF2 转位进入细胞核，与 MAF 蛋白异源二聚化，并与广泛存在于多种抗氧化蛋白编码基因启动子区的 ARE 序列结合，从而调节细胞抗氧化系统。除被 ROS 活化外，NRF2 可以被 ERK 和 PI3K 等信号途径激活。目前发现，很多癌细胞中存在 KEAP1 的失活突变，导致 NRF2 的组成型激活，从而上调抗氧化蛋白（如 GPX、PRX、CAT）以及其他参与调节 GSH 合成和利用的酶。另一方面，NRF2 缺失导致癌细胞中多种抗氧化防御系统被抑制，引起包括超氧阴离子、过氧化物和羟自由基在内的多种 ROS 升高，从而引起癌细胞氧化损伤、肿瘤发生减少。值得注意的是，单一类型的抗氧化系统抑制（如 PRX1 的缺失）所造成的 ROS 升高有限，达不到导致癌细胞发生氧化损害的阈值。在这种情况下，升高的 ROS 反而会过度激活肿瘤发生相关信号通路，从而促进癌症发生[39]。

鉴于适度增加的 ROS 水平对于癌细胞的增殖信号是一个潜在促进因素，在这一条件下，抗氧化剂就具备了潜在的抑癌功能。确实，抑癌基因 *p53* 作为转录因子既可以直接调控多种抗氧化基因的表达，也能够通过靶向调控代谢相关基因（如 TIGAR）间接控制细胞抗氧化系统水平[29]。TIGAR 作为果糖-2,6-二磷磷脂酶，可降低磷酸果糖激酶（PFK1）的正调节因子果糖-2,6-二磷酸（F-2,6-BP）的水平，从而抑制细胞糖酵解通量，导致细胞摄入的葡萄糖向磷酸戊糖途径分流，促进维持细胞抗氧化系统的基本还原力 NADPH 的产生。后续研究发现，在 *p53* 基因敲除小鼠中，通过饮食补充 ROS 清除剂 NAC 能够显著抑制其自发出现的肿瘤，表明至少在某些特定癌症中 *p53* 的肿瘤抑制功能是通过上调抗氧化系统并降低 ROS 来实现的[40]。为了进一步分析 *p53* 发挥抑癌作用的精确机制，研究人员构建了细胞凋亡、细胞周期阻滞及衰老均被定点缺失的 *p53* 基因敲入小鼠，意外发现该小鼠具备与野生型小鼠类似的抗肿瘤能力，提示 *p53* 的主要抑癌功能可能是通过调节抗氧化系统和代谢基因，而不是凋亡和细胞周期来完成的。这一观点随后又被 *p53* 通过调节铁死亡介导抑瘤的研究所印证[41]。除 *p53* 之外，其他肿瘤抑制基因，如 *FOXO* 也通过诱导抗氧化蛋白的表达来抑制癌症发生[42]。

除参与维持有丝分裂以驱动癌细胞增殖方面发挥关键作用，ROS 也是癌细胞适应其高度异质的肿瘤微环境中氧及代谢应激的必要条件。肿瘤组织中细胞大量增殖造成的低氧环境导致低氧诱导因子（HIF）的转录因子家族活化。HIF 是由氧敏感性亚基 HIFα 和组成型亚基 HIFβ 形成的异二聚体。HIF1α 的脯氨酸残基能够被脯氨酰羟化酶（PHD）羟基化，随后这些羟化脯氨酸残基被 E3 泛素连接酶 pVHL 识别，HIF1α 通过蛋白酶体途径降解。HIF1α 在肿瘤发生及转移中发挥着重要作用。低氧条件下，ROS 水平升高，PHD 酶活性被抑制，从而导致 HIFα 稳定性增加，HIFα 随后转位至细胞核并与 HIF1β 二聚化，作为转录因子调节促血管生成基因（如 *VEGF*）的表达[43]。

5.2.6 Redox 对肿瘤微环境的影响

癌症进展过程中重塑肿瘤微环境（tumor mircoenviroment，TME），TME 反过来又促进肿瘤发生和转移。在 TME 中，癌症相关成纤维细胞（cancer-associated fibroblast，CaF)、肿瘤相关巨噬细胞(tumor-associated macrophage，TAM)与肿瘤细胞协同作用通过 EMT 重塑细胞外基质(ECM)，从而刺激肿瘤细胞增殖、肿瘤血管生成、免疫抑制和肿瘤侵袭[44]。此外，肿瘤浸润调节性 T 细胞(Treg 细胞)能够介导肿瘤免疫逃逸，肿瘤内 Treg 细胞浸润增加通常与不良预后有关。研究发现，CaF、TAM 与 T 细胞的功能都受到 ROS 的影响。

就 ROS 在 TME 中的作用而言，由原癌基因 JunD 失活引起的慢性氧化应激已被证明可通过激活 HIF1α 和增加 CXCL12 趋化因子的产生来促进与乳腺腺癌相关的基质中肌成纤维细胞的分化，从而刺激肿瘤生长和血管重塑，并缩短生存期[45]。在与前列腺癌进展相关的基质重塑中，转化生长因子 β(transforming growth factor β，TGF-β)通过诱导 NOX4 增加 ROS 的产生和 JNK 磷酸化，并伴有硒蛋白 GPX3 和 TXNRD1 的下调，从而刺激成纤维细胞向肌成纤维细胞的分化[46]。相比之下，补充硒元素能够降低 ROS 水平并抑制成纤维细胞向肌成纤维细胞的分化，表明 ROS 在驱动基质细胞的分化转化中发挥重要作用。此外，癌细胞来源的 H_2O_2 导致 CaF 的代谢变化，包括葡萄糖摄取增加、线粒体活性降低和 ROS 产生增加，继而引起相邻癌细胞的代谢重编程，如葡萄糖摄取减少和线粒体活性增加[47]。以上过程可以被过氧化氢酶 CAT 抵消，意味着 H_2O_2 是肿瘤微环境中关联 CaF 与癌细胞的重要信号分子。

ROS 也有助于促进 TAM 的促瘤、抗炎和免疫抑制特性，从而促进肿瘤进展。在恶性黑色素瘤中，TAM 产生的线粒体 ROS 可刺激 MAPK/ERK 活性，导致 TNF-α 的分泌，从而促进肿瘤细胞的侵袭。在使用癌基因启动的斑马鱼神经胶质瘤模型中，可以看出 TAM 在肿瘤发展的早期阶段与肿瘤前细胞的相互作用，TAM 缺失或者这些相互作用数量的减少会显著损害肿瘤细胞的增殖。此外，由 TAM 产生的 ROS 还能够抑制 T 细胞功能。已有研究表明，在小鼠中，由 NOX2 产生的 O_2^- 能够刺激 Treg 细胞，从而介导肿瘤的免疫逃逸[48]。

髓系来源的抑制细胞(myeloid-derived suppressor cell，MDSC)诱导抗原特异性 $CD8^+$ T 细胞耐受，这是肿瘤逃避免疫监视的主要机制。肿瘤浸润的 MDSC 产生 $ONOO^-$，使 T 细胞受体-CD8 复合物酪氨酸残基硝基化，从而破坏特异性肽-主要组织相容性复合物(pMHC)二聚体与 $CD8^+$ T 细胞的结合，导致癌细胞对抗原特异性细胞毒性 T 细胞耐受。反之，$ONOO^-$ 清除剂可以改善免疫治疗，表明 $ONOO^-$ 是细胞毒性 T 细胞作用的关键调节因子[49]。总体来说，在骨髓细胞中，NOX、精氨酸酶-1 和 NOS2 都促进 ROS 和 RNS 的产生，而 ROS 和 RNS 的联合作用导致 T 细胞的抑制、耐受和抵抗细胞毒性 T 细胞。

ROS 在 T 细胞增殖、分化中发挥双重作用。线粒体 ROS 对 T 细胞活化至关重要，但肿瘤微环境中的 ROS 又可导致 T 细胞低反应性[50]。在功能受损的肿瘤浸润性 T 细胞中，线粒体活性受损，但可以通过使用线粒体 ROS 清除剂或过表达 CAT 增加线粒体生物合成逆转损伤。重要的是，这些操作还恢复了 T 细胞的抗肿瘤活性，进一步证明了线粒体氧化还原平衡对 T 细胞肿瘤杀伤功能的重要性。有趣的是，效应 T 细胞或记忆 T 细胞的扩增阻断了 PD-1 的肿瘤抑制活性，这一现象与线粒体活性的增强和 ROS 产生的增多具有协同作用。肿瘤微环境中 ONOO⁻ 的产生通过使趋化因子 CCL2 硝基化和灭活而抑制 T 细胞向肿瘤的迁移。另外，似乎与 TME 的大多数其他免疫细胞不同，中性粒细胞在氧化应激条件下保持其抗肿瘤活性，这可能是由于它们有较高产生 ROS 的潜力。有研究表明，肿瘤相关的中性粒细胞通过 NOX2 介导的 O_2^- 的产生，抑制了促肿瘤的 IL-17⁺γδT 细胞的扩增[51]。

综合以上研究表明，细胞癌变所产生的过量的 ROS 可以通过改变 CaF 和 TAM 的功能，以及降低 T 细胞的反应性等途径对 TME 产生影响。ROS 不仅可以驱动基质细胞的分化转化，还可以通过改变 CaF 的代谢引起相邻癌细胞的代谢重编程。在 TAM 中产生的线粒体 ROS 可以通过刺激 MAPK/ERK 活性起到促进肿瘤细胞侵袭的作用。对于 T 细胞来说，ROS 一方面是 T 细胞活化的关键，另一方面 TME 中的 ROS 还会导致 T 细胞的低反应性。

5.3 靶向线粒体氧化还原系统的抗肿瘤策略

在癌症发生阶段，致癌细胞产生较高水平的 ROS 以促进增殖，同时维持高水平的抗氧化活性以防止 ROS 过量积聚导致的氧化应激依赖的细胞死亡。这一现象导致在癌症治疗中靶向 ROS 的尝试始终存在争议：治疗是应该致力于降低 ROS 水平以抑制增殖信号转导，还是通过增加 ROS 来选择性地杀死癌细胞？

5.3.1 提高活性氧水平治疗肿瘤

肿瘤细胞能够通过保护性激活抗氧化系统，从而清除高水平 ROS 带来的细胞毒性。然而，其对细胞抗氧化系统的过度依赖，使得它比正常细胞更容易受到 ROS 大量或快速累积所带来的伤害，这一点成为药物通过氧化应激杀伤肿瘤的基础。长春新碱、顺铂、阿霉素、5-氟尿嘧啶（5-FU）、紫杉醇、博来霉素等抗肿瘤的化疗药物可以通过破坏电子传递链或诱导内质网（ER）应激，引起 ROS 水平的升高，从而杀死肿瘤细胞。例如，三氧化二砷通过破坏 ETC，诱导产生过量的超氧化物来杀死肿瘤细胞[52-53]。

在应对化疗药物诱导的氧化损伤时，一部分癌细胞能够进化出具有耐药性的自适应抗氧化机制，产生这种氧化还原适应的一个主要原因就是还原型谷胱甘肽 GSH 水平的升高。GSH 的水平受到代谢变化的严格调控，干预并降低 GSH 的水平对克服耐药具有一定的作用。细胞内存在多种降低 GSH 的方式，谷氨酸-半胱氨酸连接酶（GCL）是谷氨酰胺与半胱氨酸缩合合成 GSH 的限速酶。谷氨酰-半胱氨酸合成酶抑制剂丁硫氨酸硫酸亚胺（BSO）通过靶向 GSH 抗氧化途径，可以有效地抑制 GCL 的活性，从而抑制多种类型肿瘤中的肿瘤细胞活性。异硫氰酸苯基酯（PEITC）通过与 GSH 结合使 GSH 耗尽，从而抑制卵巢上皮细胞和造血细胞的致癌转化[54]。此外，研究发现，氧化型谷胱甘肽（GSSG）模拟物 NOV-002 可以提高细胞内 GSSG：GSH 的比率，并降低 GSH，该药与标准化疗方案联合使用对非小细胞型肺癌有很好的疗效[55]。另外，半胱氨酸依赖型 GSH 合成所需要的半胱氨酸/谷氨酸转运体 xCT 有可能成为肿瘤治疗的潜在靶点。磺胺嘧啶可特异性抑制 xCT 活性，降低 GSH 水平，导致人胰腺癌细胞生长抑制[56]。除此之外，异硫氰酸苄酯、异硫氰酸苯乙酯和胡萝卜素通过亲电亲核相互作用，消耗细胞内的 GSH，也可以达到降低 GSH 并抑制肿瘤的效果。

但是，由于不同抗氧化通路存在功能冗余，抑制单一通路会造成其他通路的补偿性升高。例如，GCL 抑制剂 BSO 在一些肿瘤治疗中效果不佳，这是因为 xCT 介导的胱氨酸摄取增加，以及随后的 TRX 抗氧化途径的激活。同时抑制 GSH（使用 BSO）和 TRX 抗氧化途径（用磺胺嘧啶抑制 xCT 阻断胱氨酸摄取或用金黄酮抑制 TXNRD 减少 TRX 再生[57]）可在多种癌症中实现协同抗肿瘤作用和逆转化疗耐药性的作用[58-59]。

5.3.2 降低或消除活性氧治疗肿瘤

虽然高水平的 ROS 会产生有害作用，但是中等水平的 ROS 可以作为促进肿瘤细胞生长和增殖的第二信使，所以使用抗氧化剂消除 ROS 理论上也是预防肿瘤发生的一种可能方式。目前已有临床试验针对抗氧化剂在肿瘤预防中的潜力进行了评估。一些营养干预试验发现，联合补充硒、维生素 E 和 β 胡萝卜素可以显著减少胃癌的发生风险，并且这些抗氧化剂的作用可以持续到停止补充的 10 年后[60-61]；维生素 E 的摄入可以明显减少肝癌的发病风险[62]，但在其他族群中发现其明显增加前列腺癌和肺癌的发病率。然而，抗氧化剂抗癌的负面结果也层出不穷：补充维生素 A、β 胡萝卜素或者抗氧化剂 N-乙酰半胱氨酸（NAC）对头颈部肿瘤或肺癌的发病率降低没有任何作用[63-64]，甚至维生素 E 或 NAC 可以促进 Kras 或 BRAF 诱导肺癌的发生，以及增加小鼠中黑色素瘤的转移[65-66]。

广谱的食源性抗氧化剂对于癌症发生、发展的影响有待商榷，一个很重要的原因是它们不会抑制局部线粒体产生的 ROS。作为细胞内产生 ROS 的主要细胞器，线粒体在物理位置上靠近氧化还原敏感的信号通路。因此，靶向线粒体的抗氧化剂能够有效地抑制细胞体外增殖和体内的肿瘤发生。同时，由于众多线粒体抗氧化剂多年来已经较广泛地应用于糖尿病、神经退行性疾病治疗甚至作为食源性添加剂，具有较低的毒、副作用，因此可以直接应用于肿瘤模型开展临床前研究乃至临床试验。需要注意的是，线粒体 ROS 在免疫细胞的免疫应答以及干细胞的维持机制中同样发挥着重要的作用，因此靶向线粒体抗氧化系统的肿瘤治疗效果和机制都有待进一步研究。

NADPH 作为细胞内还原力的主要来源，其产生机制成为靶向氧化还原系统抗肿瘤研究的一大热点。NADPH 需要维持多种抗氧化防御系统。细胞中 NADPH 的产生有多种来源，包括磷酸戊糖途径、苹果酸酶 1（ME1）、异柠檬酸脱氢酶 1（IDH1）和单碳代谢途径（single carbon metabolism）等。生理条件下，IDH1 催化异柠檬酸脱氢生成α-酮戊二酸，伴随这一催化反应细胞产生NADPH，从而ROS得以维持在较低的水平。然而，在骨髓瘤及脑胶质瘤中，存在很大比例的IDH1突变，突变的IDH1催化α-酮戊二酸生成二羟基戊二酸(2-HG)，同时NADPH被氧化，细胞产生大量的ROS。目前，针对IDH1突变的小分子抗骨髓瘤药物艾伏尼布(ivosidenib)已进入Ⅲ期临床阶段。单碳代谢通路是细胞和线粒体中核酸合成和NADPH产生的另一条重要途径。线粒体中NADPH的产生主要是通过SHMT2催化的丝氨酸分解代谢启动的。缺氧条件下，SHMT2在Myc高表达导致的转化细胞中负责维持细胞氧化还原平衡。SHMT2水平降低导致ROS过度积累，抑制肿瘤的生长[67]。MTHFD2是线粒体单碳代谢中的另一种酶，该基因在正常人体细胞中表达量较低，但是在多达19种肿瘤中高表达。MTHFD2缺失导致ROS水平增加，同时使癌细胞对氧化应激诱导的细胞死亡更敏感[68]。因此，MTHFD2可能代表一个潜在的氧化还原系统治疗靶点。此外，一些研究试图通过有针对性地靶向线粒体单碳代谢酶同时配合增加线粒体ROS(如SOD1、GSS、GLS失活)来抑制肿瘤，也有一定的临床参考价值。

尽管在许多研究中ROS诱导剂表现出较好的治疗效果，但是肿瘤细胞在晚期阶段能够很好地适应氧化应激，从而产生耐药性。如果联合使用ROS诱导剂和抗氧化通路抑制剂以此打破氧化还原平衡，可能对肿瘤细胞具有协同细胞毒性作用。例如，乳腺癌干细胞(BCSC)的多能性是乳腺癌治疗的一大挑战。2-脱氧葡萄糖(2-DG)、H_2O_2或其他提高ROS水平的药物会加速BCSC由静止的间质样(M)状态向增殖的上皮样(E)状态转化，从而使BCSC细胞内具有强大的抗氧化体系。利用它们在各种抗氧化途径上的优势，同时抑制NRF2、TRX和GSH通路可消除两种类型的BCSC，导致肿瘤生长抑制[69]。在难治性或复发性多发骨髓瘤中，联合使用ROS诱导剂，如三氧化二砷或维生素C，通过消耗细胞内的GSH，达到较好的临床效果[70]。此外，三氧化二砷联合SOD抑制剂2-甲氧雌二醇(2-ME)在慢性淋巴细胞性白血病中抗肿瘤效果显著提高[71]。

综上所述，线粒体氧化还原系统与癌症发生、发展的关系很难简单地归结为促进或抑制。尽管ROS作为传统放、化疗杀伤癌细胞的主要介质的观点已经被较广泛接受，但氧化还原生物学的主流观点仍然认为，ROS主要是作为细胞内氧化还原信号的第二信使，而不是一个简单的破坏性分子。这是氧化还原生物学领域争议的核心，也意味着ROS的临床前研究和临床诊疗之间存在着尚未揭开的谜题。为了更好地利用细胞氧化还原反应来开发安全有效的治疗策略，仍需要开展大量深入的基础研究，以期更清晰地解读癌细胞生长和存活所特有的氧化还原信号转导网络及其中的关键分子。

毋庸置疑的是，不论是健康细胞还是癌细胞，也不论细胞内抗氧化系统或ROS本底水平的高低，线粒体氧化还原平衡是维持细胞生存所必需的。在生理条件下，ROS水平较低，满足驱动细胞基础水平的生长、增殖等生物学事件，同时线粒体氧化还原平衡维持在一个较低水平的平衡态；在肿瘤发生及进展过程中，ROS大量产生,用于驱动细胞增殖信号通路的持续激活,以满足癌细胞的无限增殖对于能量及生物合成元件的需求,在这种情况下,细胞内的抗氧化相关基因表达升高以及时清除过量的 ROS,线粒体氧化还原平衡维持在一个高水平的平衡态。然而,当利用外源手段(如放、化疗)干预时,细胞内短时间产生大量的 ROS,同时抗氧化系统仍维持在本底水平,细胞氧化还原平衡被打破,过量的 ROS 不能被及时清除,细胞发生氧化应激,伴随着核酸、蛋白质、脂类等大分子出现氧化损伤,细胞通过凋亡、铁死亡乃至程序性坏死的途径被清除。

(刘　泳)

参考文献

[1] MURPHY M P. How mitochondria produce reactive oxygen species[J]. Biochem J, 2009, 417(1): 1-13.

[2] CASTALDO S A, FREITAS J R, CONCHINHA N V, et al. The tumorigenic roles of the cellular REDOX regulatory systems[J]. Oxid Med Cell Longev, 2016(2016): 8413032.

[3] MULLER F L, LIU Y, VAN REMMEN H. Complex Ⅲ releases superoxide to both sides of the inner mitochondrial membrane[J]. J Biol Chem, 2004, 279(47): 49064-49073.

[4] HO Y S, XIONG Y, MA W, et al. Mice lacking catalase develop normally but show differential sensitivity to oxidant tissue injury[J]. J Biol Chem, 2004, 279(31): 32804-32812.

[5] HOLMGREN A. Thioredoxin and glutaredoxin systems[J]. J Biol Chem, 1989, 264(24): 13963-13966.

[6] GUZY R D, HOYOS B, ROBIN E, et al. Mitochondrial complex Ⅲ is required for hypoxia-induced ROS production and cellular oxygen sensing[J]. Cell Metab, 2005, 1(6): 401-408.

[7] REQUEJO R, HURD T R, COSTA N J, et al. Cysteine residues exposed on protein surfaces are the dominant intramitochondrial thiol and may protect against oxidative damage[J]. FEBS J, 2010, 277(6): 1465-1480.

[8] SUNDARESAN M, YU Z X, FERRANS V J, et al. Requirement for generation of H_2O_2 for platelet-derived growth factor signal transduction[J]. Science, 1995, 270(5234): 296-299.

[9] ADACHI M, FISCHER E H, IHLE J, et al. Mammalian SH2-containing protein tyrosine phosphatases[J]. Cell, 1996, 85(1): 15.

[10] DENU J M, TANNER K G. Specific and reversible inactivation of protein tyrosine phosphatases by hydrogen peroxide: evidence for a sulfenic acid intermediate and implications for redox regulation[J]. Biochemistry, 1998, 37(16): 5633-5642.

[11] BEN-NERIAH Y, KARIN M. Inflammation meets cancer, with NF-kappaB as the matchmaker[J]. Nat Immunol, 2011, 12(8): 715-723.

[12] KELLEHER Z T, MATSUMOTO A, STAMLER J S, et al. NOS2 regulation of NF-kappaB by S-nitrosylation of p65[J]. J Biol Chem, 2007, 282(42): 30667-30672.

[13] GLOIRE G, PIETTE J. Redox regulation of nuclear post-translational modifications during NF-kappaB activation[J]. Antioxid Redox Signal, 2009, 11(9): 2209-2222.

[14] TAKADA Y, MUKHOPADHYAY A, KUNDU G C, et al. Hydrogen peroxide activates

NF-kappaB through tyrosine phosphorylation of I kappaB alpha and serine phosphorylation of p65: evidence for the involvement of I kappaB alpha kinase and Syk protein-tyrosine kinase[J]. J Biol Chem, 2003, 278(26): 24233-24241.

[15] SCHIEBER M, CHANDEL N S. ROS function in redox signaling and oxidative stress[J]. Curr Biol, 2014, 24(10): 453-462.

[16] GORLACH A, BERTRAM K, HUDECOVA S, et al. Calcium and ROS: a mutual interplay [J]. Redox Biol, 2015(6): 260-271.

[17] HAYANO M, YANG W S, CORN C K, et al. Loss of cysteinyl-tRNA synthetase (CARS) induces the transsulfuration pathway and inhibits ferroptosis induced by cystine deprivation[J]. Cell Death Differ, 2016, 23(2): 270-278.

[18] STOCKWELL B R, FRIEDMANN ANGELI J P, BAYIR H, et al. Ferroptosis: a regulated cell death nexus linking metabolism, redox biology, and disease[J]. Cell, 2017, 171(2): 273-285.

[19] YANG W S, KIM K J, GASCHLER M M, et al. Peroxidation of polyunsaturated fatty acids by lipoxygenases drives ferroptosis[J]. Proc Natl Acad Sci USA, 2016, 113(34): 4966-4975.

[20] CHIO I I C, TUVESON D A. ROS in cancer: the burning question[J]. Trends Mol Med, 2017, 23(5): 411-429.

[21] JIANG L, KON N, LI T, et al. Ferroptosis as a p53-mediated activity during tumour suppression[J]. Nature, 2015, 520(7545): 57-62.

[22] CHRISTOFFERSON D E, YUAN J. Necroptosis as an alternative form of programmed cell death[J]. Curr Opin Cell Biol, 2010, 22(2): 263-268.

[23] DAVIS C W, HAWKINS B J, RAMASAMY S, et al. Nitration of the mitochondrial complex Ⅰ subunit NDUFB8 elicits RIP1- and RIP3-mediated necrosis[J]. Free Radic Biol Med, 2010, 48(2): 306-317.

[24] KIM H S, PATEL K, MULDOON-JACOBS K, et al. SIRT3 is a mitochondria-localized tumor suppressor required for maintenance of mitochondrial integrity and metabolism during stress[J]. Cancer cell, 2010, 17(1): 41-52.

[25] LIU L, TRIMARCHI J R, SMITH P J, et al. Mitochondrial dysfunction leads to telomere attrition and genomic instability[J]. Aging Cell, 2002, 1(1): 40-46.

[26] PONTE F, SOUSA R, FERNANDES A P, et al. Improvement of genetic stability in lymphocytes from Fanconi anemia patients through the combined effect of alpha-lipoic acid and N-acetylcysteine[J]. Orphanet J Rare Dis, 2012(7): 28.

[27] RADISKY D C, LEVY D D, LITTLEPAGE L E, et al. Rac1b and reactive oxygen species mediate MMP-3-induced EMT and genomic instability[J]. Nature, 2005, 436(7047): 123-127.

[28] USHIJIMA T. Detection and interpretation of altered methylation patterns in cancer cells[J]. Nat Rev Cancer, 2005, 5(3): 223-231.

[29] KRUISWIJK F, LABUSCHAGNE C F, VOUSDEN K H. p53 in survival, death and metabolic health: a lifeguard with a licence to kill[J]. Nat Rev Mol Cell Biol, 2015, 16(7): 393-405.

[30] MONAGHAN-BENSON E, BURRIDGE K. The regulation of vascular endothelial growth factor-induced microvascular permeability requires RAC and reactive oxygen species[J]. J Biol Chem, 2009, 284(38): 25602-25611.

[31] KAEWPILA S, VENKATARAMAN S, BUETTNER G R, et al. Manganese superoxide dis-

mutase modulates hypoxia-inducible factor 1 alpha induction via superoxide[J]. Cancer Res, 2008, 68(8): 2781-2788.

[32] DALLEDONNE I, MILZANI A, COLOMBO R. H_2O_2 - treated actin: assembly and polymer interactions with cross-linking proteins[J]. Biophys J, 1995, 69(6): 2710-2719.

[33] GIRIDHARAN S S, ROHN J L, NASLAVSKY N, et al. Differential regulation of actin microfilaments by human MICAL proteins[J]. J Cell Sci, 2012, 125(Pt 3): 614-624.

[34] SELVAKUMAR B, HESS D T, GOLDSCHMIDT-CLERMONT P J, et al. Co-regulation of constitutive nitric oxide synthases and NADPH oxidase by the small GTPase Rac[J]. FEBS Lett, 2008, 582(15): 2195-2202.

[35] ALEXANDROVA A Y, KOPNIN P B, VASILIEV J M, et al. ROS up-regulation mediates Ras-induced changes of cell morphology and motility[J]. Exp Cell Res, 2006, 312(11): 2066-2073.

[36] TOCHHAWNG L, DENG S, PERVAIZ S, et al. Redox regulation of cancer cell migration and invasion[J]. Mitochondrion, 2013, 13(3): 246-253.

[37] TADDEI M L, PARRI M, MELLO T, et al. Integrin-mediated cell adhesion and spreading engage different sources of reactive oxygen species[J]. Antioxid Redox Signal, 2007, 9(4): 469-481.

[38] SPORN M B, LIBY K T. NRF2 and cancer: the good, the bad and the importance of context[J]. Nat Rev Cancer, 2012, 12(8): 564-571.

[39] NEUMANN C A, KRAUSE D S, CARMAN C V, et al. Essential role for the peroxiredoxin PRDX1 in erythrocyte antioxidant defence and tumour suppression[J]. Nature, 2003, 424(6948): 561-565.

[40] SABLINA A A, BUDANOV A V, ILYINSKAYA G V, et al. The antioxidant function of the p53 tumor suppressor[J]. Nat Med, 2005, 11(12): 1306-1313.

[41] GALLUZZI L, BRAVO-SAN PEDRO J M, KROEMER G. Ferroptosis in p53 - dependent oncosuppression and organismal homeostasis[J]. Cell Death Differ, 2015, 22(8): 1237-1238.

[42] DANSEN T B, BURGERING B M. Unravelling the tumor-suppressive functions of FOXO proteins[J]. Trends Cell Biol, 2008, 18(9): 421-429.

[43] SEMENZA G L. Hypoxia-inducible factors: mediators of cancer progression and targets for cancer therapy[J]. Trends Pharmacol Sci, 2012, 33(4): 207-214.

[44] NIETO M A, HUANG R Y, JACKSON R A, et al. EMT: 2016[J]. Cell, 2016, 166(1): 21-45.

[45] TOULLEC A, GERALD D, DESPOUY G, et al. Oxidative stress promotes myofibroblast differentiation and tumour spreading[J]. EMBO Mol Med, 2010, 2(6): 211-230.

[46] SAMPSON N, KOZIEL R, ZENZMAIER C, et al. ROS signaling by NOX4 drives fibroblast-to-myofibroblast differentiation in the diseased prostatic stroma[J]. Mol Endocrinol, 2011, 25(3): 503-515.

[47] MARTINEZ-OUTSCHOORN U E, LIN Z, TRIMMER C, et al. Cancer cells metabolically fertilize the tumor microenvironment with hydrogen peroxide, driving the Warburg effect: implications for PET imaging of human tumors[J]. Cell cycle, 2011, 10(15): 2504-2520.

[48] KRAAIJ M D, SAVAGE N D, VAN DER KOOIJ S W, et al. Induction of regulatory T cells by macrophages is dependent on production of reactive oxygen species[J]. Proc Natl Acad Sci USA,

2010, 107(41): 17686-17691.

[49] LU T, RAMAKRISHNAN R, ALTIOK S, et al. Tumor-infiltrating myeloid cells induce tumor cell resistance to cytotoxic T cells in mice[J]. J Clin Invest, 2011, 121(10): 4015-4029.

[50] CEMERSKI S, CANTAGREL A, VAN MEERWIJK J P, et al. Reactive oxygen species differentially affect T cell receptor-signaling pathways[J]. J Biol Chem, 2002, 277(22): 19585-19593.

[51] MENSURADO S, REI M, LAN A T, et al. Tumor-associated neutrophils suppress pro-tumoral IL-17+ γδ T cells through induction of oxidative stress[J]. PLoS Biol, 2018, 16(5): e2004990.

[52] JIANG J W, PENG L Y, WANG K, et al. Moonlighting metabolic enzymes in cancer: new perspectives on the redox code[J]. Antioxid Redox Signal, 2020, 34(13): 979-1003.

[53] WANG K, JIANG J, LEI Y, et al. Targeting metabolic-redox circuits for cancer therapy[J]. Trends Biochem Sci, 2019, 44(5): 401-414.

[54] TRACHOOTHAM D, ZHOU Y, ZHANG H, et al. Selective killing of oncogenically transformed cells through a ROS-mediated mechanism by beta-phenylethyl isothiocyanate[J]. Cancer cell, 2006, 10(3): 241-252.

[55] TOWNSEND D M, HE L, HUTCHENS S, et al. NOV-002, a glutathione disulfide mimetic, as a modulator of cellular redox balance[J]. Cancer Res, 2008, 68(8): 2870-2877.

[56] LO M, LING V, LOW C, et al. Potential use of the anti-inflammatory drug, sulfasalazine, for targeted therapy of pancreatic cancer[J]. Curr Oncol, 2010, 17(3): 9-16.

[57] HARRIS I S, TRELOAR A E, INOUE S, et al. Glutathione and thioredoxin antioxidant pathways synergize to drive cancer initiation and progression[J]. Cancer cell, 2015, 27(2): 211-222.

[58] BENHAR M, SHYTAJ I L, STAMLER J S, et al. Dual targeting of the thioredoxin and glutathione systems in cancer and HIV[J]. J Clin Invest, 2016, 126(5): 1630-1639.

[59] SCARBROUGH P M, MAPUSKAR K A, MATTSON D M, et al. Simultaneous inhibition of glutathione-and thioredoxin-dependent metabolism is necessary to potentiate 17AAG-induced cancer cell killing via oxidative stress[J]. Free Radic Biol Med, 2012, 52(2): 436-443.

[60] BLOT W J, LI J Y, TAYLOR P R, et al. Nutrition intervention trials in Linxian, China: supplementation with specific vitamin/mineral combinations, cancer incidence, and disease-specific mortality in the general population[J]. J Natl Cancer Inst, 1993, 85(18): 1483-1492.

[61] QIAO Y L, DAWSEY S M, KAMANGAR F, et al. Total and cancer mortality after supplementation with vitamins and minerals: follow-up of the Linxian General Population Nutrition Intervention Trial[J]. J Natl Cancer Inst, 2009, 101(7): 507-518.

[62] ZHANG W, SHU X O, LI H, et al. Vitamin intake and liver cancer risk: a report from two cohort studies in China[J]. J Natl Cancer Inst, 2012, 104(15): 1173-1181.

[63] VAN ZANDWIJK N, DALESIO O, PASTORINO U, et al. EUROSCAN, a randomized trial of vitamin A and N-acetylcysteine in patients with head and neck cancer or lung cancer[J]. J Natl Cancer Inst, 2000, 92(12): 977-986.

[64] OMENN G S, GOODMAN G E, THORNQUIST M D, et al. Effects of a combination of beta carotene and vitamin A on lung cancer and cardiovascular disease[J]. N Engl J Med, 1996, 334(18): 1150-1155.

[65] SAYIN V I, IBRAHIM M X, LARSSON E, et al. Antioxidants accelerate lung cancer progres-

sion in mice[J]. Sci Transl Med, 2014, 6(221): 221-225.

[66] LE GAL K, IBRAHIM M X, WIEL C, et al. Antioxidants can increase melanoma metastasis in mice[J]. Sci Transl Med, 2015, 7(308): 308-318.

[67] YE J, FAN J, VENNETI S, et al. Serine catabolism regulates mitochondrial redox control during hypoxia[J]. Cancer Discov, 2014, 4(12): 1406-1417.

[68] NILSSON R, JAIN M, MADHUSUDHAN N, et al. Metabolic enzyme expression highlights a key role for MTHFD2 and the mitochondrial folate pathway in cancer[J]. Nat Commun, 2014(5): 3128.

[69] LUO M, SHANG L, BROOKS M D, et al. Targeting breast cancer stem cell state equilibrium through modulation of redox signaling[J]. Cell Metab, 2018, 28(1): 69-86.

[70] BAHLIS N J, MCCAFFERTY-GRAD J, JORDAN-MCMURRY I, et al. Feasibility and correlates of arsenic trioxide combined with ascorbic acid-mediated depletion of intracellular glutathione for the treatment of relapsed/refractory multiple myeloma[J]. Clin Cancer Res, 2002, 8(12): 3658-3668.

[71] ZHOU Y, HILEMAN E O, PLUNKETT W, et al. Free radical stress in chronic lymphocytic leukemia cells and its role in cellular sensitivity to ROS-generating anticancer agents[J]. Blood, 2003, 101(10): 4098-4104.

第6章
线粒体蛋白质量控制异常与肿瘤

6.1 线粒体蛋白质量控制系统介绍

线粒体作为细胞的"发电厂",位于细胞能量代谢的核心部位。线粒体能够有效、及时地提供生物能量(ATP),是细胞维持生存的关键,因此对于每个有机体都举足轻重[1-3]。线粒体呼吸链是细胞活性氧(ROS)的主要产生场所,生理水平的ROS则是细胞信号转导所必需的分子,但过量的ROS将导致线粒体DNA(mtDNA)、蛋白质及脂类等的损伤,使线粒体能量和物质代谢出现异常,最终引起包括肿瘤在内的各种疾病[4-6]。然而,线粒体在进化过程中,对于这些氧化损伤(oxidative damage)已经形成了完整的多重防御体系,其中线粒体蛋白酶(mitoprotease)参与的蛋白质量控制机器就是第一道重要的防御系统,对于真核细胞线粒体功能的正常发挥起着至关重要的保护作用。考虑到定位于线粒体中的绝大多数蛋白质(约90%)位于基质中,因此确保这些线粒体蛋白质的质量对于维护线粒体功能的正常以及细胞代谢活动有序进行极为关键[7-9]。线粒体蛋白质质量控制机器主要包括两大类型的蛋白酶(图6.1):①位于线粒体基质中的ATP依赖的Lon和ClpXP蛋白酶;②锚定在线粒体膜上的膜间隙(i-AAA)和基质(m-AAA)蛋白酶,其酶活性部位分别面向线粒体i-AAA和m-AAA;两者可以归为同一家族,即AAA+超家族(ATPases associated with diverse cellular activities,与多种细胞活性相关的ATP酶);AAA+超家族蛋白通过利用ATP产生的能量与底物蛋白分子结合,并进一步水解底物分子,这对于维持机体的正常代谢和适应各种应激反应起着重要的作用。该家族成员包括Clp复合物家族(ClpXP、ClpAP、ClpCP和HslUV等)、FtsH、PAN/20S、Lon和26S蛋白酶体等[10-15]。

以上蛋白酶在线粒体中最主要的功能就是降解损伤或异常的蛋白,其中Lon蛋白酶参与了绝大多数蛋白质的选择性降解,是线粒体基质中最为重要的ATP依赖蛋白酶。

肿瘤细胞具有不同于正常细胞的异常快速的分裂与增殖能力,对于能量需求要远比正常细胞高。肿瘤细胞线粒体区别于正常细胞的一个特点是线粒体蛋白质稳态平衡的有效精准维护,从而减轻肿瘤细胞快速增殖所带来的对细胞的压力。因为肿瘤细胞对这一蛋白质稳态平衡尤为敏感,所以线粒体蛋白质稳态平衡与肿瘤细胞快速增殖紧密相关。线粒体蛋白质量控制网络系统在整个线粒体蛋白稳态平衡的维护

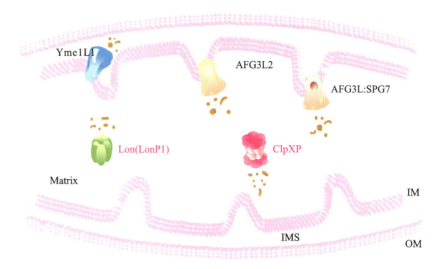

图 6.1 线粒体蛋白酶在线粒体中的位置示意图

位于线粒体基质的可溶性蛋白酶：Lon(LonP1)和 ClpXP。ClpXP 全酶由两个独立的复合物亚基 ClpP(具有肽酶活性)和 ClpX(具有 ATP 酶活性)组成；Lon 是另一个基质中的水溶性蛋白酶，其蛋白含量比 ClpP 多 3 倍以上，Lon 和 ClpXP 的结构不同，它是同质寡聚体复合物，每一个单体都同时包含 ATP 依赖的分子伴侣及丝氨酸蛋白酶结构域；Yme1L1 定位于内膜空间；AFG3L 可单独形成同质寡聚体，或与 SPG7 形成异质寡聚体。

中居核心地位。因此，无论是对于肿瘤细胞还是正常细胞，线粒体蛋白酶表达水平及酶活性的精确调控都具有重要的生理学意义，如果发生异常，将会导致各种疾病的发生和发展，最终导致机体死亡。因此，对于抗癌药物而言，线粒体蛋白酶是极其具有潜力的靶位点，因为它对于血液系统肿瘤细胞和实体瘤细胞都具有相同的功能和作用机制，这为我们开发可以治疗多种肿瘤的药物、特异性地针对线粒体蛋白酶、适用于多种肿瘤的新的治疗方案具有重要的临床应用价值。

6.1.1 线粒体基质蛋白酶简介

6.1.1.1 Lon 蛋白酶

Lon 蛋白酶最早在大肠杆菌中被发现，其名称来源于 *Lon* 基因突变的一株大肠杆菌的表型。这一表型是由于该大肠杆菌在紫外线照射之后成长的不可分裂的线状结构而形成的。Lon 蛋白酶也称为 La 蛋白酶[16-19]。不论是在古生菌和原核生物中，还是在真菌和哺乳动物的线粒体和过氧化物酶体(过氧化物酶体中以另一种形式存在，称为 LonP2)中，Lon 蛋白酶都是高度保守的。它主要在原核生物的细胞质以及真核生物的线粒体和过氧化物酶体中发挥作用[10,20-22]。人 Lon 蛋白酶(也称为 LonP1，为了和过氧化物酶体中的 LonP2 进行区分)包含 959 个氨基酸(图 6.2)。它由核基因编码，是一种同质寡聚环状的 ATP 依赖的线粒体丝氨酸蛋白酶，在整个生物进化过程中高度保守，主要降解线粒体基质中异常(如错误折叠、未组装完整或组装错误等)或损伤(如 ROS 氧化损伤所致)的蛋白和短寿命调控蛋白，如类固醇合成快速调节蛋白(steroidogenic acute regulatory protein，StAR)，参与线粒体内蛋白质的正确折叠以及维护 mtDNA 的完整性[10-11,23]。

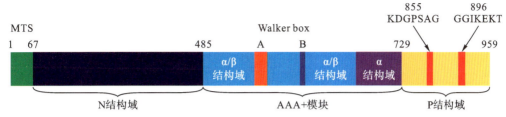

图 6.2 线粒体 ATP 依赖的 Lon(LonP1)蛋白酶亚基结构域组成

近年来，越来越多的研究发现，Lon 蛋白酶与衰老[24-25]、癌症[14,26-30]，以及各种代谢疾病，如脂肪代谢障碍[31]、CODAS 综合征[32-33]（一种非常罕见的发育障碍疾病，患者的典型症状表现为脑、眼、口腔、耳和骨骼发育异常）等都存在着紧密的联系。

Lon 蛋白酶在包括低氧、ROS 和极端环境（如低温）等应激的诱导下，其蛋白质表达水平显著升高，以保护细胞在应激下免于受到损伤[31,34-38]。Lon 蛋白酶的表达水平和活性对于维护细胞的内环境稳定、参与线粒体蛋白质质量控制和代谢调控都起着重要作用，对于植物耐受逆境的能力也起着关键作用[10-11,39-41]。Lon 蛋白酶表达水平下降则与细胞老化和衰老密切相关[42-45]。肿瘤细胞中 Lon 蛋白酶表达上调则与癌症具有更强的侵袭性相关[14,28-29,46]。Lon 蛋白酶表达上调有助于肿瘤细胞的代谢重编程，有利于肿瘤细胞代谢方式从有氧呼吸向糖酵解转换，进而有助于肿瘤细胞在肿瘤微环境中（如低氧）的存活，并能促进上皮细胞间质转化(epithelial-mesenchymal transition，EMT)。在各种肿瘤细胞中，应用 RNAi 技术对 Lon 蛋白酶表达水平进行敲降或通过一些小分子化合物和多肽抑制其蛋白酶活性，均可以促进肿瘤细胞凋亡[14,26-28,46-49]。因此，Lon 蛋白酶可以归到一类日益被认识的特殊蛋白质家族，它们本身并非致癌蛋白，但是对肿瘤细胞的存活和增殖是必需的。因此，Lon 蛋白酶也可以作为抗癌药物筛选的具有潜力的新靶点[26,49]。

6.1.2 ClpXP 蛋白酶

ClpP(caseinolytic protease)是一种包含丝氨酸蛋白酶催化三联体结构域的活性依赖于 ATP（能量依赖）的蛋白质水解酶，它广泛存在于原核生物、真核生物的线粒体以及叶绿体中[50-55]。ClpP 通常与 AAA+超家族中的分子伴侣 ClpX 结合形成具有蛋白水解酶活性的 ClpXP 蛋白全酶(holoenzyme)。和其他 AAA+家族成员蛋白酶（如 Lon 蛋白酶）相似，ClpXP 全酶的 ClpX 分子伴侣能够利用水解 ATP 提供的能量将蛋白底物去折叠，随后将底物分子转移至 ClpP 肽酶的水解腔体内进行降解（图 6.3），ClpP 蛋白酶对细胞线粒体基质中的蛋白质量控制及维持体内稳态平衡同样起着非常重要的作用[50-51]。

Clp 复合物家族在物种进化过程中是高度保守的，从细菌基质到人类线粒体中

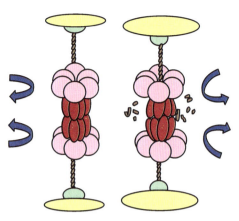

图 6.3 ClpXP 蛋白酶的结构及其蛋白降解过程示意图

都能检测到该蛋白酶的同源类似物[52-55]。该复合物主要由两部分构成，即由 ClpP 蛋白酶亚基和 ClpX ATP 酶亚基构成。ClpP 蛋白酶是细胞内一种重要的热休克蛋白（heat-shock protein），在体内主要发挥蛋白水解酶作用，降解异常蛋白或短寿期蛋白。ClpP 作为蛋白酶亚基，常与 ATP 酶亚基（ClpA/ClpX 等）结合成 Clp 蛋白酶复合物，共同行使蛋白酶的功能。Clp 蛋白复合物是由两个堆积的同质寡聚 ClpP 七聚体环面对面堆积而成，六聚体环的 Clp ATP 酶分子伴侣聚合在该十四聚体的一端或两端，组合为 Clp 全酶复合物。作为一种重要的蛋白水解酶，ClpP 参与蛋白高级结构的正确折叠，降解体内受到损伤的蛋白，对维持机体代谢平衡具有重要的意义[50-51,56-57]。

6.1.3 线粒体内膜蛋白酶简介

i-AAA（intermembrane space-AAA）和 m-AAA（matrix-AAA）是定位于细胞线粒体内膜的两个蛋白酶复合物，它们的催化活性部位（酶活性部位）分别面向线粒体膜间隙和线粒体基质，这两个蛋白酶复合物在线粒体内膜蛋白质量控制中起着十分重要的作用[58-59]。

m-AAA 蛋白酶是具有多种功能的寡聚蛋白酶，主要降解错误折叠和组装的氧化磷酸化复合物亚基；具有类似于分子伴侣的功能，参与装配线粒体氧化磷酸化酶复合物；同时，它还具有加工酶的活性，调控线粒体核糖体蛋白 MRPL32 和融合蛋白 OPA1 的功能[50,58-61]。

线粒体膜间隙蛋白质量受 i-AAA 蛋白酶和可溶性蛋白 HtrA2（hish temperature requirement A2）/Omi 调控。i-AAA 蛋白酶参与维持氧化磷酸化酶复合物和 OPA1 的加工[62-65]。哺乳动物细胞在凋亡信号刺激下，HtrA2/Omi 向细胞质内释放降解凋亡抑制蛋白 c-IAP1（c-inhibitor of apoptosis 1）、XIAP（X-linked inhibitor of apoptosis）等，进而启动细胞凋亡。而在没有细胞凋亡信号的条件下，HtrA2/Omi 位于线粒体膜间腔内，参与线粒体融合和自噬蛋白质的加工[66-69]。但是，目前 HtrA2/Omi 作为线粒体质量控制蛋白酶的功能尚不明确，有待进一步研究。

人类的 Yme1L 蛋白酶也是进化上高度保守，定位于线粒体内膜，其水解酶的活性依赖于 ATP，包含有 AAA 结构域以及 M41 金属蛋白酶结构域。M41 金属蛋白酶结构域都拥有 HEXXH 序列，是金属结合位点。如果 Yme1L 蛋白酶缺失，OPA1 在 S2 位点的剪切受损，导致线粒体片段化，扰乱了线粒体嵴形态构筑，使细胞更容易发生凋亡。OMA1 则是一种不依赖于 ATP 的锌离子金属蛋白酶，具有多次跨膜结构域和锌指结合基序。OMA1 对 OPA1 的剪切起着重要作用，OMA1 缺失会导致 OPA1 在 S1 位点的剪切发生障碍，线粒体的形态几乎没有受到大的影响。但在生理异常的情况下，如在外界环境的刺激下，OPA1 在 S1 位点会发生剪切，进而导致线粒体形态和功能异常[61,70-76]。

6.2 线粒体蛋白质量控制异常肿瘤概述

细胞中的蛋白质受到物理因素和化学试剂的持续损伤，如热、自由基和有毒化合物等。这些物理因素和化学试剂可能导致蛋白质的错误折叠或聚集，最终导致细胞功能障碍，但细胞有自身的防御机制，当受损的蛋白质在细胞中累积时，它们可以被不同的蛋白质水解系统选择性降解[10-12]。

细胞线粒体电子传递链是细胞 ROS 的主要产生场所，过多的 ROS 导致线粒体中大量蛋白质受到氧化损伤，并影响线粒体蛋白的正确折叠，最终导致线粒体中大量异常蛋白质的聚集，这些蛋白质不再具有原有功能，必须及时被清除。因此，线粒体未折叠蛋白反应(unfolded protein response，UPR)被激活，诱导包括分子伴侣及蛋白酶在内的线粒体蛋白质量控制系统关键蛋白质表达水平显著升高，用于维护线粒体蛋白的稳态平衡，确保线粒体功能的正常和有序，维护细胞及机体健康。因此，线粒体蛋白质量控制系统的异常和肿瘤的进展密切相关。如果能够干扰肿瘤细胞的线粒体蛋白质量控制系统，将可以有效地抑制肿瘤细胞的生长及耐药性的产生。

另一方面，肿瘤细胞比大多数正常分化细胞有更高程度的代谢需求，它们必须产生更多的能量用于维持其细胞的快速分裂[14]。除了维持其正常细胞活动的 ATP，即使在有氧的环境下，肿瘤细胞还是倾向于利用摄入的葡萄糖来生成乳酸，而不是将其通过线粒体氧化磷酸化完全氧化，这种现象称为"Warburg 效应"[77-79]。葡萄糖糖酵解代谢途径虽然效率低，但其产生 ATP 的速率更快，并能提供大分子生物合成所需的前体物质。因此，肿瘤细胞拥有更为广泛的代谢重编程，这涉及糖酵解和线粒体功能的改变[28,35,79-81]。

6.2.1 ATP 依赖的 Lon 蛋白酶与肿瘤

蛋白错误折叠和损伤蛋白的聚集也与人类的各种疾病相关。近年来的研究发现，Lon 蛋白酶与肿瘤也存在着密切的关系。H. M. Wang 等人[26]研究发现，非小细胞肺癌细胞(HEL299、H1299、A549、H1437)中 Lon 蛋白酶表达水平均较 MRC-5

细胞（正常人胚肺成纤维细胞）上调，而用 siRNA 下调 Lon 蛋白酶则导致 capsase 3 介导的肿瘤细胞凋亡。三桠乌药内酯 A(obtusilactone A)和芝麻素能作为 Lon 蛋白酶的抑制剂，并导致 DNA 双链断裂，激活 DNA 损伤检查点，诱导细胞凋亡。S. H. Bernstein 等人[49]发现，恶性 B 细胞淋巴瘤患者样品和细胞系中 Lon 蛋白酶水平显著上调，CDDO〔2-氰基-3,12-二氧代齐墩果-1,9(11)-二烯-28-酸甲酯〕和它的衍生物通过与 Lon 蛋白酶相互作用，抑制 Lon 蛋白酶的活性，并导致淋巴瘤细胞死亡，表明 Lon 蛋白酶可以作为肿瘤治疗的新靶标。这些药物的发现为肿瘤治疗过程中克服其化学抗性提供了潜在的治疗方案，为克服耐药性带来了希望。低氧和异常蛋白毒性压力及内质网应激是肿瘤细胞具有的共同特征，Lon 蛋白酶对于肿瘤细胞应对这些应激发挥了关键作用。在缺氧的环境中，Lon 蛋白酶可以通过对细胞色素 c 氧化酶（cytochrome c oxidase，COX）全酶的重组来对低氧应激做出合适的应答。在正常氧分压情况下，COX 亚基的 COX4-1 亚型是完整的酶复合物的稳定组成部分；在缺氧情况下，低氧诱导因子 HIF-1 可激活 COX 的另一个亚型蛋白 COX4-2 和 Lon 蛋白酶。Lon 蛋白酶水平增加促使 COX4-1 降解，并使 COX4-2 组装入 COX 全酶。因此，COX4-1 和 COX4-2 在 COX 全酶中组成的变化使细胞线粒体呼吸在低氧条件下维持最佳的效率。Lon 蛋白酶的上调与 HIF1α 和细胞色素 c 氧化酶亚基 1 含量下降有关。Lon 蛋白酶通过降解 COX4-1 亚基参与细胞色素 c 氧化酶的重组，从而使细胞装配另一种亚基 COX4-2。这种亚基在低氧气含量的情况下能够优化酶的活力，使癌细胞适应缺氧的环境[35]。Lon 蛋白酶异常过度表达导致细胞代谢由氧化磷酸化转变成以糖酵解为主的代谢重编程，促进肿瘤细胞增殖和转移，以及增强了它们在裸鼠体内迁移和转移的能力[28]。

现在已经在多种癌症组织中发现：与对应的正常组织相比，Lon 蛋白酶无论是在 mRNA 水平，还是在蛋白质表达水平，都表现为显著增加，包括恶性 B 细胞淋巴瘤[49]、宫颈癌[27]、非小细胞肺癌细胞[26,82]、膀胱癌[14]、乳腺上皮细胞癌[83]、结肠癌[28-29]、胃癌[84]。在一些癌症细胞系中，Lon 蛋白酶的上调能显著增加癌细胞的集落形成能力；与对照组相比，Lon 蛋白酶的上调导致癌细胞的增殖能力增强。Lon 蛋白酶的过度表达还可为其促进细胞的致癌性转化提供动力[28]。

尽管 Lon 蛋白酶参与了抗氧化反应，氧化应激也能使 Lon 蛋白酶的表达水平上调，然而在不同的细胞模型研究中发现，Lon 蛋白酶过度表达可以导致线粒体 ROS 的产生增加[14,27-28]。在 293T、OEC-M1、SCC-15 和 FADU 细胞中，Lon 蛋白酶的过度表达起到了稳定及增加线粒体呼吸链酶复合物 I 中的 NDFUS8 亚基的蛋白水平的作用，这反过来又促使线粒体 ROS 生成增加，这一系列变化可能与复合物 I 的装配发生了损伤有关[82]。

在 B16F10 黑色素瘤细胞中，研究者发现了由 Lon 蛋白酶过度表达引起复合物 I 的装配和功能受损的现象。在这个模型中，Lon 蛋白酶的过量表达导致 NDUFB6、NDUFB8、NDUFB10 和 NDUFB11（与复合物 I 膜结构域的装配和稳定有关）水平升高，以及 NDUFV1、NDUFV2、NDFUS3 和 NDFUS7 水平的下降[28]。

这些变化导致了细胞通过复合物Ⅰ的氧化磷酸化减弱，从而导致细胞总的氧化磷酸化水平降低而糖酵解代谢途径增强。但是，在这个细胞模型中，未发现Lon蛋白酶过度表达会使细胞ROS产生增加[28]。

然而，这些研究结果的生物学意义目前仍然存在一定的争议。利用293T细胞为模型，C. W. Cheng等人提出通过激活MAPK（p38、JNK和ERK1/ERK2）和Ras-ERK信号，使复合物Ⅰ生成ROS来促进细胞增殖，Lon蛋白酶的过度表达为促进细胞的致癌性转化提供动力[28,82]。有趣的是，Lon蛋白酶过度表达也促进EMT相关标志物的表达，如上皮型钙黏蛋白（E-cadherin）、神经型钙黏蛋白（N-cadherin）、波形蛋白（vimentin）和Snail蛋白，并通过上调MMP-2以促进细胞迁移，而Lon蛋白酶水平下降则抑制细胞迁移。因为EMT的过程可以被抗氧化分子（如N-乙酰半胱氨酸，NAC）抑制，所以Lon蛋白酶诱导的EMT过程依赖于ROS的生成[83]。肿瘤细胞线粒体生物能量代谢重编程可以通过转录后和翻译后修饰机制进行。最近有学者发现，在大肠癌细胞中，Lon蛋白酶能被SIRT3去乙酰反应。SIRT3是线粒体特异的蛋白去乙酰化酶（主要位于线粒体基质中，和Lon蛋白酶线粒体中的定位相似），可以调节线粒体中的几种代谢途径，还可以同时作用于原癌基因和抑癌基因。在癌细胞中，调节Lon蛋白酶活性可能是SIRT3调节和线粒体功能重编程的重要分子机制[85-86]。

在正常或者非转化的细胞中，对 *Lon* 基因的沉默或过表达可以为Lon蛋白酶在致癌过程中发挥的作用提供进一步的认识。然而，到目前为止，相关研究仍相对较少。在正常人成纤维细胞WI-38 VA13中，*Lon* 的沉默会导致细胞凋亡，细胞的线粒体功能和形态高度异常，细胞代谢从有氧代谢完全变为无氧代谢[87]。这些结果表明，大多数癌细胞系中观察到的 *Lon* 沉默对细胞的影响可能是普遍现象，而不是仅限于恶性肿瘤细胞。在 $Lon^{+/-}$ 的小鼠模型实验中（在所有的组织分析中，Lon蛋白酶的表达量约为野生型的一半），为Lon在肿瘤发生过程中扮演的角色提供了更多有趣的信息。当用可以诱导结肠癌和皮肤癌的致癌化合物构建结肠癌和皮肤癌小鼠模型，结果为 $Lon^{+/-}$ 的小鼠比WT小鼠因致癌物诱导致癌能力弱。这一结果表明，Lon蛋白酶的表达增加有利于肿瘤的发生和发展。这个结果与之前报道的实验结果完全一致，在异种移植模型中，与对照组相比，降低Lon蛋白酶的表达水平能够显著抑制癌细胞的生长，相反，过表达Lon蛋白酶则会使癌细胞生长更加迅速[28]。

6.2.1.1　Lon蛋白酶淋巴系统肿瘤

研究表明，恶性B细胞淋巴瘤患者的肿瘤组织以及与静息或激活的正常供者外周血B细胞的细胞系相比，其Lon蛋白酶水平表现为显著增加的现象。肿瘤组织中Lon蛋白酶表达水平高的患者，其预后要较Lon蛋白酶表达水平低的淋巴瘤患者差[49]。

6.2.1.2　Lon蛋白酶与结直肠癌

肿瘤细胞中的线粒体重编程代谢可以通过后转录和后翻译机制来诱导。最近有研究发现，在大结肠癌细胞中，Lon 蛋白酶能被 SIRT3 去乙酰化。SIRT3 是线粒体内的特异性乙酰化酶，它可以调节线粒体中的几种代谢途径，同时作用于原癌基因和抑癌基因。在癌细胞中，调节 Lon 蛋白酶活性的机制与 SIRT3 调节和重编程线粒体功能的机制类似[28-29,85]。

6.2.1.3　Lon 蛋白酶与黑色素瘤

Lon 蛋白酶水平的高表达会缩短患有转移性黑色素瘤患者的存活期。在黑色素瘤细胞中，Lon 蛋白酶的过度表达会提高细胞发生转移的概率。然而，极低含量的 Lon 蛋白酶会抑制细胞增殖和肺转移[28]。

6.2.1.4　Lon 蛋白酶与乳腺癌

在人类乳腺癌细胞 HB2（过度表达 ErbB2）中，研究人员观察到了高水平的 Lon mRNA。在一些乳腺癌细胞中发现，高水平的 Lon mRNA 与乳腺癌的侵袭性和预后不良有关[83]。

6.2.1.5　Lon 蛋白酶与膀胱癌

对膀胱癌的组织标本（用石蜡包埋）通过回顾性免疫组化分析发现，Lon 蛋白酶高表达的患者总生存率较低表达组显著下降。膀胱癌组织中 Lon 蛋白酶表达水平高的患者，其预后要较 Lon 蛋白酶表达水平低的患者差[14,48]。

综上所述，这些数据清楚地表明，Lon 蛋白酶的高表达有利于肿瘤的生长，而它的下调则引起肿瘤细胞增殖速度变慢，并导致肿瘤细胞发生凋亡。

6.2.2　ATP 依赖的 ClpXP 蛋白酶与肿瘤

研究发现，人 ClpXP 蛋白酶全酶的组成部分之一 ClpP 肽酶与肿瘤的发生、发展、侵袭和转移具有密切关系。例如，K. Nishigaki 等人通过应用蛋白质组学方法，比较胃腺癌患者肿瘤组织和正常胃组织中蛋白的变化，发现 ClpP 肽酶蛋白质表达水平较正常组织下降[88]。而 A. Cole 等人发现，急性髓细胞性白血病（AML）细胞中 ClpP 肽酶蛋白表达水平则比正常的造血细胞要高[89]。除了血液系统肿瘤外，在包括乳腺癌、前列腺癌、结肠癌、子宫内膜癌、回肠癌、肺癌及黑色素瘤等实体瘤患者的癌组织中也发现了 ClpP 肽酶高表达[90-92]。乳腺癌、黑色素瘤、肺癌组织中 ClpP 肽酶高表达的患者的无转移或无复发生存期显著低于 ClpP 肽酶低表达的患者，表明肿瘤患者的癌组织中 ClpP 肽酶高表达的预后较差。进一步通过生物信息学数据分析 13 种肿瘤组织的 Mcroarray 数据库发现，几乎所有肿瘤组织中的 ClpP mRNA 水平均显著升高[90]。M. R. Maurizi 等人研究发现，ClpP 肽酶高表达会导致肿瘤细胞对顺铂的耐药性增强；相反，降低肿瘤细胞中 ClpP 肽酶表达水平可以大大增强肿瘤细胞对顺铂的敏感性。他们还发现，只有过表达正常的 ClpP 肽酶才能导致肿瘤细胞对顺铂的耐药性增强，而过表达 ClpP 肽酶活性失活的突变体则没有作用，表明 ClpP 肽酶的活性对于肿瘤细胞对顺铂耐药性的产生是必需的[93]。

ClpP 肽酶的高表达为肿瘤细胞线粒体及时清除线粒体基质中的异常蛋白所必

需,为肿瘤细胞的快速增殖、转移及侵袭提供了保障。因此,进一步明确 ClpP 肽酶蛋白的作用分子机制可以为治疗恶性肿瘤及改善癌症患者预后提供新的理论依据,并为研发基于其抑制剂的有效抗癌药物提供新的靶点和思路,加快新的抗癌药物的开发。

6.2.2.1 ClpP 与急性髓细胞性白血病

A. Cole 等人比较了一系列急性髓系白血病(AML)细胞和正常造血细胞发现,AML 细胞中 ClpP 蛋白水平显著增加。他们进一步分析了 511 例 AML 患者样本,忽略遗传与突变的影响,并与 21 名健康对照者的 $CD34^+$ 造血祖细胞比较,发现 45% 样本中的 ClpP 蛋白过度表达。用 shRNA 敲除 ClpP 蛋白,降低 ClpP 蛋白在这些细胞系中的表达,但是不低于 ClpP 蛋白在正常细胞系中的表达。A. Cole 等人还证明了 ClpP 肽酶抑制剂 A2-32-01 可以抑制人急性髓系白血病细胞 OCI-AML2 注射入 SCID 小鼠(严重联合免疫缺陷)的成瘤能力,而该抑制剂对小鼠肝脏、肾脏和肌肉未见有毒性反应。对连续 5 天给药(A2-32-01)组和单纯给予溶解 A2-32-01 的溶剂组(DMSO)SCID 小鼠所形成肿瘤组织进行分析,发现线粒体酶复合物 Ⅱ 及 ClpP 肽酶的活性均降低。这证明在体内 ClpP 可以通过损伤线粒体抑制 AML 细胞的生长,从而起到抑制肿瘤形成的作用[89]。除了 AML 细胞外,ClpP 在其他血液系统肿瘤细胞中(如多发性骨髓瘤、各种淋巴瘤和慢性粒细胞白血病细胞)均显著高于正常对照组细胞。

ClpP 肽酶抑制剂 A2-32-01 对于来自高表达 ClpP 的 AML 患者的原代 AML 细胞具有剂量依赖的杀伤效果,而对于低表达 ClpP 的 AML 患者的原代 AML 细胞以及正常造血细胞几乎没有作用,这说明 A2-32-01 具有很好的选择性,在临床应用上具有安全性。这也显示,ClpP 在临床上是一个很好的可以应用 ClpP 抑制剂治疗 AML 的标志物[89]。

6.2.2.2 ClpP 肽酶与肿瘤细胞增殖、迁移

J. H. Seo 等人用前列腺癌和乳腺癌细胞作为细胞模型研究发现,ClpP、ClpX、survivin 和 TRAP-1 等形成一个复杂的蛋白网络系统,对于维护线粒体蛋白的稳态平衡发挥重要作用[90]。他们的研究结果表明,这一网络系统对于呼吸链酶复合物 Ⅱ 亚基——琥珀酸脱氢酶 B(SDHB)的正常功能起着重要作用。应用 siRNA 干扰敲降肿瘤细胞(如前列腺癌 PC 细胞)中 ClpXP 蛋白酶中的 ClpP 或者 ClpX 蛋白水平,都导致了错误折叠的 SDHB 蛋白积聚,进而使得线粒体氧化磷酸化功能受损和 ATP 合成下降,并激活 AMPK 信号通路及细胞自噬,最终导致肿瘤细胞的增殖能力和迁移能力显著下降。肿瘤细胞与正常细胞相比,它们更加依赖于线粒体蛋白质的内稳态平衡和有序性。因此,任何打破这一平衡的干扰/变化,对肿瘤细胞而言都将是非常致命的。

6.3 线粒体蛋白质量控制异常与抗癌药物的研发

6.3.1 Lon 蛋白酶抑制剂

肿瘤细胞中 Lon 蛋白酶的下调会导致线粒体功能减弱、细胞增殖能力降低、癌细胞凋亡，因此 Lon 蛋白酶作为癌症治疗的一个潜在靶点越来越受到人们的关注。在大肠杆菌中，ADP 作为 Lon 蛋白酶的抑制剂，可以应对细胞在能量交换中发生的变化。T4 噬菌体感染可抑制细菌 Lon 蛋白酶的活性，其机制是在感染 T4 噬菌体后几分钟内，通过 T4 噬菌体编码 PINA 蛋白。到目前为止，没有关于临床上使用药物去改变 Lon 蛋白酶表达的相关数据，并且仅证实了只有很少的 Lon 蛋白酶抑制剂的存在。目前，所有这些抑制剂还只是在临床前研究阶段。丝氨酸蛋白酶抑制剂(PMSF)能抑制 Lon 蛋白酶的活性。此外，某些蛋白酶体抑制剂，比如 MG132 和 clasto-lactacystin-lactone(CLL)能扩散进入线粒体，抑制 StAR(哺乳动物 Lon 蛋白酶的内源性底物)的降解，在相关的蛋白水解机制中，蛋白酶体与 Lon 蛋白酶有一些相似之处[95-98]。此外，其他的蛋白酶体抑制剂，如 MG262 和硼替佐米也可以抑制 Lon 蛋白酶活性[12,49]。

在体内和体外，Lon 蛋白酶活性能够直接和选择性地被合成的三萜类化合物 CDDO 以及它的甲基酯衍生物(CDDO-Me)所抑制，而这种抑制作用与 B 淋巴细胞淋巴瘤中的细胞死亡有关，但这两种分子对 20S 蛋白酶体活性没有影响。用生物素标记的 CDDO 作为探针，目前已经明确了 CDDO 对 Lon 蛋白酶的抑制机制。CDDO 与 Lon 蛋白酶可以形成共轭体，从而抑制 Lon 蛋白酶的活性。CDDO 作用可导致线粒体中高电子密度异常蛋白在线粒体基质中的堆积，从而诱导癌细胞发生凋亡，进而治疗 B 细胞淋巴瘤。因此，抑制 Lon 蛋白酶的活性作用可能对 CDDO 诱导淋巴瘤细胞死亡起到了促进作用，这也进一步证实了线粒体 Lon 蛋白酶可以作为研发新型抗癌药物的新靶点。在其他癌细胞中也观察到了类似现象，包括结肠癌 RKO 细胞和肝癌 HepG2 细胞。同样的药物对正常的成纤维细胞的作用可以忽略不计，这表明了正常细胞、非转化细胞和肿瘤细胞对这些药物的敏感性具有显著不同的反应，这也为基于 Lon 蛋白酶抑制剂的新型抗癌药物的选择性和减少药物的副作用提供了理论依据[49,94]。

香豆素衍生物早已经被证明是高效、低分子量、非肽类和发挥多种作用的一类蛋白酶抑制剂。采用 Casein-FITC 方法检测，某些香豆素化合物被发现具有显著抑制人 Lon 蛋白酶活性的作用，但它们对酵母蛋白酶却没有影响[95]。后来发现，两个小分子化合物，三桠乌药内酯 A(OA) 和从 C.Kotoense(一种常绿的小乔木)中提取的芝麻素通过筛选，被确定为有效的 Lon 蛋白酶抑制剂。经 OA 处理后的细胞中，发现顺乌头酸酶发生了非常显著的聚集，并和 OA 存在时间和剂量依赖性。根据分子对接分析，OA 和芝麻素可以与 Lon 蛋白酶活性部位中的 Ser855 和 Lys898 氨基酸残基作用，从而抑制 Lon 蛋白酶活性。最近，有学者在中药川芎中发现了一种天然小分子化合物——川芎嗪，它能特异性抑制 Lon 蛋白酶降解线粒体转录因子 A 的作用[96]。

因此，Lon 蛋白酶可能是开发抗癌药物的极具前景的关键靶点。然而，目前开发有效作用于 Lon 蛋白酶的药物依然存在不少困难。首先，由于线粒体内膜的通透性很低，使得这些化合物进入线粒体基质非常困难。其次，迄今为止可用的 Lon 蛋白酶抑制剂特异性差，还有过氧化物酶体中存在着 Lon 蛋白酶的另一个亚型（LonP2），它与线粒体 Lon 蛋白酶（LonP1）表现出高度的相似性，这在理论上不利于 Lon 蛋白酶抑制剂的开发[22,97-98]。

Lon 蛋白酶是线粒体许多重要功能的关键调控蛋白酶。因此，Lon 本身不是癌基因，Lon 蛋白酶不属于致癌蛋白质，但是它对肿瘤细胞的存活和增殖至关重要，并能促进肿瘤细胞的转化。这种作用是由于 Lon 蛋白酶能够增加线粒体这一细胞器的生物合成，调节 mtDNA 的复制和转录，进而通过改变线粒体呼吸链酶复合物亚基的组成，影响线粒体代谢的重编程，使得肿瘤细胞的能量代谢和关键中间体的获得都有利于肿瘤细胞的快速增殖，促进肿瘤生长、转移和侵袭[18,35]。

Lon 蛋白酶在癌症生物学中的作用还有许多方面有待进一步阐明。对癌细胞中如何导致 Lon 蛋白酶高水平的信号通路目前还知之甚少。在最近的研究中发现，Ramos 细胞中 CHOP 和 CEB/P（两种线粒体未折叠蛋白反应相关蛋白）水平随 Lon 蛋白酶（而不是其他的与线粒体分子伴侣或者蛋白酶）的升高而增加，表明这些因素与 Lon 蛋白酶的调控具有特异性[99]。在转录后的水平上，Lon 蛋白酶的调控在很大程度上仍然是未知的。如上所述，Lon 蛋白酶并不是简单的在 mRNA 水平上的调控，Lon 蛋白酶也可以通过选择性剪切生成许多不同的 Lon 蛋白酶的亚型（如过氧化物酶体中的 LonP2 蛋白酶）。在线粒体中，Lon 蛋白酶也是乙酰化和去乙酰化作用的靶向目标，并且它的活性受到它与 mtDNA 结合的程度、ATP、ADP 和它自身的氧化水平影响。然而，研究人员对这些调节机制还不甚明了，同样对这些调节机制与癌变过程中 Lon 蛋白酶的上调之间的关系目前也很不清楚。

6.3.2 ClpXP 蛋白酶抑制剂

目前有关 ClpXP 蛋白酶的抑制剂几乎都专注用于抗生素的研究上[99-105]。已知的 ClpXP 蛋白酶抑制剂用于治疗肿瘤的唯一一篇文献报道是 2015 年加拿大玛格丽特公主癌症中心和多伦多大学医学系的 A. D. Schimmer 教授研究发现，ClpXP 蛋白酶组分 ClpP 肽酶的抑制剂具有很好的抑制急性髓系白血病细胞的作用，而且对正常造血细胞的作用极小，具有很好的选择性[89]。该抑制剂是针对细菌 ClpP 肽酶活性的，其化学名称为 oxetan - 2 - one（代号：A2 - 32 - 01），它和 b - lactone（内脂）的活性类似[101]，对于重组的细菌 ClpP 和人线粒体 ClpP 肽酶均有显著的抑制作用。A2 - 32 - 01 对于白血病细胞，如 TEX、OCI - AML2、K562 细胞的诱导细胞凋亡的药物浓度和其抑制 ClpP 肽酶活性的浓度相当，这也从另一个角度充分说明 A2 - 32 - 01 抑制 ClpP 肽酶的活性是其能够杀死白血病细胞的机制所在。进一步的研究结果表明,ClpP 肽酶 A2-32-01 对于 ClpP 低表达的白血病细胞(如 HL60 细胞)几乎不具有诱导其凋亡的作用。因此,通过分析不同白血病患者细胞中 ClpP 的表达水平,也有助于精准用药。

然而,目前有关线粒体蛋白酶在体内的实验数据还非常有限。尽管小鼠模型的使用已经让我们对 Lon 蛋白酶在体内的恶性转化的细胞中发挥的作用有了一定的了解,但由于缺乏人类细胞(尤其是临床相关实验)的数据,迫切需要对患有不同类型肿瘤的大规模队列癌症患者的 Lon 蛋白酶表达量进行系统的研究,并结合临床结果进行分析。此外,可以通过构建不同肿瘤的人源性肿瘤组织异种移植(patient derived xenograft,PDX)动物模型,进一步研究线粒体蛋白质量控制系统中的关键分子机制,并用于筛选基于蛋白酶的新一代抗癌药物和个体化治疗。

(吕　斌)

参考文献

[1] LIU X,KIM C N,YANG J,et al. Induction of apoptotic program in cell-free extracts requirement for dATP and cytochrome c[J]. Cell,1996,86(1):147-157.

[2] AHN B Y,TRINH D L,ZAJCHOWSKI L D,et al. Tid1 is a new regulator of p53 mitochondrial translocation and apoptosis in cancer[J]. Oncogene,2010,29(8):1155.

[3] TRINH D L N,ELWI A N,KIM S W. Direct interaction between p53 and Tid1 proteins affects p53 mitochondrial localization and apoptosis[J]. Oncotarget,2010,1(6):396-404.

[4] PALMER A M,GREENGRASS P M,CAVALLA D. The role of mitochondria in apoptosis[J]. Drug news perspect,2020,13(6):378-384.

[5] BURDON R H. Superoxide and hydrogen peroxide in relation to mammalian cell proliferation[J]. Free radical biology & medicine,1995,18(4):775-794.

[6] SAUER H,WARTENBERG M,HESCHELER J. Reactive oxygen species as intracellular messengers during cell growth and differentiation[J]. Cellular physiology & biochemistry,2001,11(4):173-186.

[7] YAN S,SORRELL M,BERMAN Z. Functional interplay between ATM/ATR-mediated DNA damage response and DNA repair pathways in oxidative stress[J]. Cellular and molecular life sciences,2014,71(20):3951-3967.

[8] WONDRAK G T. Redox-directed cancer therapeutics:molecular mechanisms and opportunities[J]. Antioxid Redox Signal,2009,11(12):3013-3069.

[9] XIE D,WU X,LAN L,et al. Downregulation of TFAM inhibits the tumorigenesis of non-small cell lung cancer by activating ROS-mediated JNK/p38MAPK signaling and reducing cellular bioenergetics[J]. Oncotarget,2016,7(10):11609-11624.

[10] VENKATESH S,LEE J,SINGH K,et al. Multitasking in the mitochondrion by the ATP-dependent Lon protease[J]. Biochim Biophys Acta,2012,1823(1):56-66.

[11] PINTI M,GIBELLINI L,LIU Y,et al. Mitochondrial Lon protease at the crossroads of oxidative stress,ageing and cancer[J]. Cellular and molecular life sciences,2015,72(24):4807-

4824.

[12] LU B, LEE J, NIE X, et al. Phosphorylation of human TFAM in mitochondria impairs DNA binding and promotes degradation by the AAA+ Lon protease[J]. Molecular Cell, 2013, 49(1): 121.

[13] WANG N, GOTTESMAN S, WILLINGHAM M C, et al. A human mitochondrial ATP-dependent protease that is highly homologous to bacterial Lon protease[J]. Proceedings of the National Academy of Sciences of the United States of America, 1993, 90(23): 11247-11251.

[14] LIU Y, LAN L, HUANG K, et al. Inhibition of Lon blocks cell proliferation, enhances chemo-sensitivity by promoting apoptosis and decreases cellular bioenergetics of bladder cancer: potential roles of Lon as a prognostic marker and therapeutic target in baldder cancer[J]. Oncotarget, 2014, 5(22): 11209.

[15] 夏雷, 刘永章, 姚蔚, 等. ATP 依赖的 Lon 蛋白酶研究进展[J]. 中国细胞生物学学报, 2012(7): 713-720.

[16] GOTTESMAN S, MAURIZI M R. Regulation by proteolysis: energy-dependent proteases and their targets[J]. Microbiol Rev, 1992, 56(4): 592-621.

[17] MAUPINFURLOW J A, GIL M A, HUMBARD M A, et al. Archaeal proteasomes and other regulatory proteases[J]. Current opinion in microbiology, 2005, 8(6): 720-728.

[18] LU B, YADAV S, SHAH P G, et al. Roles for the human ATP-dependent Lon protease in mitochondrial DNA maintenance[J]. Journal of biological chemistry, 2007, 282(24): 17363-17374.

[19] LU B. Mitochondrial Lon protease and cancer[J]. Advances in experimental medicineand biology, 2017(1038): 173-182.

[20] GRIMM I, ERDMANN R, GIRZALSKY W. Role of AAA(+): proteins in peroxisome biogenesis and function[J]. Biochimica Et Biophysica Acta, 2015, 1863(5): 828-837.

[21] AKSAM E B, KOEK A, KIEL J A, et al. A peroxisomal Lon protease and peroxisome degradation by autophagy play key roles in vitality of Hansenula polymorpha cells[J]. Autophagy, 2007, 3(2): 96.

[22] KIKUCHI M, HATANO N, YOKOTA S, et al. Proteomic analysis of rat liver peroxisome: presence of peroxisome-specific isozyme of Lon protease[J]. Journal of Biological Chemistry, 2004, 279(1): 421-428.

[23] PINTI M, GIBELLINI L, NASI M, et al. Emerging role of Lon protease as a master regulator of mitochondrial functions[J]. Biochimica Et Biophysica Acta, 2016, 1857(8): 1300-1306.

[24] NGO J K, POMATTO L C, BOTA D A, et al. Impairment of Lon-induced protection against the accumulation of oxidized proteins in senescent wi-38 fibroblasts[J]. Journals of gerontology, 2011, 66(11): 1178.

[25] UGARTE N, PETROPOULOS I, FRIGUET B. Oxidized mitochondrial protein degradation and repair in aging and oxidative stress[J]. Antioxid Redox Signal, 2010, 13(4): 539-549.

[26] H-M W, K-C C, LIN C J, et al. Obtusilactone A and (-)-sesamin induce apoptosis in human lung cancer cells by inhibiting mitochondrial Lon protease and activating DNA damage checkpoints[J]. Cancer science, 2010, 101(12): 2612-2620.

[27] NIE X, LI M, LU B, et al. Down-regulating overexpressed human Lon in cervical cancer suppresses cell proliferation and bioenergetics[J]. PLoS One, 2013, 8(11): e81084.

[28] QUIRÓS P M, ESPAÑOL Y, ACÍNPÉREZ R, et al. ATP-dependent Lon protease controls tumor bioenergetics by reprogramming mitochondrial activity[J]. Cell reports, 2014, 8(2): 542.

[29] GIBELLINI L, PINTI M, BORALDI F, et al. Silencing of mitochondrial Lon protease deeply impairs mitochondrial proteome and function in colon cancer cells[J]. Faseb Journal Official Publication of the Federation of American Societies for Experimental Biology, 2014, 28(12): 5122 – 5135.

[30] KAO T Y, CHIU Y C, FANG W C, et al. Mitochondrial Lon regulates apoptosis through the association with Hsp60 – mtHsp70 complex[J]. Cell death and disease, 2015, 6(2): e1642.

[31] PINTI M, GIBELLINI L, GUARALDI G, et al. Upregulation of nuclear-encoded mitochondrial Lon protease in HAART-treated HIV-positive patients with lipodystrophy: implications for the pathogenesis of the disease[J]. AIDS, 2010, 24(6): 841 – 850.

[32] STRAUSS K A, JINKS R N, PUFFENBERGER E G, et al. CODAS syndrome is associated with mutations of LONP1, encoding mitochondrial AAA+ Lon protease[J]. American journal of human genetics, 2015, 96(1): 121 – 135.

[33] DIKOGLU E, ALFAIZ A, GORNA M, et al. Mutations in LONP1, a mitochondrial matrix protease, cause CODAS syndrome[J]. American journal of medical genetics part A, 2015, 167(7): 1501 – 1509.

[34] BOTA D A, DAVIES K J. Lon protease preferentially degrades oxidized mitochondrial aconitase by an ATP-stimulated mechanism[J]. Nature cell biology, 2002, 4(9): 674 – 680.

[35] FUKUDA R, ZHANG H, KIM J W, et al. HIF – 1 regulates cytochrome oxidase subunits to optimize efficiency of respiration in hypoxic cells[J]. Cell, 2007, 129(1): 111 – 122.

[36] NGO J K, DAVIES K J A. Mitochondrial Lon protease is a human stress protein[J]. Free Radic Biol Med, 2009, 46(8): 1042 – 1048.

[37] NGO J K, POMATTO L C D, DAVIES K J A. Upregulation of the mitochondrial Lon protease allows adaptation to acute oxidative stress but dysregulation is associated with chronic stress, disease, and aging[J]. Redox Biol, 2013, 1(1): 258 – 264.

[38] GOTO M, MIWA H, SUGANUMA K, et al. Adaptation of leukemia cells to hypoxic condition through switching the energy metabolism or avoiding the oxidative stress[J]. BMC Cancer, 2014, 14(1): 76.

[39] DARAS G, RIGAS S, TSITSEKIAN D, et al. Alternative transcription initiation and the AUG context configuration control dual-organellar targeting and functional competence of Arabidopsis Lon1 protease[J]. Molecular Plant, 2014, 7(6): 989.

[40] RIGAS S, DARAS G, TSITSEKIAN D, et al. The multifaceted role of Lon proteolysis in seedling establishment and maintenance of plant organelle function: living from protein destruction[J]. Physiol Plant, 2012, 145(1): 215 – 223.

[41] TAYLOR N L, MILLAR A H. Long bugs to short plants: the Lon protease in protein stability and thermotolerance[J]. New Phytologist, 2009, 181(3): 505 – 508.

[42] BOTA D A, REMMEN H V, DAVIES K J A. Modulation of Lon protease activity and aconitase turnover during aging and oxidative stress[J]. Febs Letters, 2002, 532(1 – 2): 103 – 106.

[43] POMATTO L C D, DAVIES K J A. The role of declining adaptive homeostasis in ageing[J]. J Physiol, 2017, 595(24): 7275.

[44] BOTA D A, DAVIES K J. Mitochondrial Lon protease in human disease and aging: including an

etiologic classification of Lon-related diseases and disorders[J]. Free radical biology and medicine, 2016(100): 188-198.

[45] HAMON M P, BULTEAU A L, FRIGUET B. Mitochondrial proteases and protein quality control in ageing and longevity[J]. Ageing research reviews, 2015, 23(Pt A): 56-66.

[46] QUIRÓS P M, BÁRCENA C, LÓPEZ-OTÍN C. Lon protease: a key enzyme controlling mitochondrial bioenergetics in cancer[J]. Molecular and cellular oncology, 2014, 1(4): e968505.

[47] DI K, LOMELI N, WOOD S D, et al. Mitochondrial Lon is over-expressed in high-grade gliomas, and mediates hypoxic adaptation: potential role of Lon as a therapeutic target in glioma[J]. Oncotarget, 2016, 7(47): 77457-77467.

[48] CORMIO A, SANGUEDOLCE F, MUSICCO C, et al. Mitochondrial dysfunctions in bladder cancer: exploring their role as disease markers and potential therapeutic targets[J]. Critical reviews in oncology/hematology, 2017(117): 67-72.

[49] BERNSTEIN S H, VENKATESH S, LI M, et al. The mitochondrial ATP-dependent Lon protease: a novel target in lymphoma death mediated by the synthetic triterpenoid CDDO and its derivatives[J]. Blood, 2012, 119(14): 3321.

[50] MATSUSHIMA Y, KAGUNI L S. Matrix proteases in mitochondrial DNA function[J]. Biochimica Et Biophysica Acta, 2012, 1819(9-10): 1080-1087.

[51] 陈林, 蓝林华, 何海栋. ClpP 蛋白酶研究进展: 从细菌到人线粒体[J]. 中国细胞生物学学报, 2014(6): 717-725.

[52] MAURIZI M R, CLARK W P, KATAYAMA Y, et al. Sequence and structure of Clp P, the proteolytic component of the ATP-dependent Clp protease of Escherichia coli[J]. Journal of biological chemistry, 1990, 265(21): 12536.

[53] SCHIRMER E C, GLOVER J R, SINGER M A, et al. HSP100/Clp proteins: a common mechanism explains diverse functions[J]. Trends in biochemical sciences, 1996, 21(8): 289-296.

[54] GRIBUN A, KIMBER M S, CHING R, et al. The ClpP double ring tetradecameric protease exhibits plastic ring-ring interactions, and the N termini of its subunits form flexible loops that are essential for ClpXP and ClpAP complex formation[J]. Journal of biological chemistry, 2005, 280(16): 16185.

[55] LEE M E, BAKER T A, SAUER R T. Control of substrate gating and translocation into ClpP by channel residues and ClpX binding[J]. Journal of molecular biology, 2010, 399(5): 707.

[56] YU A Y H, HOURY W A. ClpP: a distinctive family of cylindrical energy-dependent serine proteases[J]. Febs Letters, 2007, 581(19): 3749-3757.

[57] LEE B G, PARK E Y, LEE K E, et al. Structures of ClpP in complex with acyldepsipeptide antibiotics reveal its activation mechanism[J]. Nature structural and molecular biology, 2010, 17(4): 471-478.

[58] LEVYTSKYY R, BOHOVYCH I, KHALIMONCHUK O. Metalloproteases of the inner mitochondrial membrane[J]. Biochemistry, 2017, 56(36): 4737.

[59] GLYNN S E. Multifunctional mitochondrial AAA proteases[J]. Frontiers in molecular biosciences, 2017(4): 34.

[60] ESKANDRANI A, ALHASHEM A, ALI E S, et al. Recessive AFG3L2 mutation causes progressive microcephaly, early onset seizures, spasticity, and basal ganglia involvement[J]. Pedi-

atric neurology, 2017(71): 24-28.

[61] ANAND R, WAI T, BAKER M J, et al. The i-AAA protease YmelL and OMA1 cleave OPA1 to balance mitochondrial fusion and fission[J]. Journal of cell biology, 2014, 204(6): 919.

[62] GRAEF M, SEEWALD G, LANGER T. Substrate recognition by AAA+ ATPases: distinct substrate binding modes in ATP-dependent protease Yme1 of the mitochondrial intermembrane space[J]. Molecular and cellular biology, 2007, 27(7): 2476-2485.

[63] RAINEY R N, GLAVIN J D, CHEN H W, et al. A new function in translocation for the mitochondrial i-AAA protease Yme1: import of polynucleotide phosphorylase into the intermembrane space[J]. Molecular and cellular biology, 2006, 26(22): 8488-8497.

[64] GRAEF M, LANGER T. Substrate specific consequences of central pore mutations in the i-AAA protease Yme1 on substrate engagement[J]. Journal of structural biology, 2006, 156(1): 101-108.

[65] GOO H G, RHIM H, KANG S. HtrA2/Omi influences the stability of Lon protease 1 and prohibitin, proteins involved in mitochondrial homeostasis[J]. Experimental cell research, 2014, 328(2): 456-465.

[66] KANG S G, ORTEGA J, SINGH S K, et al. Functional proteolytic complexes of the human mitochondrial ATP-dependent protease, hClpXP[J]. Journal of biological chemistry, 2002, 277(23): 21095-21102.

[67] GOO H G, MIN K J, HAN S S, et al. HtrA2/Omi deficiency causes damage and mutation of mitochondrial DNA[J]. Biochimica et Biophysica Acta (BBA) - Molecular Cell Research, 2013, 1833(8): 1866-1875.

[68] YACOBISHARON K, NAMDAR Y, ARAMA E. Alternative germ cell death pathway in Drosophila involves HtrA2/Omi, lysosomes, and a caspase 9 counterpart[J]. Developmental cell, 2013, 25(1): 29-42.

[69] KANG S, FERNANDES-ALNEMRI T, ALNEMRI E S. A novel role for the mitochondrial HTRA2/OMI protease in aging[J]. Autophagy, 2013, 9(3): 420-421.

[70] SONG Z, CHEN H, FIKET M, et al. OPA1 processing controls mitochondrial fusion and is regulated by mRNA splicing, membrane potential, and YmeIL[J]. Journal of cell biology, 2007, 178(5): 749-755.

[71] MACVICAR T, LANGER T. OPA1 processing in cell death and disease: the long and short of it[J]. Journal of cell science, 2016, 129(12): 2297.

[72] RAINBOLT T K, LEBEAU J, PUCHADES C, et al. Reciprocal degradation of Yme1L and OMA1 adapts mitochondrial proteolytic activity during stress[J]. Cell reports, 2016, 14(9): 2041-2049.

[73] WAI T, GARCā-A-PRIETO J, BAKER M J, et al. Imbalanced OPA1 processing and mitochondrial fragmentation cause heart failure in mice[J]. Science, 2015, 350(6265): aad0116.

[74] RAINBOLT T K, ATANASSOVA N, GENEREUX J C, et al. Stress-regulated translational attenuation adapts mitochondrial protein import through Tim17A degradation[J]. Cell Metabolism, 2013, 18(6): 908.

[75] RUAN Y, LI H, ZHANG K, et al. Loss of Yme1L perturbates mitochondrial dynamics[J]. Cell death and disease, 2013, 4(10): e896.

[76] STIBUREK L, CESNEKOVA J, KOSTKOVA O, et al. YmelL controls the accumulation of

respiratory chain subunits and is required for apoptotic resistance, cristae morphogenesis, and cell proliferation[J]. Molecular biology of the cell, 2012, 23(6): 1010-1023.

[77] WARBURG O. On the origin of cancer cells[J]. Science, 1956, 123(3191): 309-314.

[78] HANAHAN D, WEINBERG R A. Hallmarks of cancer: the next generation[J]. Cell, 2011, 144(5): 646.

[79] XIANG S, GU H, JIN L, et al. LncRNA IDH1-AS1 links the functions of c-Myc and HIF1α via IDH1 to regulate the Warburg effect[J]. Proc Natl Acad Sci USA, 2018, 115(7): E1465-E1474.

[80] LIU F, MA F, WANG Y, et al. Erratum: PKM2 methylation by CARM1 activates aerobic glycolysis to promote tumorigenesis[J]. Nature cell biology, 2017, 19(11): 1358.

[81] HUI S, GHERGUROVICH J M, MORSCHER R J, et al. Glucose feeds the TCA cycle via circulating lactate[J]. Nature, 2017, 551(7678): 115.

[82] CHENG C W, KUO C Y, FAN C C, et al. Overexpression of Lon contributes to survival and aggressive phenotype of cancer cells through mitochondrial complex Ⅰ-mediated generation of reactive oxygen species[J]. Cell death and disease, 2013, 4(6): e681.

[83] ZHU Y, WANG M, LIN H, et al. Epidermal growth factor up-regulates the transcription of mouse Lon homology ATP-dependent protease through extracellular signal-regulated protein kinase-and phosphatidylinositol-3-kinase-dependent pathways[J]. Experimental cell research, 2002, 280(1): 97-106.

[84] LUO B, WANG M, HOU N, et al. ATP-dependent Lon protease contributes to helicobacter pylori-induced gastric carcinogenesis[J]. Neoplasia, 2016, 18(4): 242-252.

[85] GIBELLINI L, PINTI M, BERETTI F, et al. Sirtuin 3 interacts with Lon protease and regulates its acetylation status[J]. Mitochondrion, 2014(18): 76-81.

[86] NAGIAH S, PHULUKDAREE A, CHUTURGOON A A. Lon protease and eIF2α are involved in acute, but not prolonged, antiretroviral induced stress response in HepG2 cells[J]. Chemico-biological interactions, 2016(252): 82-86.

[87] BOTA D A, NGO J K, DAVIES K J. Downregulation of the human Lon protease impairs mitochondrial structure and function and causes cell death[J]. Free radical biology and medicine, 2005, 38(5): 665-677.

[88] RYUICHI N, MITSUHIKO O, MASAHARU H, et al. Proteomic identification of differentially-expressed genes in human gastric carcinomas[J]. Proteomics, 2005, 5(12): 3205-3213.

[89] COLE A, WANG Z, COYAUD E, et al. Inhibition of the mitochondrial protease ClpP as a therapeutic strategy for human acute myeloid leukemia[J]. Cancer cell, 2015, 27(6): 864.

[90] SEO J H, RIVADENEIRA D B, CAINO M C, et al. The mitochondrial unfoldase-peptidase complex clpXP controls bioenergetics stress and metastasis[J]. PLoS Biology, 2016, 14(7): e1002507.

[91] CORMIO A, MUSICCO C, GASPARRE G, et al. Increase in proteins involved in mitochondrial fission, mitophagy, proteolysis and antioxidant response in type Ⅰ endometrial cancer as an adaptive response to respiratory complex Ⅰ deficiency[J]. Biochem Biophys Res Commun, 2017, 491(1): 85.

[92] MATSUKUMA S, OKADA K, TAKEO H, et al. Histopathological study of colo-ileal carcinoma[J]. Oncology letters, 2012, 3(3): 689.

[93] ZHANG Y, MAURIZI M R. Mitochondrial ClpP activity is required for cisplatin resistance in

human cells[J]. Biochim Biophys Acta, 2016, 1862(2): 252 - 264.

[94] LARA G, MARCELLO P, REGINA B, et al. Inhibition of Lon protease by triterpenoids alters mitochondria and is associated to cell death in human cancer cells[J]. Oncotarget, 2015, 6(28): 25466 - 25483.

[95] BAYOT A, BASSE N, LEE I, et al. Towards the control of intracellular protein turnover: mitochondrial Lon protease inhibitors versus proteasome inhibitors[J]. Biochimie, 2008, 90(2): 260 - 269.

[96] LAN L, GUO M, AI Y, et al. Tetramethylpyrazine blocks TFAM degradation and up-regulates mitochondrial DNA copy number by interacting with TFAM[J]. Bioscience reports, 2017, 37(3): BSR20170319.

[97] OKUMOTO K, KAMETANI Y, FUJIKI Y. Two proteases, trypsin domain-containing 1 (Tysnd1) and peroxisomal Lon protease (PsLon), cooperatively regulate fatty acid β-oxidation in peroxisomal matrix[J]. Journal of biological chemistry, 2011, 286(52): 44367.

[98] OMI S, NAKATA R, OKAMURAIKEDA K, et al. Contribution of peroxisome-specific isoform of Lon protease in sorting PTS1 proteins to peroxisomes[J]. Journal of biochemistry, 2008, 143(5): 649.

[99] GOARD C A, SCHIMMER A D. Mitochondrial matrix proteases as novel therapeutic targets in malignancy[J]. Oncogene, 2014, 33(21): 2690.

[100] SHETH A, ESCOBAR-ALVAREZ S, GARDNER J, et al. Inhibition of human mitochondrial peptide deformylase causes apoptosis in c-Myc-overexpressing hematopoietic cancers[J]. Cell death and disease, 2014, 5(3): e1152.

[101] BÖTTCHER T, SIEBER S A. Beta-lactones as specific inhibitors of ClpP attenuate the production of extracellular virulence factors of staphylococcus aureus[J]. Journal of the American Chemical Society, 2008, 130(44): 14400.

[102] YE F, LI J, YANG C G. The development of small-molecule modulators for ClpP protease activity[J]. Molecular Biosystems, 2016, 13(1): 23.

[103] NI T, YE F, LIU X, et al. Characterization of gain-of-function mutant provides new insights into ClpP structure[J]. Acs Chemical Biology, 2016, 11(7): 1964.

[104] FEI Y, JIE Z, LIU H, et al. Helix unfolding/refolding characterizes the functional dynamics of staphylococcus aureus Clp protease[J]. Journal of biological chemistry, 2013, 288(24): 17643.

[105] ZHANG J, YE F, LAN L, et al. Structural switching of Staphylococcus aureus Clp protease: a key to understanding protease dynamics[J]. Journal of biological chemistry, 2011, 286(43): 37590 - 37601.

第 7 章
线粒体钙稳态异常与肿瘤

目前研究发现,线粒体钙稳态与细胞质钙稳态、线粒体三羧酸循环关键酶、细胞自噬、生存、死亡以及线粒体的空间位置等关系密切。研究表明:细胞受到刺激后,产生的三磷酸肌醇(IP_3)会触发内质网的 Ca^{2+} 释放通路,在线粒体周围形成高钙微区,随即在线粒体内膜膜电位的驱动下,Ca^{2+} 可由存在于线粒体内膜中的单向运送体(mitochondrial calcium uniporter,MCU)输送进入线粒体基质,从而改变细胞质 Ca^{2+} 浓度,起到 Ca^{2+} 缓冲器的作用,包括反馈调节内质网膜上的钙离子通道以及在一些特定细胞中(神经细胞或胰岛细胞)通过线粒体定位调控细胞质中 Ca^{2+} 浓度梯度;线粒体 Ca^{2+} 可激活基质脱氢酶,其中丙酮酸脱氢酶(PDH)活性受 Ca^{2+} 依赖的磷酸酶调控,异柠檬酸脱氢酶(IDH)以及 α-酮戊二酸脱氢酶(α-KGDH)活性则由 Ca^{2+} 直接调控,增加 NADH 的含量,促进呼吸链的电子传递,进而促进 ATP 生成;线粒体 Ca^{2+} 依赖的有氧代谢受抑制后,可激活 AMPK,引发细胞自噬;线粒体 Ca^{2+} 调控细胞死亡通路,细胞钙超载引起线粒体钙超载,伴随活性氧(reactive oxygen species,ROS)积累,促使体内膜上线粒体通透性转换孔(mitochondrial permeablize transition pore,MPTP)持续开放,进而导致膜电位消失、线粒体肿胀,最终引发细胞凋亡或坏死[1]。

线粒体是第一个被发现的参与 Ca^{2+} 转运的细胞器。线粒体是双层膜的钙存储器,由于线粒体外膜具有 Ca^{2+} 高度通透性,因此膜间隙内的 Ca^{2+} 浓度与细胞质内的 Ca^{2+} 浓度相当。在细胞静息状态下,线粒体基质内 Ca^{2+} 浓度在 $0\sim100$ nmol/L,与细胞质内相当。当细胞处于兴奋状态时,细胞质内 Ca^{2+} 浓度可升到 $2\sim3$ μmol/L,而线粒体基质内 Ca^{2+} 浓度可升至 10 μmol/L,甚至更高。线粒体对 Ca^{2+} 的摄取与释放可通过单向转运机制或转运体进行调控。

Ca^{2+} 的摄取:20 世纪 50 年代,科研人员发现离体的线粒体可以摄取 Ca^{2+}。细胞中有两个钙池中的 Ca^{2+} 可以被摄取进入线粒体:一个是细胞质中的,另一个是内质网(endoplasmic reticulum,ER)中的。线粒体钙单向转运体(MCU)是普遍存在于线粒体内膜(inner mitochondrial membrane,IMM)中的 Ca^{2+} 通道,通常被认为是相关模型中关键的 Ca^{2+} 转运蛋白。敲除 MCU 几乎可以完全抑制离体线粒体对 Ca^{2+} 的摄取。MCU 是具有电生理特性的离子通道,通过 MCU 摄取的 Ca^{2+} 而受电化学梯度的驱动。完整的 Ca^{2+} 摄取调节复合物由 MCU 和调节 MCU 的相关分子共同组成。这种 MCU 的调节分子包括 MCU 调节蛋白 1(MCU regulator 1,MCUR1)、

MCU 调节蛋白 2(MCU regulator 2，MCUR2)、线粒体钙离子摄入蛋白 1(mitochondrial calcium uptake 1，MICU1)和线粒体钙离子摄入蛋白 2(mitochondrial calcium uptake 2，MICU2)[2]等。其中，MCUR1 是 MCU 复合物的次级子单元，能允许离子流进入线粒体基质。MCUR1 的下调可以降低 Ca^{2+} 的通量，减少线粒体氧化磷酸化 ATP 的产生并激活 AMP 活化的蛋白质激酶(AMP-activated protein kinase，AMPK)依赖性自噬。而 MCUR1 在肝癌细胞中发生上调，其表达与癌细胞的存活和肿瘤的生长密切相关。在该通路中，MCUR1 诱导了线粒体 Ca^{2+} 的积累和 ROS 的产生，表明 MCUR1 与 MCU 的结合对于功能性 MCU 复合物是必需的，并且 Ca^{2+} 进入线粒体是癌细胞的先决生存因子。

Ca^{2+} 的释放：线粒体内膜上存在着一种钠-钙-锂转运体($Na^+/Ca^{2+}/Li^+$-permeable exchanger，NCLX)，它是 Na^+ 依赖的钠-钙反向交换通道，能够正向调节线粒体内 Ca^{2+} 外流。当线粒体内 Ca^{2+} 浓度过高时，会使 NCLX 的活性增强，引起线粒体内膜上线粒体通透性转换孔(MPTP)的开放。而 Ca^{2+} 是调节 MPTP 的中枢，既可以直接调节 MPTP 本身，也可通过调节 ADP/ATP 的平衡、线粒体膜电位、活性氧/活性氮的水平以及蛋白水平对 MPTP 进行调控。研究发现，MPTP 具有一个重要的性质，MPTP 开放引起的 ADP 的增加和 Mg^{2+}/Ca^{2+} 的恢复均是可逆的，这种可逆性使 MPTP 的开放有持续开放和瞬时开放两种模式，可以启动细胞的死亡信号通路或者维持细胞正常的生理功能。此外，线粒体上还存在着 H^+/Ca^{2+} 反向转运通道蛋白 1(leucine zipper EF hand-containing transmembrane protein 1，Letm1)。当线粒体基质中的 Ca^{2+} 浓度较低时，Letm1 可转运 Ca^{2+} 进入基质；反之，则转运 Ca^{2+} 流出。研究还发现，沉默 Letm1，尽管存在 MCU，但依然可以抑制 Ca^{2+} 的内流。

线粒体内的 Ca^{2+} 浓度会影响线粒体 ATP 的合成、线粒体通透性转换孔的开放、细胞质内钙信号及细胞质钙稳态的维持。因此，线粒体 Ca^{2+} 具有重要的生理意义，它的异常与许多重要疾病相关，尤其在一些恶性肿瘤中发挥重要作用。几种癌基因和肿瘤抑制因子通过调控 Ca^{2+} 发挥抗/促凋亡的活性，癌基因(如 Akt/PKB 和 FATE1)以及抑癌蛋白(如 PML 和 PTEN)可以通过 Ca^{2+} 信号调节在癌症的发展中发挥其他作用，如凋亡抗性。肿瘤细胞可以获得细胞死亡的抗性，比如通过过度表达抑制 IP_3R 介导 Ca^{2+} 信号转导的蛋白(如 Akt78)或通过增加 MAM 处的跨膜距离，使 ER-线粒体 Ca^{2+} 转移效率降低，从而降低肿瘤细胞的凋亡敏感性。

自噬在维持细胞稳态中发挥关键作用。因此，自噬失调会破坏正常生理过程，并牵涉包括癌症在内的各种疾病的发病机制。目前，研究者们认为，细胞内 Ca^{2+} 是细胞自噬的潜在调节剂[3-4]，且具有"双刃剑"的特点。一方面，Ca^{2+} 会激活自噬。研究发现，MAM 的破坏会激活自噬。MAM 是 Ca^{2+} 从内质网转移到线粒体以调节线粒体酶的重要部位。Ca^{2+} 流主要通过 ER 膜中的 IP_3 受体和 TRPM8 产生，也通过线粒体膜上的电压依赖性阴离子通道(VDAC)、线粒体钙单向转运蛋白(MCU)和瞬时受体蛋白 Melastatin 2(TRPM2)产生[5]。ER 和线粒体之间的 Ca^{2+} 流的中断会降低氧化磷酸化，诱导代谢应激并激活自噬作为生存机制。然而，与正常细胞不同，肿瘤细胞中 MAM 破坏引起的自噬激活似乎不足以维持所需的能量水平，从而导致肿瘤细胞死亡和肿瘤生长减速[6]。另外，Hoyer-Hansen 等人也证明了 Ca^{2+} 激动剂，如毒胡萝卜素、ATP 和离子霉素通过 Ca^{2+} 激活的激酶 CAMKK 刺激 HeLa 细胞自噬。该激酶可通过直接激活 AMPK 来抑制 mTOR。最近有研究已经确定了该途径是人神经母细胞瘤细胞中淀粉样蛋白-β 肽诱导的自噬体形成所必需的[7]。与 Ca^{2+} 对自噬的激活作用一致，研究人员也发现线粒体裂变介导的 Ca^{2+} 信号转导显著诱导了肝细胞癌（hepatocellular carcinoma，HCC）的细胞自噬。另一方面，Ca^{2+} 会抑制自噬。研究发现，Ca^{2+} 对自噬有抑制作用[8]。M. T. Khan 等人发现，在 B 淋巴细胞系中，自噬可能受到 ER 释放的 IP_3R 依赖性 Ca^{2+} 的负调控[9]。目前发现，Ca^{2+} 抑制自噬的途径有以下几种：①IP_3R 介导 Ca^{2+} 降低 Beclin 1 的释放，从而减少自噬体生成，抑制自噬；②IP_3R 介导 Ca^{2+} 活化钙蛋白酶，使自噬相关基因-5 蛋白与自噬相关基因-12 蛋白分离，降低二者复合物水平，抑制自噬；③ER 释放到线粒体的 Ca^{2+} 增多，使得三羧酸循环增加，ATP 生成增多，抑制自噬；④IP_3R 介导 Ca^{2+} 进入线粒体，导致 ATP 生成增加，AMPK 被抑制，从而抑制自噬[10-11]。因此，Ca^{2+} 可能对自噬具有不同的调节作用，具体可能取决于 Ca^{2+} 信号转导的时空参数、营养成分和生长因子的利用率。细胞主要是通过自噬来对抗刺激，因此 Ca^{2+} 会影响自噬，从而导致正常细胞癌变以及影响肿瘤细胞的生长。

活性氧分子包括超氧阴离子、过氧化氢和羟自由基。相当多的实验证实，脑缺血再灌注后伴有大量 ROS 产生。有学者通过脑皮质细胞培养发现，ROS 产生于线粒体。ROS 的产生与线粒体内 Ca^{2+} 的聚积有关。还有人发现，在全脑缺血再灌注早期，线粒体内 Ca^{2+} 浓度上升、ROS 产物增加。线粒体内 Ca^{2+} 浓度上升可引起细胞色素氧化酶系统功能失调，以致氧经单电子还原成氧自由基，引起缺血性脑损伤。研究人员认为，ROS 及其引起的过氧化反应在细胞凋亡中起重要作用。抗氧化剂和硫醇诱导剂——超氧化锰（MnSOD）可以阻断或延迟细胞凋亡。Bcl-2 为一种内生蛋白，通过抗氧化机制可以明显抑制凋亡细胞的死亡。可见，ROS 及其引起的细胞氧化还原活性改变是凋亡途径中信号转导途径的一部分。ROS 还通过干扰基因表达促使神经元死亡的发生。有研究者证实，全脑缺血时氧化反应转录因子、NF-κB 在最终走向死亡的神经元中呈持续激活状态。由 NF-κB 诱导神经元死亡有几种途径，包括产生死亡蛋白和不能重新进入细胞周期。有学者证实，ROS 通过产生脂质过氧化物和其他细胞毒性产物导致神经元毒性损伤。由于脑组织中富含脂质，因此脑对自由基损伤特别敏感。自由基攻击细胞膜，改变细胞膜的通透性，促使兴奋性神经递质谷氨酸和天冬氨酸释放，开启了受体依赖性通道，引起细胞内 Ca^{2+} 超载。由此可见，线粒体内 Ca^{2+} 超载导致 ROS 产生，ROS 又促使细胞内 Ca^{2+} 超载的发生，并且线粒体 Ca^{2+} 超载在许多病理状态中与细胞凋亡或坏死相关联。Ca^{2+} 超载可引起线粒体内氧化磷酸化过程障碍，线粒体膜电位降低，组织 ATP 含量下降，以及细胞质内磷脂酶、蛋白酶等激活，可导致并促进细胞的不可逆性损伤。线粒体内 Ca^{2+} 是由多种离子通道精确调控的。其中，线粒体钙单向转运体(mitochondrial Ca^{2+} uniporter，MCU)位于线粒体内膜，对 Ca^{2+} 具有选择性，是线粒体膜间隙中 Ca^{2+} 进入线粒体基质的主要通道[12]。精胺(spermine，Sp)是 MCU1 的激动剂，可能通过变构激活作用增加 MCU 对 Ca^{2+} 的跨膜转运，在心肌细胞中，精胺可通过激动 MCU 增加 Ca^{2+} 向线粒体内转运。在促凋亡刺激的条件下，过表达 MCU 的细胞表现出增强细胞凋亡的效应，说明增加 MCU 与细胞死亡的易感性具有相关性。下调 MCU 后，线粒体 Ca^{2+} 摄取减弱，这使线粒体 Ca^{2+} 含量降低，Ca^{2+} 依赖的细胞凋亡减弱。除了癌症，在心肌中，Ca^{2+} 在调节收缩、基因表达、心肌肥厚和细胞凋亡等方面起着重要作用。多功能的 Ca^{2+}/钙调素依赖性蛋白激酶(Ca^{2+}/calmodulin dependent protein kinase，CaMK)是 Ca^{2+} 信号的传递者，可以使很大范围的底物磷酸化，并影响 Ca^{2+} 介导的细胞作用，其中比较重要的有 CaMKⅡ，其通过调节钙循环的各个环节来影响心肌细胞信号转导和兴奋-收缩耦联。

心脏手术时，心脏要在停搏液的保护下经历缺血再灌注损伤，恢复血流灌注后，心肌功能并不能立即恢复，其病理生理机制主要涉及氧自由基的损伤和心肌细胞的钙超载。有研究者认为，再灌注初期大量的氧自由基对心肌组织的损伤起主要作用，但随着损伤的进展以及 Na^+-Ca^{2+} 交换的进行，钙超载开始对心肌顿抑和心肌细胞的坏死起主要作用。目前越来越多的学者发现，心肌细胞线粒体基质钙稳态能力恢复对再灌注后心功能的恢复起重要作用。

心肌缺血再灌注损伤在心脏外科和冠心病的研究中越来越受到重视。虽然心肌缺血再灌注损伤的发病机制尚未完全明了，但研究证实再灌注时会产生大量氧自由基，细胞内钙超载是心肌缺血再灌注损伤的主要发病机制[13]。细胞内 Ca^{2+} 蓄积是心肌细胞由可逆性损伤变为不可逆性损伤的关键。再灌注 Ca^{2+} 超载可引起线粒体内钙沉积，氧化磷酸化反应下降至正常的 3%~4%，ATP 生成锐减，影响线粒体功能，同时还可诱发 MPTP 开放，释放促细胞凋亡的因子，如细胞色素 c(Cyt c)，启动细胞凋亡的进程，引发心肌细胞凋亡。在缺血再灌注损伤和心肌梗死时，CaMKⅡ通过增加 MCU 复合物的活性促进心肌细胞凋亡，降低心肌功能。其可能的机制是 CaMKⅡ在基质中与 MCU 相互作用，促进 MCU 丝氨酸磷酸化，增加 MCU 的功能所致。在胰腺 β 细胞中，MCU 和 MICU1 依赖的 Ca^{2+} 积聚调节 ATP 水平、葡萄糖代谢和胰岛素分泌。有报道称，MCU 沉默将损害葡萄糖诱导的 Ca^{2+} 依赖性 ATP 增加，加速 2 型糖尿病的病理过程。

线粒体 Ca^{2+} 吸收的受损可能是神经、肌肉疾病潜在的发病机制，这为 MCU 和 MICU1 调节线粒体 Ca^{2+} 信号的生物作用提供了新的见解。研究人员发现，肌肉萎缩症和核心肌肉群疾病的发病机制包括异常的线粒体 Ca^{2+} 摄取。在神经元中，Ca^{2+} 作为第二信使，在信号转导中具有重要作用。维持相对稳定的细胞质内 Ca^{2+} 是神经元进行生理活动、维持生理功能的重要条件。进入神经元内的 Ca^{2+} 迅速与线粒体或内质网结合，或者通过细胞膜浓度梯度泵回，以维持 Ca^{2+} 稳态，此过程需要大量的ATP。线粒体内Ca^{2+}的聚集导致氧化磷酸化的激活和随后的ATP产量增加，从而有助于满足与神经元电活动有关的代谢需求[14]。在正常突触活动中，Ca^{2+}的浓度会出现短暂的无害性的增加。而在缺乏突触输入的情况下，电压依赖的L型Ca^{2+}通道的黑质致密部（SNpc）多巴胺能神经元胞质Ca^{2+}浓度会持续升高，巨大的Ca^{2+}超载将引起线粒体氧化应激和膜电位改变、ATP生成减少，并最终影响线粒体功能。研究表明，SNpc多巴胺能神经元中持续的线粒体Ca^{2+}超载可能导致机体更易患帕金森病[15]。能引起帕金森样症状的神经毒物MPP^+和鱼藤酮能诱导细胞中线粒体Ca^{2+}摄取减少，并使细胞质游离Ca^{2+}浓度增加，进一步支持线粒体Ca^{2+}稳态改变在帕金森病中的作用。在纤维母细胞中敲除MICU1后，线粒体Ca^{2+}吸收增加会导致MCU激活和线粒体Ca^{2+}超载，损伤线粒体，但未改变细胞静息线粒体膜电位。在转录水平上，神经突触活动通过核内Ca^{2+}和钙调蛋白激酶激活神经元PAS结构域蛋白（Npas4），抑制N-甲基-D-天冬氨酸受体，下调MCU，减少线粒体Ca^{2+}吸收，降低细胞线粒体膜电位去极化，防止兴奋性氨基酸毒性引起的神经元死亡，表明MCU本身及调控MCU表达的通路均可作为治疗兴奋性氨基酸毒性紊乱和神经保护信号的靶点。

线粒体是细胞的"能量工厂"。线粒体的钙稳态可调节细胞的膜电势、维持细胞质中的Ca^{2+}水平。尽管研究者了解细胞膜上Ca^{2+}通道的各种特性及调节机制，但不完全清楚线粒体的Ca^{2+}通道。比如，究竟哪种或哪些Ca^{2+}通道介导线粒体Ca^{2+}内流，什么情况下Ca^{2+}通道开放，且又是如何被调节的？这些问题对了解线粒体功能调节与人类多种疾病的机制十分重要。已有研究者通过干扰筛选的方法发现了线粒体Ca^{2+}单向传递体，及其调节蛋白参与线粒体的钙稳态调节。其被抑制后，线粒体仍保留部分Ca^{2+}摄取的能力。该研究组发现，还有另一种Ca^{2+}通道，即瞬时受体电位通道蛋白通道，一种可通透Ca^{2+}的非选择性阳离子通道，主要定位于细胞膜上，也定位于线粒体膜上，并参与线粒体摄取细胞质中的Ca^{2+}。通道蛋白在分离提纯的线粒体组分中富集在细胞中，无论是过表达该通道蛋白，还是用干扰的方法降低蛋白水平，都会影响线粒体的膜电势。该通道仅响应较高浓度的Ca^{2+}刺激，提示线粒体可能参与线粒体对细胞质中高浓度Ca^{2+}的缓冲过程。由于参与中枢神经系统发育和肿瘤发展等过程，因此该发现揭示了线粒体Ca^{2+}摄取的新机制，也为理解通道的病理功能提供了新思路。大量实验证据表明，细胞中线粒体钙稳态的维持至关重要，无论是钙超载还是钙摄取不足，一旦钙稳态失调，均将导致细胞损伤或死亡。值得一提的是，*Diabetes*[16]、*Circulation Research*[17]、*Circulation*等杂志有多篇文献相继报道心衰的心肌细胞线粒体钙摄取减少，导致$NADH/NAD^+$还原电势降低；而高水平的$NADH/NAD^+$不仅是保证线粒体氧化磷酸化顺利进行的关键，更与细胞内抗氧化防御系统密切相关。这是由于Ca^{2+}可激活三羧酸循环相关的脱氢酶的活性，而三羧酸循环生成的NADH可促进细胞内抗氧化防御系统组成成分NADPH的再生（NADPH促进GSH和TRX的还原）[18]，因此线粒体钙可调节基质的抗氧化活性。抑制线粒体钙摄取，不仅导致线粒体氧化磷酸化受损,更增加 H_2O_2 生成。研究还发现,在慢性心衰时,心肌细胞线粒体钙摄取降低是氧化应激发生的重要原因。

7.1 线粒体钙稳态异常与肿瘤细胞增殖(对细胞活力的调节)

线粒体 Ca^{2+} 及其转运不但在细胞能量代谢调节中起重要作用,还对细胞的活力——生存与死亡进行调节。Ca^{2+} 是细胞中重要的信号转导分子,常发挥传递生存信号的作用。有研究者认为,细胞 Ca^{2+} 浓度水平与线粒体 ROS 的产生关系密切[19]。部分研究者认为,钙超载会增加氧自由基的水平,促使 MPTP 持续开放,若 Ca^{2+} 持续超载,则会导致 MPTP 不可逆性开放,最终威胁细胞生存[20-21]。曾经一度认为细胞质 Ca^{2+} 浓度增高是缺血再灌注及许多化学物质所致细胞损伤的主要原因,但最新研究表明,细胞死亡的根本原因是线粒体钙超载。线粒体在调节细胞钙稳态中起重要作用,任何原因所致的细胞质 Ca^{2+} 浓度升高都可能首先导致线粒体积聚超量的钙,最终导致 MPTP 呈高通透状态,广泛持久开放,线粒体肿胀破坏,细胞能量耗竭。同时,线粒体 Ca^{2+} 大量释放,细胞质 Ca^{2+} 升高超过其所能承受的限度时,可导致多种蛋白水解酶、磷脂酶激活,使细胞膜崩解、细胞坏死。另一方面,线粒体 Ca^{2+} 升高时,如果只是 MPTP 的瞬间开放,且线粒体能够维持细胞能量供应,细胞则不进入坏死程序,但线粒体可释放出细胞色素 c 与凋亡诱导因子(apoptosis inducing factor,AIF),两者均可导致细胞凋亡[22]。

7.2 线粒体钙稳态异常与肿瘤细胞凋亡

凋亡又称细胞程序性死亡,是诱导性的细胞自杀过程,它使生物体可以有序清除受损伤或无用的细胞。自从 1972 年 John Kerr 第一次提出凋亡这个概念后,人们发现它在生物进化、内环境稳定以及多个系统的发育中起着重要作用。首先,它对于生物发育过程中控制细胞数量平衡必不可少。例如,手指的形成和神经元与靶细胞之间联系的建立都依赖于器官中某些特定细胞群体的凋亡。因此,细胞凋亡的缺陷会导致严重的发育畸形。同时,许多病理过程,如缺血再灌注损伤、坏死、神经系统退行性病变及病毒侵害或化学毒性等都与凋亡有关。

此外,由基因变异而引起的细胞凋亡的抑制会导致肿瘤的发生或化疗耐受的产生。凋亡的过程包括两个主要阶段,即早期的决定阶段(commitment phase)和后期的执行阶段(execution phase)。细胞质内 Ca^{2+} 浓度的升高可能直接作用于线粒体,导致线粒体肿胀并释放细胞色素 c。癌细胞增殖抑制可由多种机制导致,其中癌细胞发生凋亡是人们关注的热点,细胞内游离 Ca^{2+} 浓度的动态变化在诱发细胞凋亡过程的多个环节中起重要作用。细胞外 Ca^{2+} 内流是导致细胞内 Ca^{2+} 水平上调的原因之一。早期 Ca^{2+} 升高可使定位于内质网的半胱天冬蛋白酶 12(caspase 12)前体被激活,释放到细胞质传递凋亡信号;后期细胞核内 Ca^{2+} 浓度升高可使 $Ca^{2+}-Mg^{2+}$

依赖性的内源性核酸内切酶活性增强,从而促使 DNA 断裂和细胞凋亡。另外,Ca^{2+} 作为第二信使参与磷脂酰肌醇系统、钙调蛋白系统或线粒体/细胞色素 c 介导的凋亡信号途径等。

Ca^{2+} 作为人体内最普遍使用的信号转导因子,在细胞分裂、生长、死亡过程中起着重要的作用,而细胞凋亡作为生命的基本现象之一,是调节生物发育和衰老的重要机制。然而,多项研究发现,病理条件下细胞质内 Ca^{2+} 浓度异常增加可引起线粒体内 Ca^{2+} 超载,进而引发细胞凋亡过程[23]。Ca^{2+} 作为第二信使参与细胞凋亡的调控,目前主要有 3 条主要信号通路发挥作用:①线粒体通路;②内质网通路;③死亡受体通路。这些信号转导通路大部分与 Ca^{2+} 有关,其最终都能激活凋亡执行者(caspase 3),水解各种细胞成分,从而使细胞凋亡。在动物细胞中,线粒体通路是最普遍的凋亡机制和细胞凋亡核心。Ca^{2+} 的升高参与了凋亡早期信号转导和凋亡的执行阶段,更重要的是在凋亡的早期阶段。细胞凋亡早期线粒体出现内膜渗透性改变,如通透性增加、Ca^{2+} 的摄入、跨膜电位降低、细胞色素 c 和凋亡诱导因子的释放等。C. Tagliarino 等人发现,在 β-Lapachone 处理的 MCF-7 细胞加药后数分钟内,细胞质内有早期 Ca^{2+} 短暂升高[24]。Ca^{2+} 浓度的改变在线粒体上游的凋亡早期信号转导通路中可能起了关键作用。在细胞凋亡早期,线粒体出现内膜渗透性改变、通透性增加。离子与线粒体通路调控细胞凋亡过程包括以下 3 个方面。

7.2.1 线粒体功能调控

线粒体功能的正常维持与线粒体 Ca^{2+} 稳态密切相关。首先,线粒体内 Ca^{2+} 可激活线粒体内多种参与物质代谢的酶(包括丙酮酸脱氢酶、α-酮戊二酸脱氢酶和异柠檬酸脱氢酶),进而影响 ATP 的合成。其次,线粒体是细胞内重要的 Ca^{2+} 库,可转运细胞质内游离的 Ca^{2+},进而调控 Ca^{2+} 信号转导,影响细胞功能。线粒体作为细胞内钙库之一,其 Ca^{2+} 的摄入依赖于线粒体的跨膜电位改变,线粒体 Ca^{2+} 升高的机制包括非特异性漏入和孔道形成等。在一些刺激作用下,内质网将其储存的 Ca^{2+} 释放,然后线粒体摄取 Ca^{2+},线粒体钙超载导致线粒体损伤,细胞色素 c 释放,活化 caspase,诱导细胞凋亡。最后,线粒体内 Ca^{2+} 参与调控自噬。

7.2.2 Bcl-2 家族调控

Bcl-2 基因是一种原癌基因,后来研究发现,许多基因结构与 Bcl-2 相似,因此将这些基因统称为 Bcl-2 基因家族。Bcl-2 家族蛋白包括多至 4 个保守的 BH 区域(Bcl-2 homology domain),已经发现的 Bcl-2 家族成员有 20 多种,均定位于不同的细胞膜上,其 Bcl-2 家族蛋白广泛分布在线粒体外膜、核膜和内质网膜上,调节 caspase 酶活性。根据不同的结构和功能,Bcl-2 家族可分为两大类:抑制凋亡的家族成员(如 Bcl-2、Bcl-xL 等)和促进凋亡的家族成员(如 Bcl-xs、Bax、Bak、Bid、Bad 和 Bim 等),这两类物质相互结合、彼此抑制,往往由其数量的相对多少决定凋亡发生与否。Bcl-2 家族对作用于线粒体 Ca^{2+} 的调节表现在对线粒

体通透性转换孔（MPTP）形成的影响。MPTP 主要由位于内膜的腺苷转位因子和位于外膜的电压依赖性阴离子通道等组成。目前研究认为，MPTP 的开放是引起细胞凋亡发生的直接原因。一旦 MPTP 开放，细胞质中很多相对分子量大于 1500 的分子非选择性地扩散入线粒体内膜，造成线粒体去极化、氧化磷酸化解偶联，ATP 的分解远大于合成。另有研究表明，MPTP 开放会导致线粒体膜电位下降，Ca^{2+} 内流而启动细胞凋亡机制。线粒体膜表面分别存在着 Bcl-2 家族的 Bax 同型二聚体，非磷酸化的 Bad 将直接导致 Bax 的单聚化，从而形成线粒体 Ca^{2+} 内流和细胞色素 c 外流的 PTP 交换通道，这将导致膜电势降低、ATP 合成不足及下游的 caspase 活化。Bcl-2 能直接抑制内质网 IP_3R 通道 Ca^{2+} 释放。

7.2.3 活性氧调控

活性氧（ROS）是体内一类氧的单电子还原产物，包括氧的超氧阴离子、过氧化氢（H_2O_2）、羟自由基等。线粒体是 ROS 的主要来源和促凋亡作用靶点。Ca^{2+} 作为多种死亡信号转导的第二信使，与线粒体功能及 ROS 之间有着错综复杂的关系。ROS 能破坏细胞器，如内质网、线粒体膜及细胞膜，导致细胞内 Ca^{2+} 重新分布、细胞外 Ca^{2+} 内流，引起 Ca^{2+} 水平变化。细胞内游离钙水平升高后，H_2O_2 产生增加，促使 caspase 3 活化而诱导凋亡。二烯丙基三硫（diallyl trisulfide，DATS）诱导前列腺癌细胞凋亡过程中有 JNK 的活化，而且抗氧化剂能抑制 DATS 介导的 JNK 活化，同时抑制凋亡。少量产生的 ROS 可能作为信号，诱导 MPTP 开放，且 ROS 升高既是 MPTP 开放的原因也是结果，它们组成了一个扩大环路。ROS 作为信号诱导 MPTP 的开放、Ca^{2+} 内流和线粒体电子传递链解偶联，同时促进自身线粒体及其他线粒体产生 ROS。乙酰水杨酸可介导 ROS 的产生，继之线粒体膜电位下降、细胞色素 c 释放，caspase 9 和下游的 caspase 3 活化，同时他们认为 Bcl-2 可防止 ROS 的产生和线粒体膜电位的下降，从而抑制细胞凋亡的发生。

细胞凋亡早期线粒体出现内膜渗透性改变、通透性增加、Ca^{2+} 的摄入、跨膜电位降低、细胞色素 c 和凋亡诱导因子的释放等。在死亡受体通路中，caspase 3 的激活依赖于细胞膜上死亡受体的活化。当肿瘤坏死因子 α（TNF-α）或 Fas 配体与它们在细胞膜上的受体结合时，会促使受体三聚体的形成并通过细胞质侧的死亡区域吸引 procaspase 8 到细胞膜。活化的 caspase 8 可切割 procaspase 3，从而产生活化的 caspase 3。此外，caspase 8 还可以通过切割而激活单 Bcl-家族 BH3 促凋亡蛋白 Bid。被切割的 Bid 会转移到线粒体，引起膜间腔凋亡蛋白的释放。在内质网通路中，caspase 3 被位于内质网上的 caspase 12 所激活。caspase 12 主要位于内质网膜的细胞质侧，当内质网的稳态被破坏，如内质网 Ca^{2+} 排空时，caspase 12 会被激活。有证据显示，caspase 12 的激活依赖于钙调蛋白水解酶（calpain）。Ca^{2+} 作为一个主要的细胞内信使，参与调控许多细胞和组织的生理活动，包括肌肉收缩、新陈代谢、分泌及细胞分裂。在静息生理状态下，细胞内 Ca^{2+} 浓度总是保持在极低的水平，约为 10^{-7} mol/L。细胞内 Ca^{2+} 浓度是细胞外 Ca^{2+} 浓度的 10000 倍左右。当遇到相应的刺激时，细胞会通过多种途径瞬间提高细胞内局部或全部的 Ca^{2+} 浓度。

在动物细胞中，线粒体通路是最普遍的凋亡机制。细胞外或细胞内的凋亡信号会激发细胞质内 Bcl-2 族促凋亡蛋白，如 Bax 的激活。当诱导细胞凋亡时，Ca^{2+} 可以通过内质网膜上的 IP_3 受体流出或从细胞外环境流入，从而导致细胞质内 Ca^{2+} 浓度升高。细胞质内 Ca^{2+} 浓度升高后，一方面使得许多钙依赖的酶被激活，导致一些 Bcl-2 家族蛋白激发线粒体膜间腔蛋白的释放；另一方面，细胞质内 Ca^{2+} 浓度的升高会导致 Ca^{2+} 转移到线粒体，引起线粒体损伤。此外，从内质网释放的 Ca^{2+} 可以通过内质网和线粒体的近距离接触区域流入线粒体，进而导致线粒体钙超载及线粒体损伤，诱导细胞凋亡。

强大的低氧耐受能力是实体瘤发生过程中由于血管生成相对不足导致的缺氧状态下获得生存的必要条件，对缺氧条件的适应是肿瘤进一步发展非常关键的一步。因此，对线粒体氧化磷酸化功能依赖性的降低和以糖酵解途径下的葡萄糖无氧代谢作为能量的主要来源成为实体瘤的共同特点。较低的线粒体活性也成为肿瘤细胞耐受缺氧和对环境条件的一种适应。缺氧条件下，肿瘤细胞线粒体活性的降低减少了氧化应激，因此可能通过凋亡调控等途径而使其获得生长优势。

7.3 线粒体钙稳态异常与肿瘤细胞迁移和侵袭

肿瘤细胞侵袭转移是恶性肿瘤的主要特征，是引起恶性肿瘤患者死亡的首要因素。肿瘤侵袭转移是一个复杂的、多因素调控的动态过程，它的发生涉及肿瘤细胞及其所处的微环境中复杂的信号通路，这些信号通路的激活及相互作用介导了肿瘤的转移侵袭、存活以及生长过程。对于肿瘤侵袭转移机制的研究将有助于深入了解转移过程，并可以识别到有意义的治疗靶标，为临床诊断和治疗奠定基础。

细胞外大部分分子信号是通过细胞表面受体传递信息，而不穿过细胞膜脂质双分子层，通过这受体优化和放大信号传递。受体-配体相互作用可刺激或调节细胞内第二信使或第三信使的产生，下游信使又继续激发受体依赖细胞的效应器反应。通过细胞表面受体介导跨膜信号转导基本有三类：①G 蛋白耦联受体介导；②蛋白质的磷酸化、去磷酸化；③离子通道介导。Ca^{2+} 通道对细胞的功能非常重要，包括肿瘤及其转移，有许多信号转导通路可直接激活钙通道或作为钙通道的效应因子。Ca^{2+} 的动员可直接通过 G 蛋白活化钙通道，通过受体介导钙通道活化，或通过第二信使诱导细胞内钙释放或外钙内流而作为下游信息传递分子。Ca^{2+} 从细胞内钙库释放，可由部分 G 蛋白通路活化的效应酶类诱导。磷脂酰肌醇转导通路是一个例子。此通路的效应器为磷脂酶 C-b(PLC-b)，活化 PLC-b 水解质膜上的磷脂酰肌醇二磷酸(PIP2)，可产生三磷酸肌醇(IP_3)和甘油二酯。IP_3 导致细胞内钙库释放，IP_3 磷酸化为 IP_4，诱导细胞外钙内流。钙信号活化产生细胞内一些活动包括细胞骨架、蛋白质产生、磷酸化和去磷酸化以及细胞的增殖。甘油二酯是 PKC 的激动剂，PKC 可刺激钙动员。对比 G 蛋白、酪氨酸激酶和钙通道介导信号通路，表明 Ca^{2+} 在 3 种信号转导通路中是非常重要的一个共同点，Ca^{2+} 对于第二信使或第三信使的产生也是必需的，或者其本身即是直接的信号。肿瘤细胞可能依赖于数个不同的第二信使和信号转导通路参与其生长、侵袭转移过程。G 蛋白偶联的肿瘤侵袭与转移过程包括 4 个不同的过程，即血管生成、黏附、蛋白酶水解、转移。实验研究显示，一些正常细胞系的运动和黏附特性是通过 G 蛋白敏感通路进行的，提示这一细胞信号通路可能参与了肿瘤的侵袭和转移过程。肿瘤细胞运动因子通过百日咳毒素敏感的肌醇磷脂水解发挥作用，能够增强某些肿瘤细胞的运动能力。

每个组织、器官都有自身的结构，肿瘤细胞侵入这种器官就必须应对环境的压力，包括氧气和营养的缺乏、低 pH、活性氧自由基和炎症反应调节因子，经过环境的选择后，肿瘤细胞获得恶性的表型。另外，上皮间质转化（EMT）是一种基本的生理病理现象，是胚胎发育中形态发生过程的重要部分。20 世纪 80 年代，人们最早认为 EMT 是胚胎发育的重要特征。在 EMT 过程中，上皮细胞获得成纤维样细胞的特征，即细胞间黏附减弱、运动性增强，且细胞间紧密连接及细胞极性均被破坏。胚胎发育过程中参与 EMT 过程的基因被证实参与控制转移过程。越来越多的证据表明，EMT 是许多肿瘤侵袭和转移早期的一个重要的过程。EMT 的一个重要标志是 E-钙黏蛋白（E-cadherin）表达下调，在发育和癌症发生过程中，EMT 部位 E-钙黏蛋白持续性表达下调。E-钙黏蛋白的表达水平与肿瘤发生的阶段相关。许多转录因子抑制 E-钙黏蛋白的表达，如 Snail/Slug 家族蛋白、Twist、δEF1/ZEB1、SIP1 和 E12/E47。其中，Snail 通过抑制 E-钙黏蛋白表达在 EMT 和乳腺癌的转移中发挥重要作用。另外，Snail 在起始原发瘤转移表型过程中发挥着重要的作用，因此 Snail 可作为 EMT 发生早期的标志物。由肿瘤细胞、间质细胞及血管细胞网络组成的肿瘤微环境参与了侵袭和转移过程中的细胞和分子事件，在肿瘤转移前微环境的形成过程中发挥了重要的作用。miRNA 可以通过调节肿瘤微环境的结构来参与转移过程，肿瘤微环境在很大程度上影响了肿瘤细胞的移动和存活。

线粒体内的 Ca^{2+} 浓度对于线粒体 ATP 合成、线粒体通透性转换孔的开放及细胞质钙信号的调节具有重要影响。线粒体的 Ca^{2+} 转运调节平衡是线粒体除合成 ATP 和诱导细胞凋亡以外的又一重要功能。线粒体中存在钙吸收和钙释放两种重要的钙转运机制。线粒体的 Ca^{2+} 转运调节平衡是线粒体的重要功能。线粒体内部 Ca^{2+} 稳态的维持通过调控活性氧生成、氧化磷酸化进程以及线粒体凋亡通路等方式对细胞的生存状态起到至关重要的调节作用。

肿瘤细胞的迁移和侵袭能力与其伪足的形成能力密切相关，伪足形成过程涉及的微丝和微管的动态变化都需要大量的 ATP 生成。因此，作为 ATP 的主要产生器官，线粒体在细胞中的分布可影响伪足的形成，肿瘤细胞中线粒体会向伪足形成区域集中，进而促进细胞的迁移和侵袭。钙信号作为细胞内重要的第二信使，参与细胞中多种细胞生物学功能，在癌细胞迁移过程中，Ca^{2+} 首先会在癌细胞内部形成一个稳定而瞬时的浓度梯度变化，从细胞迁移头端至尾部，促使细胞迁移、侵袭。线粒体的钙稳态对调节线粒体膜电位、ATP 合成以及细胞钙稳态具有重要作用。线粒体膜电位能够最直接地衡量线粒体的能量状态及其功能，与线粒体内 Ca^{2+} 摄取、ATP 生成、代谢物以及蛋白转运和线粒体内活性氧生成相关。线粒体可以储存 Ca^{2+}，可以和内质网、细胞外基质等结构协同作用，从而控制细胞中的 Ca^{2+} 浓度平衡。线粒体迅速吸收 Ca^{2+} 的能力使其成为细胞中 Ca^{2+} 的缓冲区。在线粒体内膜膜电位的驱动下，Ca^{2+} 主要由位于线粒体内膜中的 Ca^{2+} 单向转运体（mitochondrial calcium uniporter，MCU）输送进入线粒体基质，Ca^{2+} 排出线粒体基质时则需要钠-钙交换蛋白的辅助或通过该诱导的钙释放机制。同时，线粒体被认为是细胞内最大的钙池之一，对维持细胞内 Ca^{2+} 浓度的稳定起重要作用。

7.4 线粒体钙稳态异常与肿瘤血管生成

血管生成是指从已有的毛细血管或毛细血管后静脉发展而形成新的血管，主要包括激活期血管基底膜降解，血管内皮细胞的激活、增殖、迁移，重建形成新的血管和血管网，是一个涉及多种细胞的多种分子的复杂过程。血管形成是促血管形成因子和抑制因子协调作用的复杂过程，正常情况下，二者处于平衡状态，一旦此平衡被打破，就会激活血管系统，使血管生成过度或抑制血管系统，从而导致血管退化。

人体的肿瘤大部分是实体瘤。实体瘤瘤组织由瘤细胞和间质构成，后者主要包括血管、淋巴管、结缔组织、炎细胞及细胞外基质等成分。其中，血管和结缔组织起营养、支持瘤细胞的作用。肿瘤内的新生血管和淋巴管分别是通过血管生成和淋巴管生成实现的，并在肿瘤的生长和扩散（侵袭和转移）中起重要作用。血管生成是指活体组织在已存在的微血管床上芽生出新的以毛细血管为主的血管系统的过程，有别于胚胎时期由早期内皮细胞分化形成心血管的过程，即血管形成。肿瘤血管生成活跃程度对组织病理分级、放射治疗以及在预后判断上都有重要的评估价值。肿瘤血管生成是指血管内皮细胞从现有的血管系统中分化、迁移而形成新的微血管的复杂生物学过程。正常血管形成有许多关键的步骤，包括内皮细胞活化，基膜破裂、迁移，内皮细胞扩增，中空的管腔形成，最后新的血管从已有血管上萌发。从癌症生物学角度，恶性肿瘤生长和转移有赖于新生血管形成，血管生成是血行转移最关键的步骤，它给肿瘤细胞从原发部位转移到远处器官提供了路线[25]。肿瘤血管内皮细胞起源于肿瘤周围正常的血管内皮细胞，由于长期处于肿瘤微环境中，肿瘤血管内皮细胞表型、生理功能、免疫特性，甚至基因发生了改变，表现出一定的异质性，这些改变使肿瘤血管内皮细胞表现出不同于正常血管内皮细胞的特性，因而成为抗肿瘤血管生成治疗的靶细胞。

7.4.1 肿瘤血管的来源

肿瘤中的血管有三种来源。①血管生成：以两种方式发生，一是肿瘤细胞团先处于无血管期生长，后因缺氧而产生大量血管生成因子，从而诱导血管生成；另一种是瘤细胞先依赖宿主组织已存在的血管生长，继而出现瘤内血管消退，然后再因缺氧诱导血管生成因子作用而发生血管生成。②血管套叠性生长：套叠式血管生成(intussusceptive angiogenesis，IA)是通过间质柱状结构插入已有血管的内腔，导致原有血管腔的分割和新生血管的形成。此血管形成方式最初在肺发育中发现，目前证明几乎存在于所有的器官，也存在于组织修复和肿瘤血管形成中[26]。在此过程中，首先是两侧相对的内皮细胞膜发生接触，并在他们接触的边缘处形成内皮间连接；继而接触面的细胞膜变薄，再由细胞质产生的压力将它们打开，并分割成两个血管；最后由成纤维细胞和周细胞组成的间充质细胞形成柱状或杆状的组织结构，填充两个新生血管之间的缺口。IA形成血管的速度比SA更快，而且无须内皮细胞的增殖，只需体积变大和变薄，因此大多数肿瘤通过这种方式快速形成血管。IA发生的分子机制不甚清楚，但是切应力和血流速度增加可能在该过程中发挥重要作用。切应力可以被内皮细胞感知，并在细胞内进行信号转换，引起转化生长因子-β_1、内皮型一氧化氮合酶和黏附分子的表达增加。大多数参与内皮-内皮或者内皮-周细胞相互作用的细胞因子都与IA有关：在鸡胚尿囊膜中，血小板源生长因子-B可增强IA，应用抗血小板源生长因子受体抗体则可以抑制IA和周细胞募集；在过度表达VEGF-A和AngⅠ的转基因鼠中，毛细血管丛里也可观察到IA的特征性小孔。红细胞生成素也能诱导内皮细胞的增殖和迁移，在鸡胚尿囊膜中主要通过IA的方式形成血管[27]。③内皮祖细胞(endothelial progenitor cell，EPC)：为血管内皮细胞的前体细胞，参与胚胎的血管生成，也称为成血管细胞。EPC主要来源于骨髓，表达CD133、CD37、VEGFR2。恶性肿瘤的生长和转移与新生血管的形成密切相关。多项研究表明，EPC与肿瘤的血管形成关系密切。还有学者通过活细胞荧光标记技术在体内观察了EPC形成肿瘤新生血管的过程，用PKH-26标记小鼠骨髓来源EPC，并将荧光标记的EPC回输到荷瘤同基因型小鼠，用荧光显微摄影观察肿瘤局部新生血管与EPC的关系，结果发现，在循环中的EPC可以通过归巢作用聚集在肿瘤周围毛细血管，逐步穿透血管基底膜，形成多细胞簇、管腔化，最后形成功能性血管网，第一次直接证实EPC参与肿瘤血管形成。

细胞内钙信号是控制细胞存活、增殖、运动、凋亡和分化的一种高度保守和普遍存在的信号。细胞外钙动力学特异性由细胞外因子，如血管内皮生长因子(VEGF)和成纤维细胞生长因子(FGF)调节。

7.4.2 肿瘤血管的生长发生

一般认为，血管的生长发生可分为脉管发生和血管发生，其中脉管发生过程中内皮细胞是由祖细胞发展而来；而血管发生过程中，新生毛细血管是从已存在的脉管发芽产生。如果没有血管的生成，实体瘤将始终处于1~2 mm的大小，因此新生血管是肿瘤生长和侵袭的必要条件，也是肿瘤增殖转移的形态学基础。研究发现，肿瘤在迅速扩张生长过程中出现的缺氧条件易引起内皮细胞的迁移、出芽和新血管形成的级联反应；如果肿瘤生长过快，血供不足，缺乏新陈代谢，可导致肿瘤细胞坏死和凋亡，使肿瘤生长停顿；同时，遗传学上较为稳定的内皮细胞群降低了发生获得性耐药的可能性，因此针对肿瘤脉管系统的靶向治疗业已成为抗肿瘤治疗的第四种模式[28]。目前，数十种血管形成抑制剂正在进行临床前和临床研究，而包括贝伐单抗、参一胶囊和恩度在内的若干血管形成抑制剂已经批准进入了临床应用。虽然已经进行了大量研究，但是抗肿瘤血管生成剂特别是恩度的作用机制尚未完全阐明，甚至在某些情况下有相互矛盾之处，这需要深入研究，并且用系统生物学的观点来解释。

血管内皮细胞(EC)是血管生成的关键一环，一般情况下，这些细胞很少分裂，每3年分裂一次。肿瘤细胞会释放出多种血管内皮生长因子，血管内皮细胞因血管内皮生成因子的作用而出现形态改变，包括各种细胞器数目和大小的增加以及伪足的出现。血管内皮细胞和肿瘤细胞释放蛋白酶以降解毛细血管基底膜和周围的细胞外基质，继而引起细胞外基质重塑。血管内皮细胞从毛细血管后微静脉处分离，形成血管新芽。血管内皮生长因子(vascular endothelial growth factor，VEGF)由肿瘤细胞、巨噬细胞等分泌，作用于内皮细胞，可刺激血管生成的单一基因编码的同源二聚体糖蛋白，能直接刺激血管内皮细胞移动、增殖及分裂，促进内皮细胞表达PA(纤溶酶原激活物)、PAI、间质胶原酶及凝血酶，导致血浆纤维蛋白外渗，纤维素在肿瘤间质中沉积，成为新生血管的支持物，并增加微血管通透性，从而诱发新生血管形成，并在肿瘤的生长中起重要作用。血管内皮生长因子是针对内皮细胞特异性最高，促血管生长作用最强的有丝分裂原，与内皮细胞上的两种受体 KDR 和 Flt-1 高亲和力结合后，直接刺激血管内皮细胞增殖，并诱导其迁移和形成管腔样结构；同时还可增加微血管通透性，引起血浆蛋白(主要是纤维蛋白原)外渗，并通过诱导间质产生而促进体内新生血管生成。血管内皮生长因子在血管发生和形成过程中起着中枢性的调控作用，是关键的血管形成刺激因子。

血管内皮生长因子是目前发现的最强的促血管生成因子，国外已证实低能量震波能促进体外培养的脐静脉内皮细胞、猪缺血心肌周围区域 VEGF 升高，故 VEGF 在体外震波促血管新生机制中可能占主导作用。血管新生是个复杂的过程，还包括各种炎症因子的参与，而炎症反应具有双重作用，一方面可加重病变，另一方面又可促进缺血区域血管新生和侧支循环的建立，在众多炎症因子中，白细胞介素-8(IL-8)作为典型炎症趋化因子，在冠状动脉粥样硬化过程中发挥了重要的作用，但关于其在体外震波作用后的变化，国内外文献报道较少。研究者在检测体外震波作用后人脐静脉内皮细胞(human umbilical vein endothelial cell，HUVEC) VEGF 变化的基础上，增加检测了体外震波作用后 HUVEC 增殖及 IL-8 的变化，为进一步探讨 IL-8 等炎症因子在震波治疗中的作用提供实验基础，探讨低能量震波在促进血管新生的可能机制，进一步为临床实践提供理论依据。上述研究及国内外多项研究已从细胞、动物、临床水平证实了体外低能量震波可上调 VEGF 的表达。此外，体外低能量震波还可增加动物股骨头缺血性坏死、上腹部皮瓣坏死、肢体外周血管疾病等病变区域或病变周围区域 VEGF 表达[29-30]，故 VEGF 在体外低能量震波促血管新生机制中可能起主导作用。

7.5 线粒体钙稳态异常与肿瘤细胞能量代谢

细胞所需的能量 95% 以上源于线粒体，而 Ca^{2+} 是细胞内最普遍的第二信使，两者在细胞生命活动中均具有非常重要的意义。自 20 世纪 70 年代以来，学者们对线粒体钙转运及线粒体钙信号在细胞中的作用进行了广泛而深入的研究。线粒体病主要发生在高能量消耗的组织和器官，如心脏、骨骼肌、脑、胰腺等，主要有线粒体肌病和脑肌病、线粒体糖尿病、老年性痴呆、帕金森病等。而线粒体是细胞的动力工厂，在 ATP 的整个生成过程中，除糖酵解在细胞质中进行，其余的生物氧化过程均在线粒体发生。线粒体的能量代谢过程受多因素调控，线粒体的生成同样受某些关键因子的监管。若线粒体能量代谢失去监管，导致其功能和数目的异常，则会引起相关的线粒体能量代谢性疾病[31]。

7.5.1 线粒体 Ca^{2+} 及其转运在细胞能量代谢中的调节作用

细胞能量代谢调节实质上是细胞受到外界刺激后产生一定的信号，经由某些信使途径传到线粒体和耗能机构，并使其做出适当的反应，以维持细胞能量的产生与利用平衡的过程。Ca^{2+} 是细胞内普遍存在的第二信使，一方面，它介导细胞许多生命活动，如细胞收缩、分泌、运动等，一定程度上我们可以认为它调控细胞对能量的利用。另一方面，细胞的主要产能机构——线粒体具有十分完善的 Ca^{2+} 摄取和释放系统，可以敏感而快速地感受细胞质内 Ca^{2+} 的变化，从而使其具有调节线粒体功能的可能。研究表明，当肝细胞线粒体摄取 Ca^{2+} 后，细胞质 NADH、FADH2 生成明显增多，其可能是 Ca^{2+} 通过激活丙酮酸脱氢酶、异柠檬酸脱氢酶、α-酮戊二酸脱氢酶所导致的。另有研究报道，Ca^{2+} 可以通过调节 H^+-ATPase、ANT 活性影响线粒体氧化磷酸化。有研究者采用不同方法对心肌细胞 Ca^{2+} 转运进行研究，结果表明，线粒体可随细胞收缩频率变化从细胞质摄取相当数量的 Ca^{2+}。这一现象已在内皮细胞、肝细胞、卵巢细胞及平滑肌细胞得到证实。还有研究人员指出，线粒体既可快速摄取 Ca^{2+}，还可快速释放 Ca^{2+}，后者与 MPTP 的开放和关闭有关。线粒体可能通过 RaM 快速摄取细胞质 Ca^{2+} 感受细胞信息，Ca^{2+} 进入线粒体后调节某些呼吸酶的活性和 Ca^{2+} 敏感的代谢过程，然后再通过 CICR 快速释放 Ca^{2+}，始终维持对每一个细胞信号的敏感性，使细胞保持生理条件下能量生成与利用的平衡。可见，Ca^{2+} 是细胞能量代谢的重要调节介质。

总之，Ca^{2+} 及其转运一方面通过调节细胞的能量代谢维持生理条件下细胞的生命活动；另一方面，病理条件下线粒体 Ca^{2+} 升高及其转运紊乱又可使 MPTP 持久开放并最终导致细胞死亡。目前，这两方面的研究均方兴未艾，但其中许多具体的细节和机制尚不完全清楚，有待于进一步的研究和探索。首先，肿瘤细胞通过调整糖代谢以适应其对能量和生物大分子的需求。与正常细胞采用葡萄糖氧化磷酸化产能的方式不同，肿瘤细胞即使是在氧气充足的条件下，仍然优先选择糖酵解的方式产能，这一异常的糖代谢方式被称为 Warburg 效应，即有氧酵解。肿瘤细胞的这一特性与其线粒体呼吸链的持续损伤关系密切。多数研究者认为，肿瘤细胞选择产能效率更低的有氧酵解，其目的在于为肿瘤细胞增殖提供生物大分子合成的原料。例如，糖酵解中间产物 3-磷酸甘油和丙酮酸可用于合成非必需氨基酸。近年也有学者提出逆向 Warburg 效应的肿瘤代谢新模型。该模型中，间质细胞通过糖酵解产生 L-乳酸和酮体，并转运至上皮肿瘤细胞，驱动其线粒体代谢及氧化磷酸化。

其次，糖代谢的改变使肿瘤细胞在肿瘤微环境中得以生存和增殖，多数肿瘤组织因血管异常而缺氧。缺氧诱导因子 1(hypoxia-inducible factor 1，HIF1)是肿瘤细胞调节血管生成和代谢以适应缺氧环境的重要因子。在肾细胞癌模型中，HIF1 通过下调原癌蛋白 c-Myc 的活性抑制线粒体的生物合成，并且肿瘤细胞可通过激活丙酮酸脱氢酶激酶 1(pyruvate dehydrogenase kinase 1，PDK1)来下调线粒体氧化磷酸化水平，从而加强其对缺氧环境的适应。

此外，糖代谢异常与肿瘤的恶性表型亦存在密切关系。例如，在神经胶质瘤和白血病中发现，线粒体代谢关键酶异柠檬酸脱氢酶(isocitrate dehydrogenase，IDH)发生致癌性突变，导致 α-酮戊二酸生成减少，羟戊二酸增多，影响细胞正常分化，促进肿瘤生成。另外，近年来研究发现，肿瘤细胞Ⅰ型葡萄糖转运蛋白(glucose transporter 1，GLUT1)和Ⅱ型己糖激酶(hexokinase 2，HK2)异常表达，且此种异常表达与多种肿瘤的转移呈正相关，这表明肿瘤细胞线粒体异常的糖代谢在肿瘤转移中也发挥重要作用。

7.5.2 肿瘤细胞能量代谢过程

肿瘤细胞脂类代谢异常主要表现在脂肪酸分解降低，脂类合成增强，尤其是脂肪酸从头合成大大增强。在肺癌组织中，线粒体脂肪酸生物合成中发挥重要作用的 ATP 柠檬酸裂解酶(ATP-citricacidlyase，ACLY)乙酰化水平明显升高，而 ACLY 的乙酰化修饰可增强酶活性，促进脂类生物合成及肿瘤生长。

目前，关于肿瘤细胞脂代谢异常的相关机制研究也有所进展。研究表明，与肿瘤细胞线粒体糖酵解密切相关的跨膜糖蛋白 CD147 可下调过氧化物酶增生激活受体 α(peroxisome proliferator-activated receptor α，PPARα)，并通过激活 p38 丝裂原活化蛋白激酶(p38mitogen-activatedprotein kinase，p38MAPK)信号通路抑制 PPARα 的靶基因 *CPT1A* 和 *ACOX1* 的转录，从而抑制肿瘤细胞中脂肪酸 β 氧化。另一方面，CD147 通过蛋白激酶 B(Akt)/哺乳动物雷帕霉素靶蛋白(mammalian target of rapamycin，mTOR)信号通路上调固醇调节结合蛋白 1c(sterol regulatory element binding protein 1c，SREBP1c)的表达，从而直接激活脂肪生成基因 *FASN* 和 *ACC1* 的转录，并以此促进脂肪酸从头合成。

除糖代谢、脂代谢外，肿瘤细胞的氨基酸代谢亦发生改变。近年的研究发现，谷氨酰胺、丝氨酸、天冬氨酸等氨基酸的异常代谢对肿瘤的生长及侵袭转移具有重要意义。在线粒体功能障碍或缺氧条件下，肿瘤细胞利用谷氨酰胺代谢生成 α-酮戊二酸，为脂质合成提供原料。同时，谷氨酰胺通过促进谷胱甘肽及 NADPH 的产生降低肿瘤细胞内部活性氧水平，从而维持氧化还原平衡，抑制细胞死亡。作为人体内最丰富的第二信使，细胞内 Ca^{2+} 在基因转录、细胞周期调控、细胞自噬及凋亡等过程中扮演着重要角色。线粒体拥有一套完整的 Ca^{2+} 转运系统，对维持细胞质 Ca^{2+} 浓度的动态平衡起着不可忽视的作用。当细胞质 Ca^{2+} 浓度升高时，线粒体内、外膜间的电化学梯度将驱动内膜上的协同转运体开放来实现钙摄取；当线粒体内累积的 Ca^{2+} 增多时，则可通过 $2Na^+/Ca^{2+}$ 交换系统（$2Na^+/Ca^{2+}$ exchanger，NCE）和大分子通透性转换孔两种途径实现钙释放。

7.5.3 线粒体钙稳态异常与肿瘤的关系

线粒体钙稳态的异常与肿瘤的发生、发展关系密切。例如，乳腺癌中线粒体 Ca^{2+} 单向转运体（mitochondrial calcium uniporter，MCU）过表达，而 MCU 下调引起的线粒体 Ca^{2+} 水平下降，可引起结肠癌和前列腺癌细胞加速增殖及细胞死亡抵抗。另外，当线粒体膜通透性增加导致线粒体内游离 Ca^{2+} 浓度增加时，细胞将通过脂质过氧化和氧化磷酸化解偶联，减少 ATP 的生成，增加 ROS 的产生。线粒体膜是含有腺苷酸转运载体（adenine nucleotide translocator，ANT）、电压依赖性阴离子通道（voltage-dependent anion channel，VDAC）、B 细胞淋巴瘤-2（Bcl-2）蛋白等的双层膜。线粒体膜稳定性的改变在细胞凋亡及肿瘤发生中扮演着重要的角色。在凋亡早期阶段，ANT 亚型 ANT2 的过表达可抑制线粒体膜的透化作用，因而表现出肿瘤细胞的抗凋亡特性，同时还可增加肝癌细胞对索拉菲尼的药物抵抗。Bcl-2 家族蛋白可通过维持 VDAC 的开放状态影响线粒体外膜的稳定性，从而抑制凋亡的发生。

线粒体的动态结构包括线粒体融合与线粒体分裂，这两种状态的动态平衡对维持线粒体正常的形态、分布和功能具有重要意义。在氧化应激、缺血等异常情况下，线粒体分裂与融合失衡。当线粒体融合受阻时，线粒体呈点状，发生片段化；当线粒体分裂受阻时，线粒体呈长管状结构。研究表明，线粒体结构动态失衡与肿瘤发生、发展密切相关。Q. Huang 等人的研究表明，在肝癌组织中，参与线粒体分裂的动力相关蛋白 1（Drp1）表达上调，线粒体融合蛋白 1（Mfn1）表达下调，使线粒体分裂显著增加，激活 ROS 介导的 NF-κB/p53 信号通路，最终促进肝癌细胞自噬及细胞存活。另有研究发现，抑制 Drp1 活性可显著抑制裸鼠体内肺癌细胞生长及乳腺癌细胞系的转移。

7.6 线粒体钙稳态异常与肿瘤细胞基因组不稳定性和突变

基因组不稳定性（genome instability，GI）是肿瘤细胞的主要特征，在肿瘤的发生和发展过程中起重要作用。GI可发生在不同水平，从单核苷酸、微卫星、基因、染色体结构性成分直至整条染色体，其主要表现为各种类型的异常改变，如单核苷酸突变、微卫星不稳定性、基因组拷贝数的改变和基因的扩增、重排、缺失等。基因组不稳定性包括细胞核基因组不稳定性和线粒体基因组不稳定性（mtGI）。线粒体是真核细胞的重要细胞器，是细胞核外唯一含有自己基因组的细胞器。滑行错配（slipped-strand mispairing，SSM）、氧化损伤和有限的自我修复能力是导致mtGI发生的原因。癌细胞mtGI被定义为同一个体相应的正常细胞中没有，而在癌细胞中出现的各种类型的线粒体DNA遗传改变。

7.6.1 恶性肿瘤基因组不稳定性

基因组不稳定性是恶性肿瘤的关键特征之一，常导致抑癌蛋白与癌蛋白的突变和表达紊乱，或产生肿瘤特异性的融合蛋白。这些蛋白在肿瘤细胞中的表达具有差异性，可组成促进肿瘤发生和发展的蛋白质机器，通过调控肿瘤干细胞与肿瘤微环境等作用机制，导致肿瘤治疗抵抗和复发转移，是肿瘤诊治的重要靶标。例如，融合蛋白BCR-ABL、PML-RARA是白血病发生和发展的重要驱动基因，以其为靶点的格列卫、三氧化二砷/全反式维A酸药物治疗白血病是癌症治疗的里程碑。然而，肿瘤特异性靶点及其药物依然非常有限。筛选和鉴定基因组不稳定性引起的参与肿瘤发生和发展的新型蛋白质机器，对其功能机制与修饰进行深入研究，研发抗肿瘤的新型靶标和诊疗手段，是肿瘤防治研究的重大和前沿科学问题。随着高通量测序在肿瘤研究中的广泛应用，人们发现了基因组不稳定性相关的海量数据，如何从这些数据中高效地发掘驱动突变（driver mutation），鉴定新型肿瘤相关蛋白质机器与诊治靶标，这是亟待探索和解决的重大问题。S. W. Lowe和其团队刘玉、陈崇研究组通过研究驱动突变周围的基因变异，发现染色体17p缺失区中的*Alox15b*等多个新型肿瘤抑制基因[11]。此外，由基因组不稳定性导致的融合蛋白由于在肿瘤细胞中特异表达而成为理想的诊治靶标，团队基于高通量测序发现多个高频融合基因，如RARS-MAD1L1融合基因及TACC家族融合基因[32]，可以促进肿瘤的干性与增殖，是潜在的诊治靶标。在此基础上，项目将重点筛选肿瘤相关融合蛋白及重要肿瘤驱动突变周围的基因变异，以鉴定基于基因组不稳定性的新型肿瘤相关蛋白质机器。蛋白质机器经翻译后修饰可以改变蛋白的构象、稳定性及功能，在肿瘤发生、发展中起着重要作用。*PTEN*是在人类肿瘤中突变频率最高的抑癌基因之一，研究发现，OTUD3调节*PTEN*的去泛素化，并抑制肿瘤形成；另外，PES1会影响雌激素受体的泛素化，从而促进肿瘤细胞的生长[33]。基因组不稳定性产生的新型肿瘤相关蛋白质机器是肿瘤干细胞的重要驱动因子。多种恶性血液系统肿瘤是由染色体转位产生的癌蛋白（BCR-ABL、ALOX家族等）所引起的。研究人员发现，BCR-ABL可上调ALOX5表达，从而调控白血病干细胞分化和细胞周期。染色体20q扩增及其相关癌基因AURKA表达异常是多种腺癌的特征，刘强研究组发现，AURKA在细胞核内可以具有转录激活能力，促进Myc的表达，增强乳腺癌干细胞的表型[34]。黎孟枫研究组发现，肺癌中多个基因组区段的扩增或缺失可引起 β-catenin 的降解复合物及其上、下游蛋白质机器的失调，导致肺癌细胞的异常增殖、自我更新和耐药等诸多恶性表型。开展基因组不稳定性相关蛋白质机器在肿瘤干细胞的作用机制的系统研究中，对于理解肿瘤发生、发展及解决肿瘤复发起着至关重要的作用。基于基因组不稳定性的新型蛋白质机器，还可以影响肿瘤微环境。T. F. Gajewski 研究组在黑色素瘤细胞中发现，CTNNB1、APC、AXIN1 和 TCF1 的突变会激活 WNT 通路，影响趋化因子表达而调控肿瘤微环境。研究者发现，miR-30e 的异常高表达可以激活 NF-κB 通路，促进神经胶质瘤细胞的侵袭，并与不良预后显著相关。病原微生物的感染可能会导致慢性炎症，而炎症微环境中的细胞因子可以影响基因组的不稳定性，促进肿瘤的发生和发展。为了解决上述重大科学问题，需要以基因组不稳定性为切入点，通过鉴定其引起的新型蛋白质机器，阐明其修饰、功能机制及作用网络，探讨其对肿瘤干细胞、肿瘤微环境及治疗耐受的影响，为充分阐明其在肿瘤发生、发展中的机制提供理论依据，为新型抗肿瘤药物的研发奠定坚实基础。

7.6.2 线粒体 DNA 突变与肿瘤发生的关系

mtDNA 突变发生率被认为是核 DNA 突变的 10～20 倍。mtDNA 的高突变率可能是由以下一个或多个因素所造成：①mtDNA 存在于线粒体基质内或依附于线粒体内膜，因此与电子传递系统相接近，电子传递系统持续产生 ROS，而线粒体本身不能合成谷胱甘肽，以清除过氧化物。②mtDNA 是裸露的，无组蛋白和染色质结构的保护，所以 mtDNA 易受氧化损伤。③缺乏有效的损伤修复系统。mtDNA 损伤修复能力差，缺乏 nDNA 那样完善的损伤修复系统，损伤后的完全修复率远低于细胞核 DNA。④参与 mtDNA 合成的 DNA 聚合酶 γ 较参与细胞核 DNA 合成的 DNA 聚合酶 α、β 识别能力低，所以易发生复制错误。⑤线粒体内的高脂含量使具有嗜脂性的致癌物能优先在 mtDNA 上集聚。研究结果显示，化学致癌物与 mtDNA 的结合比细胞核 DNA 更充分。

线粒体是哺乳动物细胞进行有氧呼吸的主要场所，通过氧化磷酸化为细胞的代谢提供大量的能量。线粒体功能异常与肿瘤的发生密切相关，异常的线粒体功能已经成为多种肿瘤的显著性特征[35]。

肿瘤细胞中 mtDNA 突变的种类可分为异质性突变和同质性突变，前者指正常的和突变的 mtDNA 共存在于同一细胞；后者指细胞内存在同一种结构的 mtDNA。肿瘤细胞内源性的基因组不稳定性增加了其获得转移能力的可能性，基因组不稳定及异质性的肿瘤细胞具有染色体缺失、易位、重排等与癌症相关的特征。原发灶肿瘤中只有很少一部分细胞具有转移能力。在动物模型中，只有 1% 甚至更少的细胞可以进入循环系统进行转移。

肿瘤组织线粒体 DNA 的 D 环控制区的突变率高于 mtDNA 的编码区，可能的原因是 D 环区域是 mtDNA 和线粒体膜的结合位点，容易遭受 ROS 或脂质过氧化物的影响，而且 mtDNA 不同步的 D 环复制形式导致了控制区局部形成三链结构，其单链的构造使其更易受到过氧化物的损害。

7.6.3　线粒体功能异常导致的损失过程

线粒体功能异常可导致一系列相互作用的损伤过程：能量代谢障碍以及基于钙稳态破坏和活性氧产生为基础的神经元兴奋性毒性。近年来，线粒体 DNA 的进化遗传学方面的研究已成为分子进化遗传学领域的热点，线粒体 DNA 作为核外遗传信息系统及其具有的遗传特点，已成为研究真核生物分子遗传学、发育生物学和分子系统进化的一种重要的模式体系。

线粒体是细胞内的重要产能细胞器，同时参与许多关键生理过程，如程序化细胞死亡、钙稳态、组织损伤和抗病毒时的应激反应等。线粒体来源于细胞进化过程中被原型细胞吞噬形成内共生关系的 α-细菌。因而，线粒体成分与细菌具有同样的免疫原性，可以被先天免疫系统识别，能够作为损伤相关分子模式，触发先天免疫反应，引起和促进炎症[36]。

线粒体 DNA 是线粒体中的循环基因组，为环形双链结构，包含重要遗传物质，是线粒体损伤相关分子模式的重要组成部分。因为缺乏保护性组蛋白，并且靠近线粒体氧自由基的来源，线粒体 DNA 容易积聚氧化性损伤，其损伤数量增加到一定程度，就会引起线粒体功能障碍，进而出现细胞功能障碍，甚至组织和机体病变，导致疾病发生。线粒体 DNA 作为致炎因子、炎症因子，甚至预测因子，直接参与炎症反应，在许多疾病的致病途径中均有体现。

7.6.4　线粒体 DNA 损伤和活性氧簇

以往的氧自由基理论认为，ROS 可以诱导线粒体损伤，从而导致线粒体功能障碍和 ROS 生成增加，进一步造成疾病和衰老。近年研究发现，循环线粒体 DNA 的水平变化确实与许多氧化应激疾病有关[37]，并且在很多炎性疾病中存在线粒体 DNA 水平变化与氧自由基水平变化的相关性。目前研究认为，动脉粥样硬化是一类氧化应激疾病，在其发展的每个阶段都有血管 ROS 的增加，导致 DNA、蛋白质和脂类的变化，线粒体 DNA 的损伤程度与斑块发育有关。靶向线粒体的抗氧化剂疗法有望用于治疗动脉粥样硬化和其他与氧化应激及慢性炎症相关的疾病[38]。当然，也有研究发现，ROS 水平与线粒体损伤情况不一定相关，在突变小鼠中存在大量损伤线粒体 DNA，但 ROS 没有增加。对于氧自由基理论的争议，多年来一直存在，主要是某些抗氧化治疗效果不确切，这也可能与治疗人群和治疗时机的选择等因素有关。

线粒体 DNA 损伤和细胞凋亡关系密切。线粒体具有调节细胞凋亡的条件，它是细胞内唯一含有细胞色素 c 的细胞器，后者是电子传递链的组成部分和细胞凋亡的重要信号。线粒体持续裂变和融合引起数量和质量的变化，可以动态调节细胞凋亡。线粒体通透性转换孔（MPTP）的开启也可能释放细胞色素 c。当 MPTP 打开时，离子在细胞溶质和线粒体基质之间自如转移，造成线粒体肿胀、外膜破裂和细胞色素 c 的释放。如果 MPTP 持续开放，会导致细胞凋亡、呼吸链功能障碍，甚至组织坏死。在动脉粥样硬化突变小鼠的血管平滑肌、巨噬细胞和斑块中都有凋亡的细胞，这些部位的急性凋亡可以增加斑块的脆弱性，扩大坏死核心区域。线粒体 DNA 损伤通过促进细胞凋亡的方式在促进斑块的形成和易损性方面发挥重要作用。

流行病学研究发现，线粒体 DNA 的突变或者细胞内线粒体 DNA 含量异常与肿瘤发生可能有关，而且多达 25%～80% 的肿瘤性疾病确实也存在线粒体 DNA 的突变或者含量异常。这些突变通过细胞能量转移，增加线粒体氧化应激和细胞凋亡，从而引发肿瘤转化。线粒体 DNA 容易发生突变的原因主要是其靠近氧化应激源，容易受到氧化损伤，但又缺乏相应组蛋白的保护，因而线粒体 DNA 突变的发生率比细胞核 DNA 高 10～200 倍。在肾脏肿瘤中描述了第一个与肿瘤相关的线粒体 DNA 突变，接着在许多肿瘤性病变中发现了线粒体 DNA 的突变，包括结肠癌、膀胱癌、头颈部鳞状细胞癌、肺癌、甲状腺癌、卵巢癌和乳腺癌等[39]。

线粒体 DNA 含量的变化与肿瘤的发生有关。结肠癌患者外周血淋巴细胞中线粒体 DNA 含量明显增加。而且进一步研究还发现，线粒体 DNA 含量的变化可能是影响乳腺癌、肺癌以及霍奇金淋巴瘤的预后因素[40]。在肿瘤疾病领域，有些研究甚至将线粒体 DNA 作为"液体活检"的一种方式。但也有研究发现，在某些肿瘤性疾病中，线粒体 DNA 的水平还是相对比较低的。就检测标本而言，已有许多研究报道了肿瘤患者的尿液、血液、唾液中线粒体 DNA 的变化。在头颈部肿瘤中，多达 67% 的肿瘤变化与患者唾液中线粒体 DNA 的变化一致[41]。线粒体 DNA 是否可能成为肿瘤标志物，值得我们期待。

（任婷婷　朱剑军）

参考文献

[1] ROSARIO R, DIEGO D S, ANNA R, et al. Mitochondria as sensors and regulators of calcium signalling[J]. Nature reviews molecular cell biology, 2012, 13(9): 566-578.

[2] PREVARSKAYA N, OUADID-AHIDOUCH H, SKRYMA R, et al. Remodelling of Ca^{2+} transport in cancer: how it contributes to cancer hallmarks[J]. Philos Trans R Soc Lond B Biol Sci, 2014(369): 20130097.

[3] CARDENAS C, MILLER R A, SMITH I, et al. Essential regulation of cellbioenergetics by constitutive InsP3 receptor Ca^{2+} transfer to mitochondria[J]. Cell, 2010(142): 270-283.

[4] HOYER-HANSEN M, BASTHOLM L, SZYNIAROWSKI P, et al. Control of macroautophagy by calcium, calmodulindependent kinase kinase-beta, and Bcl-2[J]. Mol Cell, 2007(25): 193-205.

[5] ROURKE B O. Mitochondrial ion channels[J]. Annu Rev Physiol, 2007(69): 19-49.

[6] CARDENAS C, MULLER M, MCNEAL A, et al. Selective vulnerability of cancer cells by inhi-

bition of Ca²⁺ transfer from endoplasmic reticulum to mitochondria[J]. Cell Rep, 2016, 14(10): 2313-2324.

[7] SON S M, JUNG E S, SHIN H J, et al. Abeta-induced formation of autophagosomes is mediated by RAGE-CaMKKbeta-AMPK signaling[J]. Neurobiol Aging, 2012(33): 1011-1023.

[8] DECUYPERE J P, BULTYNCK G, PARYS J B. A dual role for Ca²⁺ in autophagy regulation [J]. Cell Calcium, 2011(50): 242-250.

[9] KHAN M T, JOSEPH S K. Role of inositol trisphosphate receptors in autophagy in DT40 cells [J]. J Biol Chem, 2010(285): 16912-16920.

[10] XIA H G, ZHANG L H, CHEN G, et al. Control of basal autophagy by calpain1 mediated cleavage of ATG5[J]. Autophagy, 2010, 6(1): 61-66.

[11] IVANOVA H, KERKHOFS M, LA ROVERE R M, et al. Endoplasmic reticulum mitochondrial Ca²⁺ fluxes underlying cancer cell survival[J]. Front Oncol, 2017(7): 70.

[12] MAMMUCARI C, RAFFAELLO A, VECELLIO REANE D, et al. Mitochondrial calcium uptake in organ physiology: from molecular mechanism to animal models[J]. Pflugers Arch, 2018, 470(8): 1165-1179.

[13] BERNARDI P, SCORRANO L, COLONNA R, et al. Mitochondria and cell death. mechanistic aspects and methological issues[J]. Eur J Biochem, 1999(264): 687-701.

[14] GLEICHMANN M, MATTSON M P. Neuronal calcium homeostasis and dys-regulation[J]. Antioxid Redox Signal, 2011, 14(7): 1261-1273.

[15] GUZMAN J N, SANCHEZ-PADILLA J, WOKOSIN D, et al. Oxidant stress e-voked by pacemaking in dopaminergic neurons is attenuated by DJ-1[J]. Nature, 2010, 468(7324): 696-700.

[16] FAUCONNIER J, LANNER J T, ZHANG S J, et al. Insulin and inositol 1, 4, 5-trisphosphate trigger abnormal cytosolic Ca²⁺ transients and reveal mitochondrial Ca²⁺ handling defects in cardiomyocytes of ob/ob mice[J]. Diabetes, 2005(54): 2375-2381.

[17] TING L, BRIAN O. Enhancing mitochondrial Ca²⁺ uptake in myocytes from failing hearts restores energy supply and demand matching[J]. Circulation research, 2008, 103(3): 279-288.

[18] NICKEL A, KOHLHAAS M, MAACK C. Mitochondrial reactive oxygen species production and elimination[J]. Journal of molecularand cellular cardiology, 2014(73): 26-33.

[19] ZHANG H, GOMEZ A M, WANG X, et al. Ros regulation of microdomain Ca²⁺ signalling at the dyads[J]. Cardiovasc Res, 2013(98): 248-258.

[20] ROSARIO R, DIEGO D S, ANNA R, et al. Mitochondria as sensors and regulators of calcium signaling[J]. Nature reviews molecular cell biology, 2012, 13(9): 566-578.

[21] MARIA P, ANNA R, VERONICA G, et al. The mitochondrial calcium uniporter(MCU): molecular identity and physiological roles[J]. Journal of biological chemistry, 2013, 288(15): 10750-10758.

[22] CROMPTON M. The mitochondrial permeability transition pore and its role in cell death[J]. Biochem J, 1999(341): 233-249.

[23] WANG C H, WEI Y H. Role of mitochondrial dysfunction and dysregu-lation of Ca²⁺ homeostasis in the pathophysiology of insulin resistance and type 2 diabetes[J]. Biomed Sci, 2017, 24(1): 70.

[24] TAGLIARINO C, PINK J J, DUBYAK G R, et al. Calcium is a key signa-ling molecule in bet

a-lapachone-mediated cell death[J]. Biol Chem, 2001, 276(22): 19150 – 19159.

[25] ONISHI M, ICHIKAWA T, KUROZUMI K, et al. angiogenesis and invasion in glioma[J]. Brain Tumor Pathol, 2011(28): 13 – 24.

[26] AUGUSTE P, LEMIERE S, LARRIEU-LAHARGUE F, et al. Molecular mechanisms of tumor vascularization[J]. Crit Rev Oncol Hematol, 2005, 54(1): 53 – 61.

[27] CRIVELLATO E, NICO B, VACCA A, et al. Recombinant human erythropoietin induces intussusceptive microvascular growth in vivo[J]. Leukemia, 2004, 18(2): 331 – 336.

[28] FOLKMAN J. Antiangio genesis in cancer therapy-endostatinandits mechanism sofaction[J]. Experimental cell research, 2006(312): 594 – 607.

[29] MEIRER R, BRUNNER A, DEIBL M, et al. Shock wave therapy reduces necrotic flap zones and induces VEGF expression in animal epigastric skin flap model[J]. Reconstr Microsurg, 2007, 23(4): 231 – 236.

[30] OI K, FUKUMOTO Y, ITO K, et al. Extracorporeal shock wave therapy ameliorates hindlimb is chemia in rabbits[J]. Tohoku J Exp Med, 2008, 214(2): 151 – 158.

[31] ARIEL R. Mitochondrial ion transport pathways: role in metabolic diseases[J]. Biochimiea et Biophysica Acta, 2010(1797): 832 – 838.

[32] ZHOU D S, WANG H B, ZHOU Z G, et al. TACC3 promotes stemness and is a potential therapeutic target in hepatocellular carcinoma[J]. Oncotarget, 2015, 6(27): 24163 – 24177.

[33] CHENG L, LI J, HAN Y, et al. PES1 promotes breast cancer by differ-entially regulating ERα and ERβ[J]. The journal of clinical investi-gation, 2012, 122(8): 2857 – 2870.

[34] ZHENG F, YUE C, LI G, et al. Nuclear AURKA acquires kinase-inde-pendent transactivating function to enhance breast cancer stem cell phenotype[J]. Nature communications, 2016(7): 10180.

[35] XIA S, MIAO Y, LIU S. Withaferin A induces apoptosis by ROS dependent mitochondrial dysfunction in human colorectal cancer cells[J]. Biochem Biophys Res Commun, 2018, 503(4): 2363 – 2369.

[36] LI Y, HUANG W, YU Q, et al. Lower mitochondrial DNA content relates to high-altitude adaptation in Tibetans[J]. Mitochondrial DNA Mapp Seq Anal, 2016, 27(1): 753 – 757.

[37] GRAY K, KUMAR S, FIGG N, et al. Effects of DNA damage in smooth muscle cells in atherosclerosis[J]. Circ Res, 2015, 116(5): 816 – 826.

[38] FRIEDMAN J R, NUNNARI J. Mitochondrial form and function[J]. Nature, 2014, 505(7483): 335 – 343.

[39] YUE P, JING S, LIU L, et al. Association between mitochondrial DNA copy number and cardiovascular disease: current evidence based on a systematic review and meta-analysis[J]. PLoS One, 2018, 13(11): e0206003.

[40] CORSI S, IODICE S, VIGNA L, et al. Platelet mitochondrial DNA methylation predicts future cardiovascular outcome in adults with overweight and obesity[J]. Clin Epigenetics, 2020, 12(1): 29.

[41] HU H, LIN Y, XU X, et al. The alterations of mitochondrial DNA in coronary heart disease[J]. Exp Mol Pathol, 2020(114): 104412.

第 8 章
线粒体基因组变异与肿瘤

线粒体是动物细胞中除细胞核以外唯一一种携带遗传物质的细胞器，含有多拷贝线粒体 DNA。人线粒体 DNA(mtDNA)是共价闭合环状的双链 DNA 分子，全长约 16.6 kb，编码 37 个基因，包括 13 个 mRNA 基因、22 个 tRNA 基因和 2 个 rRNA 基因。13 个 mRNA 编码基因中，7 个 mRNA 基因编码电子传递链复合物 I 的亚基(*ND1*～*ND6*，*ND4L*)，1 个 mRNA 基因编码复合物 III 的亚基(*CYTB*)，3 个 mRNA 基因编码复合物 IV 的亚基(*COX1*～*COX3*)，2 个 mRNA 基因编码复合物 V 的亚基(*ATP6*、*ATP8*)；22 个 tRNA 和 2 个 rRNA 参与线粒体内的蛋白质翻译。此外，mtDNA 还含有一个长 1122 bp 的非编码区(non-coding region，NCR)，负责 mtDNA 的复制与转录，参与上述 37 个基因的表达调控[1]。由于线粒体内缺乏有效的 DNA 损伤修复系统和组蛋白的结合保护，并且线粒体是细胞内活性氧产生的主要场所，这些原因导致了 mtDNA 的变异频率比核基因组高 10 倍以上[2]。mtDNA 变异可造成电子传递链功能损伤，从而抑制氧化磷酸化，引起涉及中枢神经、心肌、骨骼肌、肝脏等组织器官的众多复杂疾病的发生[3]。除此之外，人们在肿瘤组织中也观察到高频的 mtDNA 突变，包括单碱基替换、短片段插入缺失、大片段缺失以及 mtDNA 拷贝数变异。由于 mtDNA 的多拷贝性，细胞中 mtDNA 变异可以划分为同质性变异和异质性变异。当细胞中某个 mtDNA 变异在所有线粒体中均有发生时，那么该位点称为同质性变异。相反，如果只是一部分线粒体中 DNA 发生变异，细胞中出现野生型和突变型 mtDNA 共存的情况，这种变异称为异质性变异。mtDNA 变异在肿瘤发生、演变中的作用及其对于肿瘤预防、诊断和治疗的意义日益受到人们的关注。mtDNA 变异从起源上可分为体细胞变异和遗传性变异两大类，在肿瘤研究中，mtDNA 体细胞变异研究的范围更为广泛。

8.1 线粒体 DNA 体细胞变异

8.1.1 体细胞单碱基突变

单碱基替换是肿瘤细胞中最常见的 mtDNA 变异形式。1998 年，K. Polyak 等人分析了 10 种结直肠癌细胞系的 mtDNA 序列，在其中 7 个细胞系中发现 11 个点突变和 1 个插入变异[4]。这是人们首次在肿瘤细胞中观察到 mtDNA 突变。2000 年，M. S. Fliss 等人报道 43% 的肺癌、46% 的头颈癌及 64% 的膀胱癌患者中含

mtDNA 点突变[5]；2001 年，M. Nishikawa 等人发现肝癌组织中的 mtDNA 突变频率显著高于正常肝组织[6]；同年，V. W. Liu 等人报道 61% 的卵巢癌中存在 mtDNA 点突变[7]；P. Parrella 等人报道 61% 的乳腺癌患者中存在 mtDNA 突变[8]；这一比例在 D. J. Tan 等人的研究中为 55%[9]；2002 年，V. Maximo 等人报道甲状腺癌中 mtDNA 点突变率为 49%[10]。这之后，随着对肿瘤 mtDNA 突变的广泛深入研究，人们在几乎所有恶性肿瘤中均发现有 mtDNA 点突变的存在。

8.1.1.1 肝细胞肝癌

我国的肝细胞肝癌患者往往有肝炎病史，尤其是乙型肝炎病毒感染导致的肝炎。长时间的炎症反应会导致肝细胞内活性氧产量升高；高浓度活性氧引发的氧化应激反应被认为是造成肝细胞肝癌患者肿瘤组织内 mtDNA 突变数显著升高的重要原因之一[3]。mtDNA 的结构特点及其所处微环境导致 mtDNA 比核基因组 DNA 更容易受到严重的氧化损伤[11]。因此，国内外众多学者认为 mtDNA 突变研究对探索肝细胞肝癌的发生及发展机制有重要价值。H. C. Lee 等人[12]对 61 例肝细胞肝癌患者肿瘤组织 mtDNA 的 NCR 区直接进行测序，发现其中 24 例患者的 NCR 区存在体细胞突变，突变主要集中于多聚胞嘧啶区附近，类型主要为 T>C 和 G>A 的碱基替换。mtDNA 中 NCR 区的突变主要发生在肝癌发生早期，因而可以作为监测肝癌发生的早期指标。S. Nomoto 等人[13]发现，68% 的原发性肝癌患者的肿瘤组织中存在 mtDNA NCR 区的突变。大量研究[14]表明，mtDNA NCR 区的突变在肝细胞肝癌的发生及发展中起重要作用。

8.1.1.2 乳腺癌

在以往的研究中，肿瘤 mtDNA 中突变主要集中在 NCR 区。对 8 项乳腺癌中 mtDNA 体细胞突变研究（共纳入 193 例乳腺癌患者）的总结分析显示，mtDNA 突变在患者人群中的发生率为 58.0%（112/193）；发现的 310 个突变位点中，73.6%（228/310）位于 NCR 区，20.3%（63/310）发生在 mRNA 基因编码区，其余 6.1%（19/310）位于 tRNA 和 rRNA 基因编码区。NCR 区中的多聚胞嘧啶区（np303 – np315）是恶性肿瘤中 mtDNA 最常见的突变区，被命名为 D310。与 mtDNA 其他区域相比，D310 序列对氧化损伤更加敏感。在 C. Xu 等人[15]的报道中，77.1% 的乳腺导管细胞癌患者的肿瘤组织、75.5% 浸润性乳腺导管细胞癌患者的肿瘤组织以及 35.3% 患者的癌旁组织中含 D310 序列突变。

8.1.1.3 结直肠癌

A. Alonso 等人[16]对 13 例结直肠癌患者的 mtDNA 的突变情况进行了分析，发现位于 mtDNA 的 HVSⅠ区的 16241 位和 16166 位两个碱基发生了 A：T/G：C 转换；而在 mtDNA HVSⅡ区，76 位、312 位碱基发生 C：G/T：A 转换，93 位碱基发生 A：T/G：C 转换，309 位碱基处有 C：G 缺失或 CC：GG 插入。根据上述结果，他们推断 mtDNA NCR 区的突变与结直肠癌发生及发展密切相关。A. Lièvre 等人[17]在对 365 例结直肠癌患者肿瘤组织中的 mtDNA 进行分析后发现，NCR 区发生突变的患者预后更差，接受化疗后，3 年存活率显著低于未突变的患者。A. Legras 等人[18]发现，在结直肠癌组织中，D310 序列的突变率远远高于正常结直肠组织，且与肿瘤组织的恶性程度呈正相关。这一结果提示，D310 序列突变可以作为肿瘤恶性转化的一个重要标志。因此，mtDNA NCR 区突变与结直肠癌的发生及发展有重要关系，研究结直肠癌 mtDNA NCR 区的突变为我们了解结直肠癌的发病机制提供了线索。

8.1.1.4 肺癌

M. Suzuki 等人[19]对 28 株人肺癌细胞系和 55 例非小细胞肺癌患者肿瘤组织中的 mtDNA 的 NCR 区进行了测序。结果显示，在 28 株人肺癌细胞系中，17 株的 mtDNA NCR 区中存在插入缺失或单碱基替换变异，且其中 6 株中存在多个变异位点；55 例非小细胞肺癌患者的肿瘤组织中，11 例的 mtDNA NCR 区存在插入缺失变异。因此，他们推测 mtDNA NCR 区在肺癌中有很高的突变率。S. J. Choi 等人[20]利用 mtDNA 芯片对 70 例肺癌患者的肿瘤组织样本及相应的癌旁组织样本中的 mtDNA 序列进行分析，发现肿瘤组织中 mtDNA 的突变频率约为癌旁组织的 100 倍，其中位于 *ATP6* 编码基因中的 8701 位点和位于 *ND3* 基因中的 10398 位点是两个突变热点，与肺癌发病风险显著相关。肺癌患者中，吸烟者的 mtDNA 突变率明显高于非吸烟者，且 8701 和 10398 两个位点的突变情况与患者吸烟史显著相关。W. Matsuyama 等人[21]对 202 例非小细胞肺癌患者肿瘤组织中 mtDNA 突变的研究发现，ⅢB 期和Ⅳ期患者肿瘤组织中的 mtDNA 的 NCR 区比其他分期患者的肿瘤 mtDNA 含有更多突变，且 NCR 区发生突变的患者比未发生突变的患者预后更差。

8.1.1.5 其他肿瘤

近年来，国内外学者对多种肿瘤 mtDNA NCR 区的突变进行了不同程度的研究，如 G. Tamura 等人[22]对胃癌患者 mtDNA 的 NCR 区直接测序后发现，在 HVSⅠ、HVSⅡ区均有突变存在，A. Alonso 等人[16]对胃癌患者 mtDNA NCR 区的研究也得到了类似结果，且发现 mtDNA NCR 区的突变主要都集中在 HVSⅡ区。另外，研究者还在胰腺癌、卵巢癌、膀胱癌、前列腺癌、头颈部肿瘤等多种恶性肿瘤中也发现了 mtDNA NCR 区的突变[7,16,23-27]。L. M. Tseng 等人[28]研究发现，46.6%(27/58)的乳腺癌患者携带 mtDNA 突变，并且与较高发病年龄($P=0.029$)和较高的肿瘤分期($P=0.006$)显著相关，提示 mtDNA 突变可能参与乳腺癌的发生。S. J. Kuo 等人[29]的研究结果表明，乳腺癌患者 mtDNA NCR 区的突变与 PR 阴性相关，携带 NCR 区突变的乳腺癌患者无病生存期更短。mtDNA 突变也可使肿瘤细胞获得耐药性，F. Guerra 等人[30]的研究发现，mtDNA 突变与浆液性卵巢癌耐药相关。

mtDNA 突变在众多肿瘤类型中均有出现，表明 mtDNA 突变与肿瘤发生及发展密切相关，甚至可能作为驱动突变，直接促进肿瘤细胞的生存和增殖。除此之外，肿瘤 mtDNA 突变也与肿瘤患者的临床信息有密切关系。

8.1.2 线粒体 DNA 大片段缺失

p8470/8482 与 np13447/13459 之间 4977 bp 的缺失是最常见的 mtDNA 大片段缺失[31]，被命名为"常见缺失(common deletion)"。缺失的 4977 bp 片段中包含了 7 个氧化磷酸化亚基编码基因（ATP6、ATP8、COX3、ND3、ND4L、ND4、ND5）和 5 个 tRNA 编码基因，严重影响线粒体正常功能。C. Y. Pang 等人[32]报道，经常受日光照射的人的皮肤组织中的 mtDNA 存在大量常见缺失，同时在扁平鳞状细胞癌和皮肤癌前病变组织中也检测到常见缺失。随后，他们又在口腔癌组织及口腔良性肿瘤组织中发现常见缺失的存在[33]。H. Shen 等人[34]在 13 株胃癌细胞系、52 例胃癌组织及其相应的癌旁组织中检测到了常见缺失，存在缺失的样本比例分别为 92.3%、73.1%和 52.0%。这一结果提示常见缺失可能在胃癌发生及发展过程中发挥重要作用。尽管在多种肿瘤组织中观察到了 mtDNA 常见缺失，但 M. A. Dani 等人[35]却发现，在胃癌、乳腺癌、结直肠癌和头颈癌患者的肿瘤组织中，mtDNA 常见缺失发生频率远低于相应的癌旁组织和正常组织；L. M. Tseng 等人[36]对 60 例乳腺癌患者的肿瘤组织及相应的癌旁组织中的 mtDNA 的研究结果显示，肿瘤组织中 mtDNA 的常见缺失发生频率（5%）显著低于相应癌旁组织（48.3%）。此外，B. H. Tan 等人[37]也在对食管癌的研究中得到了类似结果。上述结果表明，mtDNA 常见缺失可能对肿瘤细胞的增殖起抑制作用，不利于肿瘤细胞的发生及发展，因此携带大片段缺失的 mtDNA 的细胞在肿瘤进化过程中被清除。

8.1.3 线粒体 DNA 拷贝数变异

mtDNA 功能的发挥与线粒体中 DNA 拷贝数密切相关，越来越多的证据证实了 mtDNA 含量的异常现象在人类肿瘤组织中普遍存在[38]。研究表明，相比对应的癌旁组织，不同肿瘤组织中 mtDNA 拷贝数变化趋势有明显的差异：唾液腺瘤细胞瘤、头颈癌、子宫内膜癌、乳头状甲状腺癌、卵巢癌、前列腺癌、非霍奇金淋巴瘤、食管鳞状细胞癌、急性淋巴细胞白血病和结肠直肠癌组织中 mtDNA 拷贝数显著高于对应的癌旁组织[39-46]，而肾细胞癌、肝细胞肝癌、晚期胃癌、乳腺癌、非小细胞肺癌、尤文氏肉瘤和纤维肉瘤的肿瘤组织中 mtDNA 拷贝数显著低于对应的癌旁组织[12,47-50]。

在乳腺癌患者中，mtDNA 拷贝数的降低与较高的发病年龄（>50 岁）、更高的组织学分级、孕激素受体阴性[51]相关。mtDNA 含量下降的乳腺癌患者较正常患者具有更短的无病生存期和总生存期[23]。肿瘤细胞 mtDNA 拷贝数的变异可能会对化疗药产生抗性。J. S. Park 等人的研究发现，与野生型细胞相比，mtDNA 拷贝数降低的乳腺癌细胞系 T47D 对化疗药物敏感性下降[52]。而 mtDNA 拷贝数较高的乳腺癌细胞系 MDA-MB-231 对多柔比星的敏感性降低，ROS 含量也降低[53]。以上研究显示，mtDNA 拷贝数变异对乳腺癌化疗敏感性有不同的影响，是预测乳腺癌疗效潜在的分子标志物。

  肿瘤组织中 mtDNA 拷贝数变化的原因目前尚不完全清楚。H. C. Lee 等人[12]分析了肝细胞肝癌、胃癌和肺癌组织中 mtDNA 的 NCR 区突变及 mtDNA 拷贝数的关系，发现 NCR 区突变可能是导致 mtDNA 拷贝数降低的原因之一。随后在对肝细胞肝癌的研究中进一步发现，重链复制起始位点附近的 NCR 区点突变可能影响 mtDNA 复制相关蛋白的结合，从而降低 mtDNA 复制效率。而 C. J. Turner 等人[54]的研究结果表明，mtDNA NCR 区外的 np3243 位点（位于 tRNA-Leu1 基因编码区）的单碱基替换也可导致 mtDNA 拷贝数显著降低。侵袭性乳腺癌显著下降的 mtDNA 拷贝数与 H 链复制起始位点的突变或 D 环区的 D310 显著相关[18]，可能是因为这些序列参与形成 mtDNA 复制所需的 RNA/DNA 复合物，其变异可能改变一些核编码的 mtDNA 复制相关蛋白与该区域的结合能力，改变 mtDNA-蛋白复合物的稳定性，影响 mtDNA 复制和转录效率，从而降低了肿瘤细胞 mtDNA 的含量。此外，核基因组编码的 mtDNA 复制相关基因的突变或表达水平改变也可以影响 mtDNA 拷贝数。K. K. Singh 等人[55]在 63% 的乳腺癌组织中发现了 mtDNA 聚合酶基因 *POLG* 的突变，并证明该基因的突变可导致 mtDNA 拷贝数显著降低，可以使乳腺癌细胞在体外获得更强的侵袭能力。此外，在线粒体转录因子 A（*mtTFA*）基因敲除的小鼠中，mtDNA 拷贝数下降了 35%～40%[56]；研究发现，上调 *mtTFA* 表达可增加 mtDNA 拷贝数，进而促进皮肤癌细胞的增殖。另有报道显示，p53 可直接结合 mtDNA 中特异的反应元件，进而调控 mtDNA 拷贝数[57]。p53 信号通路缺陷也会导致 mtDNA 拷贝数下降：p53 不仅可以通过与 *POLG* 作用防止 ROS 引起的 mtDNA 损伤，维持线粒体遗传稳定性，还可以促进线粒体的生物合成。p53 功能损伤会扰乱线粒体内的 ROS 稳态，增加 mtDNA 对 ROS 氧化损伤的敏感性，最终引起 mtDNA 拷贝数降低[58]。

  大量临床研究表明，mtDNA 拷贝数变异与多种恶性肿瘤的发生与进展相关。J. Xing 等人发现，外周血中降低的 mtDNA 拷贝数与升高的肾细胞癌、肝细胞肝癌发病风险显著相关；而外周血中升高的 mtDNA 拷贝数则与升高的大肠癌发病风险显著相关[59]。B. Thyagarajan 等人[60]发现，外周血 mtDNA 拷贝数与结直肠癌发病风险呈"U"形关系，即 mtDNA 拷贝数较高和较低的人群结直肠癌发病风险高。上述结果表明，外周血细胞中的 mtDNA 拷贝数可独立或与其他风险因子共同构建风险评估模型，用于筛选和鉴别肿瘤发病高危人群。此外，S. Feng 等人[61]发现，结直肠癌 I 期和 II 期患者的肿瘤 mtDNA 拷贝数明显高于 III 期和 IV 期患者；P. Xia 等人[62]发现，乳腺癌 I 期患者外周血中的 mtDNA 拷贝数明显比其他分期患者外周血中 mtDNA 拷贝数低。E. Mambo 等人[39]的研究发现，mtDNA 拷贝数变异存在肿瘤特异性：与正常组织相比，80% 的乳腺癌患者的肿瘤组织中 mtDNA 拷贝数降低，而 65% 的甲状腺癌患者的肿瘤组织中 mtDNA 拷贝数升高，然而没有发现 mtDNA 拷贝数与肿瘤病理分期或转移相关。上述结果表明，肿瘤 mtDNA 拷贝数变异可能与上述肿瘤的早期形成有关。S. Yamada 等人[63]报道肝癌患者肿瘤组织中的

mtDNA拷贝数显著降低，并且与肿瘤大小和是否肝硬化有关；随后他们还发现，肿瘤 mtDNA 拷贝数越低，肝癌患者的 5 年存活率越低。上述观察结果表明，mtDNA拷贝数稳态的维持对肿瘤的发生和发展可能具有重要意义。

8.2 线粒体 DNA 遗传性变异

8.2.1 单碱基遗传变异

线粒体基因组上存在着大量的突变，单核苷酸多态性就是其中很重要的一种遗传突变。人群中，不同个体的线粒体基因组的某个位置会存在不同的碱基形式，这种突变就叫作线粒体单核苷酸多态性，简称 SNP。由于在基因上的分布位置不同，部分 SNP 通过改变氨基酸编码或者是改变基因表达调控，导致蛋白质结构和活性改变，对药物敏感性或耐受性改变，从而影响各类疾病的发生及发展[1]。

许多研究表明，线粒体 SNP 能影响多种疾病的发生及发展。比如，J. B. Chen 等人通过 193 位慢性透析患者和 704 位正常人病例对照研究，发现 SNP 55 - G、56 -C 和 64 - A 的等位点上的突变型基因与野生型基因相比，慢性透析的发病率分别增加 3.78 倍、0.47 倍和 4.15 倍[64]；无独有偶，E. E. Mueller 通过对欧洲人的研究发现，线粒体 SNP T16189C 能显著增加患冠状动脉疾病的发病风险[65]；S. L. Mitchell 等人研究表明，线粒体上 16189 位点上的 SNP 能影响亚洲人群和欧洲人群空腹胰岛素浓度及血糖浓度，从而进一步影响该人群患 2 型糖尿病的风险[66]。由于一般性疾病随访困难，目前，有关线粒体 SNP 和非肿瘤疾病预后关系的报道不多，但 J. Xu 等人的研究表明，有将近 20 个 SNP 与慢性肾病（CKD）患者的存活时间有关，其中位于 D 环区的 146C 慢性肾病患者的存活时间明显短于 146T 患者的存活时间[67]。

此外，线粒体 SNP 还能影响多类肿瘤的发病风险及预后。比如，L. Wang 等人发现线粒体 SNP 能影响胰腺癌的发病风险，拥有 SNP11719 突变型位点的人患胰腺癌的风险是其他人的 1.34 倍[68]；W. X. Hu 等人的研究表明，拥有线粒体 200G、16362C、207A 等位点上突变型基因的人群易在年轻时患上非小细胞肺癌[69]；M. Cheng 等人发现线粒体上 524C/del、16247A/del、16248C/del、16249T/C、16257C/A 等诸多位点在乳腺癌患者和正常人群中的分布均有显著差异，而对于家族性乳腺癌患者来说，线粒体基因组上 310、315 和 16362 等位点可能是其致病位点[70]。R. K. Bai 等人[71]分析了 156 例来自乳腺癌患者的样本及 260 例来自正常人的样本中的 mtDNA 序列，发现 mtDNA 中 G9055A、A10398G 和 T16519C 位点的突变可显著增加乳腺癌发病风险，而 T3197C、G13708A 位点的突变则可显著降低乳腺癌的发病风险。mtDNA 突变还被证明与肿瘤细胞放射敏感性相关。G. A. Alsbeih 等人[72]发现，位于 *ND3* 基因的 A10398G 突变导致线粒体呼吸功能降低，使鼻咽癌细胞对放疗更敏感。对肿瘤的预后研究中，F. Navaglia 等人发现，位于线粒体基因组 D 环区的 16519 位点突变型胰腺癌患者的预后更差[73]；Z. Li 等人通过多因素 log-rank 检验发现，T204C 和 A235G 等位点对黑色素瘤的预后具有显著影响，可作为黑色素瘤预后的独立影响因素[74]；J. Xun 等人通过多因素 Cox 回归分析发现，位于线粒体基因组 D 环区上的 16290 和 16390 位点可以作为预测恶性纤维组织细胞瘤预后的独立因子[75]。还有研究表明，线粒体拷贝数与直肠癌患者的预后显著相关[76]。线粒体 SNP 对肝细胞肝癌发生及发展影响的报道比较少，只有 C. Wang 等人报道了位于线粒体基因组 D 环区上的 SNP 可能对 HCC 发生及发展有影响，146C 患者总体生存时间短于 146T 患者[77]。

在遗传学上，我们将相互关联的、倾向于整体遗传给后代的若干个 SNP 称为一个单倍型（haplotype），若干个相似的单倍型又称为一个单倍群。而人类线粒体单倍群则指的是依据线粒体 DNA 差异而定义出来的单倍群。mtDNA 单倍群常用大写英文字母加数字的形式来标记，最常见的划分方式为撒哈拉-非洲型（L0、L1、L2、L3、L4、L5、L6、L7）、西欧亚型（H、T、U、V、X、K、I、J、W）、东欧亚型（A、B、C、D、E、F、G、Y）、土著美洲人型（A、B、C、D、X）、澳大拉西亚型（O、P、Q、S）。在以往的研究中，线粒体单倍群主要用于人群进化和迁移分析，不同地域的人群有不同的单倍群类型。

最近研究表明，线粒体单倍群与多类肿瘤的发病风险及预后密切相关。比如，J. Jiang 等人为探索线粒体单倍群与胃癌发生的关系，收集了 23 例藏族胃癌患者和 40 例健康对照者，通过对照研究发现，线粒体单倍群 M9 藏族人易患胃癌[78]；S. Blein 等人的研究表明，与样本中频率最高的线粒体单倍群 H 型相比，单倍群 T1a1 型患者患乳腺癌的风险会显著下降[79]。对肿瘤预后的研究中，C. Wang 等人通过 COX 风险比例模型发现，与线粒体单倍群 M(489C)型相比，单倍群 N(489T)型胃癌患者的预后较好[80]；Z. Wang 通过对 250 例非小细胞肺癌患者的研究发现，线粒体单倍群 D 型的患者预后较差，其总体生存时间相对较短[81]。

有关线粒体单倍群对肝细胞肝癌发生及发展影响的研究较少，Z. Guo 等人在报道中指出，位于线粒体 D 环区的单倍群 M 或可称为预测 HCC 发病风险的独立因子[82]。此外，尚未发现其他有关报道。

8.2.2 短片段插入缺失

迄今为止，人们已经在肿瘤细胞中发现了超过 100 种 mtDNA 短片段缺失。T. M. Horton 等人[83]发现，50% 的肾细胞癌中存在 mtDNA 264 bp(np3323-3588) 片段缺失；C. W. Wu 等人[84]在胃癌组织的 mtDNA NCR 区中发现 2 种插入突变，以 2 个或 3 个单核苷酸重复的方式插入，分别位于 np303-309 和 np568-573 区域。而 Y. Jin 等人[85]研究发现，一种 mtDNA 9 bp 片段缺失与肝癌发病风险显著相关。

对短片段缺失的功能研究表明，向 ρ0 细胞中转入携带 12418insA 突变的 mtDNA 可造成线粒体氧化呼吸链的功能障碍和乳酸的大量产生。裸鼠成瘤实验进一步证明，在肿瘤细胞中导入该突变可促进肿瘤生长[52]。尽管如此，大部分已发现的 mtDNA 插入突变呈随机分布，且未发现与恶性肿瘤的发生与进展具有显著相关性。

如 W. Y. Hung 等人[86]发现，不同类型的癌组织中，约 5% 存在以上两种插入，然而在相应癌旁组织中也可检测到上述插入突变，因而不具有肿瘤特异性，但这种串联重复插入在线粒体肌病中也有发现，并且可能参与该疾病的发生。

8.3 线粒体 DNA - 细胞核 DNA 逆向调控

线粒体中含有 1000~1500 种蛋白，其中仅有 13 种由 mtDNA 编码，其余均由核基因组编码。因此，核基因组对线粒体的功能行为具有强大的调控作用。越来越多的研究结果表明，线粒体功能变化也可以激活并调节核基因表达，这一过程被称为线粒体-细胞核逆向调控，其机制可能是 mtDNA 变异导致了核基因组表观修饰变化，改变了相应基因的表达量，进而促进了肿瘤形成。L. Moro 等人[87]发现，前列腺上皮细胞系 PNT1A 的 mtDNA 拷贝数降低后，核基因组编码的 *p85* 基因和 *p110* 基因表达上调；p85 蛋白和 p110 蛋白活化 Akt2，导致肿瘤细胞耐药性和迁移能力显著增强。

ρ0 细胞是经过溴化乙锭处理的不含 mtDNA 的细胞，可以作为 mtDNA 拷贝数变异功能研究的细胞模型。S. S. Lin 等人[88]发现，HeLa ρ0 细胞系对阿霉素和光动力性疗法诱导的细胞凋亡具有一定的耐受性，而正常 HeLa 细胞却非常敏感，据此推测非小细胞肺癌（NSCLC）中 mtDNA 拷贝数低可能是其化疗耐受的原因之一。R. Delsite 等人[89]研究发现，降低 mtDNA 拷贝数能使 ROS 水平显著升高，促进乳腺癌细胞的氧化应激，并进一步引起多个涉及细胞生长、能量代谢、信号传递以及凋亡等重要生物学功能的核编码基因表达异常。Y. Ma 等人[90]将 mtDNA 缺失的骨肉瘤细胞系 143B（ρ0 细胞）与来自正常乳腺上皮的细胞系 MCF-10A 和不同乳腺癌细胞系 MDA-MB-231、MDA-MB-436 和 MDA-MB-453 的线粒体融合，发现融合了源于肿瘤细胞系的线粒体的 ρ0 细胞不仅线粒体功能较弱，其 *p53* 基因的表达量也发生了显著的改变。

上述结果表明，肿瘤线粒体可以影响核基因组并调节相关基因的表达。目前对这种逆向调控的一种可能的解释是 mtDNA 功能受损导致细胞内 ROS 浓度升高，高浓度的 ROS 激活了与肿瘤形成相关的关键基因的表达，如低氧诱导因子 1α（HIF1α）和丙酮酸脱氢酶激酶 2（Pdk2）[91]。目前，线粒体-细胞核逆向调控的确切分子机制尚不清楚，但是某些 mtDNA 突变与缺失引起的线粒体-细胞核逆向调控可能是导致肿瘤发生及发展的关键因素，需要进一步研究。

8.4 线粒体假基因 NUMT

目前被人们广为接受的内共生起源理论认为，原始线粒体起源于一种被原始真核生物所吞噬的好氧性古细菌。在漫长的共生演化中，原始线粒体逐渐地将自有的大部分基因转移到了宿主细胞的核基因组中，残存的未转移基因演化为现在的

mtDNA。过去，研究者一般认为原始线粒体基因组的核转移过程是发生在真核生物早期进化中的极小概率事件，然而，H. G. Du Buy 和 F. L. Riley 于 1967 年对小鼠 mtDNA 与核 DNA 进行杂交实验时，意外地在核基因组中发现了 mtDNA 的高度同源序列，因此提出存在 mtDNA 持续核转移的可能性[92]。1994 年，J. V. Lopez 等人在家猫核基因组中也鉴定出了一段长达 7.9 kb 的 mtDNA 高度同源序列，并发现这些序列是不能表达的假基因序列，因此首次将之定义为线粒体假基因（nuclear mitochondrial pseudogene，Numt），引起了研究者的广泛关注[93]。2002 年，M. Woischnik 和 C. T. Moraes 利用初步绘制完成的人类基因组草图序列，首次对人类基因组中 Numt 的分布特征、插入片段大小以及整合时间进行了系统分析，有力地证明了人类 mtDNA 的入核转移是一个连续的进化过程[94]。近年来，二代测序技术的广泛应用以及海量测序数据的产生，更是极大地推动了我们对 Numt 在人类基因组中的分布广度和整合规律的认识，并获得了 Numt 参与肿瘤发生及发展的初步证据和线索[95]。

8.4.1 线粒体假基因在人类核基因组的分布

对人类基因组参考序列的系统比对分析发现，线粒体假基因在人类核基因组中分布极为广泛。目前，在人类基因组参考序列中已经发现了至少 755 个线粒体假基因的位点[96]。据测算，这些线粒体假基因至少占人类核 DNA 总量的 0.016%，且分布于包括性染色体在内的所有染色体中。就整合位点而言，绝大多数的 Numt 位点（98%）位于非基因区（intergenic region），剩下的 2% 则位于基因的内含子区域。据推测，Numt 在基因编码区的极度缺失可能与插入位点特异性的选择压力有关，因为 mtDNA 转入基因编码区可能会严重影响特定基因的功能，进而影响个体的生存适应性。此外，不同染色体上 Numt 位点分布频率也具有一定的变异，其中仅 2 号染色体就含有超过 100 个 Numt 插入位点，而其他染色体上 Numt 分布频率与染色体的大小基本呈正相关。就片段大小而言，多数 Numt（70%～80%）为 500 bp 左右的 mtDNA 小片段，大片段的 Numt 相对较少，其中 4 号染色体上甚至有几乎线粒体全长序列的 Numt 插入位点（14836 bp）。另外，不同 Numt 序列与人类 mtDNA 的同源性水平也跨度很广，既有同源性较低的片段，也有同源性高达 99% 以上的片段[94]。综合起来，这些发现提示，线粒体基因的核转移在人类进化中是一个长期连续的过程。

最近，G. Dayama 等人[97]综合利用千人基因组测序数据库，新发现了 141 个具有人类种群特异性的多态性 Numt 插入位点，极大地拓展了我们对人类基因组中 Numt 分布多样性和复杂性的认识。这种 Numt 位点在人类种群内部的差异性分布特征强烈提示这些多态性 Numt 位点在进化上的发生时间应该晚于人类和黑猩猩的最近共同祖先。相应地，分子系统发育分析也估计大多数多态性 Numt 位点的整合时间不多于 10 万年前。鉴于超过 50% 的多态性 Numt 位点在千人基因组数据库中的存在频率很低（次等位基因频率<0.1%），研究者推测它们的实际整合时间可能

比基于分子系统发育所获得的估计值更低、更近,进一步支持线粒体基因的核转移是当今仍在进行的常见过程[97]。据统计,在这 141 个新发现的多态性 Numt 位点中,43% 位于非基因区,42% 位于基因的内含子区,其余位点多发生于基因上、下游的启动子或终止子区(5 kb 区间内),也有极个别位于基因两端的非翻译区(untranslated region,UTR)[97]。这些发现表明,人类种群中新发生的多态性 Numt 位点似乎比人类参考基因组中的固有 Numt 位点表现出更高的基因内整合倾向,很可能提示新发的多态性 Numt 位点将会有更大的概率去影响基因的表达调控和生物学功能。

8.4.2 线粒体假基因整合进入核基因组的机制

理论上,mtDNA 片段可能经由 RNA 或者 DNA 介导的途径转入核基因组。通过提取人类基因组中的大量 Numt 序列,并对照 mtDNA 序列进行综合分析,研究者发现人类 Numt 位点的形成主要基于 mtDNA 片段的直接转入途径[94]。第一,文献报道不同线粒体编码基因的稳态 RNA 表达水平差异显著,甚至可达 10 倍以上,但人类 Numt 位点中特定线粒体假基因的丰度与对应线粒体基因的表达水平却不存在任何相关性;第二,线粒体编码的 mRNA 在转录加工过程中有 Poly A 加尾修饰,但人类 Numt 中的线粒体编码序列却不存在 Poly A 修饰痕迹;第三,线粒体的最终转录产物主要以独立的 rRNA、tRNA 以及 mRNA 形式存在,但人类超过 30% 的 Numt 序列含有两个以上相邻的线粒体基因片段。以上证据支持线粒体基因主要以 mtDNA 片段的形式转入核基因组[94]。一般认为,线粒体基因的核转移主要包括线粒体基因从线粒体中的逃逸和入核后的染色体整合两个关键环节。

8.4.2.1 线粒体基因的逃逸

线粒体具有独特的双层膜状结构,而 mtDNA 又位于线粒体最内层的基质空间,其释放和逃逸必须要突破由线粒体内膜和外膜构成的双重物理屏障。此外,对存在功能缺陷的线粒体,细胞还可以通过线粒体自噬途径进行选择性的清除。因此,正常细胞实际上有多重机制可以防止 mtDNA 的释放和逃逸。然而,多种遗传和环境因素都可能影响线粒体及线粒体膜的稳定性,或者影响线粒体自噬过程,从而增加 mtDNA 的逃逸概率。酵母研究表明,至少有 12 个核基因位点的突变会增加 mtDNA 的逃逸率,而环境因素,如冰冻、不适合的生长温度等也会增加 mtDNA 的逃逸率。此外,哺乳动物受精过程中,父方的线粒体将会遭受卵母细胞的特异性清除,这是维持线粒体母系遗传方式的重要机制之一。有学者猜测,父方线粒体的清除过程将增加父方 mtDNA 的逃逸风险,因此精子来源的 mtDNA 可能是人类线粒体假基因的重要来源[94]。

8.4.2.2 线粒体基因的染色体整合

线粒体基因的染色体整合可能与核 DNA 的双链断裂修复过程(double-strand break repair,DSBR)密切相关。酵母研究发现,线粒体基因入核后,可能接触核

DNA 中自发或者诱发的双链断裂位点，并通过非同源重组（non-homologous end joining，NHEJ）的方式连接，从而插入核 DNA 中，实现染色体稳定整合[98]。显而易见，线粒体基因的插入对维持核基因组的稳定性是一种潜在的威胁。然而，E. Hazkani-Covo 等人研究表明，线粒体基因的插入在进化中也能起到一定程度的保护作用。他们发现，mtDNA 在双链断裂位点也可以起到补丁 DNA（filler DNA）的作用，从而能够防止 DNA 修复过程中对双链断裂位点的过度加工，降低基因组大片段缺失或重排的风险[99]。对人类疾病相关 Numt 的研究也显示，导致染色体断裂的遗传或环境因素可能提高 mtDNA 插入核基因的概率[100]。

8.4.3 线粒体假基因与肿瘤

众所周知，肿瘤的发生和发展与基因组体细胞突变的积累以及不稳定性密切相关。虽然关于线粒体假基因与肿瘤关系的研究目前还没有引起人们的广泛关注，但是已有越来越多的证据表明线粒体假基因的 de novo 发生和积累过程（numtogenesis）可能显著影响基因组的稳定性，从而参与肿瘤的发生和发展。比如，J. W. Shay 和 H. Werbin 在生物医学领域应用最广的宫颈癌细胞系 HeLa 中首次发现了 mtDNA 片段的插入，他们进一步在 HeLa 细胞中发现，mtDNA 片段还插入了关键癌基因 c-Myc 的第二个外显子附近[101]。在人类遗传性疾病的研究中也发现，de novo 发生的 Numt 可能插入关键功能基因的编码区，造成整合位点靶基因的移码或者剪切异常，导致疾病的发生[102]。最有说服力的证据来自一项关于结直肠癌的研究。结直肠癌在基因组水平常表现出两大特征，一是线粒体基因组拷贝数异常，二是核基因组高度不稳定性，但这种核-线粒体基因组的双重不稳定性之间是否存在内在联系一直是一个谜。最近，V. Srinivasainagendra 等人研究发现，结直肠癌细胞中 Numt 水平显著升高，达到正常对照组织 Numt 水平的 4.2 倍以上，并且结直肠癌细胞中 Numt 的丰度越高，患者的预后越差；进一步研究发现，约 16% 的结直肠癌患者携带 YME1L1 基因的突变，而该基因对线粒体自噬（mitophagy）过程具有重要调控作用，其突变失活将导致细胞内线粒体功能的下降，从而诱导 mtDNA 的逃逸和核基因组整合增加[95]。

8.5 肿瘤线粒体 DNA 变异参与肿瘤发生和发展的机制研究

mtDNA 变异促进肿瘤发生和发展的确切机制尚不明确。以往的研究表明，线粒体功能受损时，可释放促凋亡蛋白 Smac/DIABLO 和细胞色素 c，这些释放物与促凋亡因子结合，激活细胞凋亡通路中的 caspase 9、caspase 3 和 caspase 6 等效应分子，从而诱导细胞的凋亡。另外，线粒体损伤还会释放大量 Ca^{2+} 进入细胞质，导致细胞质 Ca^{2+} 浓度增加，反过来改变线粒体膜的通透性和膜电位，诱导细胞凋亡[103]。活性氧水平的升高可引起羟基脱氧鸟苷的贮积，从而导致 mtDNA 的缺失和突变，而 mtDNA 的突变又可使内源性活性氧增加。这种恶性循环将有助于肿瘤的形成与发展[104]。mtDNA 变异促进肿瘤发生和发展的另一种可能的机制与 mtDNA 分子及其片段在核基因组中的整合有关[105]。线粒体受损时，会向细胞质释放大量游离 mtDNA 及其片段。如果细胞质中这些游离 mtDNA 不能被有效清除，这些游离 mtDNA 就可能进入细胞核，并整合到核基因组中，导致核基因组功能异常，进而导致癌变的发生[106]。

2005 年，N. M. Wheelhouse 等人[107]在研究乙型肝炎病毒（HBV）感染和肝细胞肝癌发生间的关系时发现，在携带 HBV 的肿瘤细胞中，mtDNA 的 NCR 区突变数高于正常肝细胞中 NCR 区的突变数。据此推测，肝炎病毒引起的慢性炎症对肝组织造成长期损伤，肝组织在恢复过程中反复再生，导致 mtDNA 在该过程中累积突变，进而损伤线粒体的氧化呼吸链功能，使氧自由基产生增加，高浓度的氧自由基反过来又造成 mtDNA 和核基因组损伤，形成 DNA 损伤—氧自由基浓度增加—DNA 损伤的恶性循环，最终导致肝细胞发生癌变。

为了探索 mtDNA 突变对肿瘤表型的影响，J. A. Petros 等人[24]利用细胞质交换技术将位于 mtDNA *ATP6* 基因编码区的致病突变 T8993G 引入前列腺癌细胞系 PC3 中，并使用杂合后的 PC3 细胞系进行裸鼠成瘤实验。结果表明，携带 T8993G 突变的肿瘤细胞内 ROS 浓度显著高于不携带该突变的肿瘤细胞，并且携带该突变的肿瘤组织的体积是不携带 T8993G 突变的肿瘤组织体积的 7 倍。在进一步的研究中，Y. Shidara 等人[108]发现，携带 mtDNA T8993G 突变的肿瘤细胞比野生型细胞的凋亡比例更低。根据上述结果，可以推测 T8993G 突变可能是通过抑制细胞凋亡来促进肿瘤发展的。该研究还发现，这种突变能够抑制由顺铂诱导的细胞凋亡，表明 mtDNA 中 T8993G 突变可能参与肿瘤细胞对相关化疗药物的耐药。2008 年，K. Ishikawa 等人[109]用细胞质交换技术交换了两个小鼠肺癌细胞系的线粒体，来源于高转移能力细胞系的 mtDNA 携带 G13997A 突变和 13885insC 插入突变，而来源于低转移能力细胞系的 mtDNA 为野生型。细胞质交换后，低转移能力细胞系的转移能力显著升高，高转移能力细胞系的转移能力则显著降低。更深入的研究表明，低转移能力的细胞系在通过细胞质交换获得含有突变的 mtDNA 后，线粒体 ROS 产量显著增加，细胞内 ROS 浓度显著升高。高浓度的 ROS 介导了多种核编码基因的表达上调，如 *MCL-1*、*HIF1α* 以及 *VEGF* 等，这些核编码基因的表达上调进而增加了肿瘤的转移潜能。

8.6　展望

综上所述，mtDNA 变异，尤其是拷贝数变异和点突变，在多种肿瘤中都具有相当的普遍性。但是，我们对肿瘤中 mtDNA 变异的认识还有很大欠缺，很多问题仍然悬而未决。第一，鉴于肿瘤自身的高度异质性，未来需要针对不同肿瘤类型获取更多肿瘤样本的 mtDNA 变异信息，从而深入了解肿瘤中 mtDNA 的变异图景；第二，鉴于 mtDNA 基因编辑技术的滞后，我们目前仍缺乏检验特定 mtDNA 变异是否影响肿瘤以及如何影响肿瘤的有效实验手段,这严重阻碍了我们对 mtDNA 变异影响肿瘤的机制性探索;第三,鉴于肿瘤中 mtDNA 变异的普遍性,未来需要进一步加强对 mtDNA 变异与肿瘤风险、生存预后等临床信息之间的关系研究,探索 mtDNA 作为潜在肿瘤标志物的可能性。

(郭　旭　邢金良)

参考文献

[1] LEE H C, CHANG C M, CHI C W. Somatic mutations of mitochondrial DNA in aging and cancer progression[J]. Ageing Res Rev, 2010, 9(1): 47-58.

[2] CHATTERJEE A, MAMBO E, SIDRANSKY D. Mitochondrial DNA mutations in human cancer[J]. Oncogene, 2006, 25(34): 4663-4674.

[3] JOHANNSEN D L, RAVUSSIN E. The role of mitochondria in health and disease[J]. Curr Opin Pharmacol, 2009, 9(6): 780-786.

[4] POLYAK K, LI Y, ZHU H, et al. Somatic mutations of the mitochondrial genome in human colorectal tumors[J]. Nat Genet, 1998, 20(3): 291-293.

[5] FLISS M S, USADEL H, CABALLERO O L, et al. Facile detection of mitochondrial DNA mutations in tumors and bodily fluids[J]. Science, 2000, 287(5460): 2017-2019.

[6] NISHIKAWA M, NISHIGUCHI S, SHIOMI S, et al. Somatic mutation of mitochondrial DNA in cancerous and noncancerous liver tissue in individuals with hepatocellular carcinoma[J]. Cancer Res, 2001, 61(5): 1843-1845.

[7] LIU V W, SHI H H, CHEUNG A N, et al. High incidence of somatic mitochondrial DNA mutations in human ovarian carcinomas[J]. Cancer Res, 2001, 61(16): 5998-6001.

[8] PARRELLA P, XIAO Y, FLISS M, et al. Detection of mitochondrial DNA mutations in primary breast cancer and fine-needle aspirates[J]. Cancer Res, 2001, 61(20): 7623-7626.

[9] TAN D J, BAI R K, WONG L J. Comprehensive scanning of somatic mitochondrial DNA mutations in breast cancer[J]. Cancer Res, 2002, 62(4): 972-976.

[10] MAXIMO V, SOARES P, LIMA J, et al. Mitochondrial DNA somatic mutations (point mutations and large deletions) and mitochondrial DNA variants in human thyroid pathology: a study with emphasis on Hurthle cell tumors[J]. Am J Pathol, 2002, 160(5): 1857-1865.

[11] CROTEAU D L, BOHR V A. Repair of oxidative damage to nuclear and mitochondrial DNA in mammalian cells[J]. J Biol Chem, 1997, 272(41): 25409-25412.

[12] LEE H C, LI S H, LIN J C, et al. Somatic mutations in the D-loop and decrease in the copy number of mitochondrial DNA in human hepatocellular carcinoma[J]. Mutat Res, 2004, 547(1-2): 71-78.

[13] NOMOTO S, YAMASHITA K, KOSHIKAWA K, et al. Mitochondrial D-loop mutations as clonal markers in multicentric hepatocellular carcinoma and plasma[J]. Clin Cancer Res, 2002, 8(2): 481-487.

[14] KOTAKE K, NONAMI T, KUROKAWA T, et al. Human livers with cirrhosis and hepatocel-

lular carcinoma have less mitochondrial DNA deletion than normal human livers[J]. Life Sci, 1999, 64(19): 1785-1791.

[15] XU C, TRAN-THANH D, MA C, et al. Mitochondrial D310 mutations in the early development of breast cancer[J]. Br J Cancer, 2012, 106(9): 1506-1511.

[16] ALONSO A, MARTIN P, ALBARRAN C, et al. Detection of somatic mutations in the mitochondrial DNA control region of colorectal and gastric tumors by heteroduplex and single-strand conformation analysis[J]. Electrophoresis, 1997, 18(5): 682-685.

[17] LIÈVRE A, CHAPUSOT C, BOUVIER A M, et al. Clinical value of mitochondrial mutations in colorectal cancer[J]. J Clin Oncol, 2005, 23(15): 3517-3525.

[18] LEGRAS A, LIEVRE A, BONAITI-PELLIE C, et al. Mitochondrial D310 mutations in colorectal adenomas: an early but not causative genetic event during colorectal carcinogenesis[J]. Int J Cancer, 2008, 122(10): 2242-2248.

[19] SUZUKI M, TOYOOKA S, MIYAJIMA K, et al. Alterations in the mitochondrial displacement loop in lung cancers[J]. Clin Cancer Res, 2003, 9(15): 5636-5641.

[20] CHOI S J, KIM S H, KANG H Y, et al. Mutational hotspots in the mitochondrial genome of lung cancer[J]. Biochem Biophys Res Commun, 2011, 407(1): 23-27.

[21] MATSUYAMA W, NAKAGAWA M, WAKIMOTO J, et al. Mitochondrial DNA mutation correlates with stage progression and prognosis in non-small cell lung cancer[J]. Hum Mutat, 2003, 21(4): 441-443.

[22] TAMURA G, NISHIZUKA S, MAESAWA C, et al. Mutations in mitochondrial control region DNA in gastric tumors of Japanese patients[J]. Eur J Cancer, 1999, 35(2): 316-319.

[23] GUNEY A I, ERGEC D S, TAVUKCU H H, et al. Detection of mitochondrial DNA mutations in nonmuscle invasive bladder cancer[J]. Genet Test Mol Biomarkers, 2012, 16(7): 672-678.

[24] PETROS J A, BAUMANN A K, RUIZ-PESINI E, et al. mtDNA mutations increase tumorigenicity in prostate cancer[J]. Proc Natl Acad Sci USA, 2005, 102(3): 719-724.

[25] MC CROW J P, PETERSEN D C, LOUW M, et al. Spectrum of mitochondrial genomic variation and associated clinical presentation of prostate cancer in South African men[J]. Prostate, 2016, 76(4): 349-358.

[26] ROGALINSKA M. The role of mitochondria in cancer induction, progression and changes in metabolism[J]. Mini Rev Med Chem, 2016, 16(7): 524-530.

[27] REZNIK E, MILLER M L, SENBABAOGLU Y, et al. Mitochondrial DNA copy number variation across human cancers[J]. Elife, 2016(5): e10769.

[28] TSENG L M, YIN P H, YANG C W, et al. Somatic mutations of the mitochondrial genome in human breast cancers[J]. Genes chromosomes cancer, 2011, 50(10): 800-811.

[29] KUO S J, CHEN M, MA G C, et al. Number of somatic mutations in the mitochondrial D-loop region indicates poor prognosis in breast cancer, independent of TP53 mutation[J]. Cancer Genet Cytogenet, 2010, 201(2): 94-101.

[30] GUERRA F, PERRONE A M, KURELAC I, et al. Mitochondrial DNA mutation in serous ovarian cancer: implications for mitochondria-coded genes in chemoresistance[J]. J Clin Oncol, 2012, 30(36): 373-378.

[31] WU Y T, LEE H C, LIAO C C, et al. Regulation of mitochondrial F_0F_1 ATPase activity by SIRT3-catalyzed deacetylation and its deficiency in human cells harboring 4977 bp deletion of

mitochondrial DNA[J]. Biochim Biophys Acta, 2013, 1832(1): 216 - 227.

[32] PANG C Y, LEE H C, YANG J H, et al. Human skin mitochondrial DNA deletions associated with light exposure[J]. Arch Biochem Biophys, 1994, 312(2): 534 - 538.

[33] LEE H C, YIN P H, YU T N, et al. Accumulation of mitochondrial DNA deletions in human oral tissues: effects of betel quid chewing and oral cancer[J]. Mutat Res, 2001, 493(1 - 2): 67 - 74.

[34] SHEN H, ZHAO M, DONG B, et al. Frequent 4977 bp deletion of mitochondrial DNA in tumor cell lines, solid tumors and precancerous lesions of human stomach[J]. Chin Med J, 2003, 83(17): 1484 - 1489.

[35] DANI M A, DANI S U, LIMA S P, et al. Less Deltamt DNA 4977 than normal in various types of tumors suggests that cancer cells are essentially free of this mutation[J]. Genet Mol Res, 2004, 3(3): 395 - 409.

[36] TSENG L M, YIN P H, TSAI Y F, et al. Association between mitochondrial DNA 4977 bp deletion and NADPH: quinone oxidoreductase 1 C609T polymorphism in human breast tissues [J]. Oncol Rep, 2009, 21(5): 1169 - 1174.

[37] TAN B H, SKIPWORTH R J, STEPHENS N A, et al. Frequency of the mitochondrial DNA 4977 bp deletion in oesophageal mucosa during the progression of Barrett's oesophagus[J]. Eur J Cancer, 2009, 45(5): 736 - 740.

[38] YU M. Generation, function and diagnostic value of mitochondrial DNA copy number alterations in human cancers[J]. Life Sci, 2011, 89(3 - 4): 65 - 71.

[39] MAMBO E, CHATTERJEE A, XING M, et al. Tumor-specific changes in mtDNA content in human cancer[J]. Int J Cancer, 2005, 116(6): 920 - 924.

[40] KIM M M, CLINGER J D, MASAYESVA B G, et al. Mitochondrial DNA quantity increases with histopathologic grade in premalignant and malignant head and neck lesions[J]. Clin Cancer Res, 2004, 10(24): 8512 - 8515.

[41] WANG Y, LIU V W, XUE W C, et al. The increase of mitochondrial DNA content in endometrial adenocarcinoma cells: a quantitative study using laser-captured microdissected tissues[J]. Gynecol Oncol, 2005, 98(1): 104 - 110.

[42] WANG Y, LIU V W, XUE W C, et al. Association of decreased mitochondrial DNA content with ovarian cancer progression[J]. Br J Cancer, 2006, 95(8): 1087 - 1091.

[43] MIZUMACHI T, MUSKHELISHVILI L, NAITO A, et al. Increased distributional variance of mitochondrial DNA content associated with prostate cancer cells as compared with normal prostate cells[J]. Prostate, 2008, 68(4): 408 - 417.

[44] KUSAO I, AGSALDA M, TROELSTRUP D, et al. Chemotoxicity recovery of mitochondria in non-Hodgkin lymphoma resulting in minimal residual disease[J]. Pediatr Blood Cancer, 2008, 51 (2): 193 - 197.

[45] LIN C S, CHANG S C, WANG L S, et al. The role of mitochondrial DNA alterations in esophageal squamous cell carcinomas[J]. J Thorac Cardiovasc Surg, 2010, 139(1): 189 - 197.

[46] EGAN K, KUSAO I, TROELSTRUP D, et al. Mitochondrial DNA in residual leukemia cells in cerebrospinal fluid in children with acute lymphoblastic leukemia[J]. J Clin Med Res, 2010, 2 (5): 225 - 229.

[47] HEDDI A, FAURE-VIGNY H, WALLACE D C, et al. Coordinate expression of nuclear and

mitochondrial genes involved in energy production in carcinoma and oncocytoma[J]. Biochim Biophys Acta, 1996, 1316(3): 203 – 209.

[48] YU M, ZHOU Y, SHI Y, et al. Reduced mitochondrial DNA copy number is correlated with tumor progression and prognosis in Chinese breast cancer patients[J]. IUBMB Life, 2007, 59(7): 450 – 457.

[49] YU M, WAN Y, ZOU Q. Decreased copy number of mitochondrial DNA in Ewing's sarcoma [J]. Clin Chim Acta, 2010, 411(9 – 10): 679 – 683.

[50] YIN P H, LEE H C, CHAU G Y, et al. Alteration of the copy number and deletion of mitochondrial DNA in human hepatocellular carcinoma[J]. Br J Cancer, 2004, 90(12): 2390 – 2396.

[51] FAN A X, RADPOUR R, HAGHIGHI M M, et al. Mitochondrial DNA content in paired normal and cancerous breast tissue samples from patients with breast cancer[J]. J Cancer Res Clin Oncol, 2009, 135(8): 983 – 989.

[52] PARK J S, SHARMA L K, LI H, et al. A heteroplasmic, not homoplasmic, mitochondrial DNA mutation promotes tumorigenesis via alteration in reactive oxygen species generation and apoptosis[J]. Hum Mol Genet, 2009, 18(9): 1578 – 1589.

[53] HSU C W, YIN P H, LEE H C, et al. Mitochondrial DNA content as a potential marker to predict response to anthracycline in breast cancer patients[J]. Breast J, 2010, 16(3): 264 – 270.

[54] TURNER C J, GRANYCOME C, HURST R, et al. Systematic segregation to mutant mitochondrial DNA and accompanying loss of mitochondrial DNA in human NT2 teratocarcinoma Cybrids[J]. Genetics, 2005, 170(4): 1879 – 1885.

[55] SINGH K K, AYYASAMY V, OWENS K M, et al. Mutations in mitochondrial DNA polymerase-gamma promote breast tumorigenesis[J]. J Hum Genet, 2009, 54(9): 516 – 524.

[56] LARSSON N G, WANG J, WILHELMSSON H, et al. Mitochondrial transcription factor A is necessary for mtDNA maintenance and embryogenesis in mice[J]. Nat Genet, 1998, 18(3): 231 –236.

[57] KULAWIEC M, AYYASAMY V, SINGH K K. p53 regulates mtDNA copy number and mitocheckpoint pathway[J]. J Carcinog, 2009(8): 8.

[58] LEBEDEVA M A, EATON J S, SHADEL G S. Loss of p53 causes mitochondrial DNA depletion and altered mitochondrial reactive oxygen species homeostasis[J]. Biochim Biophys Acta, 2009, 1787(5): 328 – 334.

[59] XING J, CHEN M, WOOD C G, et al. Mitochondrial DNA content: its genetic heritability and association with renal cell carcinoma[J]. J Natl Cancer Inst, 2008, 100(15): 1104 – 1112.

[60] THYAGARAJAN B, WANG R, BARCELO H, et al. Mitochondrial copy number is associated with colorectal cancer risk[J]. Cancer Epidemiol Biomarkers Prev, 2012, 21(9): 1574 – 1581.

[61] FENG S, XIONG L, JI Z, et al. Correlation between increased copy number of mitochondrial DNA and clinicopathological stage in colorectal cancer[J]. Oncol Lett, 2011, 2(5): 899 – 903.

[62] XIA P, AN H X, DANG C X, et al. Decreased mitochondrial DNA content in blood samples of patients with stage Ⅰ breast cancer[J]. BMC Cancer, 2009(9): 454.

[63] YAMADA S, NOMOTO S, FUJII T, et al. Correlation between copy number of mitochondrial DNA and clinico-pathologic parameters of hepatocellular carcinoma[J]. Eur J Surg Oncol, 2006, 32(3): 303 – 307.

[64] CHEN J B, YANG Y H, LEE W C, et al. Sequence-based polymorphisms in the mitochondrial

D-loop and potential SNP predictors for chronic dialysis[J]. PLoS One, 2012, 7(7): e41125.

[65] MUELLER E E, EDER W, EBNER S, et al. The mitochondrial T16189C polymorphism is associated with coronary artery disease in Middle European populations[J]. PLoS One, 2011, 6(1): e16455.

[66] MITCHELL S L, HALL J B, GOODLOE R J, et al. Investigating the relationship between mitochondrial genetic variation and cardiovascular-related traits to develop a framework for mitochondrial phenome-wide association studies[J]. Bio Data Min, 2014(7): 6.

[67] XU J, GUO Z, BAI Y, et al. Single nucleotide polymorphisms in the D-loop region of mitochondrial DNA is associated with the kidney survival time in chronic kidney disease patients[J]. Ren Fail, 2015, 37(1): 108-112.

[68] WANG L, BAMLET W R, DE ANDRADE M, et al. Mitochondrial genetic polymorphisms and pancreatic cancer risk[J]. Cancer Epidemiol Biomarkers Prev, 2007, 16(7): 1455-1459.

[69] HU W X, DING C M, LI R J, et al. Single nucleotide polymorphisms in the mitochondrial displacement loop and age-at-onset of non-small cell lung cancer[J]. Genet Mol Res, 2015, 14(1): 2512-2517.

[70] CHENG M, GUO Z, LI H, et al. Identification of sequence polymorphisms in the mitochondrial displacement loop as risk factors for sporadic and familial breast cancer[J]. Tumour Biol, 2014, 35(5): 4773-4777.

[71] BAI R K, LEAL S M, COVARRUBIAS D, et al. Mitochondrial genetic background modifies breast cancer risk[J]. Cancer Res, 2007, 67(10): 4687-4694.

[72] ALSBEIH G A, AL-HARBI N M, EL-SEBAIE M M, et al. Involvement of mitochondrial DNA sequence variations and respiratory activity in late complications following radiotherapy[J]. Clin Cancer Res, 2009, 15(23): 7352-7360.

[73] NAVAGLIA F, BASSO D, FOGAR P, et al. Mitochondrial DNA D-loop in pancreatic cancer: somatic mutations are epiphenomena while the germline 16519 T variant worsens metabolism and outcome[J]. Am J Clin Pathol, 2006, 126(4): 593-601.

[74] LI Z, DENG B, WANG W, et al. Single nucleotide polymorphisms in the mitochondrial displacement loop region predict malignant melanoma outcome: a study in Chinese Han population[J]. Mitochondrial DNA A DNA Mapp Seq Anal, 2016, 27(3): 1812-1816.

[75] XUN J, LI Z, FENG J, et al. Single nucleotide polymorphisms in the mitochondrial displacement loop region and outcome of malignant fibrous histiocytoma[J]. Mitochondrial DNA A DNA Mapp Seq Anal, 2016, 27(1): 177-181.

[76] MOHIDEEN A M, DICKS E, PARFREY P, et al. Mitochondrial DNA polymorphisms, its copy number change and outcome in colorectal cancer[J]. BMC Res Notes, 2015(8): 272.

[77] WANG C, ZHANG F, FAN H, et al. Sequence polymorphisms of mitochondrial D-loop and hepatocellular carcinoma outcome[J]. Biochem Biophys Res Commun, 2011, 406(3): 493-496.

[78] JIANG J, ZHAO J H, WANG X L, et al. Analysis of mitochondrial DNA in Tibetan gastric cancer patients at high altitude[J]. Mol Clin Oncol, 2015, 3(4): 875-879.

[79] BLEIN S, BARDEL C, DANJEAN V, et al. An original phylogenetic approach identified mitochondrial haplogroup T1a1 as inversely associated with breast cancer risk in BRCA2 mutation carriers[J]. Breast Cancer Res, 2015(17): 61.

[80] WANG C, WANG Y, WANG H, et al. Mitochondrial DNA haplogroup N is associated good

outcome of gastric cancer[J]. Tumour Biol, 2014, 35(12): 12555 – 12559.

[81] WANG Z, CHOI S, LEE J, et al. Mitochondrial variations in non-small cell lung cancer (NSCLC) survival[J]. Cancer inform, 2015, 14(1): 1 – 9.

[82] GUO Z, YANG H, WANG C, et al. Mitochondrial DNA haplogroup M is associated with late onset of hepatocellular carcinoma[J]. Exp Ther Med, 2012, 3(3): 499 – 502.

[83] HORTON T M, PETROS J A, HEDDI A, et al. Novel mitochondrial DNA deletion found in a renal cell carcinoma[J]. Genes chromosomes cancer, 1996, 15(2): 95 – 101.

[84] WU C W, YIN P H, HUNG W Y, et al. Mitochondrial DNA mutations and mitochondrial DNA depletion in gastric cancer[J]. Genes chromosomes cancer, 2005, 44(1): 19 – 28.

[85] JIN Y, YU Q, ZHOU D, et al. The mitochondrial DNA 9 bp deletion polymorphism is a risk factor for hepatocellular carcinoma in the Chinese population[J]. Genet Test Mol Biomarkers, 2012, 16(5): 330 – 334.

[86] HUNG W Y, LIN J C, LEE L M, et al. Tandem duplication/triplication correlated with poly-cytosine stretch variation in human mitochondrial DNA D-loop region[J]. Mutagenesis, 2008, 23(2): 137 – 142.

[87] MORO L, ARBINI A A, YAO J L, et al. Mitochondrial DNA depletion in prostate epithelial cells promotes anoikis resistance and invasion through activation of PI3K/Akt2[J]. Cell Death Differ, 2009, 16(4): 571 – 583.

[88] LIN S S, HUANG H P, YANG J S, et al. DNA damage and endoplasmic reticulum stress mediated curcumin-induced cell cycle arrest and apoptosis in human lung carcinoma A – 549 cells through the activation caspases cascade-and mitochondrial-dependent pathway[J]. Cancer Lett, 2008, 272(1): 77 – 90.

[89] DELSITE R, KACHHAP S, ANBAZHAGAN R, et al. Nuclear genes involved in mitochondria-to-nucleus communication in breast cancer cells[J]. Mol Cancer, 2002(1): 6.

[90] MA Y, BAI R K, TRIEU R, et al. Mitochondrial dysfunction in human breast cancer cells and their transmitochondrial cybrids[J]. Biochim Biophys Acta, 2010, 1797(1): 29 – 37.

[91] SUN W, ZHOU S, CHANG S S, et al. Mitochondrial mutations contribute to HIF1alpha accumulation via increased reactive oxygen species and up-regulated pyruvate dehydrogenease kinase 2 in head and neck squamous cell carcinoma[J]. Clin Cancer Res, 2009, 15(2): 476 – 484.

[92] DU BUY H G, RILEY F L. Hybridization between the nuclear and kinetoplast DNA's of leishmania enriettii and between nuclear and mitochondrial DNA's of mouse liver[J]. Proc Natl Acad Sci USA, 1967, 57(3): 790 – 797.

[93] LOPEZ J V, YUHKI N, MASUDA R, et al. Numt, a recent transfer and tandem amplification of mitochondrial DNA to the nuclear genome of the domestic cat[J]. J Mol Evol, 1994, 39(2): 174 – 190.

[94] WOISCHNIK M, MORAES C T. Pattern of organization of human mitochondrial pseudogenes in the nuclear genome[J]. Genome Res, 2002, 12(6): 885 – 893.

[95] SRINIVASAINAGENDRA V, SANDEL M W, SINGH B, et al. Migration of mitochondrial DNA in the nuclear genome of colorectal adenocarcinoma[J]. Genome Med, 2017, 9(1): 31.

[96] RAMOS A, BARBENA E, MATEIU L, et al. Nuclear insertions of mitochondrial origin: database updating and usefulness in cancer studies[J]. Mitochondrion, 2011, 11(6): 946 – 953.

[97] DAYAMA G, EMERY S B, KIDD J M, et al. The genomic landscape of polymorphic human

nuclear mitochondrial insertions[J]. Nucleic Acids Res, 2014, 42(20): 12640-12649.

[98] RICCHETTI M, FAIRHEAD C, DUJON B. Mitochondrial DNA repairs double-strand breaks in yeast chromosomes[J]. Nature, 1999, 402(6757): 96-100.

[99] HAZKANI-COVO E, COVO S. Numt-mediated double-strand break repair mitigates deletions during primate genome evolution[J]. PLoS Genet, 2008, 4(10): e1000237.

[100] RICCHETTI M, TEKAIA F, DUJON B. Continued colonization of the human genome by mitochondrial DNA[J]. PLoS Biol, 2004, 2(9): E273.

[101] SHAY J W, WERBIN H. New evidence for the insertion of mitochondrial DNA into the human genome: significance for cancer and aging[J]. Mutat Res, 1992, 275(3-6): 227-235.

[102] SINGH K K, CHOUDHURY A R, TIWARI H K. Numtogenesis as a mechanism for development of cancer[J]. Semin Cancer Biol, 2017(47): 101-109.

[103] CHAKRABORTI T, DAS S, MONDAL M, et al. Oxidant, mitochondria and calcium: an overview[J]. Cell Signal, 1999, 11(2): 77-85.

[104] RICHTER C. Oxidative damage to mitochondrial DNA and its relationship to ageing[J]. Int J Biochem Cell Biol, 1995, 27(7): 647-653.

[105] ZULLO S, SIEU L C, SLIGHTOM J L, et al. Mitochondrial D-loop sequences are integrated in the rat nuclear genome[J]. J Mol Biol, 1991, 221(4): 1223-1235.

[106] AMUTHAN G, BISWAS G, ZHANG S Y, et al. Mitochondria-to-nucleus stress signaling induces phenotypic changes, tumor progression and cell invasion[J]. EMBO J, 2001, 20(8): 1910-1920.

[107] WHEELHOUSE N M, LAI P B, WIGMORE S J, et al. Mitochondrial D-loop mutations and deletion profiles of cancerous and noncancerous liver tissue in hepatitis B virus-infected liver[J]. Br J Cancer, 2005, 92(7): 1268-1272.

[108] SHIDARA Y, YAMAGATA K, KANAMORI T, et al. Positive contribution of pathogenic mutations in the mitochondrial genome to the promotion of cancer by prevention from apoptosis[J]. Cancer Res, 2005, 65(5): 1655-1663.

[109] ISHIKAWA K, TAKENAGA K, AKIMOTO M, et al. ROS-generating mitochondrial DNA mutations can regulate tumor cell metastasis[J]. Science, 2008, 320(5876): 661-664.

第 9 章
线粒体依赖细胞凋亡信号异常与肿瘤

细胞凋亡是程序性细胞死亡的一种形式，是细胞在一定的生理或病理条件下，遵循自身的程序，自己结束其生命的过程。机体在生长发育或受到外来刺激时，可通过细胞凋亡的方式清除多余、衰老和受损的细胞，从而调节和维持机体内环境的平衡和正常的生理活动。这种调节机制出现异常，会导致多种疾病的发生，如细胞凋亡信号受到抑制会诱导肿瘤的发生[1-3]，而神经细胞凋亡信号的过度活化则会导致阿尔茨海默病[4]。明确细胞凋亡信号异常发生的原因，对于研究肿瘤等相关疾病发生的原因和治疗策略的探索均具有重要意义。

9.1 细胞凋亡与线粒体

线粒体是细胞内产生能量的重要细胞器，许多因素可以导致线粒体功能损伤，诱导细胞凋亡，如死亡受体介导的信号活化、生长因子抑制剂、抗癌药物等。细胞凋亡过程受到一系列凋亡相关基因严格调控，不同的凋亡信号在细胞中引发不同的凋亡信号转导通路。根据凋亡信号的来源，可以将细胞凋亡信号转导通路分成两条：外源通路（即死亡受体通路）和内源通路（即线粒体通路）[5]。这两条通路最终都汇集于下游的效应分子凋亡蛋白酶（caspase）通路，诱导 caspase 家族成员的激活。活化的 caspase 可以切割细胞内许多重要的蛋白，如细胞骨架蛋白、蛋白激酶、DNA 修复酶等，最终导致细胞凋亡的发生[6-7]。

9.1.1 内源细胞凋亡通路

线粒体是真核细胞生存的基础，同时也是细胞凋亡调控的活动中心。诱变剂、电离辐射或化疗药物等因素会造成细胞基因组 DNA 不可逆的损伤，并进一步导致内源凋亡信号通路的激活，即线粒体通路。

最初人们认为线粒体只是为细胞提供能量，并通过有氧氧化的方式参与葡萄糖代谢，从而调节细胞内的生物合成。随后，线粒体通过细胞色素 c 参与凋亡过程的调节。细胞色素 c 主要位于线粒体内、外膜间隙，通过传递电子参与氧化磷酸化。然而，当细胞凋亡信号被激活时，线粒体外膜发生去极化，细胞色素 c 就会脱离线粒体进入细胞质，进而联合其他凋亡相关分子诱导细胞凋亡。这提示在真核生物进化的过程中，线粒体相关的信号分子在细胞凋亡的调控中也扮演重要角色。

Bcl-2(B-cell lymphoma gene-2)是首先被人们认识的凋亡相关蛋白，其家族成员众多，通过调控线粒体外膜上特异性的通道，将细胞色素 c 等位于线粒体内膜和外膜间隙的蛋白释放入细胞质[8]。Bcl-2 家族的一些成员，如 Bcl-2 和 Bcl-xL，可以通过与线粒体外膜的结合保持这些通道的关闭，从而抑制线粒体内部蛋白的释放[9]；然而，另一些 Bcl-2 家族成员，如 Bax、Bad、Bak 和 Bid 等，却具有开启线粒体外膜蛋白通道的作用。Bax 基因受到抑癌基因 p53 的转录激活调控，并介导 p53 诱导的细胞凋亡[10-11]；PI3K/Akt 通路可以磷酸化 Bad，进而抑制 Bad 开启线粒体通道的能力，因此 PI3K/Akt 通路具有抗凋亡的活性[12-13]。

随着研究的深入，线粒体在细胞凋亡中的作用逐步被人们所认识，主要表现为：①在凋亡发生过程中，Bcl-2 等多种促进细胞凋亡的蛋白转移至线粒体，从而使线粒体膜的通透性和完整性受到破坏[14]；②线粒体可释放多种促凋亡因子至细胞质，如细胞色素 c、Smac(second mitochondria-derived activator of caspase)/DIABLO(direct inhibitor of apoptosis-binding protein with low pI)、AIF(apoptosis-inducing factor)、核酸内切酶 G 等，诱导 caspase 依赖和非依赖性细胞凋亡[5]；③一些凋亡诱导物通过诱导线粒体上的膜通透性转换孔开放，导致线粒体跨膜电位消失和促凋亡蛋白的释放[15]。

9.1.2 线粒体通透性转换孔与细胞凋亡

线粒体通透性转换孔(mitochondrial permeability transition pore，MPTP)又称线粒体巨型通道，是横跨线粒体内、外膜之间的非特异性通道，由多种蛋白复合物组成。作为线粒体上的特殊孔道，MPTP 开放导致的线粒体膜通透性转换被认为是线粒体诱导细胞凋亡的众多因素之一[16]。一般理论认为，正常情况下，MPTP 限制性地允许小分子通过，可调节线粒体内 Ca^{2+} 平衡和减少其内自由基的产生，维持细胞的正常生理功能。当 MPTP 呈不可逆性高水平开放状态时，可导致线粒体内膜跨膜电位消失、水肿破裂，释放凋亡诱导因子和细胞色素 c 等凋亡蛋白，启动细胞凋亡过程[17-19]。

9.1.2.1 MPTP 的结构

MPTP 的组成主要包括位于线粒体内膜的腺嘌呤核苷酸转位酶(adenine nucleotide translocator，ANT)、位于线粒体外膜的电压依赖性阴离子通道(voltage-dependent anion channel，VDAC)和位于线粒体基质的环孢素 A 结合蛋白 D[20]。其他蛋白，如细胞质的己糖激酶、外膜的苯二氮䓬受体(peripheral benzodiazepine receptor，PBR)、膜间隙的肌酸激酶等，也是 MPTP 结构的组成部分，调节着 MPTP 的开放和关闭[5,21-22]。

ANT、VDAC 和亲环蛋白 D(cyclophilin D，CypD)是构成 MPTP 的核心组分[23]。其中，ANT 是一种跨膜蛋白，控制 ATP 与 ADP 的转换，通过催化 ADP 进入线粒体和 ATP 出线粒体，保证细胞能量供应充足。当 ANT 两侧的 ADP/ATP 结合位点与底物结合后，其自身构象也发生变化，从而导致 MPTP 的开放或关闭：

底物与膜内侧的位点结合时,MPTP 通道关闭;而与细胞质一侧位点结合时,MPTP 通道则开放。VDAC 也是跨膜蛋白,结构保守,形成的跨膜通道便于小分子代谢物在细胞质和膜间隙之间的运输。VDAC 因参与了线粒体内膜间隙中蛋白的释放而在细胞凋亡中扮演重要角色。CypD 是 Cyp 家族成员,可以催化中 Xaa-Pro 肽腱的顺反异构变化,通过与 MPTP 组分中的 ANT 相结合,影响 ANT 的开放和关闭,因此 CypD 是 MPTP 开放所需要的结构基础[24-26]。

9.1.2.2 MPTP 的调节

影响 MPTP 开放的因素分为外源性和内源性两部分,外源性的细胞损伤和内源性的细胞衰老均可以导致细胞凋亡。外源性的 DNA 损伤信号进入细胞,会导致线粒体内 Ca^{2+} 浓度升高,破坏氧化呼吸链的复合物,抑制 ATP 合成,促进自由基产生,进而激活 MPTP 蛋白,导致通道过度开放。在细胞衰老过程中,线粒体氧化呼吸链的功能发生缺陷,产生的活性氧(reactive oxygen species,ROS)会对线粒体内、外膜蛋白造成损伤,导致线粒体对 Ca^{2+} 的敏感性增加,进而引发 MPTP 开放[27-29]。

影响 MPTP 闭合的主要因素是环孢素 A(cyclosporin A,CsA)。CsA 是 MPTP 特异性的抑制剂,通过与 CypD 结合的方式,导致 CypD 从 ANT 的结合位点上分离,进而抑制 MPTP 的开放[30-31]。

9.1.2.3 MPTP 的功能

在正常生理条件下,线粒体外膜高度通透,而内膜通透性较低,内膜两侧形成跨膜电位,通过质子回流的方式为 ATP 的合成提供动力。正常的线粒体跨膜电位是线粒体功能所必需的,而线粒体内膜的低通透性和电化学质子梯度是维持跨膜电位的基础,因此需要内、外膜上的 MPTP 维持正常状态。其中,抗凋亡蛋白 Bcl-2 和 Bcl-xL 可以直接与 VDAC 结合,抑制 VDAC 变构,抑制 MPTP 开放,从而保证线粒体膜间隙物质与细胞质物质的顺利交换,而不影响内膜基质侧物质的渗出。而 MPTP 常处于开放和关闭的交替状态,从而有利于 Ca^{2+} 释放出线粒体,防止 Ca^{2+} 超载(图 9.1)。

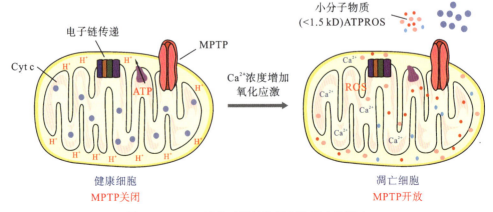

图 9.1 MPTP 开关对线粒体及细胞凋亡的影响

当 MPTP 持续开放时，所有小分子量的物质可以自由进出线粒体内膜。由于基质内蛋白浓度高，呈高渗环境，导致小分子物质的累积，线粒体发生肿胀，体积变大。而内膜具有嵴结构，表面积相对外膜较大，因此肿胀的线粒体外膜易发生破裂，导致膜间隙的凋亡蛋白释放入细胞质。此外，MPTP 的持续开放会导致膜间隙 H^+ 的大量流失，内膜两侧的跨膜电位消失，氧化磷酸化过程受到抑制，ATP 的合成受阻，进而破坏离子和代谢物的平衡，促进了细胞凋亡过程的发生[32-33]。

9.1.3 线粒体-细胞色素 c 凋亡途径

细胞色素 c(cytochrome c，Cyt c)是线粒体呼吸链中传递电子的载体，由细胞核 DNA 编码的多肽和线粒体编码的亚铁血红素组成，表面带正电荷，呈水溶性，松散地结合在富含不饱和脂肪酸的线粒体内膜外侧磷脂上，不能自由通过线粒体外膜，主要介导呼吸链复合物Ⅲ～Ⅳ的能量传递，对线粒体能量代谢起重要的调节作用[34-35]。

线粒体呼吸链是能量产生的场所，由 $NADH+H^+$ 或琥珀酸携带的电子经复合物Ⅰ或复合物Ⅱ传递至泛醌后，再依次传递给复合物Ⅲ、Cyt c、复合物Ⅳ，最终传递给 O_2，O_2 与线粒体基质侧的 $2H^+$ 结合生成 H_2O，因此呼吸链也称为电子传递链。在这一过程中，复合物Ⅰ、Ⅲ、Ⅳ具有质子泵的功能，大量 H^+ 从基质侧被转移至内膜外侧，并建立了跨膜电位。当质子通过内膜 ATP 合酶的孔道回流至基质侧时，激活 ATP 合酶，生成 ATP。Cyt c 作为电子传递链中的重要一环，其功能障碍或缺陷将会导致呼吸链电子传递中断，ATP 合成受阻，细胞能量供应不足；另外，由于电子传递障碍导致的氧化不完全，也会造成 ROS 含量增加和渗漏，损伤线粒体和细胞内的 DNA 和蛋白质，导致细胞衰老和凋亡[36-39]。

9.1.3.1 线粒体释放细胞色素 c 的机制

在内源性凋亡途径中，线粒体起着传递和放大死亡信号的重要作用，是凋亡的上游途径和 caspase 途径以及其他下游死亡途径交互作用的枢纽。凋亡事件的发生会导致线粒体结构和功能的改变，并导致一系列凋亡相关蛋白的释放，如 Cyt c、Smac/DIABLO、Omi/HtrA2 等。关于 Cyt c 释放的机制，目前并未完全阐明，目前有以下 3 种假说。

1. MPTP 与 Cyt c 的释放

细胞在正常状态时，MPTP 有规律地开放和关闭，对于线粒体内膜跨膜电位的维持和相对通透性具有重要作用。当细胞受到氧化应激、Ca^{2+} 超载、DNA 损伤、药物刺激时，MPTP 将不可逆地开放，从而导致质子梯度和线粒体内膜跨膜电位的消失，小分子物质大量进入基质侧，导致线粒体肿胀、外膜破裂，Cyt c 因此从线粒体膜间隙释放到细胞质中。但也有研究指出，Cyt c 释放可能先于线粒体的跨膜电位下降和 MPTP 开放。在线粒体内膜肿胀和线粒体膜电位变化之前，甚至在没有线粒体内膜肿胀和线粒体膜电位变化的情况下，仍能观察到 Cyt c 从线粒体释放到细胞质。另外，在 Didemnin B 诱导的细胞凋亡中，Cyt c 的释放并不涉及线粒体通透性转换，而是依赖于胱天蛋白酶。使用 caspase 抑制剂在诱导 MPTP 开放的同时，也不能抑制 Cyt c 的释放。这提示，Cyt c 从线粒体的释放过程不是仅依赖于 MPTP 的开放这一种形式，所以 MPTP 是否是 Cyt c 释放的重要或唯一途径仍值得深入研究[32-33]。

2. 线粒体外膜特异性孔道与 Cyt c 的释放

线粒体外膜特异性孔道由 Bcl-2 家族成员与其他蛋白相互作用形成。Bcl-2 家族中的 Bcl-xL 与白喉毒素通道蛋白结构相似，具有嵌入脂质双分子层形成通道的能力。因此，Bcl-2 家族蛋白可插入线粒体的外膜，发生构象变化，形成孔道，可能对 Cyt c 的释放提供通过的路径。Bcl-2 蛋白家族主要位于线粒体和内质网膜上，可以分为抗凋亡组和促凋亡组。抗凋亡组包括 Bcl-2、Bcl-xL、Bcl-w 等，而促凋亡组包括 Bax、Bak、Bid、Bad、Bim 等[40-42]。

促凋亡蛋白主要通过以下 3 种方式促使 Cyt c 等凋亡物质释放：①Bcl-2 家族蛋白在线粒体膜上直接形成释放孔道；②Bcl-2 家族蛋白促使线粒体膜脂质自身形成释放孔道；③Bcl-2 家族蛋白促进其他凋亡蛋白形成释放孔道。其中，关于 Bax 和 Bak 的研究相对较多。体内 Bax 过表达或体外重组 Bax 表达均可导致线粒体 Cyt c 以 MPTP 非依赖性的方式释放。正常条件下，细胞质中的 Bax 蛋白 C 末端的螺旋结构隐藏在其 BH1~BH3 结构域所形成的疏水性裂缝中，当受到损伤因素刺激后，Bax 构象发生变化，螺旋结构暴露出来，其 C 末端插入线粒体的外膜，随后 Bax 发生寡聚化，寡聚化的 Bax 能形成孔道，允许 Cyt c 从线粒体释放。另外，Bax 可能与 MPTP 的组成部分 VDAC 相互作用，VDAC 通道本身通透性很小，当与 Bax 等 Bcl-2 家族成员结合后，可导致其自身构象改变，失去电压依赖性和对离子通透的选择性，从而导致 Cyt c 的释放[43-45]。

Bcl-2 家族中的抗凋亡成员 Bcl-2 和 Bcl-xL 等具有稳定线粒体外膜的作用，通过与外膜直接结合的方式抑制 Cyt c 从膜间隙向细胞质的释放；并且，Bcl-2 和 Bcl-xL 还可以抑制促凋亡蛋白 Bax 在线粒体外膜的定位及寡聚化的发生，从而阻止 Cyt c 的释放，使得细胞免于走向凋亡[34-35,46]。

3. 线粒体外膜的机械性损伤

线粒体外膜的机械破坏也可以导致 Cyt c 的释放。许多凋亡诱导因子，如 ROS 等，可直接作用于线粒体膜脂质和蛋白，并导致其损伤和构象改变，以及线粒体的离子交换、氧化磷酸化等改变，使得线粒体内质子梯度及渗透压平衡失调，线粒体内基质空间显著增大，最终导致线粒体外膜破裂和 Cyt c 释放。研究显示，在许多药物诱导的细胞凋亡过程中，ROS 的产生要先于 MPTP 出现、Cyt c 释放和 caspase 的活化，并且抗氧化剂的作用可以显著抑制上述变化，提示 MPTP 出现、Cyt c 释放和 caspase 的活化均可被 ROS 启动。因此，ROS 的大量产生可以通过机械性破坏线粒体外膜，按时释放 Cyt c[47-49]。

线粒体 Cyt c 释放的机制十分复杂，上述 3 种假说尚无一种得到普遍承认。对于不同组织类型的细胞或者不同的凋亡诱导方式，释放 Cyt c 的途径也不尽相同，阐明其确切的机制还有待于进一步深入研究。

9.1.3.2 细胞色素 c 致细胞凋亡的机制

Cyt c 作为能量代谢的重要调节因素，当释放到细胞质后，又可以直接参与细胞凋亡的调节。研究表明，Cyt c 从线粒体释放到细胞质是一个广谱的细胞凋亡标志，存在于多种类型的细胞。当利用基因敲除技术沉默线粒体中的 Cyt c 表达后，细胞对各种诱导凋亡的信号刺激的耐受作用显著提升。因此，Cyt c 是线粒体介导的细胞凋亡途径中不可缺少的重要因子，在细胞凋亡调控中扮演重要角色。其相关机制研究较多，主要包括以下几种。

1. Cyt c 激活 caspase 通路

caspase 在正常细胞中以无活性的酶原形式存在于细胞质，当受到凋亡信号刺激后，可以特异性地在天冬氨酸及其邻近的氨基酸残基之间分解底物蛋白。激活的 caspase 裂解成为有酶解活性的异二聚体，并引发级联反应，通过裂解特异底物和激活内源性核酸酶导致细胞凋亡。Cyt c 释放到细胞质后，可以识别并结合凋亡蛋白酶激活因子（Apaf1）的羧基端 WD-40 重复序列，同时伴有 dATP 分子结合至 Apaf1 的核苷酸结合结构域，促进 Apaf1 的构象变化和同源寡聚化。并且，Apaf1 具有募集 caspase 9 前体的能力，Cyt c、dATP、Aapf1 和 caspase 9 前体组成的聚合体，称为凋亡体（apoptosome）。在凋亡体的作用下，caspase 9 前体被激活，进而激活下游的终末剪切酶 caspase 3 前体，外源性和内源性的凋亡通路均汇集至此，最终诱导细胞凋亡的发生。有研究显示，释放至细胞质的 Cyt c 在与 Apaf1 结合之前，先发生血红素亚铁位点的亚硝基化修饰，这种修饰更利于 Cyt c 与 Apaf1 的结合，有利于凋亡体的形成，并显著提高 caspase 3 的致凋亡活性[26,34-35,50-51]。

2. Cyt c 影响 ROS 产生

在病理条件下，线粒体呼吸链途径是 ROS 生成的主要来源。Cyt c 从线粒体释放到细胞质后，线粒体内 Cyt c 减少。Cyt c 作为呼吸链中传递电子的重要载体，还具有抑制过氧化物产生的功能。当 Cyt c 从线粒体释放到细胞质后，通过 Cyt c 传递给复合物Ⅳ的电子减少，导致上游的呼吸链复合物电子超载，并从呼吸链中逃逸出来，与 O_2 结合后，产生超氧阴离子，并进一步转变为 H_2O_2 和其他形式的 ROS。过量生成的 ROS 导致脂质过氧化、DNA 氧化修饰、蛋白氧化和各种酶的失活，并最终诱导细胞凋亡或坏死。ROS 对线粒体功能的影响表现在两个方面：①ROS 造成的脂质过氧化破坏富含不饱和脂肪酸的线粒体内膜，促进 Cyt c 释放到线粒体膜间隙；②ROS 通过与线粒体外膜的 VDAC 或 Bcl-2 蛋白家族相互作用，开放 MPTP 和外膜特异性通道，促进 Cyt c 向细胞质的释放。而 Cyt c 的进一步释放又会促进 ROS 的生成，形成正反馈，加速细胞凋亡的进程[49,52-54]。

9.2 Bcl-2 家族在线粒体依赖细胞凋亡中的作用

细胞凋亡过程是机体细胞的一种生理过程，但与其他生理过程不同的是，这一过程是不可逆的，而且一个细胞在其生命周期中只能发生一次，所以受到了精细的调控。机体内存在有多种影响细胞凋亡过程的因素，这些因素可以作用于不同的环节，调节细胞凋亡进行的速度及规模。影响线粒体介导的细胞凋亡过程密切相关的凋亡调节因子就是 Bcl-2 家族蛋白。

9.2.1 Bcl-2 家族成员的组成与结构

Bcl-2 基因是从淋巴瘤患者 B 淋巴细胞中发现的，现已有 25 个家族成员（图 9.2）。Bcl-2 家族是一组与美丽线虫抗凋亡基因 *CED-9* 同源的蛋白质，它们在结构上的同源性表现在四个 Bcl-2 同源区，即 BH1、BH2、BH3 和 BH4。分子间 BH1、BH2 和 BH3 结构域的相互作用可使 Bcl-2 家族成员间形成多聚体。另外，多数 Bcl-2 家族分子在 C 端具有疏水序列，可以与细胞内的质膜结合，多定位于线粒体外膜、核膜以及内质网膜的细胞质侧。哺乳动物中 Bcl-2 家族目前已发现了 15 个成员，其中按结构与功能可分为 Bcl-2、Bax 和 BH3 三个亚家族[55-56]。

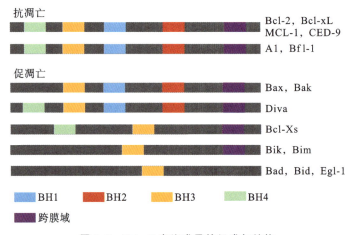

图 9.2 Bcl-2 家族成员的组成与结构

9.2.1.1 Bcl-2 亚家族

Bcl-2 亚家族包括 Bcl-2、Bcl-xL、Bcl-w、MCL-1 和 A1，分子结构与 Bcl-2 同源性最高，其中多保留了 BH1、BH2、BH3 和 BH4 结构域以及疏水的膜定位序列。Bcl-2 亚家族对细胞凋亡具有抑制作用。抗凋亡蛋白成员的一个共同特征是含有 C 末端的跨膜域（TM 域）和 BH（1～4）域。Bcl-2、Bcl-xL 等抗凋亡蛋白可通过 TM 域定位在线粒体膜、内质网膜和核膜上，并通过 BH（1～3）域形成一个疏水凹槽，它是抗凋亡蛋白形成同源或异源聚体的位点[55]。研究发现，Bcl-2 相互之间可能通过分子内部和分子间识别作用形成稳定的三聚体结构来调节离子通道的形成，从而发挥抗凋亡功能[57-58]。

9.2.1.2 Bax 亚家族

Bax 亚家族包括 Bax、Bak 和 Bok 三个成员，其结构与 Bcl-2 家族较相似，都有保守的 BH1、BH2 和 BH3 结构域及疏水的膜定位序列。Bax 亚家族的作用与 Bcl-2 亚家族相反，可促进细胞凋亡，也称多域促凋亡蛋白。Bax 含有几个功能性的 α 螺旋区，如 α-2 螺旋区是 Bax 形成异源二聚体的位点，α2-8 螺旋区构成疏水槽结构，C 末端的 α-9 螺旋区参与膜嵌入，在未活化的 Bax 结构中，α-9 螺旋深埋在疏水槽内，故未活化的 Bax 以单体形式存在于细胞质内[59-60]。

9.2.1.3 BH3 亚家族

BH3 亚家族包括 Bik、Blk、Hrk、BNTP3、BimL、Bad 和 Bid 七个成员。BH3 亚家族最显著的特点是分子中都有一个 BH3 结构域，部分成员也具有定位序列，但都没有 BH1、BH2 和 BH4 结构域[60]。BH3 亚家族的作用也与 Bcl-2 相反，可促进细胞凋亡，而在结构上与 Bcl-2 和 Bax 亚家族相差都较大。这类蛋白的成员都以无活性的形式存在于健康细胞中[61]。BH3 亚家族蛋白的特点是只含有 BH3 结构域，具有抑制抗凋亡蛋白功能而放大促凋亡蛋白功能的作用。根据其功能可以分为两个亚组：一是活化剂，如 Bid、Bim 等能直接激活 Bax 和 Bak，触发 Cyt c 的释放；二是钝化剂，如 Bad、Noxa 等与抗凋亡蛋白竞争性结合替换出活化剂，间接激活 Bax 和 Bak。BH3 蛋白的活化方式是多样的，有转录水平的诱导、磷酸化和蛋白酶水解等。其中，Bid 可被 caspase 8 裂解而激活形成 tBid，从而具有诱导细胞凋亡的功能[62-67]。

9.2.2 Bcl-2 家族拮抗与促进凋亡的作用机制

9.2.2.1 影响 Apaf1 的功能

哺乳动物细胞中 Apaf1 是线虫 CED-4 的同源分子，在线粒体释放的细胞色素 c 和 ATP 存在的条件下，Apaf1 通过其 CARD 结构域结合 caspase 9 前体，并使后者活化，启动下游的凋亡程序。Bcl-2 家族中定位于线粒体的各家族成员可以通过分子中 BH4 结构域与 Apaf1 的 CARD 结构域结合，阻断其与 caspase 9 前体的结合，从而阻止 caspase 9 所启动的细胞凋亡过程。而 BH3 亚家族成员，如 Bid 等，则通过与 Bcl-2 亚家族成员间的相互作用，竞争抑制 Bcl-2 等分子与 Apaf1 的结合，因而使得更多的 Apaf1 得以与 caspase 9 前体结合并使之活化，启动凋亡进程[68-70]。

9.2.2.2 影响线粒体的结构和功能

Bax 亚家族在细胞的高表达可以诱导细胞凋亡，可能是由于其成员在某些细胞器，特别是线粒体膜上形成多聚体影响线粒体的完整性，并促进细胞凋亡。早期研究认为，这是由于 Bax 等多聚体在线粒体膜上形成通透性孔道，破坏了膜内外的离子及蛋白浓度差，从而引起线粒体的破坏。但新近研究认为，Bax 等所形成的孔道位于线粒体外膜，而外膜本身通透性就较高，这些孔道所造成的通透性增高不足以引起线粒体的损坏，所以它们对凋亡的确切机制仍有待研究。Bcl-2 亚家族可以拮抗 Bax 的作用，维护线粒体的完整性。另外，Bcl-2 还可以抑制线粒体释放细胞色素 c，从而影响 Apaf1 与 caspase 9 的活化，抑制细胞凋亡的进程[14,71]。具体来讲，Bcl-2 家族对线粒体依赖细胞凋亡的影响表现在以下几个方面。

1. 影响 MPTP 的开放

如前文所述，MPTP 是线粒体内膜与外膜交接处的一种具有复合结构的孔道，被称为"细胞生死开关"，由 VDAC、ANT、CypD 等蛋白聚合形成。MPTP 能被多种因素激活，激活后可导致线粒体膜间隙蛋白因子释放入细胞质中。研究显示，Bcl-2 家族促凋亡蛋白，如 Bax 等，通过与 MPTP 复合物的 ANT 蛋白结合，导致 MPTP 的开放，并进而使线粒体发生肿胀，线粒体外膜破裂。VDAC 是线粒体外膜上最丰富的蛋白质，负责 ATP 和 ADP 的转运，维持线粒体的正常代谢。VDAC 形成的孔道能使分子量小于 5000 的分子通过。而 Bax、Bak 等蛋白可直接与线粒体外膜上的 VDAC 结合，将 VDAC 二聚体绑定而加大它的孔径，在不依赖 ANT 的情况下，促进线粒体膜间隙内 Cyt c 的释放，而抗凋亡蛋白 Bcl-xL 也可以通过与 VDAC 直接结合的方式抑制 MPTP 的开放。用 X 射线分析 Bcl-xL 的结构发现，抗凋亡蛋白的 BH1、BH2 和 BH3 同源区的 α 螺旋组成疏水性结构域，与促凋亡蛋白的 BH3 区结合，组成异源体。Bcl-xL 和某些细菌毒素具有同源序列，能在线粒体膜上形成较大的通道，诱导 Cyt c 的释放，这为 Bcl-2 家族调节线粒体膜的通透性提供了最直接的证据。接下来的研究发现，Bax、Bcl-2 和 Bid 也具有相似的结构和活化形式。Bax 和 Bak 只能被具有 BH3 结构域的蛋白活化形式所激活，激活后能够在线粒体外膜形成同源聚合物，促进凋亡因子的释放，诱导细胞凋亡。Bcl-2 和 Bcl-xL 通过与促凋亡蛋白形成异源二聚物，抑制 Bax 和 Bak 诱发的 MPTP 结构改变[63,72-73]。

2. 影响线粒体外膜特异性孔道的形成

在细胞线粒体上除了 MTPT 之外，还存在着以促凋亡蛋白 Bax 等为核心，并且不依赖于 MPTP 的凋亡调控机制，即在线粒体的外膜形成特异性的孔道。Bcl-2 家族蛋白作为细胞凋亡的关键调控者，其主要作用部位是线粒体外膜，主要通过调节孔隙形成蛋白来发挥作用。当细胞受到凋亡刺激后，BH3 蛋白 Bid、Bim 等能直接诱导 Bax 发生构象变化：一方面通过暴露 TM 域易位到线粒体外膜上，另一方面暴露 BH3 域和疏水区在线粒体外膜上齐聚，形成脂质孔，使得线粒体外膜通透性增加，引起 Cyt c 等膜间隙蛋白释放和激活下游 caspase。Bcl-2 家族抗凋亡蛋白成员通过与促凋亡蛋白成员 Bax 和 Bak 形成异源二聚体，抑制 Bax 和 Bak 的促凋亡作用，从而维持线粒体膜的完整性、线粒体跨膜电位以及 ATP 的生成，防止线粒体膜间隙蛋白的释放。研究表明，在健康细胞中，转移到线粒体的 Bax 不断地被线粒体上的 Bcl-2 和 Bcl-xL 等抗凋亡蛋白重新转回细胞质，从而阻止线粒体外膜孔道的开放[74-76]。

研究发现，Bax 能够在人工构建的脂质体膜上形成能通过大分子物质的孔道，而不需要 MPTP 复合物，但 Bax 形成通道的活性可以受到膜脂类、二酯酰甘油和 Bcl-xL 的抑制。进一步的体内研究显示，Bax 单体无法在线粒体膜上形成孔道并释放 Cyt c，只有 Bax 转位到线粒体膜并暴露 BH3 的结构域，才能形成低聚物，介导 Cyt c 的释放。在细胞外诱导凋亡因子的作用下，Bax 在细胞内形成两种结合于线粒体膜上的高分子量低聚体复合物，而此低聚体复合物中不含有构成 MPTP 复合物的主要成分 VDAC 和 ANT；并且，发生膜转位的 Bax 在线粒体膜上低聚体复合物中没有 MPTP 复合物的主要成分 VDAC 和 ANT，也无线粒体肿胀、膜电位消失等现象，而 Bcl-2 则可以显著抑制此低聚复合物的形成。这充分说明，促凋亡蛋白 Bax 可以在不需要 MPTP 存在的情况下，在线粒体外膜建立特异性的孔道，诱导细胞凋亡的发生。当 Bax 在凋亡信号的诱导下发生膜转位后，很快又从线粒体膜上解离，并在靠近线粒体膜的细胞质中形成了由数千个 Bax 分子组成的分子簇，并且另一种锚定在线粒体膜上的 Bcl-2 家族促凋亡成员 Bak 也参与了此分子簇的形成。由此可见，Bax 从细胞质转位到线粒体膜上，从而启动了线粒体介导的凋亡路径。同时，转位至线粒体膜的 Bax 与 Bak 的低聚化或者 Bax 与 Bak 构成的分子簇决定了凋亡是否发生。在这当中，Bax 很可能是决定凋亡发生与否的必要因素，而 Bak 则是凋亡的控制因素[35,77-80]。

3. 影响线粒体形态的变化

在线粒体依赖凋亡的途径中，线粒体的形态也在发生了巨大的变化。线粒体的形态变化取决于两个对立的机制，即裂变和融合。线粒体裂变需要动力蛋白家族的 Drp1 和 hFis。Drp1 存在于细胞质中，通过与受体（如 Mff）和 Fis1 结合定位在线粒体上，围绕线粒体组装成环状，收缩线粒体膜，并以 ATP 水解机制来破坏细胞器。而位于线粒体外膜上的 hFis1 可以调控线粒体募集 Drp1 的过程。另外，Drp1 可以促进 tBid 诱导的 Bax 聚集，说明线粒体形态变化通过促进 Bax 聚集而参与凋亡调控[81-83]。

线粒体融合需要位于线粒体外膜上的融合蛋白（Mfn1 和 Mfn2），它们在凋亡过程中通过转移同源二聚体或异源二聚体参与调控线粒体融合。另外，线粒体磷脂酶 D 参与线粒体外膜的融合，动力蛋白家族的 OPA1 参与线粒体内膜的融合，线粒体内膜和外膜以高度的调控方式维持线粒体的完整。有研究表明，抑制线粒体的融合可以阻止 Cyt c 的释放，Mfn2 和 OPA1 的过表达能抑制 Bax 活化，而 Mfn1 和 Mfn2 的沉默能增加细胞对凋亡刺激的敏感性，其进一步说明线粒体形态变化是通过促进 Bax 的聚集，直接影响线粒体外膜通透性（MOMP）而参与细胞凋亡[84-87]。

4. 膜间隙蛋白的释放和 caspase 级联活化

Cyt c 是位于膜间隙电子传递链的重要分子，通过磷脂绑定在线粒体内膜的外表面，当外膜通透性增加时，Cyt c 从磷脂释放出，并穿过 Bax 孔隙移位到细胞质，与 Apaf1 及 dATP 组装成凋亡小体，激活下游的 caspase 9，活化的 caspase 9 进一步激活 caspase 3，引起 caspase 级联激活反应。Cyt c 不是线粒体释放的唯一蛋白，另外还有：①凋亡诱导因子（AIF），位于内膜间隙内紧接线粒体内膜处，是线粒体释放的第一个蛋白质，它是目前已知的线粒体内膜上的黄素蛋白，随 MPTP 介导的线粒体破裂而漏出。AIF 具有双重作用，即需氧呼吸链和促进细胞死亡。

②Omi/HtrA2是线粒体丝氨酸蛋白酶，能结合凋亡抑制因子(inhibitor of apoptotic protein，IAP)。Omi既能通过线粒体发挥抗凋亡作用，又能抑制 IAP 的死亡效应作用。③SMAC/Diablo是游离在线粒体膜间隙内的线粒体二聚体，在受到凋亡刺激后，它穿过 Bax 孔隙释放到细胞质，具有抑制 IAP 的表达而释放活化的 caspase 的功能[88-91]。

9.3 肿瘤细胞线粒体与凋亡调控

细胞凋亡是在多细胞生物体的生命活动过程中占据重要的地位，是生物体清除细胞内病变或者无用细胞的主要手段。不恰当的凋亡激活和抑制可能诱发多种疾病，比如恶性肿瘤的凋亡机制受到抑制，使机体不能清除癌变细胞。而线粒体信号通路是治疗多种癌症中的靶点，例如结肠癌、前列腺癌、骨肉瘤细胞、HeLa 细胞等[5,92]。

9.3.1 肿瘤细胞抗凋亡的机制

细胞凋亡在肿瘤发生及发展过程中主要起负调控作用，可以阻遏肿瘤细胞迅速生长。根据目前对细胞凋亡调控机制的认识，可将与细胞凋亡相关的基因大致分为促凋亡基因和抗凋亡基因两大类。当细胞促凋亡基因活性受抑制和(或)抗凋亡基因被激活，使该细胞不能凋亡而长期存活，如再加上癌基因异常高表达或肿瘤抑制基因活性受抑制，最终可能导致细胞癌变和肿瘤形成。目前研究较为深入的与肿瘤发生及发展密切相关的凋亡相关基因主要有 *p53* 基因、Bcl-2 基因家族和 caspase 家族成员等。

9.3.1.1 p53

p53 基因有两种，一种是野生型 *p53*，另一种是突变型 *p53*。两种基因均参与细胞凋亡，但两者作用不同。野生型 *p53* 基因是通过停止细胞生长和诱导细胞凋亡而发挥其肿瘤抑制者的功能。DNA 损伤时，野生型 *p53* 基因表达迅速增强，p53 蛋白累积，并与损伤的 DNA 形成高度稳定的复合物，DNA 复制停止，细胞停滞于 G_1 期，以使细胞得以修复损伤的 DNA，重新进入细胞周期；如果修复失败，p53 蛋白则介导细胞发生凋亡。突变型 *p53* 基因则无此功能，且抑制细胞凋亡，并与多种肿瘤的发生和发展有关[93-97]。

9.3.1.2 Bcl-2

Bcl-2 家族中最重要的两个成员 Bcl-2 和 Bax 与肿瘤有明显相关性。与一般癌基因和抑癌基因不同的是，Bcl-2 和 Bax 不是通过调节细胞增殖，而是通过调控细胞凋亡来发挥调节肿瘤细胞生长状态的作用。正常机体组织中，Bcl-2 分布比较局限，主要在胚胎早期组织、成熟淋巴细胞、增生活跃的上皮细胞和神经元等部位。在胚胎发生和发育中，Bcl-2 对于保持胚胎细胞生存能力，并使其分化成熟有重要意义。多数结节型非霍奇金淋巴瘤都能可见易位活化的 Bcl-2 表达增强。虽然在其他肿瘤中未见到异位的 Bcl-2，但是 Bcl-2 在乳腺癌、神经母细胞瘤、鼻咽癌、前列腺癌、膀胱癌、肺癌、胃癌和结肠癌等许多肿瘤中表达增强。Bcl-2 被认为是特异性抑制细胞凋亡的存活基因，许多实验也证实 Bcl-2 是肿瘤细胞凋亡的抑制物，可以保护肿瘤细胞免受各种诱导剂诱发的凋亡，但不影响肿瘤细胞增殖。Bax 是 Bcl-2 家族中研究最广泛的促凋亡蛋白。Bax 广泛分布于人体组织和细胞，尤其在肝脏、肾小管、胰岛、胃腺体、心肌、附睾、淋巴结生发中心和神经元等表达水平较高。Bax 在多数肿瘤表达下降。总之，对 Bcl-2 和 Bax 表达情况的检测，对于肿瘤良恶性判断、预后评估和指导临床治疗都有一定的意义[98-100]。

9.3.1.3 caspase

caspase 是一种凋亡活化基因，该家族有 14 种以上成员，其中至少 2/3 的成员与细胞凋亡相关，并参与与凋亡相关的机体生理性或病理性过程。caspase 基因家族并不是细胞凋亡过程的唯一途径，细胞内还存在 caspase 非依赖性凋亡通路。

除上述几类基因外，还有一些与细胞凋亡相关的基因也同肿瘤的发生、生长密切有关，如 $c-fos$、$c-Myc$、$H-ras$ 等基因。各种基因并非单独作用，而是互相具有协同或对抗的关系，共同构成了一个调节细胞凋亡的信号转导网络[101-104]。

9.3.2 线粒体在肿瘤抗凋亡中的意义

9.3.2.1 线粒体细胞色素 c 释放

线粒体是调控细胞凋亡的中心，细胞色素 c 释放是线粒体凋亡途径的标志事件。关于细胞色素 c 释放的机制，目前有不同的假说，但尚无定论。第一种是 Bax 依赖的线粒体外膜通透模型；第二种模型认为，PTP 参与的外膜破裂，PTP 开放使线粒体肿胀、外膜破裂，引起内、外膜间细胞色素 c 释放[105-107]。

9.3.2.2 Bcl-2 家族蛋白与细胞凋亡

Bcl-2 蛋白是从滤泡 B 细胞瘤中获得的第一个抗凋亡蛋白，位于线粒体的外膜上。目前，已有 30 种以上的 Bcl-2 家族相关蛋白被鉴定出来，包括 Bcl-2 亚家族（主要起抑制细胞凋亡的作用，如 Bcl-2、Bcl-xL、Bcl-w、MCL-1 等）、Bax 亚家族（主要起促进细胞凋亡的作用，如 Bax、Bak、Bok 等）、Bcl-2 同源结构域亚家族（主要起促进细胞凋亡的作用，如 Bik、Bad、Bid 等）。当出现凋亡信号刺激时，起促凋亡作用的蛋白成员会改变细胞构型并参与外膜通透性的变化，从而激发促凋亡的活性。在凋亡过程中，线粒体外膜透化作用的发生需要由 Bax 与剪切形式的 Bid 结合形成的寡聚式的 Bax，而抗凋亡蛋白（如 Bcl-2、Bcl-xL、Bcl-w 等）通过与 Bax、Bak 的前体结合，进而阻止凋亡前体蛋白发生寡聚化。因此，线粒体外膜上促凋亡蛋白与抑制凋亡蛋白间的平衡是凋亡是否发生的关键所在，在肿瘤细胞中，这两种蛋白是不成比例的，进而抑制了凋亡的发生[108-109]。

9.3.2.3 线粒体分裂与细胞凋亡

线粒体分裂可能是细胞凋亡的早期事件,发生在 caspase 活化和膜皱缩之前。这个过程与细胞色素 c 的释放密切相关[110-111]。

9.3.2.4 caspase 的活化与线粒体结构蛋白

最近的研究表明,活化的 caspase 3 可以反过来作用于线粒体,引发线粒体细胞色素 c 的释放,细胞色素 c 经 caspase 级联反应,又可以激活 caspase 3,构成细胞色素 c 释放的正反馈调节机制[112-113]。

在治疗上,重新激活肿瘤细胞内部的凋亡程序是研究者对癌症最有效的治疗手段。但是目前的化疗药物除了能够诱导肿瘤细胞凋亡外,也会损伤正常的细胞组织,具有很大的毒副作用,这主要是由于这些药物没有特定的作用组织靶点。因此,针对肿瘤细胞凋亡异常的信号分子找到合适的细胞凋亡相关调节分子靶点,才能够开发出具有特异性的新型药物。

(申亮亮　申　童　曲　璇　封　琳　焦凯琳)

参考文献

[1] CARNEIRO B A, EL-DEIRY W S. Targeting apoptosis in cancer therapy[J]. Nat Rev Clin Oncol,2020,17(7):395-417.

[2] PORPORATO P E, FILIGHEDDU N, PEDRO J M B, et al. Mitochondrial metabolism and cancer[J]. Cell Res,2018,28(3):265-280.

[3] LOPEZ J, TAIT S W. Mitochondrial apoptosis:killing cancer using the enemy within[J]. Br J Cancer,2015,112(6):957-962.

[4] LENG K, LI E, ESER R, et al. Molecular characterization of selectively vulnerable neurons in Alzheimer's disease[J]. Nat Neurosci,2021,24(2):276-287.

[5] BOCK F J, TAIT S W G. Mitochondria as multifaceted regulators of cell death[J]. Nat Rev Mol Cell Biol,2020,21(2):85-100.

[6] JULIEN O, WELLS J A. caspases and their substrates[J]. Cell Death Differ,2017,24(8):1380-1389.

[7] BOATRIGHT K M, RENATUS M, SCOTT F L, et al. A unified model for apical caspase activation[J]. Mol Cell,2003,11(2):529-541.

[8] ROBERTS A W, DAVIDS M S, PAGEL J M, et al. Targeting Bcl-2 with venetoclax in relapsed chronic lymphocytic leukemia[J]. N Engl J Med,2016,374(4):311-322.

[9] PECOT J, MAILLET L, LE PEN J, et al. Tight sequestration of BH3 proteins by Bcl-xL at subcellular membranes contributes to apoptotic resistance[J]. Cell Rep,2016,17(12):3347-3358.

[10] LEE S K, KIM Y C, SONG S B, et al. Stabilization and translocation of p53 to mitochondria is linked to Bax translocation to mitochondria in simvastatin-induced apoptosis[J]. Biochem Biophys Res Commun,2010,391(4):1592-1597.

[11] GENG Y, WALLS K C, GHOSH A P, et al. Cytoplasmic p53 and activated Bax regulate p53-dependent, transcription-independent neural precursor cell apoptosis[J]. J Histochem Cytochem, 2010, 58(3): 265-275.

[12] SHE Q B, SOLIT D B, YE Q, et al. The BAD protein integrates survival signaling by EGFR/MAPK and PI3K/Akt kinase pathways in PTEN-deficient tumor cells[J]. Cancer cell, 2005, 8(4): 287-297.

[13] WEINREB O, AMIT T, BAR-AM O, et al. Involvement of multiple survival signal transduction pathways in the neuroprotective, neurorescue and APP processing activity of rasagiline and its propargyl moiety[J]. J Neural Transm Suppl, 2006(70): 457-465.

[14] SINGH R, LETAI A, SAROSIEK K. Regulation of apoptosis in health and disease: the balancing act of Bcl-2 family proteins[J]. Nat Rev Mol Cell Biol, 2019, 20(3): 175-193.

[15] ICHIM G, LOPEZ J, AHMED S U, et al. Limited mitochondrial permeabilization causes DNA damage and genomic instability in the absence of cell death[J]. Mol Cell, 2015, 57(5): 860-872.

[16] KWONG J Q, MOLKENTIN J D. Physiological and pathological roles of the mitochondrial permeability transition pore in the heart[J]. Cell Metab, 2015, 21(2): 206-214.

[17] GIAMPAZOLIAS E, ZUNINO B, DHAYADE S, et al. Mitochondrial permeabilization engages NF-kappaB-dependent anti-tumour activity under caspase deficiency[J]. Nat Cell Biol, 2017, 19(9): 1116-1129.

[18] LUNA-VARGAS M P A, MOHAMMED J N, GELLES J D, et al. Mitochondrial isolation and real-time monitoring of MOMP[J]. Methods Mol Biol, 2019(1877): 121-130.

[19] SIU W P, PUN P B, LATCHOUMYCANDANE C, et al. Bax-mediated mitochondrial outer membrane permeabilization(MOMP), distinct from the mitochondrial permeability transition, is a key mechanism in diclofenac-induced hepatocyte injury: multiple protective roles of cyclosporin A[J]. Toxicol Appl Pharmacol, 2008, 227(3): 451-461.

[20] JIANG N, BO H, SONG C, et al. Increased vulnerability with aging to MPTP: the mechanisms underlying mitochondrial dynamics[J]. Neurol Res, 2014, 36(8): 722-732.

[21] GALIEGUE S, TINEL N, CASELLAS P. The peripheral benzodiazepine receptor: a promising therapeutic drug target[J]. Curr Med Chem, 2003, 10(16): 1563-1572.

[22] CALMETTES G, RIBALET B, JOHN S, et al. Hexokinases and cardioprotection[J]. J Mol Cell Cardiol, 2015(78): 107-115.

[23] DON A S, KISKER O, DILDA P, et al. A peptide trivalent arsenical inhibits tumor angiogenesis by perturbing mitochondrial function in angiogenic endothelial cells[J]. Cancer cell, 2003, 3(5): 497-509.

[24] GAN X, ZHANG L, LIU B, et al. Cyp D-MPTP axis regulates mitochondrial functions contributing to osteogenic dysfunction of MC3T3-E1 cells in inflammation[J]. J Physiol Biochem, 2018, 74(3): 395-402.

[25] HAFNER A V, DAI J, GOMES A P, et al. Regulation of the MPTP by SIRT3-mediated deacetylation of Cyp D at lysine 166 suppresses age-related cardiac hypertrophy[J]. Aging(Albany NY), 2010, 2(12): 914-923.

[26] HAND S C, MENZE M A. Mitochondria in energy-limited states: mechanisms that blunt the signaling of cell death[J]. J Exp Biol, 2008, 211(12): 1829-1840.

[27] SINGSAI K, AKARAVICHIEN T, KUKONGVIRIYAPAN V, et al. Protective effects of streblus asper leaf extract on H_2O_2 - induced ROS in SK-N-SH cells and MPTP-induced Parkinson's disease-like symptoms in C57BL/6 mouse[J]. Evid Based Complement Alternat Med, 2015(2015): 970354.

[28] TEIXEIRA J, BASIT F, SWARTS H G, et al. Extracellular acidification induces ROS- and MPTP-mediated death in HEK293 cells[J]. Redox Biol, 2018(15): 394 - 404.

[29] GHARIB A, DE PAULIS D, LI B, et al. Opposite and tissue-specific effects of coenzyme Q2 on MPTP opening and ROS production between heart and liver mitochondria: role of complex Ⅰ[J]. J Mol Cell Cardiol, 2012, 52(5): 1091 - 1095.

[30] HAGIHARA M, FUJISHIRO K, TAKAHASHI A, et al. Cyclosporin A, an immune suppressor, enhanced neurotoxicity of N-methyl - 4 - phenyl - 1,2,3,6 - tetrahydropyridine(MPTP) to mice[J]. Neurochem Int, 1989, 15(2): 249 - 254.

[31] MISHRA J, DAVANI A J, NATARAJAN G K, et al. Cyclosporin A increases mitochondrial buffering of calcium: an additional mechanism in delaying mitochondrial permeability transition pore opening[J]. Cells, 2019, 8(9): 1052.

[32] NICOTRA A, PARVEZ S. Apoptotic molecules and MPTP-induced cell death[J]. Neurotoxicol Teratol, 2002, 24(5): 599 - 605.

[33] LI Y, SUN J, WU R, et al. Mitochondrial MPTP: a novel target of ethnomedicine for stroke treatment by apoptosis inhibition[J]. Front Pharmacol, 2020(11): 352.

[34] GOLDSTEIN J C, WATERHOUSE N J, JUIN P, et al. The coordinate release of cytochrome c during apoptosis is rapid, complete and kinetically invariant[J]. Nat Cell Biol, 2000, 2(3): 156 -162.

[35] LARTIGUE L, MEDINA C, SCHEMBRI L, et al. An intracellular wave of cytochrome c propagates and precedes Bax redistribution during apoptosis[J]. J Cell Sci, 2008, 121(21): 3515 - 3523.

[36] SCHAPIRA A H. Mitochondrial diseases[J]. Lancet, 2012, 379(9828): 1825 - 1834.

[37] WHITLEY B N, ENGELHART E A, HOPPINS S. Mitochondrial dynamics and their potential as a therapeutic target[J]. Mitochondrion, 2019(49): 269 - 283.

[38] DEMINE S, RENARD P, ARNOULD T. Mitochondrial uncoupling: a key controller of biological processes in physiology and diseases[J]. Cells, 2019, 8(8): 795.

[39] ESTAQUIER J, VALLETTE F, VAYSSIERE J L, et al. The mitochondrial pathways of apoptosis[J]. Adv Exp Med Biol, 2012(942): 157 - 183.

[40] PAI K S, RAVINDRANATH V. Protection and potentiation of MPTP - induced toxicity by cytochrome P450 inhibitors and inducer: in vitro studies with brain slices[J]. Brain Res, 1991, 555(2): 239 - 244.

[41] REKHA K R, SELVAKUMAR G P. Gene expression regulation of Bcl - 2, Bax and cytochrome c by geraniol on chronic MPTP/probenecid induced C57BL/6 mice model of Parkinson's disease [J]. Chem Biol Interact, 2014(217): 57 - 66.

[42] BERNARDI P, RASOLA A, FORTE M, et al. The mitochondrial permeability transition pore: channel formation by F-ATP synthase, integration in signal transduction, and role in pathophysiology[J]. Physiol Rev, 2015, 95(4): 1111 - 1155.

[43] EDLICH F. Bcl - 2 proteins and apoptosis: recent insights and unknowns[J]. Biochem Biophys

Res Commun, 2018, 500(1): 26-34.

[44] KIRKIN V, JOOS S, ZORNIG M. The role of Bcl-2 family members in tumorigenesis[J]. Biochim Biophys Acta, 2004, 1644(2-3): 229-249.

[45] HALESTRAP A P, DORAN E, GILLESPIE J P, et al. Mitochondria and cell death[J]. Biochem Soc Trans, 2000, 28(2): 170-177.

[46] JIANG X, JIANG H, SHEN Z, et al. Activation of mitochondrial protease OMA1 by Bax and Bak promotes cytochrome c release during apoptosis[J]. Proc Natl Acad Sci USA, 2014, 111(41): 14782-14787.

[47] LIM M L, LUM M G, HANSEN T M, et al. On the release of cytochrome c from mitochondria during cell death signaling[J]. J Biomed Sci, 2002, 9(6 Pt 1): 488-506.

[48] BAYIR H, FADEEL B, PALLADINO M J, et al. Apoptotic interactions of cytochrome c: redox flirting with anionic phospholipids within and outside of mitochondria[J]. Biochim Biophys Acta, 2006, 1757(5-6): 648-659.

[49] NEGRETTE-GUZMAN M, HUERTA-YEPEZ S, TAPIA E, et al. Modulation of mitochondrial functions by the indirect antioxidant sulforaphane: a seemingly contradictory dual role and an integrative hypothesis[J]. Free Radic Biol Med, 2013(65): 1078-1089.

[50] KAGAN V E, BORISENKO G G, TYURINA Y Y, et al. Oxidative lipidomics of apoptosis: redox catalytic interactions of cytochrome c with cardiolipin and phosphatidylserine[J]. Free Radic Biol Med, 2004, 37(12): 1963-1985.

[51] GRANVILLE D J, GOTTLIEB R A. Mitochondria: regulators of cell death and survival[J]. Scientific world journal, 2002(2): 1569-1578.

[52] ATLANTE A, CALISSANO P, BOBBA A, et al. Cytochrome c is released from mitochondria in a reactive oxygen species(ROS): dependent fashion and can operate as a ROS scavenger and as a respiratory substrate in cerebellar neurons undergoing excitotoxic death[J]. J Biol Chem, 2000, 275(47): 37159-37166.

[53] KALPAGE H A, BAZYLIANSKA V, RECANATI M A, et al. Tissue-specific regulation of cytochrome c by post-translational modifications: respiration, the mitochondrial membrane potential, ROS, and apoptosis[J]. FASEB J, 2019, 33(2): 1540-1553.

[54] RHIM T, LEE D Y, LEE M. Hypoxia as a target for tissue specific gene therapy[J]. J Control Release, 2013, 172(2): 484-494.

[55] CHAO D T, KORSMEYER S J. Bcl-2 family: regulators of cell death[J]. Annu Rev Immunol, 1998(16): 395-419.

[56] HETZ C. Bcl-2 protein family: essential regulators of cell death[J]. Adv Exp Med Biol, 2010(687): vii-viii.

[57] REED J C, MIYASHITA T, TAKAYAMA S, et al. Bcl-2 family proteins: regulators of cell death involved in the pathogenesis of cancer and resistance to therapy[J]. J Cell Biochem, 1996, 60(1): 23-32.

[58] ADAMS J M, CORY S. The Bcl-2 protein family: arbiters of cell survival[J]. Science, 1998, 281(5381): 1322-1326.

[59] GAVATHIOTIS E, SUZUKI M, DAVIS M L, et al. Bax activation is initiated at a novel interaction site[J]. Nature, 2008, 455(7216): 1076-1081.

[60] DEWSON G, MA S, FREDERICK P, et al. Bax dimerizes via a symmetric BH3: groove inter-

face during apoptosis[J]. Cell Death Differ, 2012, 19(4): 661-670.

[61] YAMAGUCHI R, LARTIGUE L, PERKINS G, et al. OPA1 - mediated cristae opening is Bax/Bak and BH3 dependent, required for apoptosis, and independent of Bak oligomerization [J]. Mol Cell, 2008, 31(4): 557-569.

[62] MOLDOVEANU T, GRACE C R, LLAMBI F, et al. BID-induced structural changes in Bak promote apoptosis[J]. Nat Struct Mol Biol, 2013, 20(5): 589-597.

[63] NAGHDI S, VARNAI P, HAJNOCZKY G. Motifs of VDAC2 required for mitochondrial Bak import and tBid-induced apoptosis[J]. Proc Natl Acad Sci USA, 2015, 112(41): 5590-5599.

[64] KODAMA T, TAKEHARA T, HIKITA H, et al. BH3 - only activator proteins Bid and Bim are dispensable for Bak/Bax dependent thrombocyte apoptosis induced by Bcl-xL deficiency: molecular requisites for the mitochondrial pathway to apoptosis in platelets[J]. J Biol Chem, 2011, 286(16): 13905-13913.

[65] KRAJEWSKA M, MAI J K, ZAPATA J M, et al. Dynamics of expression of apoptosis-regulatory proteins Bid, Bcl-2, Bcl-X, Bax and Bak during development of murine nervous system [J]. Cell Death Differ, 2002, 9(2): 145-157.

[66] THOMAS D A, SCORRANO L, PUTCHA G V, et al. Granzyme B can cause mitochondrial depolarization and cell death in the absence of Bid, Bax, and Bak[J]. Proc Natl Acad Sci USA, 2001, 98(26): 14985-14990.

[67] ZHANG J, HUANG K, O'NEILL K L, et al. Bax/Bak activation in the absence of Bid, Bim, Puma, and p53[J]. Cell Death Dis, 2016(7): e2266.

[68] CECCONI F, ALVAREZ-BOLADO G, MEYER B I, et al. Apaf - 1(CED - 4 homolog) regulates programmed cell death in mammalian development[J]. Cell, 1998, 94(6): 727-737.

[69] YOSHIDA H, KONG Y Y, YOSHIDA R, et al. Apaf - 1 is required for mitochondrial pathways of apoptosis and brain development[J]. Cell, 1998, 94(6): 739-750.

[70] MALLADI S, CHALLA-MALLADI M, FEARNHEAD H O, et al. The Apaf - 1 procaspase 9 apoptosome complex functions as a proteolytic-based molecular timer[J]. EMBO J, 2009, 28(13): 1916-1925.

[71] LIU Q, OSTERLUND E J, CHI X, et al. Bim escapes displacement by BH3 - mimetic anticancer drugs by double-bolt locking both Bcl-xL and Bcl - 2[J]. Elife, 2019(8): e37689.

[72] LAUTERWASSER J, TODT F, ZERBES R M, et al. The porin VDAC2 is the mitochondrial platform for Bax retrotrans location[J]. Sci Rep, 2016(6): 32994.

[73] CHIN H S, LI M X, TAN I K L, et al. VDAC2 enables Bax to mediate apoptosis and limit tumor development[J]. Nat Commun, 2018, 9(1): 4976.

[74] SCORRANO L, KORSMEYER S J. Mechanisms of cytochrome c release by proapoptotic Bcl - 2 family members[J]. Biochem Biophys Res Commun, 2003, 304(3): 437-444.

[75] XIE L L, SHI F, TAN Z, et al. Mitochondrial network structure homeostasis and cell death [J]. Cancer Sci, 2018, 109(12): 3686-3694.

[76] LIN M T, BEAL M F. Mitochondrial dysfunction and oxidative stress in neurodegenerative diseases[J]. Nature, 2006, 443(7113): 787-795.

[77] O'NEILL K L, HUANG K, ZHANG J, et al. Inactivation of prosurvival Bcl - 2 proteins activates Bax/Bak through the outer mitochondrial membrane[J]. Genes Dev, 2016, 30(8): 973-988.

[78] NIU X, BRAHMBHATT H, MERGENTHALER P, et al. A small-molecule inhibitor of Bax

[78] and Bak oligomerization prevents genotoxic cell death and promotes neuroprotection[J]. Cell Chem Biol, 2017, 24(4): 493-506.

[79] VINCE J E, DE NARDO D, GAO W, et al. The mitochondrial apoptotic effectors Bax/Bak activate caspase 3 and caspase 7 to trigger NLRP3 inflammasome and caspase 8 driven IL-1beta activation[J]. Cell Rep, 2018, 25(9): 2339-2353.

[80] MCARTHUR K, WHITEHEAD L W, HEDDLESTON J M, et al. Bak/Bax macropores facilitate mitochondrial herniation and mtDNA efflux during apoptosis[J]. Science, 2018, 359(6378): eaao6047.

[81] BHOLA P D, MATTHEYSES A L, SIMON S M. Spatial and temporal dynamics of mitochondrial membrane permeability waves during apoptosis[J]. Biophys J, 2009, 97(8): 2222-2231.

[82] FRANK S, GAUME B, BERGMANN-LEITNER E S, et al. The role of dynamin-related protein 1, a mediator of mitochondrial fission, in apoptosis[J]. Dev Cell, 2001, 1(4): 515-525.

[83] ESTAQUIER J, ARNOULT D. Inhibiting Drp1-mediated mitochondrial fission selectively prevents the release of cytochrome c during apoptosis[J]. Cell Death Differ, 2007, 14(6): 1086-1094.

[84] EINSELE-SCHOLZ S, MALMSHEIMER S, BERTRAM K, et al. Bok is a genuine multi-BH-domain protein that triggers apoptosis in the absence of Bax and Bak[J]. J Cell Sci, 2016, 129(15): 3054.

[85] MARTORELL-RIERA A, SEGARRA-MONDEJAR M, MUNOZ J P, et al. Mfn2 downregulation in excitotoxicity causes mitochondrial dysfunction and delayed neuronal death[J]. EMBO J, 2014, 33(20): 2388-2407.

[86] CIPOLAT S, MARTINS DE BRITO O, DAL ZILIO B, et al. OPA1 requires mitofusin 1 to promote mitochondrial fusion[J]. Proc Natl Acad Sci USA, 2004, 101(45): 15927-15932.

[87] RAMACHANDRA C J A, HERNANDEZ-RESENDIZ S, CRESPO-AVILAN G E, et al. Mitochondria in acute myocardial infarction and cardioprotection[J]. E Bio Medicine, 2020 (57): 102884.

[88] MARTINOU J C, YOULE R J. Which came first, the cytochrome c release or the mitochondrial fission? [J]. Cell Death Differ, 2006, 13(8): 1291-1295.

[89] KUIDA K, HAYDAR T F, KUAN C Y, et al. Reduced apoptosis and cytochrome c-mediated caspase activation in mice lacking caspase 9[J]. Cell, 1998, 94(3): 325-337.

[90] VERHAGEN A M, KRATINA T K, HAWKINS C J, et al. Identification of mammalian mitochondrial proteins that interact with IAP via N-terminal IAP binding motifs[J]. Cell Death Differ, 2007, 14(2): 348-357.

[91] ZHUANG M, GUAN S, WANG H, et al. Substrates of IAP ubiquitin ligases identified with a designed orthogonal E3 ligase, the NEDDylator[J]. Mol Cell, 2013, 49(2): 273-282.

[92] MERINO D, KELLY G L, LESSENE G, et al. BH3-mimetic drugs: blazing the trail for new cancer medicines[J]. Cancer cell, 2018, 34(6): 879-891.

[93] ICHIM G, TAIT S W. A fate worse than death: apoptosis as an oncogenic process[J]. Nat Rev Cancer, 2016, 16(8): 539-548.

[94] CASTROGIOVANNI C, VANDAUDENARD M, WATERSCHOOT B, et al. Decrease of mitochondrial p53 during late apoptosis is linked to its dephosphorylation on serine 20[J]. Cancer Biol Ther, 2015, 16(9): 1296-1307.

[95] HSU C C, TSENG L M, LEE H C. Role of mitochondrial dysfunction in cancer progression[J].

Exp Biol Med(Maywood), 2016, 241(12): 1281-1295.

[96] BLANDINO G, VALENTI F, SACCONI A, et al. Wild type-and mutant p53 proteins in mitochondrial dysfunction: emerging insights in cancer disease[J]. Semin Cell Dev Biol, 2020(98): 105-117.

[97] MATSUURA K, CANFIELD K, FENG W, et al. Metabolic regulation of apoptosis in cancer[J]. Int Rev Cell Mol Biol, 2016(327): 43-87.

[98] WEI M C, ZONG W X, CHENG E H, et al. Proapoptotic Bax and Bak: a requisite gateway to mitochondrial dysfunction and death[J]. Science, 2001, 292(5517): 727-730.

[99] AKL H, VERVLOESSEM T, KIVILUOTO S, et al. A dual role for the anti-apoptotic Bcl-2 protein in cancer: mitochondria versus endoplasmic reticulum[J]. Biochim Biophys Acta, 2014, 1843(10): 2240-2252.

[100] BRADY H J, GIL-GOMEZ G. Bax, the pro-apoptotic Bcl-2 family member[J]. Int J Biochem Cell Biol, 1998, 30(6): 647-650.

[101] KHALIL H, BERTRAND M J, VANDENABEELE P, et al. caspase 3 and RasGAP: a stress-sensing survival/demise switch[J]. Trends Cell Biol, 2014, 24(2): 83-89.

[102] CARTWRIGHT I M, LIU X, ZHOU M, et al. Essential roles of caspase 3 in facilitating Myc-induced genetic instability and carcinogenesis[J]. Elife, 2017(6): e26371.

[103] FERRER I, LOPEZ E, BLANCO R, et al. Differential c-Fos and caspase expression following kainic acid excitotoxicity[J]. Acta Neuropathol, 2000, 99(3): 245-256.

[104] SHI Y. Mechanisms of caspase activation and inhibition during apoptosis[J]. Mol Cell, 2002, 9(3): 459-470.

[105] BONORA M, PINTON P. The mitochondrial permeability transition pore and cancer: molecular mechanisms involved in cell death[J]. Front Oncol, 2014(4): 302.

[106] MARCHI S, VITTO V A M, PATERGNANI S, et al. High mitochondrial Ca^{2+} content increases cancer cell proliferation upon inhibition of mitochondrial permeability transition pore (MPTP)[J]. Cell cycle, 2019, 18(8): 914-916.

[107] SUH D H, KIM M K, KIM H S, et al. Mitochondrial permeability transition pore as a selective target for anti-cancer therapy[J]. Front Oncol, 2013(3): 41.

[108] GORKA M, LAMPARSKA-PRZYBYSZ M, MOTYL T. Impaired kinetics of Bax-GFP and Smac/DIABLO-GFP in caspase 8 and bid-silenced and Bcl-2 overexpressed breast cancer MCF-7 cells exposed to camptothecin[J]. Cell Mol Biol(Noisy-le-grand), 2007, 52(Suppl): 915-922.

[109] PAUL-SAMOJEDNY M, KOKOCINSKA D, SAMOJEDNY A, et al. Expression of cell survival/death genes: Bcl-2 and Bax at the rate of colon cancer prognosis[J]. Biochim Biophys Acta, 2005, 1741(1-2): 25-29.

[110] LEE J E, WESTRATE L M, WU H, et al. Multiple dynamin family members collaborate to drive mitochondrial division[J]. Nature, 2016, 540(7631): 139-143.

[111] GREEN D R, KROEMER G. The pathophysiology of mitochondrial cell death[J]. Science, 2004, 305(5684): 626-629.

[112] GARRIDO C, GALLUZZI L, BRUNET M, et al. Mechanisms of cytochrome c release from mitochondria[J]. Cell Death Differ, 2006, 13(9): 1423-1433.

[113] CAI J, YANG J, JONES D P. Mitochondrial control of apoptosis: the role of cytochrome c[J]. Biochim Biophys Acta, 1998, 1366(1-2): 139-149.

第 10 章
线粒体内关键酶基因突变与肿瘤

10.1 延胡索酸水合酶基因突变与肿瘤

延胡索酸水合酶(fumarate hydratase,FH)又称延胡索酸酶(fumarase),是负责催化延胡索酸与苹果酸之间可逆转换的酶。其在细胞内存在两种形式,线粒体型和细胞质型,前者具有定向于线粒体的导肽(transit peptide)。线粒体内的延胡索酸酶参与三羧酸循环,而细胞质中的延胡索酸酶则负责氨基酸与延胡索酸的代谢转换。

延胡索酸酶由 FH 基因负责编码,在染色体上定位于 1q42.3-1q43,基因全长 22229 bp,包含 10 个外显子,转录产物 1797 bp。线粒体型延胡索酸酶蛋白分子含 510 个氨基酸,分子量为 54637,以同源四聚体的形式存在;而细胞质型延胡索酸酶缺少 1～43 号氨基酸。此外,176～179 号氨基酸为 B 位点(B site),186～188 号氨基酸为底物结合区。

1986 年,研究人员首次在线粒体脑肌病中报道了延胡索酸酶缺乏症(fumarase deficiency,FMRD)。延胡索酸酶缺陷型(FH 缺陷型)线粒体脑肌病是一种常染色体疾病,对线粒体和细胞质中的两种延胡索酸酶亚型都有影响。1994 年,有学者在线粒体脑肌病中发现了 FH 基因的突变。在 FH 缺陷型线粒体脑肌病患者中,肌肉内线粒体对谷氨酰胺和琥珀酸进行催化氧化的能力分别仅为正常人的 1/3 和 1/8,而患者肝脏内线粒体对这两种底物的氧化能力与正常人无异。FH 基因的胚系突变(embryonic mutation)存在两种状态,即纯合子(homozygous)状态和杂合子(heterzygous)状态。FH 基因胚系突变引起明显的发育迟缓,携带者在出生 10 年内死亡。FH 双等位基因的纯合子胚系突变引起 FH 缺陷型综合征(fumarate hydratase deficiency syndrome);而杂合子胚系突变则主要引起多发性皮下平滑肌瘤(multiple cutaneous uterine leiomyoma,MCUL)。部分 MCUL 家系成员还伴发 Ⅱ 型乳头状肾细胞癌(renal papillary type Ⅱ cancer,PRCC Ⅱ)、肾集合管癌(renal collecting duct cancer,RCDC)和平滑肌瘤,统称为遗传性平滑肌瘤和肾细胞癌(hereditary leiomyomatosis and renal cell cancer,HLRCC)。其他与 FH 突变相关的肿瘤还包括脑内海绵状血管瘤、睾丸间质细胞瘤和卵巢黏液性囊腺瘤。由人类基因组变异协会资助的 FH 基因突变数据库中收集了迄今为止所有已发现的 FH 基因突变。

10.1.1 延胡索酸基因在 HLRCC/MCUL 中的突变

FH 基因突变相关的肿瘤综合征主要表现为皮肤平滑肌瘤,对冷及磨损敏感,在女性中发生率高,常发生于 20～40 岁,表现为皮内丘疹或结节,直径可达 20 mm。在多数的多发性皮肤平滑肌瘤患者中均有 FH 基因胚系突变,这些突变引起 FH 蛋白翻译提前终止或者酶活性位点/活化位点氨基酸改变(表 10.1)。携带者亲属通常也被诊断患有皮肤平滑肌瘤,FH 基因突变携带者对 HLRCC/MCUL 易感。另外,女性 FH 基因突变携带者对早发型子宫纤维瘤非常易感,需要进行子宫切除术。某些 FH 基因突变不引起皮肤平滑肌瘤,而主要引起子宫纤维瘤。尽管子宫纤维瘤是女性生育年龄期间最常见的肿瘤,但 FH 基因突变在非症候群患者中作用不明显。在部分 FH 综合征家庭中,携带者发生两类不常见的肾细胞癌——Ⅱ型乳头状瘤及集合管形态。另外,有的患者同时患有乳头状肾细胞癌和常见肾细胞癌,而且两种肿瘤中都表现为 FH 等位基因缺失。

2001 年,研究人员对 1 个家系中 11 例患子宫平滑肌瘤(uterine leiomyosarcoma,ULMS)和 2 例患子宫平滑肌肉瘤的患者进行分析发现,其中 4 人发生肾癌,遗传分析将致病基因定位在 1 号染色体上。2002 年,有学者首次确定了 HLRCC 患者中 FH 基因的胚系突变,在 46 例来自英国的 HLRCC 患者中,有 37 例(80%)携带 FH 基因突变;在 3 例来自芬兰的 HLRCC 患者中,均检测到了 FH 基因突变。2002 年,又有学者对多种不同肿瘤(41 例子宫肌瘤、10 例皮下平滑肌瘤、52 例肾细胞癌、53 例肌瘤、29 例前列腺癌和 15 例小叶乳腺瘤)进行遗传分析发现,在 1 例子宫内膜肌瘤、1 例皮下平滑肌瘤和 1 例软组织肉瘤中均存在 FH 双等位基因缺失。2003 年,有学者对北美 35 个子宫肌瘤家系进行分析发现,其中 31 个家系(89%)携带 FH 基因突变,总共存在 20 种突变,包括 13 种错义突变、2 种插入突变和 5 种删除突变,其中 11 个家系均携带一个相同的错义突变——R190H。还有学者进一步对 46 例 MCUL 先证者进行分析发现,35 例患者中有 20 种不同的 FH 基因胚系突变,且大多患者表现为 FH 缺陷型。值得注意的是,并非所有 FH 基因突变携带者均发生平滑肌瘤。2004 年,有学者对 153 例子宫肌瘤患者进行分析发现,其中 5 例(3.3%)含 FH 基因突变,进一步对 299 例散发型恶性 HLRCC 患者进行分析,未发现 FH 基因胚系突变,但在 2 例非综合征平滑肌瘤中发现了 FH 基因的错义突变 A196T 和引起第四外显子缺失的剪接体突变。2005 年,有学者对 108 例 MCUL 患者(包括 46 例先证者和 62 例受影响的亲属)进行分析发现,41 例(89%)先证者携带 FH 基因突变,突变外显率高,所有 26 例男性突变携带者均发生皮下平滑肌瘤,67 例女性突变携带者中 46 例(69%)同时发生皮下平滑肌瘤和子宫平滑肌瘤,10 例(15%)只发生皮下平滑肌瘤,5 例(7%)只发生子宫平滑肌瘤。2006 年,研究人员对 81 例子宫平滑肌瘤患者进行分析发现,67 例患者(83%)携带 FH 基因突变,在非综合征患者中,FH 基因的胚系突变率约为 1.5%。还有研究者对 21 个新的 HLRCC 家系和 2 个非裔美国家系进行测序分析发现,所有 21 个 HLRCC 家系均携带 FH 基因突变，共 14 种胚系突变，包含 10 种错义突变、1 种插入突变、2 种无义突变和 1 种剪接体突变，其中 9 种为新突变。在这些突变中，R58*突变和 R190H 突变分别在 4 个和 5 个无关家系中均有发现。另外，所有女性 FH 基因突变携带者均发生了子宫纤维瘤。有人对芬兰的 868 例 FH 基因突变携带者家系进行分析发现，FH 基因突变携带者患子宫平滑肌瘤和肾细胞癌的风险远远高于非突变携带者，两种肿瘤的风险比分别高达 6.5 和 7.1。2008 年，学者在 MCUL 中报道了 FH 基因 2 个新的突变——M368T 和 S334R。2011 年，研究人员对法国 56 个 HLRCC 家系进行分析，在 40 例（71.4%）患者中发现了 FH 基因有 32 种不同的突变，包括 15 种错义突变、6 种框移突变、4 种无义突变、1 种删除/插入突变、5 种剪接体突变和 1 种完全缺失突变，其中 21 种为新突变。

表 10.1　延胡索酸基因在 HLRCC/MCUL 中的突变

氨基酸	外显子	突变类型
Whole gene deletion	N/A	完全缺失突变
DelExon1	1	外显子丢失
DelExon4	1	外显子丢失
DupExon7	7	外显子重复
IVS3+1delG	N/A	剪接体突变
IVS4+1G>A	N/A	剪接体突变
c.138+1G>C	N/A	剪接体突变
c.138+1del10	N/A	剪接体突变
c.247_249+1delGAGGinsA	N/A	剪接体突变
c.250-2A>G	N/A	剪接体突变
Q4 −>stop	1	无义突变
E10 −>stop	1	框移突变
1 bpdel，codon 17	1	框移突变
N35 −> stop	1	框移突变
K37 −>stop	1	框移突变
2 bpdel，codon 43	1	框移突变
1 bpdel，codon 50	1	框移突变
R58 −>stop	2	无义突变
R58P	2	错义突变
N64T	2	错义突变
A74P	2	错义突变
L89S	3	错义突变
H92R	3	错义突变
1 bpdel，codon 97	3	框移突变

续表

氨基酸	外显子	突变类型
L99 -> stop	3	框移突变
1 bpdel，codon 100	3	框移突变
S102 -> stop	3	框移突变
S115I	3	错义突变
R117G	3	错义突变
H137R	3	错义突变
Q142R	3	错义突变
Q142K	3	错义突变
Q142 -> stop	3	错义突变
S144L	4	错义突变
N145S	4	错义突变
P149L	4	错义突变
M152T	4	错义突变
H153R	4	错义突变
L168P	4	错义突变
2 bpdel，codon 181	4	框移突变
I186T	4	错义突变
DelI186	4	框移突变
K187R	4	错义突变
3 bpdel，codon 187	4	In-Frame
G189D	4	框移突变
R190C	4	错义突变
190L	4	错义突变
R190H	4	错义突变
H192R	4	错义突变
A196T	4	错义突变
Q211R	4	错义突变
1 bpdel，codon 223	4	框移突变
A231T	4	错义突变
G232E	4	错义突变
G239V	5	错义突变
2 bpdel，codon 260	6	框移突变
7 bpdel，codon 261	6	框移突变
N267Y	6	错义突变

续表

氨基酸	外显子	突变类型
F269S	6	错义突变
E270 -> stop	6	无义突变
1 bpdel，codon 271	6	框移突变
L272P	6	错义突变
A274V	6	错义突变
H275Y	6	错义突变
V279D	6	错义突变
T287P	6	错义突变
C290K	6	错义突变
C290Y	6	错义突变
S291R	6	错义突变
L292P	6	错义突变
N297D	6	错义突变
R300 -> stop	6	错义突变
E312K	6	错义突变
N318 -> stop	6	框移突变
N318K	6	错义突变
S322G	6	错义突变
S323N	6	错义突变
N330S	6	错义突变
N330D	6	错义突变
1 bpdel，codon 332	6	框移突变
S334R	7	错义突变
2 bpins，codon 335	7	框移突变
M339V	7	错义突变
A342D	7	错义突变
N343R	7	错义突变
V351L	7	错义突变
G354R	7	错义突变
E361 -> stop	7	错义突变
M368T	7	错义突变
M369 -> stop	7	框移突变
L374H375Y	7	错义突变
S376P	7	框移突变

续表

氨基酸	外显子	突变类型
1 bpdel，codon 388	8	框移突变
Q396P	8	错义突变
E404 -> stop	8	框移突变
1 bpdel，codon 406	8	框移突变
1 bpdel，codon 413	8	框移突变
Y422C	9	错义突变
K424R	9	错义突变
435insAAA	9	错义突变
S437 -> stop	9	框移突变
1 bpdel，codon 447	9	框移突变
W457P	9	错义突变
L464P	9	错义突变

10.1.2 延胡索酸基因在嗜铬细胞瘤中的突变

遗传学分析显示，嗜铬细胞瘤（pheochromocytoma，PCC）及副神经节瘤（paraganglioma，PGL）中最常见的致病基因为 SDH，以 SDHB 为主（表10.2）。FH 基因突变最早发现于 FH 缺陷型线粒体脑肌病中，后在 HLRCC/MCUL 中被广泛报道，但其在 PCC/PGL 中突变直至 2013 年才被报道。2013 年，研究人员使用全外显子测序，首次在 PCC 患者中发现 FH 基因存在突变。学者进一步通过对 598 例无其他已知致病基因的 PCC/PGL 患者使用直接测序和多重连接探针扩增（multiplex ligation-dependent probe amplification，MLPA）进行筛选发现，FH 基因存在 5 种配系突变（4 个错义突变、1 个剪接体突变）。携带 FH 基因突变的肿瘤，转移率和多发性肿瘤比，不携带 FH 基因突变的肿瘤都高。2014 年，学者在对 1 例儿童期 PCC 进行外显子测序中发现，FH 基因的 2 个胚系错义突变（G53K 和 C434Y）可以引起 FH 失活。

表 10.2 延胡索酸基因在 PCC 中的突变

突变位点	氨基酸	外显子	突变类型
c.157G>A	G53K	2	错义突变
c.268-2A>G	N/A	可变剪接位	剪接体突变
c.349G>C	A117P	3	错义突变
c.580G>A	A194T	5	错义突变
c.986A>G	N329S	7	错义突变
c.1142C>T	T381I	8	错义突变
c.1301G>A	C434Y	9	错义突变

10.1.3 延胡索酸基因在其他肿瘤中的突变

其他与FH突变相关的肿瘤还包括脑内海绵状血管瘤、睾丸间质细胞瘤和卵巢黏液性囊腺瘤(表10.3)。2006年，研究人员发现睾丸间质细胞瘤患者携带FH基因胚系突变N64T或M411I。而Ylisaukko-oja等人对33例卵巢黏液性囊腺瘤患者进行分析发现，2例(6%)带FH基因胚系突变(A231T及435insAAA)。2007年，有学者对1个MCUL家系进行分析时发现，其中1名男性后代伴发脑内海绵状血管瘤，该家系的FH基因存在第7外显子的重复。

表10.3 延胡索酸基因在其他肿瘤中的突变

突变体	外显子	突变类型
N64T	2	错义突变
435insAAA	4	剪接体突变
A231T	5	错义突变
DupExon7	7	外显子重复
M411I	9	错义突变

10.1.4 延胡索酸基因突变引起肿瘤的机制

FH基因突变引起FH缺陷型肿瘤中底物琥珀酸及延胡索酸的积累，而SDH缺陷的肿瘤主要积累琥珀酸。延胡索酸和琥珀酸积累，显著抑制多种a-KG依赖的双加氧酶(dioxygenase)，包括脯氨酰羟化酶(prolylhydroxylase，PHD)、组蛋白去甲基化酶(histone demethylase)及TET(ten-eleven-translocation)。

一方面，延胡索酸和琥珀酸积累会抑制脯氨酰羟化酶(prolylhydroxylase，PHD)，导致转录因子缺氧诱导因子1α(hypoxia-inducible factor 1α, HIF1α)过度表达。HIF1α的靶基因包括血管内皮生长因子(vascular endothelial growth factor，VEGF)、促红细胞生成素(erythropoietin，EPO)和葡萄糖转运蛋白1(glucose transporter 1，GLUT1)，这些基因的激活有助于微血管生成。这种现象被称为"伪缺氧"(pseudo-hypoxia)，与von Hippel-Lindau(VHL)综合征有惊人的相似之处。在不缺氧的条件下，HIF1α的关键脯氨酸残基被HIF脯氨酰羟化酶羟基化修饰，进一步被E3泛素连接酶(如VHL)所降解。在VHL综合征中，VHL基因突变失活，导致HIF1α稳定并诱导下游蛋白的表达。从表型来看，HPGL和VHL患者都可能发展为PCC和RCC，而这两种肿瘤都是VHL综合征和HPGL的重要特征。2005年，J. S. Isaacs等人[1]和其他研究者分别发现FH双等位基因突变引起FH失活，导致细胞内延胡索酸水平升高及HIF1α激活，升高的延胡索酸竞争性抑制HPH(HIF prolyl hydroxylase)。2007年，有学者报道FH缺陷型肿瘤表现为细胞核增大、显著的包涵体样或嗜酸性粒细胞样核仁。2011年，学者发现，在HLRCC患者中FH缺陷可引起蛋白琥珀酰化。另外，延胡索酸和琥珀酸积累影响组蛋白去甲基化酶及 TET 酶活性，TET1 向核外转移，导致 5mC(5 - methylcytosine)不能顺利羟化为 5hmC；同时，组蛋白去甲基化酶水平降低，H3K9me3 水平显著升高。

10.2 琥珀酸脱氢酶基因突变与肿瘤

10.2.1 琥珀酸脱氢酶的结构及功能

琥珀酸脱氢酶(succinate dehydrogenase complex，SDH)又称琥珀酸-泛醌氧化还原酶(succinate-ubiquinone oxidoreductase)，是三羧酸循环中的关键酶，同时也是线粒体呼吸电子传递链中的关键酶，是连接氧化磷酸化和电子传递链的枢纽。琥珀酸脱氢酶定位于线粒体内膜，负责催化琥珀酸与泛醌(ubiquinone)的反应，生成延胡索酸及泛醇(ubiquinol)。

琥珀酸脱氢酶复合物由 SDHA、SDHB、SDHC 及 SDHD 四个亚基组成，与其他三羧酸循环酶不同，SDH 以黄素腺嘌呤二核苷酸(flavin adenine dinucleotide，FAD)而非烟酰胺腺嘌呤二核苷酸(nicotinamide adenine dinucleotide，NAD)作为电子的受体。非常特别的是，琥珀酸脱氢酶与辅基 FAD 以共价键形式结合。

SDHA 又称黄素蛋白(flavoprotein，FP)，由定位于 5 号染色体(5p15.33)上的 *SDHA*(又称 *SDH2* 或 *SDHF*)基因编码，全长 46594 bp，包括 15 个外显子，转录的 mRNA 为 2390 bp。SDHA 蛋白含 664 个氨基酸，分子量为 72692，其中 1～42 位氨基酸为线粒体转运肽，第 275 位天冬氨酸(aspatic acid，D)及第 440 位谷氨酸(glutamic acid，E)负责与 FAD 结合，68～73 位氨基酸、91～106 位氨基酸和 456～457 位氨基酸也参与 FAD 结合；296H、308T、407H 和 451R 负责与底物琥珀酸结合；第 340 位精氨酸(arginine，R)活性位点为质子受体。SDHA 蛋白的第 215 位酪氨酸(tyrosine，Y)受线粒体内激酶 c - Scr 磷酸化，抑制 ROS 生成。SDHA 还有 19 种可变剪接体，其中 6 种负责编码蛋白。在琥珀酸脱氢酶复合物的亚基中，SDHA 蛋白负责将琥珀酸氧化脱氢，生成延胡索酸及还原性 FAD(FADH2)。

SDHB 又称铁硫蛋白(iron - sulfur protein，IP)，由定位于 1 号染色体(1p36)上的 *SDHB*(又称 *SDH1*)基因编码，全长 35449 bp，含 8 个外显子，转录产物 mRNA 共 1153 bp。SDHB 蛋白含 280 个氨基酸，分子量为 31630，其中 1～28 位氨基酸为线粒体转运肽，含 2 个铁氧化还原蛋白结构域(44～133 位氨基酸和 176～206 位氨基酸)。SDHB 中的多个半胱氨酸(cysteine，C)负责与 Fe 形成铁硫中心(Fe-S 中心)，包括 C93、C98、C101、C113、C186、C189、C192、C196、C243、C249 和 C253，以[2Fe-2S]、[3Fe-4S]和[4Fe-4S]形式存在，通过铁的价态变化传递电子。第 201 位脯氨酸(tryptophan，W)负责与底物泛醌结合，第 51 位及第 55 位赖氨酸(lysine，K)可以发生乙酰化修饰。此外，SDHB 另外有 7 种可变剪接体，其中 2 种负责编码蛋白。

SDHC 又称细胞色素 b 大亚基(cytochrome b large subunit，cybL)，是 SDH 复合物中的膜定位亚基(membrane-anchoring subunit)，由定位于 1 号染色体(1q23)上

的 *SDHC*（又称 *SDH3* 或 *cybL*）基因编码，基因全长 61084 bp，含 6 个外显子，转录产物 mRNA 共 2858 bp。SDHC 蛋白共 169 个氨基酸，分子量为 18610，其中 1~29 位氨基酸为线粒体转运肽，另含 3 个跨膜结构域（63~92 位氨基酸、113~137 位氨基酸、145~166 氨基酸），其中 30~62 位氨基酸及 138~144 位氨基酸位于线粒体基质侧，而 93~112 位氨基酸及 167~169 位氨基酸位于线粒体膜间腔。第 127 位组氨酸（histidine，H）负责与 Fe 结合。SDHC 另外有 8 种可变剪接体，其中 4 种负责编码蛋白。

SDHD 又称细胞色素 b 小亚基，由定位于 11 号染色体（11q23）上的 *SDHD*（又称 *SDH4* 或 *cybS*）基因编码，基因全长 33241 bp，含 4 个外显子，转录产物 mRNA 共 1395 bp。SDHC 与 SDHD 一起组成细胞色素 b560，通过所含的铁卟啉辅基中 Fe 的价态变化实现电子传递作用，同时还发挥着将 SDHA 及 SDHB 锚定在线粒体内膜上的作用。SDHD 蛋白共 159 个氨基酸，分子量为 17043，其中 1~56 位氨基酸为线粒体转运肽，另含 3 个跨膜结构域（64~85 位氨基酸、91~111 位氨基酸、121~142 位氨基酸），其中 57~63 位氨基酸及 112~142 位氨基酸位于线粒体基质侧，而 86~90 位氨基酸及 143~159 位氨基酸位于线粒体膜间腔。SDHD 的 H102 同 SDHC 的 H127 一起负责与 Fe 结合；SDHD 的 Y114 同 SDHB 的 W201 一起负责与底物泛醌结合。SDHD 另外有 8 种可变剪接体，其中 6 种负责编码蛋白。

除了 SDH 复合物中的 4 个亚基外，SDH 复合物的组装需要琥珀酸脱氢酶辅助因子 2（succinate dehydrogenase assembly factor 2，SDHAF2）参与[2]。SDHAF2 由定位于 11 号染色体（11q12）上的 *SDH5*（又称 *SDHAF2*）基因编码，基因全长 127488 bp，含 4 个外显子，转录产物 mRNA 共 1227 bp。SDHAF2 蛋白共 166 个氨基酸，分子量为 19599，其中 1~29 位氨基酸为线粒体转运肽。SDHAF2 另外有 7 种可变剪接体，其中 4 种负责编码蛋白。

10.2.2 琥珀酸脱氢酶基因在肿瘤中的突变

线粒体琥珀酸脱氢酶的 4 个亚基编码基因（*SDHA*、*SDHB*、*SDHC* 和 *SDHD*）及 *SDHAF2* 基因突变均可以诱发肿瘤，包括副神经节瘤（paraganglioma，PGL）、嗜铬细胞瘤（pheochromocytoma，PHEO）、肾细胞癌（renal cell carcinoma，RCC）、胃肠道间质瘤（gastrointestinal stromal tumors，GIST）及 Leigh 综合征等。这些突变多见于家族性患者，但散发性患者也并不少见。近年来，SDH 基因的突变已经被证实是一种重要的诊断与预后的生物标志物和治疗分子靶标。

目前，研究人员在副神经节瘤、嗜铬细胞瘤、肾细胞癌、胃肠道间质瘤和 Leigh 综合征中已发现 *SDHA* 基因有 28 种突变（表 10.3），其中外显子突变有 24 种（无义突变 7 种、错义突变 15 种、移码突变 2 种），内含子突变 4 种；*SDHB* 基因突变有 170 种，其中外显子突变有 150 种（无义突变 20 种、错义突变 47 种、移码突变 83 种），内含子突变 20 种；*SDHC* 基因突变有 36 种，其中外显子突变有 30 种（无义突变 5 种、错义突变 16 种、移码突变 9 种），内含子突变 6 种；*SDHD* 基因突变有 112 种，其中外显子突变有 101 种（无义突变 13 种、错义突变 37 种、移码突变 51 种），内含子突变 11 种。发生在非编码区的 SDH 基因突变，尤其是无义突变和移码突变，有可能导致 SDH 缺陷型肿瘤的恶性程度增加。对遗传性副神经节瘤中 SDHD 基因突变率的报道各异，为 26.1%～100.0% 不等，突变位点比较分散，有些基因突变位点在特定人群中较常见，而 SDHD 基因突变在散发性副神经节瘤患者中发生率为 0～36.4% 不等。

表 10.3　SDHA 基因在 PGL、RCC、PHEO、GIST、Leigh 综合征中常见的突变

基因	基因突变	蛋白变异	肿瘤
SDHAK	c.2T>C	M1T	PGL、RCC
	c.662-2_622-2delA	可变剪接	RCC
	c.565T>G	C189G	PGL
	c.248C>T	A83_Q104del	PGL
	c.91C>T	R31X	PGL、PHEO
	c.113A>T	D38V	GIST
	c.248C>T	A83V	LH
	c.356G>A	W119X	PGL、LH
	c.1753C>T	R585W	PGL、PHEO
	c.1765C>T	R598W	LH、GIST、RCC、PHEO
SDHB	c.79delC	S26fs	PGL
	c.136G>A	R46X	PGL
	c.174-175GC>>TT	Q59X	PGL
	c.207-210insC	M71fs	PGL
	c.402C>T	R90X	PGL
	c.281G>A	R94K	PGL
	c.436G>A	C101Y	PGL
	c.343C>T	R115X	PGL
	c.423+1G>A	可变剪接	PGL
	c.526C>G	P131R	PGL
	c.529C>G	P132R	PGL
	c.583-585delAGC	S195del	PGL
	c.590C>G	R197R	PGL
	c.596-598delACT	Y199del	PGL
	c.653G>C	W218S	PGL
	c.724C>T	R242C	PGL
	c.757delT	R252fs	PGL

续表

基因	基因突变	蛋白变异	肿瘤
SDHC	c.3G>A	M1	PGL
	c.39C>A	C13X	PGL
	c.214C>T	R72C	PGL
	c.473T>C	L159P	PGL
	Ivs5+1G>T	可变剪接	PGL
	Ivs+1G>A	可变剪接	PGL
SDHD	c.54insC	A18fs	PGL
	c.64C>T	R22X	PGL
	c.208A>G	R70G	PGL
	c.416T>C	L139P	PGL、PHEO
	c.284T>C	L95p	PGL、PHEO
	c.336-337insT	D113X	PGL
	c.95C>T	S32X	PGL
	c.341A>G	Y114C	PGL
	c.441-443delG	G148fs	PGL
	c.191-192delTC	L64fs	PGL
	c.325C>T	Q109X	PGL
	c.381-383delG	L128fs	PGL
	c.296delT	L99fs	PGL
	c.1G>C	M1	PGL
	C.1A>G	M1V	PGL
	c.3G>C	M1I	PGL、PHEO
	c.276-278delCTA	Y93del	PGL
	c.106C>T	Q36X	PGL
	c.112C>T	R38X	PGL、PHEO
	c.242C>T	P81L	PGL、PHEO
	c.274G>T	D92Y	PGL、PHEO
	c.305A>T	H102L	PGL
	c.119delT	I40TfsX46	PGL
	c.129G>A	W43X	PGL、PHEO
	c.337delGACT	T112fs	PGL

10.2.3 琥珀酸脱氢酶在副神经节瘤中的突变

副神经节瘤起源于神经内分泌性的副神经节，发生在自颅底到盆骨的整个脊柱轴向，分为交感神经节瘤，如胸腹部副神经节瘤（TAPGL）和副交感神经节瘤，如头颈部副神经节瘤（HNPGL）。副交感神经节瘤又称为非嗜铬性副节瘤或化学感受器瘤，主要发生在头颈部，以颈动脉体瘤、颈静脉球体瘤及迷走神经副神经节瘤为主，也见于喉、鼻腔、眼眶、主动脉等处。该瘤发病罕见，其中家族性/遗传性副神经节瘤是一类常染色体显性遗传病，根据致病基因不同分为5种类型：PGL1，致病基因为 *SDHD*；PLG2，致病基因为 *SDH5*；PGL3，致病基因为 *SDHC*；PLG4，致病基因为 *SDHB*；PGL5，致病基因为 *SDHA*（表10.4）。

表 10.4 依据 *SDH* 基因突变的副神经节瘤综合征分类[3]

综合征分类	基因	比例	TAPGL	HNPGL	多发病灶	恶性肿瘤	RCC	其他
PGL1	SDHD	10%~25%	20%~25%	85%	55%~60%	0~4%	0~8%	GIST、PA
PGL2	SDHAF2	0	0	100%	0	0	0	—
PGL3	SDHC	0	极少	—	15%~20%	0	极少	GIST
PGL4	SDHB	20%~25%	50%	20%~30%	20%~25%	0~30%	0~14%	GIST、PA
PGL5	SDHA	极少	极少	极少	极少	极少	0	GIST、PA

自2000年学者首次发现 *SDHD* 基因在副神经节瘤中的突变后，*SDHA*、*SDHB*、*SDHC* 及 *SDH5* 基因突变也相继被报道，这些基因均被证实为抑癌基因[3]（表10.5）。除 SDH 相关基因突变外，PLG 中其他致病基因还包括 *VHL*（4%~10%）、*RET*（1%~5%）和 *NF1*（1%~5%）等。研究人员通过对445名 PGL 患者进行测序后发现，其中130名患者含 *SDHD* 基因突变，96名患者含 *SDHB* 基因突变，16名患者含 *SDHC* 基因突变。而且，携带 SDH 突变的患者较不携带这些突变的患者表现为发病年龄更早，发生多病灶或恶性 PGL 的频率更高。尤其是在 HNPGL 患者中，*SDHD* 基因的突变率高达97.7%，*SDHC* 基因的突变率高达87.5%，*SDHC* 基因的突变率为42.7%；而胸腹部或盆骨内 PGL 患者中，*SDHB* 基因的突变率最高，为63.5%；*SDHC* 基因及 *SDHD* 基因的突变率分别为12.5% 和16.1%。携带 *SDHB*、*SDHC* 和 *SDHD* 基因突变的患者超过总 PGL 患者总人数的1/4。

表 10.5 琥珀酸脱氢酶基因在副神经节瘤综合征中常见的突变

综合征	基因	突变位点	氨基酸
PGL1	SDHD/SDH4	—	P8L
		—	R22*
		—	D92Y
		—	Y93*
		—	H102L
		—	Y114C
		—	L139P
		—	G148V
PGL2	SDHAF2/SDH5	c.229G>A	G78R
PGL3	SDHC/SDH3	—	—
PGL4	SDHB/SDH2	c.137G>A/T	R46Q/L
		—	P131R
		c.395A>G/C	H132R/P
		c.590C>G	P197R
		c.725G>A	R242H
PGL5	SDHA/SDH1	c.91C>T	R31*
		c.1753C>T	R585W
		c.1765C>T	R589W
		c.1873C>T	H625Y
		c.1865G>A	W622*

早在 1995 年，就有学者报道了 SDHA 基因在 Leigh 综合征中的突变。此后，SDHA 基因的突变在扩张性心肌病中也被发现。近年研究发现，SDHA 基因的突变同样参与多种肿瘤，包括 PGL 的发生及发展。SDHA 基因在儿茶酚胺分泌型腹部副神经节瘤中发生错义突变(1765C>T)，引起第 589 位精氨酸突变为脯氨酸(R589W)，该突变导致 SDH 酶活降低，在肿瘤发生中发挥关键作用，提示 SDHA 是一个抑癌基因。通过对 316 名 PGL 患者进行测序分析，学者发现 SDHA 在 PGL 中发生突变，但突变率很低，约占 3%。研究人员通过对一名患动脉体副神经节瘤的患者进行分析发现，SDHA 还存在 1873C>T 突变(H625Y)和 1865G>A 突变(W622*)。

有学者在 2001 年首次报道，SDHB 基因在遗传性副神经节瘤中也发生了错义突变，后续研究发现 SDHB 基因中超过 200 个位点的突变均与副神经节瘤发生相关。SDHD 的外显率非常高，75% 的携带者在 40 岁时会出现病症；而 SDHB 的外显率较低，携带 SDHB 基因突变的患者发病较晚，多为单病灶，且仅约 40% 的携带者在 40 岁后发病。研究人员通过对 295 名携带 SDHB 基因突变和 63 名携带

SDHD 基因突变的患者进行分析发现，在 60 岁龄的 *SDHB* 基因与 *SDHD* 基因突变携带者中，HNPGL 发病率分别为 29% 和 71%；而两种突变携带者中，PCC 的发病率分别为 52% 和 29%，提示 *SDHB* 基因突变患者更易发生 PCC，而 *SDHD* 基因突变患者易发 HNPGL。*SDHB* 基因的突变可以作为副神经节瘤的诊断标准之一。

研究人员在 2000 年首次报道了 PGL3 中 *SDHC* 的突变。2005 年，有学者通过对 121 名 HNPGL 及 371 名 PCC 患者进行分析发现，22 名 HNPGL 患者携带 *SDHC* 基因突变，总突变率为 4%；而在 PCC 中没有 *SDHC* 基因突变。与自发性 HNPGL 患者相比（32%，平均为 52 岁），携带 *SDHC* 基因突变的患者中动脉体肿瘤发病率更高（59%），发病时间更早（平均为 45 岁）；与携带 *SDHB* 基因突变或 *SDHD* 基因突变的 HNPGL 患者相比，携带 *SDHC* 基因突变的患者发生多病灶肿瘤的可能性更低，且没有恶性肿瘤病例，提示携带 *SDHC* 基因突变的 HNPGL 多为良性、单病灶。

早在 2000 年，就有学者通过对遗传性 PGL 的家族进行基因分析发现，在 PGL 综合征最常见的动脉体肿瘤患者中，存在 *PGL1* 基因突变，即 *SDHD* 基因突变[4]。*SDHD* 表现为母本印迹（maternal imprinting），所以 *SDHD* 基因突变引起的 PGL 表现为父系隔代遗传。*SDHD* 基因突变主要引起 HNPGL，也可以引起 TAPGL 或 PCC。*SDHD* 基因突变携带者中，超过一半的携带者会出现多病灶肿瘤，但恶性肿瘤率较低。迄今为止，在 PGL 中，已报道的 *SDHD* 基因突变已超过 130 种，以框移突变和无义突变为主。与其他错义突变相比，这些突变导致 SDHD 蛋白的截短体，显著提高 PCC 和 PGL 的发病率。

学者于 2009 年首次发现，在遗传性副神经节瘤中，SDHAF2 蛋白的第 78 位谷氨酸突变为精氨酸，引起 SDHAF 蛋白与 SDHA 亚基分离，阻碍 SDHA 与 FAD 的共价结合，导致 SDH 活性降低。*SDHAF2* 基因突变引起的 PGL 非常罕见，仅报道有 4 个家族。*SDHAF2* 基因突变的携带者中 HNPGL 发病率高，比如有研究者针对一个荷兰的 *SDHAF2* 基因突变家族进行研究发现，与 SDHD 一样，SDHAF2 表现为母本印迹，在 57 名家庭成员中，23 名携带者有 7 名为无风险携带者，而在 16 名有风险携带者中，11 名患者共有 24 个肿瘤，主要位于动脉（71%）和迷走神经（17%），以多病灶肿瘤为主（91%），发病年龄平均为 33 岁。

10.2.4 琥珀酸脱氢酶在嗜铬细胞瘤中的突变

嗜铬细胞瘤（PCC）与 PGL 一样，均起源于副神经节，主要位于有神经嵴交感和副交感链分布的嗜铬组织/细胞中，是少见的神经内分泌肿瘤。PGL 位于肾上腺外的副神经节，而 PCC 则主要分布于肾上腺髓质，为儿茶酚胺分泌型肿瘤。PCC 发病率低，临床症状及体征与儿茶酚胺分泌过量有关，表现为高血压、高血糖、高代谢状态等。在高血压患者中，PCC 的发病率为 0.05%～0.2%，以青、中年多见，女性多于男性。临床表现错综复杂，常规的抗高血压治疗效果欠佳，因此常可引起严重的心、脑血管并发症。PCC 的易感基因包括促癌基因 *RET*（与 MEN2 相关）、抑癌基因 *VHL*（与 von Hippel-Lindau disease 相关）、*NF1* 和 *SDH*（与 PGL 综合征相关）。近年来研究发现，*SDHB* 基因和 *SDHD* 基因在家族性和散发性 PCC 中存在一定的突变率，其中 *SDHB* 基因和 *SDHD* 基因的突变率分别为10%～25%和20%～25%（表10.6）。

表 10.6　琥珀酸脱氢酶基因在 PCC 综合征中常见的突变

基因	突变位点	氨基酸
SDHD	c.402C>T	R91X
	c.724C>G	P198R
	IVS1+2T>G	splicing
	c.34G>A	G12S
	—	R38X
	c.242C>T	P81L
	g.97739A>G	—
	c.268C>T	R90X
	G14A	W5X
	C33A	C15X
	36/37 del TG	Frame shift
	52+2(IVS 1+2)T/G	splicing
	C112T	R38X
	G274T	D92Y
	c.296delT	Frame shift
	C361T	Q121X
SDHB	C213T	R27
	221insCAG	29insQ
	C270G	R46G
	G436A	C101Y
	T708C	C192R
	G721A	C196Y
	847delTCTC	Frame shift
	C859A	R242H
	C881A	C249X
	c.590C>G	R197R
	c.380T>A	I127N
	c.660-661 insT	D221X
	c.137G>A	R46Q

续表

基因	突变位点	氨基酸
SDHB	c.194T>A	L65H
	c.88delC	—
	c.136C>T	R46*
	IVS2+3G>C	可变剪接
	IVS4-1G>A	可变剪接
	IVS2-36T>G	可变剪接
	IVS2+35G>A	可变剪接
	IVS1-111G>A	可变剪接
	IVS2+33G>A	可变剪接
	IVS1-29delT	可变剪接

早在 1998 年，就有学者发现家族性 PCC 患者，SDHD 基因发生突变 c.402C>T(R91*)。2001 年，又有学者在 3 个家系中同样发现该突变，同时在另外一个家系中发现新的突变 c.724C>G(P198R)。2002 年，有学者对 271 例散发性 PCC 患者的外周血进行基因分析发现，含 VHL、RET、SDHB 及 SDHD 基因突变的患者人数分别为 30 人、13 人、12 人及 11 人，其中 SDHB 的突变包括 C213T、221insCAG、C270G、G436A、T708C、G721A、847delTCTC、C859A 及 C881A，对应的蛋白质突变分别为 R27*、29 位插入 Q、R46G、C101Y、C192R、C196Y、框移突变、R242H 和 C249*；SDHD 的突变包括 G14A、C33A、36/37delTG、52+2(IVS1+2)T/G、C112T、G274T 及 C361T，对应的蛋白质突变分别为 W5*、C15*、框移突变、剪接体障碍、R38*、D92Y 和 Q121*。2003 年，研究人员对 22 个 PCC 先证者进行分析，发现了 SDHB 基因的 3 个突变(c.590C>G，R197R；c.380T>A，I127N；c.660-661 insT，D221*)和 SHDH 基因的 1 个突变(c.296delT，A98 后框移突变)。之后又有人进一步在家族性 PCC 中发现 SDHB 基因新的突变，包括 c.137G>A(R46Q)、c.194T>A(L65H)、c.88delC、c.136C>T(R46*)、IVS2+3G>C、IVS4-1G>A、IVS2-36T>G、IVS2+35G>A、IVS1-111G>A、IVS2+33G>A 及 IVS1-29delT。2010 年，有学者通过对 295 名携带 SDHB 基因突变和 63 名携带 SDHD 基因突变的患者进行分析发现，在 60 岁龄时，SDHB 基因突变与 SDHD 基因突变携带者中，PCC 发病率分别为 29% 和 71%；而两种突变携带者中，PCC 的发病率分别为 52% 和 29%。SDHB 基因突变携带者 70 岁龄时，恶性 PCC 和 RCC 的发病率为 14%，比非携带者高。在 SDHD 基因突变中，与错义突变(如常见的 P81L)相比，引起 SDHD 蛋白表达较低的突变会显著提高 PCC 的发病率。SDHD-P81L 基因突变对 HNPGL 和 HCC 发病率的不同影响提示，该突变在两种肿瘤中的作用机制不同。SDHB 基因突变携带者更多表现为发生 TAPGL 和/或 PCC，发病率约为 30%。PCC 的发病具有父系遗传特

性，可能的机制是母本 11 号染色体丢失。2011 年，有研究人员对含 *SDHD* 基因的 c.242C>T 突变(P81L)的三代家系进行分析发现，含 *SDHD* 基因突变的 PCC 肿瘤需要同时丢失野生型 *SDHD* 等位基因和母本的 11p15。有学者于 2016 年在对 1 例同时患 PCC 和肾上腺瘤中发现 *SDHC* 启动子区域的甲基化升高，引起 SDHC 表达水平降低，提示 *SDHC* 基因甲基化可引起 SDHC 失活，导致 PGL。

10.2.5　琥珀酸脱氢酶在肾细胞癌中的突变

肾细胞癌是泌尿系统中恶性程度较高的肿瘤，是起源于肾实质泌尿小管上皮系统的恶性肿瘤，又称肾腺癌，占肾恶性肿瘤的 80%～90%。肾癌的表现可以多种多样，肾癌典型的"三联征"表现为血尿、腰痛和肿块。当肾癌侵犯至肾盂时，则有血尿；疼痛主要因肾癌肿块增大，充满肾包膜引起，常为钝痛，肾癌侵犯周围脏器和腰肌所造成的疼痛相对较重并呈持续性，如血块堵塞输尿管，则为绞痛。

例如，2004 年，研究人员在对 352 例 PCC/PGL 患者(其中 16 例含 *SDHB* 基因突变)进行分析时发现，含 *SDHB* 基因胚系突变(c.847delTCTC，R27*)的一个家族中 2 例患者发生 RCC 实体瘤，发病年龄分别为 24 岁和 26 岁[5]。同时，在针对早发型 RCC 患者的分析中，研究人员发现一个家族携带 *SDHB* 基因突变(R27*)，发病年龄为 28 岁，患者母亲携带相同突变，患 PGL。2008 年，又有人对 68 例 RCC 患者进行分析发现，3 名(4.4%)患者含 *SDHB* 基因突变(R11H、R46Q、R46*)，没有 *FH*、*SDHC* 和 *SDHD* 基因突变。这三名患者均没有 PCC 和 PGL 家族性患病史，也没有发生 PCC 和 PGL。2008 年，有人在对携带 *SDHB* 基因突变的 PCC/PGL 患者进行分析时发现，其中 1 例患者发生转移性 II 型乳头状 RCC，其中患者的 *SDHB* 基因突变为 W47*。2010 年，有学者报道，*SDHB* 基因突变携带者中，PCC 和 RCC 的发病率为 14%，比非携带者高；*SDHD* 基因突变中，RCC 发病率为 8%。SDH 缺陷型 RCC 在 2013 年温哥华泌尿病理学大会上才被确定为实体瘤。尽管 SDH 突变的 RCC 有独特的形态学特征，并且通过免疫组化已经证明在 SDH 相关 RCC 中存在缺失的 SDH，但由于缺乏足够的实验验证，SDH 仍然只是潜在的 RCC 生物标志物。

据估计，在所有 RCC 中，SDH 缺陷型 RCC 占 0.05%～0.2%。SDH 缺陷型 RCC 在青中年女性高发。针对 SDH 缺陷型 RCC，研究人员详细研究了其形态、免疫组化特性和基因特性。结果表明，在 SDH 缺陷型的 RCC 病例中，*SDHB* 基因突变占大部分，少部分是 *SDHC* 基因突变和 *SDHD* 基因突变。

2015 年，研究者发现了第一例 SDH 缺陷型 RCC 的 *SDHA* 基因突变。后来有人报道了第二例 SDH 缺陷型 RCC 的 *SDHA* 基因突变，同时发现一种新的 *SDHA* 基因突变体——在 622-2 剪接位点缺失腺嘌呤(622-2delA)。

10.2.6　琥珀酸脱氢酶在胃肠道间质瘤中的突变

胃肠道间质瘤(gastrointestinal stromal tumors, GIST)源于消化道的间叶组织，

是具有多向分化潜能的原始间质干细胞及潜在恶性生物学行为的肿瘤，可以发生在消化道的任何部位，但最常发生于胃与小肠。胃肠道间质瘤在组织学上多富于梭形细胞、上皮样细胞，偶尔为多形性细胞，呈束状、弥漫状排列，具有非定向分化的特性。在 GIST 患者中，主要的致病基因包括 $c-KIT$ 或 $PDGFRA$。10%~15%的成人 GIST 和 85%的儿童 GIST 没有 $KIT/PDGFRA$ 基因突变，归类为 $KIT/PDGFRA$ 野生型 GIST，这些患者在临床表型、遗传病理学、分子机制上具有多样性。

最近的研究发现，少部分 $KIT/PDGFRA$ 野生型 GIST 涉及 SDH 突变，导致线粒体内膜的 SDH 功能丧失而致病，称为 SDH 缺陷型 GIST。在 SDH 缺陷型 GIST 中，SDHB 免疫组化染色呈阴性，表现出独特的临床及病理特征，包括缺乏 KIT 及 $PDGFRA$ 基因突变，胃部特异性定位，常见淋巴结转移，预后与肿瘤尺寸及分裂速率无关。

SDH 缺陷型 GIST 包括 Carney triad(CTr)综合征、Carney-stratakis syndrome(CSS)综合征以及零星 $KIT/PDGFRA$ 野生型 GIST。研究发现，约 50%的 SDH 缺陷型 GIST 存在 SDH 亚基基因的纯系或胚系突变，另 50%患者尚未发现 SDH 亚基基因突变，但存在 SDH 复合物功能障碍，如 Carney 三联体征的患者，推测可能出现一些 SDH 复合物亚基的等位基因丢失、SDH 基因的表观遗传修饰或其他参与 SDH 复合物稳定性的蛋白质的缺陷导致了 SDH 复合物功能的丧失。

SDH 缺陷型 GIST 大部分是 SDHA 亚基发生改变，但是 SDHB、SDHC 和 SDHD 也先后被报道。在 SDH 缺陷型 GIST 中，$SDHB$ 基因和 $SDHC$ 基因的胚系突变比例低于 15%，$SDHB$ 基因突变的 GIST 发病率为 2%。最新研究表明，$SDHA$ 基因是零星 $KIT/PDGFRA$ 野生型 GIST 最容易发生突变的亚基。通过免疫组化发现，$SDHB$ 缺陷型 GIST 中 $SDHA$ 基因突变约占 1/4。

例如，研究人员对 10 例 SDH 缺陷型 GIST 患者进行分析发现，3 例(30%)患者含 $SDHA$ 基因胚系突变，表现为 SDHA 免疫组化染色阴性。在其中的两个肿瘤中，发现了 3 个新的 $SDHA$ 基因突变，即 p. Q54*、p. T267M 及 c. 1663+3G>C。还有人对 33 例 SDH 缺陷型 GIST 患者进行 IHC 分析及 $SDHA$ 外显子测序，发现 9 例(27%)患者中 $SDHA$ 的 IHC 检测为阴性，包含 $SDHA$ 基因的 5 个胚系突变 (c. 91C>T，p. R31X；c. 553C>T，p. Q185X；c. 1534C>T，p. R512X；c. 688delG；c. 1043-1055del)和 2 个体突变(c. 985C>T，p. R329X；c. 1765C>T，p. R589W)。

SDH 基因突变导致线粒体电子传递链复合物功能紊乱，从而影响氧化磷酸化，最终间接导致伪缺氧。SDH 基因突变可以诱发 $KIT/PDGFRA$ 野生型 GIST，但是确切的致癌机制目前尚不清楚。目前比较流行的假说认为，SDH 复合物功能障碍后，导致琥珀酸盐/酯的堆积，后者抑制了脯氨酰羟化酶对 HIF1α 的处理能力，导致 HIF1α 过量并转运至核内，与 HIF1β 结合，形成过量的活性 HIF 蛋白，后者作为异常的转录信号导致缺氧相关的致瘤反应和血管生成，促使 SDH 缺陷型

GIST 的发生。对于 *SDH* 缺陷型 GIST 遗传机制的深入了解，会促进这些肿瘤的遗传学分类和特定基因突变肿瘤的筛选和遗传咨询。在治疗上，*SDH* 缺陷型 GSIT 最佳的治疗方案是手术完整切除原发肿瘤以及区域淋巴结和网膜病灶，后续的辅助治疗无标准药物推荐。对于出现肝脏转移灶而无法手术的患者，酪氨酸激酶抑制剂（甲磺酸伊马替尼）效果不佳，需要选用二线的多激酶抑制剂苹果酸舒尼替尼和三线治疗药物瑞格非尼等，后两者可使部分患者病情稳定，但治疗经验仍然有限。

10.2.7 琥珀酸脱氢酶在其他肿瘤中的突变

2012 年，有研究者报道在一个同时罹患家族性 PGL 及 GH 分泌型垂体腺瘤（pituitary adenoma，PA）的家系中，发现 *SDHD* 基因存在突变。2015 年，有学者在对 168 例 PA 患者进行分析后发现，散发型 *SDH* 基因没有突变，而家族性 PA 患者中 75% 的人含 *SDH* 突变。2013 年，研究人员在对一名 PGL 女性患者进行基因型分析后发现，*SDHA* 基因存在一个胚系突变（1873C>T，H625Y）和一个体突变（1865G>A，W622*）；同时，该患者的儿子也携带 *SDHA* 基因的胚系突变（1873C>T，H625Y），罹患垂体腺瘤。2014 年，有学者对 309 例 PA 样本进行分析时发现 1 例患者（0.3%）表现为 SDHA 及 SDHB 染色阴性，其中含 *SDHA* 基因的两个体突变（c.725_736del 及 c.989_990insTA）。

10.3 异柠檬酸脱氢酶基因突变与肿瘤

10.3.1 异柠檬酸脱氢酶的结构与功能

异柠檬酸脱氢酶（isocitrate dehydrogenase，IDH）是一种以 NAD^+ 或 $NADP^+$ 为电子受体的氧化还原酶，是三羧酸循环中的关键酶，负责催化异柠檬酸（isocitrate）氧化脱氢生成中间产物草酰琥珀酸（oxalosuccinate），后者进一步氧化脱羧生成 α-酮戊二酸（α-KG）。根据辅酶的不同，异柠檬酸脱氢酶分为两个亚类（包含 5 种亚型），一类为 $NADP^+$ 依赖型，如 IDH1 和 IDH2；另一类则为 NAD^+ 依赖型，如 IDH3（包含 IDH3α、IDH3β 和 IDH3γ 三种不同的亚基）。NAD^+ 依赖型 IDH 可以变构调节，而 $NADP^+$ 依赖型 IDH 不能变构调节。IDH2 和 IDH3 存在于线粒体中，参加三羧酸循环并提供能量，而 IDH1 存在于细胞质和过氧化物酶体中。IDH1 和 IDH2 是结构相似的同工异构酶，均以同源二聚体（homodimer）的形式存在；而 IDH3 与二者不同，是一个包括两个 IDH3α 亚基、一个 IDH3β 亚基和一个 IDH3γ 亚基的异源四聚体蛋白质。

异柠檬酸脱氢酶 1（IDH1）由定位于 2 号染色体（2q34）上的 *IDH1*（又称 *IDP*）基因编码，全长 29848 bp，包括 10 个外显子，转录的 mRNA 为 2382 bp。IDH1 蛋白含 414 个氨基酸，分子量为 46659，含一个过氧化物酶体靶向肽（peroxisomal targeting signal，PTS-1）序列，第 82 位精氨酸、260 位赖氨酸及 328 位天冬酰胺（N）负责与 NADP 结合，75~77 位氨基酸和 310~315 位氨基酸也参与 NADP 结合；77

位苏氨酸(threonine，T)、109R 和 132R 负责与底物异柠檬酸结合；252D 负责结合锰离子或镁离子，维持其酶活性。第 347 位赖氨酸的乙酰化显著抑制其活性。*IDH1* 另外有 8 种可变剪接体，其中 5 种负责编码蛋白。

异柠檬酸脱氢酶 2(IDH2)由定位于 15 号染色体(15q26.1)上的 *IDH2*(又称 *ICD-M*)基因编码，全长 19510 bp，包括 11 个外显子，转录的 mRNA 为 2694 bp。IDH2 蛋白含 452 个氨基酸，分子量为 50909，其中 1~39 位氨基酸为线粒体转运肽，第 122 位精氨酸、299 位赖氨酸及 367 位天冬酰胺负责与 NADP 结合，115~117 位氨基酸和 349~354 位氨基酸也参与 NADP 结合；117T、149R 和 172R 负责与底物异柠檬酸结合；291D 和 314D 负责结合锰离子或镁离子，维持其酶活性。第 413 位赖氨酸的乙酰化显著抑制其活性，SIRT3 负责调解其去乙酰化过程。*IDH2* 另外有 3 种可变剪接体，均可以编码蛋白。

异柠檬酸脱氢酶 3(IDH3)包括 3 种不同的亚基，即异柠檬酸脱氢酶 α 亚基、β 亚基和 γ 亚基，三者分别由不同的基因编码。异柠檬酸脱氢酶 α 亚基由定位于 15 号染色体(15q25.1)上的 *IDH3A* 基因编码，全长 40452 bp，包括 11 个外显子，转录的 mRNA 为 4128 bp。IDH2 蛋白含 366 个氨基酸，分子量为 39592，其中 1~27 位氨基酸为线粒体转运肽，第 115 位、125 位及 146 位精氨酸负责与底物结合；233D、257D 和 261D 负责结合锰离子或镁离子，维持其酶活性。第 413 位赖氨酸的乙酰化显著抑制其活性，SIRT3 负责调解其去乙酰化过程。*IDH3A* 另外有 23 种可变剪接体，其中 17 种负责编码蛋白。

异柠檬酸脱氢酶 β 亚基由定位于 20 号染色体(20q13)上的 *IDH3B* 基因编码，全长 5826 bp，包括 12 个外显子，转录的 mRNA 为 1545 bp。IDH2 蛋白含 385 个氨基酸，分子量为 42184，其中 1~34 位氨基酸为线粒体转运肽。*IDH3B* 另外有 11 种可变剪接体，其中 5 种负责编码蛋白。

异柠檬酸脱氢酶 γ 亚基由定位于 X 染色体(Xq28)上的 *IDH3G* 基因编码，全长 8758 bp，包括 13 个外显子，转录的 mRNA 为 1485 bp。IDH2 蛋白含 393 个氨基酸，分子量为 42794，其中 1~39 位氨基酸为线粒体转运肽，第 136 位精氨酸、167 位精氨酸及 254 位天冬氨酸负责与底物结合；254D 负责结合锰离子或镁离子，维持其酶活性。120T 及 133N 可以被柠檬酸别构活化，312N、313T 及 324N 可以被 ADP 别构活化。*IDH3G* 另外有 11 种可变剪接体，其中 7 种负责编码蛋白。

10.3.2 异柠檬酸脱氢酶在胶质瘤中的突变

2008 年，研究人员通过对 22 例多形性成胶质细胞瘤(glioblastoma multiforme, GBM)患者进行测序分析发现，在 GBM 患者中，*IDH1* 基因的突变率高达 12%，且该突变与患者的总体存活具有相关性，首次发现 *IDH1* 在肿瘤中的突变[6]。2009 年，H. Yan 等人对 445 例中枢神经系统(CNS)肿瘤和 494 例非中枢神经系统肿瘤中 *IDH1* 和 *IDH2* 基因进行测序发现，在 70% 的 WHO Ⅱ 级和 Ⅲ 级星形细胞瘤、少突胶质细胞瘤以及由这些肿瘤引起的胶质母细胞瘤中，*IDH1* 和 *IDH2* 基因存在突变，

以 $IDH1-R132$ 及 $IDH2-172$ 的突变为主[7]。研究人员进一步对 685 例各种类型不同病理级别的胶质瘤进行基因型分析，发现其中 221 例患者含有 $IDH1-R132$ 体突变，其中弥漫性星形细胞瘤中突变率为 68%，少突胶质细胞瘤突变率为 69%，少突星形细胞瘤突变率为 78%，继发性 GBM 突变率为 88%；而在原发性 GBM 和其他类型的胶质瘤中，$IDH1-R132$ 突变率很低或者没有突变。迄今为止，$IDH3$ 在癌症中的突变还没有相关报道。

10.3.3 异柠檬酸脱氢酶在急性髓细胞性白血病中的突变

在急性髓细胞性白血病（acute myeloid leukemia，AML）中，通过对来源于 M1 和 M3-AML 患者的 24 个基因组序列的克隆进化分析以及与正常造血干细胞/前体细胞（hematopoietic stem progenitor cell，HSPC）进行比对[8]，发现 M1-AML 中大部分突变都是随机分布的，值得注意的是，其中 6 个基因在 M1-AML 中的突变率高于 M3-AML，包括 $IDH1$、$IDH2$、$NPM1$、$DNMT3A$、$TET2$ 和 $ASXL1$，表明这些基因突变可能是 AML 发生中的驱动因素。

2009 年，E. R. Mardis 等人首次报道在 AML 中存在 $IDH1$ 基因突变，在 187 例 AML 患者中，共 15 例患者存在 $IDH1$ 基因突变[9]（表 10.10）。进一步分析发现，携带 $IDH1$ 基因突变的 AML 患者的总体存活率比非携带者高。随后，有多位学者相继在 AML 中报道了 $IDH1/IDH2$ 的突变。在 AML 中，$IDH1$ 基因的突变率为 6%~16%，$IDH2$ 基因的突变率为 8%~19%。$IDH1/IDH2$ 突变对 AML 患者的预后影响目前还没有定论。J. P. Patel 等人[10]对入组临床试验的 298 例 AML 患者进行突变分析发现，$IDH1/IDH2$ 突变携带者在同时具有 $NPM1$ 突变时具有更好的整体生存率。而其他研究者的报道提示，$IDH1/IDH2$ 突变携带者预后比非携带者更差。还有人报道发现，$IDH-R132$ 突变不影响患者的存活期。另外有人则报道，$IDH1/IDH2$ 突变总体上不影响患者的存活期，但 $IDH1-R132$ 突变携带者预后比非携带者更差。因此，$IDH1/IDH2$ 突变对 AML 患者的预后效果需要进一步深入研究。

表 10.10 $IDH1/IDH2$ 基因在 AML 中的突变及其对预后的影响[11]

研究	IDH1	IDH2
Mardis, et al. ($n=80$)	16% in NC	—
Marcucci, et al. ($n=358$)	14%	19%
Wagner, et al. ($n=275$)	R132：10.9%	—
Paschka, et al. ($n=805$)	7.6%	8.7%
Abbas, et al. ($n=893$)	6%	11%

基于在 AML 患者中发现的 IDH 突变（$IDH1-R132H$，$IDH2-R140Q/R172K$），研究者构建了造血组织特异性携带这些突变的转基因小鼠模型[12-14]。这些突变可以引起转基因小鼠血液系统恶性肿瘤，主要表现为早期造血祖细胞的增

多、脾肿大、贫血、组蛋白高甲基化、DNA 甲基化模式改变，而这些特征与携带 IDH 突变的 AML 患者类似[12]。值得注意的是，仅携带 *IDH1* 突变的小鼠发展成血液系统肿瘤有很长的潜伏时间，且外显率不完全，提示需要次级突变诱导肿瘤的发展，包括促癌基因 *Flt3*、*Nras* 等[13-14]。另外，在这些动物模型中，通过敲低或药物抑制 *IDH2* 的突变可以降低 2-HG 水平，抑制肿瘤的发生及发展，说明 IDH 突变在血液系统肿瘤发生和发展中的关键作用[13-14]。

在 AML 中，2-HG 水平升高通过竞争性结合 α-KG 依赖的 TET 酶(TET2)抑制 TET 活性，影响表遗传学修饰及肿瘤发生。TET2 是一个 α-KG 依赖的去甲基化酶，负责羟基化 5-mC 参与 DNA 去甲基化过程。在 AML 中，*TET2* 基因突变与 *IDH1/IDH2* 基因突变互斥，且 *TET2* 基因功能缺失型突变与 *IDH1/IDH2* 基因突变具有类似的表遗传学变化。另外，*IDH1/IDH2* 基因突变蛋白的表达导致 TET2 活性降低，这些研究均提示两种突变有类似的生物学效应。在对 AML 进行标准化疗过程中，2-HG 水平及 IDH 等位基因突变率显著降低，在化疗失败后，两者的水平再次升高。与 GBM 不同，携带 IDH 基因突变的 AML 患者与非突变携带患者的整体生存期没有差异。

IDH 基因突变在 AML 发生、发展中起重要作用，同时，AML 的发生还需要其他次级突变。在 TCGA 数据库中，携带 *IDH1/IDH2* 基因突变的原发性 AML 样品中甲基化水平明显升高[15]。研究发现，携带 *IDH1* 基因突变和 *IDH2* 基因突变的 AML 样品都表现出 DNA 甲基化水平的整体升高，且具有类似的高度甲基化特征。在原代造血细胞中过表达 *IDH1/IDH2* 突变体蛋白能够引起 GATA1 表达水平降低(参与骨髓分化)、c-Kt 升高，以及干细胞/前体细胞数目增多。除了影响细胞内 DNA 甲基化外，*IDH1/IDH2* 基因突变引起 IDH1 获得新的酶催化活性，生成 2-HG。2-HG 能够显著抑制组蛋白去甲基化过程，影响前体细胞的分化过程[16]。在小鼠模型中，*IDH1* 突变与 *HoxA9* 基因共同作用，促进白血病的发生。

10.3.4　异柠檬酸脱氢酶在其他肿瘤中的突变

IDH 突变还在转移性结肠癌、骨髓增生异常综合征(myelodysplastic syndromes，MDS)、骨髓增殖性肿瘤(myeloproliferative neoplasm，MPN)、胆管癌(cholangiocarcinoma)和前列腺癌等肿瘤中有相关报道。

（刘　静）

参考文献

[1] ISAACS J S, JUNG Y J, MOLE D R, et al. HIF overexpression correlates with biallelic loss of fumarate hydratase in renal cancer: novel role of fumarate in regulation of HIF stability[J]. Cancer cell, 2005, 8(2): 143-153.

[2] HAO H X, KHALIMONCHUK O, SCHRADERS M, et al. SDH5, a gene required for flavination of succinate dehydrogenase, is mutated in paraganglioma[J]. Science, 2009, 325(5944): 1139-1142.

[3] BENN D E, ROBINSON B G, CLIFTON-BLIGH R J. 15 years of paraganglioma: clinical manifestations of paraganglioma syndromes types 1-5[J]. Endocr Relat Cancer, 2015, 22(4): 91-103.

[4] BAYSAL B E, FERRELL R E, WILLETT-BROZICK J E, et al. Mutations in SDHD, a mitochondrial complex Ⅱ gene, in hereditary paraganglioma[J]. Science, 2000, 287(5454): 848-851.

[5] NEUMANN H P, PAWLU C, PECZKOWSKA M, et al. Distinct clinical features of paraganglioma syndromes associated with SDHB and SDHD gene mutations[J]. JAMA, 2004, 292(8): 943-951.

[6] PARSONS D W, JONES S, ZHANG X, et al. An integrated genomic analysis of human glioblastoma multiforme[J]. Science, 2008, 321(5897): 1807-1812.

[7] YAN H, PARSONS D W, JIN G, et al. IDH1 and IDH2 mutations in gliomas[J]. N Engl J Med, 2009, 360(8): 765-773.

[8] WELCH J S, LEY T J, LINK D C, et al. The origin and evolution of mutations in acute myeloid leukemia[J]. Cell, 2012, 150(2): 264-278.

[9] MARDIS E R, DING L, DOOLING D J, et al. Recurring mutations found by sequencing an acute myeloid leukemia genome[J]. N Engl J Med, 2009, 361(11): 1058-1066.

[10] PATEL J P, GÖNEN M, FIGUEROA M E, et al. Prognostic relevance of integrated genetic profiling in acute myeloid leukemia[J]. N Engl J Med, 2012, 366(12): 1079-1089.

[11] IM A P, SEHGAL A R, CARROLL M P, et al. DNMT3A and IDH mutations in acute myeloid leukemia and other myeloid malignancies: associations with prognosis and potential treatment strategies[J]. Leukemia, 2014, 28(9): 1774-1783.

[12] SASAKI M, KNOBBE C B, MUNGER J C, et al. IDH1(R132H) mutation increases murine haematopoietic progenitors and alters epigenetics[J]. Nature, 2012, 488(7413): 656-659.

[13] CHEN C, LIU Y, LU C, et al. Cancer-associated IDH2 mutants drive an acute myeloid leukemia that is susceptible to Brd4 inhibition[J]. Genes Dev, 2013, 27(18): 1974-1985.

[14] KATS L M, RESCHKE M, TAULLI R, et al. Proto-oncogenic role of mutant IDH2 in leukemia initiation and maintenance[J]. Cell Stem Cell, 2014, 14(3): 329-341.

[15] LEY T J, MILLER C, DING L, et al. Genomic and epigenomic landscapes of adult de novo acute myeloid leukemia[J]. N Engl J Med, 2013, 368(22): 2059-2074.

[16] LU C, WARD P S, KAPOOR G S, et al. IDH mutation impairs histone demethylation and results in a block to cell differentiation[J]. Nature, 2012, 483(7390): 474-478.

第 11 章
线粒体自噬异常与肿瘤

作为真核细胞的主要产能单位,线粒体是细胞存活的关键。由于有限的修复系统、缺乏组蛋白保护和更容易被活性氮氧化物氧化损伤,线粒体 DNA 更容易受损。线粒体自噬(mitophagy)是线粒体经自噬途径选择性降解的过程。正常有序的线粒体自噬能及时有效地清除受损的线粒体,维持细胞的正常功能。由于肿瘤发展的阶段性和特殊性,因此不同阶段肿瘤细胞内线粒体自噬的作用不同。在本章中,我们将总结线粒体自噬的调控机制和影响因素,以及其如何被癌症相关信号通路和蛋白质所调控,并讨论靶向线粒体自噬防治癌症的可能性。

11.1 线粒体自噬

自噬(autophagy)指细胞在能量应激或饥饿状态下,将自身细胞质蛋白或细胞器包裹形成囊泡,进而在溶酶体中降解的过程。通过降解细胞内老化、损伤的蛋白质或细胞器,自噬能帮助细胞应对低氧、氧化损伤、饥饿等刺激因素,在病理生理状态下维持细胞内稳态。自噬过多,会大量消耗细胞内物质,导致细胞死亡;自噬过少,则不能及时有效地清除细胞内折叠异常的蛋白质和受损的细胞器,最终导致各种疾病的发生。

线粒体是细胞内能量代谢的主要场所,其生成的三磷酸腺苷(ATP)是细胞生命活动的主要能量来源。受损的线粒体会释放活性氧(ROS)或细胞凋亡因子,从而损伤细胞或导致细胞凋亡。因此,及时清除受损的线粒体、维持线粒体的数量与功能就显得尤为重要,而这一过程通常由线粒体自噬来完成。

11.1.1 自噬的发生与进程

自噬包括小自噬(microautophagy)、巨自噬(macroautophagy)和分子伴侣介导的自噬(chaperon-mediated autophagy,CMA)。巨自噬是自噬形成的经典过程,也是目前研究最多的自噬形式(本章所提到的自噬均指巨自噬)。

自噬是一个包含多步骤的动态过程,主要分为以下 3 个阶段。

11.1.1.1 自噬体的初步形成

自噬体的初步形成通常发生在内质网或线粒体。此外,细胞膜或其他细胞质内膜结构的细胞器(包括高尔基体)也可为自噬体的形成提供额外的膜来源。自噬体的形成涉及多个分子的暂时活化，由线粒体自噬相关蛋白 13（mitochondrial autophagy related 13，mATG13）、分子量大小为 200000 的黏着斑激酶家族相互作用蛋白（FIP200）和 Unc 样激酶 1/2（ULK1/2）组成的 ULK 复合物诱导自噬的起始。哺乳动物雷帕霉素靶蛋白（mammalian target of rapamycin，mTOR）能结合并抑制 ULK 复合物的活性。当 mTOR 与 ULK 复合物解离后，ULK 复合物激活，从而诱导自噬。ULK 复合物中 FIP200 和 mATG13 的主要作用是维持 ULK1/2 的稳定性，并确保 ULK1/2 在自噬前体的正确定位。

11.1.1.2 自噬体膜的延伸

自噬体膜的延伸是指围绕在待降解物周围的双层膜结构逐渐延伸，将待降解物完整包裹，随后形成自噬体的过程。该过程需要其他细胞器提供膜结构。自噬体膜的延伸需要泛素化修饰系统来促进 ATG12-ATG5 和 ATG8-PE 复合物的形成。

11.1.1.3 自噬体与溶酶体融合并降解

溶酶体和自噬体在 SNARE 样蛋白的作用下融合形成自噬溶酶体，包裹的细胞内物质和自噬体本身在溶酶体内多种酶的作用下分解成氨基酸和核苷酸等，进入三羧酸循环，产生小分子和能量，被细胞再次利用。

11.1.2 线粒体自噬的调控机制和线粒体自噬受体

自噬的发生伴随有双层膜结构的自噬体（autophagosome）形成，从而消化和降解细胞内的蛋白质和细胞器。有缺陷的线粒体传递到自噬体这一过程受多种机制的调节，其中最重要的是微管相关蛋白轻链 3（microtubule-associated protein light chain 3，LC3）相关的调控机制，包括 LC3A、LC3B、LC3B2 和 LC3C 这几种蛋白。细胞质内的 LC3A 与磷脂酰乙醇胺形成复合物，从而生成能直接与自噬体膜结合的 LC3B。脂化的 LC3 有助于自噬体的闭合，并能与接头蛋白或其他特定的蛋白对接[1]。LC3 的磷酸化修饰调控其自噬的过程，但不同位点的磷酸化修饰对自噬的作用截然不同：雷帕霉素和 1-甲基-4-苯基吡啶离子这两种自噬的诱导剂均可引起内源 LC3 的去磷酸化，而蛋白激酶 A 介导 LC3 蛋白第 12 位丝氨酸的磷酸化则能抑制 LC3 与自噬体膜的结合，影响自噬体的生成[2]；相反，有研究表明，丝氨酸/苏氨酸蛋白激酶（serine/threonine kinase，STK）的 STK3 和 STK4 能磷酸化 LC3 蛋白第 50 位的苏氨酸，这个位点磷酸化的缺失会使自噬体与溶酶体不能融合，从而阻断自噬[3]。

自噬受体的发现是自噬研究领域的一大突破。这类受体都含有一个特定的结构，称为 LC3 相互作用区（LC3-interacting region，LIR）。自噬体膜上的 LC3 或其他 ATG8 家族蛋白可选择性地识别 LIR，从而把自噬受体锚定在自噬体的膜上。线粒体外膜上的线粒体自噬受体（如 PINK1/Parkin、AMBRA1、BNIP3、NIX、FUNDC1 等）都通过 LIR 与自噬体结合（图 11.1）。这些受体中的一部分在诱导线粒体自噬后从细胞质移动到线粒体；另一些则通过跨膜结构域锚定在线粒体外膜上，并且可以直接结合 LC3。

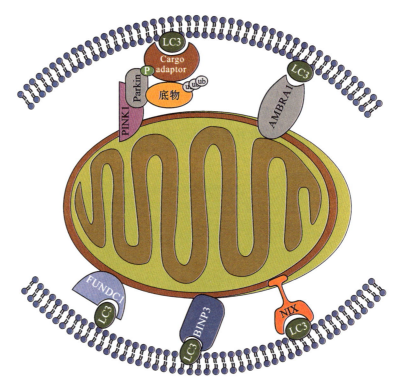

图 11.1　不同自噬受体介导的线粒体自噬

11.1.2.1　Parkin 和 PINK1

目前研究最多的线粒体自噬受体是 E3 泛素连接酶 Parkin 和 PTEN 诱导的激酶 1(PTEN - induced putative kinase 1，PINK1)这两个蛋白。二者最早在帕金森病中被发现，随后的研究表明，它们能促进线粒体的自噬过程，并揭示了帕金森病中线粒体功能紊乱的原因。线粒体膜的去极化能诱导线粒体破裂，这一过程受到 Parkin 和 PINK1 的调控，其发起者是 PINK1。健康线粒体内的 PINK1 在进入线粒体内膜的过程中被剪切，然后经蛋白酶体快速降解。线粒体的去极化会累积线粒体外膜上的 PINK1，从而磷酸化 Parkin 的第 65 位丝氨酸，导致 Parkin 形成二聚体并活化，进而转位至线粒体，最终诱导线粒体自噬的产生[4]。活化的 Parkin 还能泛素化修饰线粒体外膜上的多种蛋白质，如电压依赖阴离子孔道蛋白 1(voltage - dependent anion channel 1，VDAC1)、线粒体融合蛋 1(mitofusin 1，Mfn1)、线粒体融合蛋 2(mitofusin 2，Mfn2)、线粒体外膜转位酶 20(translocase of outer mitochondrial membrane 20，TOM20)、线粒体 Rho GTP 酶和己糖激酶-1。此外，敲除 VDAC1 能显著降低线粒体中 Parkin 的数量，并伴随有线粒体自噬的下降[5]。

终止修复和清除细胞器的细胞信号是怎样产生的？这个问题直至现在仍没有答案。在体外使用最广泛的线粒体自噬诱导剂是羰基氰化物间氯苯腙(CCCP)，它是氧化磷酸化的解偶联剂，通过增强 H^+ 的膜通透性引起线粒体的去极化。缬氨霉素和盐霉素也具有类似的效应，能通过增加 K⁺ 的线粒体内膜通透性引起线粒体的去极化。CCCP 导致 Parkin 从细胞质转位到线粒体，进而使得线粒体破裂。长时间孵育 CCCP 后，不能检测到线粒体标记物 TOM20 和细胞色素 c 的信号，表明线粒体被清除。

Parkin 能抑制肿瘤生长，在乳腺癌、卵巢癌、膀胱癌、肺癌以及其他肿瘤中高度缺失。如果给 Parkin 基因缺失的小鼠辐射刺激，相对于正常组，更容易生成淋巴瘤。Parkin 可能通过增强线粒体的整合，从而增加氧化代谢，限制 Warburg 效应来抑制肿瘤生长。作为 F-box 蛋白-4 环状连接酶复合物的一个组分，在肿瘤中，Parkin 也能够调节细胞周期蛋白 D1(cyclin D1)、细胞周期蛋白 E(cyclin E)和细胞周期蛋白依赖性激酶 4(cyclin-dependent kinase 4，CDK4)的表达水平，这说明除了在线粒体自噬过程中的作用，Parkin 也能够通过抑制细胞周期蛋白的水平来发挥其抑癌基因的功能。

11.1.2.2　AMBRA1

除了 PINK1 之外，还有一种激活 Parkin 的方式与线粒体自噬受体-Beclin1 自噬相关激活分子(activating molecule in Beclin1-regulated autophagy，AMBRA1)有关。在正常状态下，AMBRA1 通过 B 细胞淋巴瘤-2(Bcl-2)家族蛋白的介导定位于线粒体外膜；由于 Bcl-2 与 Beclin1 都能结合到 AMBRA1 的同一个氨基酸位点上，在诱导线粒体自噬时，AMBRA1 与 Bcl-2 分离，进而和 Beclin1 蛋白相互作用，导致 Beclin1 活化[6]。在线粒体去极化期间，内源性的 AMBRA1 和 Parkin 的相互作用会大幅增加，但并不会发生 Parkin 介导的泛素化修饰[7]。进而研究发现，线粒体自噬发生时，AMBRA1 可以利用 LIR 与 LC3 相结合，从而连接自噬体，增强 Parkin 所介导的线粒体自噬[8]。因此，AMBRA1 在促进 Parkin 依赖性和非 Parkin 依赖性的线粒体自噬中都起到极为重要的作用。

AMBRA1 在肿瘤发生中的确切作用还不清楚。一方面，AMBRA1 能与 Beclin1 结合，发挥抑癌功能，AMBRA1 失调可能会促进肿瘤发生；另一方面，AMBRA1 可能通过与抗凋亡因子 Bcl-2 结合，改变其调控凋亡和自噬因子的能力，从而间接参与肿瘤的形成。因此，AMBRA1 可能通过平衡细胞死亡与存活，在癌症发展过程中调控细胞凋亡和自噬。

11.1.2.3　BNIP3 和 NIX

线粒体自噬是一种细胞应对低氧刺激的适应性应答。通过减少线粒体的数量，细胞不仅能限制活性氧簇的产生，而且可以使氧气的利用率最大化。Bcl-2/E1B 相互作用蛋白(BNIP3)和 NIX(也叫 BNIP3L)是低氧诱导线粒体自噬过程中的两个关键蛋白，这两个分子都是低氧诱导因子(hypoxia-inducible factor，HIF)的靶基因。与 Parkin 不同的是，作为线粒体自噬受体，BNIP3 和 NIX 本身就定位于线粒体外膜上，它们具有相同的 LIR 结构域。BNIP3 和 NIX 通过 LIR 与自噬体上的 LC3 结合，以泛素化修饰依赖的方式激活线粒体自噬。BNIP3 和 NIX 通过其 BH3

结构域抑制 Bcl-2 蛋白家族的抗凋亡功能，将其转化为促凋亡的蛋白。BNIP3 和 NIX 具有明显不同的组织特异性：BNIP3 主要表达在肝脏、肌肉和心脏中，而 NIX 主要表达在造血组织中。与之相应，BNIP3 和 NIX 在体内的功能也不同：BNIP3 在骨骼肌和肝脏中参与调节线粒体的融合；而 NIX 调控血红细胞的生成和成熟，促进成熟红细胞中线粒体的及时清除。

侵袭性乳腺导管癌中 BNIP3 表达水平的降低与增殖和淋巴转移密切相关。在肺癌、胃癌、胰腺癌以及肝癌等其他癌症中，BINP3 的缺失被认为是肿瘤侵袭的标志。尽管人们对于 NIX 在肿瘤不同时期表达水平的看法还未统一，但都认为 NIX 具有抑制肿瘤的功能。因此，与 Parkin 相似，BNIP3 与 NIX 也具有抑制肿瘤的作用。

11.1.2.4　FUNDC1

携带 FUN14 结构域蛋白（FUN14 domain containing 1，FUNDC1）同样属于固定在线粒体外膜上的一类受体，它的氮末端面向细胞质，并含有可以与 LC3 直接结合的 LIR 结构域。突变 LIR 结构域会使 FUNDC1 与 LC3 解离，从而阻止线粒体自噬。FUNDC1 必须被线粒体磷酸酶去磷酸化才能诱发线粒体自噬。低氧条件能刺激 FUNDC1 参与调控线粒体自噬的发生，Bcl-xL 通过抑制线粒体磷酸酶参与到这一过程中，导致位于 FUNDC1 的 LIR 结构域中的第 15 位丝氨酸位点的磷酸化，并抑制线粒体自噬[9]。

11.1.3　线粒体自噬的影响因素

线粒体自噬是一个复杂的清除受损线粒体的过程，同时也参与清除其他细胞器。其分子机制十分复杂：在酵母线粒体自噬过程中，Atg32 通过与 Atg11 或 Atg8 相互作用引发线粒体自噬；对哺乳动物而言，线粒体自噬受 BINP3、NIX、PINK1、Parkin 等线粒体自噬受体的调节。除复杂的分子机制外，线粒体自噬的诱因众多，如饥饿、氧化应激、低氧、去极化、其他各种胁迫等，未折叠蛋白的积累也可诱发线粒体自噬。

11.1.3.1　氧化应激和低氧

在生理水平上，活性氧、活性氮氧化物（reactive oxygen and nitrogen species，RONS）作为第二信使参与调节信号转导途径，或者参与白介素和前列腺素等介质的合成，由抗氧化防御系统维持其低水平。一旦打破了氧化还原系统的平衡，就会产生过多的 RONS，导致线粒体蛋白质、脂质和 DNA 的氧化损伤。受损线粒体呼吸电子传递链的电子泄漏是 RONS 产生的主要原因。因此，在严重的氧化应激条件下，线粒体成为 RONS 的来源和靶点。RONS 会影响线粒体功能，降低线粒体膜电位，进而刺激线粒体自噬的发生。为了维持细胞氧化还原系统的平衡，细胞会自主清除生成 RONS 过多的线粒体，以避免氧化应激和细胞器的损伤。

受损线粒体产生的 RONS 通过活化核转录因子 2（nuclear factor-like 2，

NRF2)来刺激 *PINK1* 基因的转录，上调线粒体自噬。但与此同时，RONS 也可使 Parkin 失活，从而抑制线粒体自噬。因此，根据严重程度的不同，氧化应激既可以促进线粒体自噬，消除受损线粒体对细胞的隐藏威胁，进而促进细胞存活；也可以抑制线粒体自噬。在后者的情况下，受损的线粒体会产生不受控制的氧化应激，导致细胞死亡。抗氧化剂能防止 RONS 刺激的线粒体自噬的发生。研究表明，通过添加抗氧化剂 N-乙酰半胱氨酸(N-acetyl-L-cysteine，NAC)，可防止饥饿引起的线粒体自噬[10]；自噬诱导剂雷帕霉素处理细胞会导致 ROS 增加和线粒体脂质氧化，抗氧化剂白藜芦醇能阻断这一过程[11]。这些研究证明，细胞的氧化还原状态可以调节线粒体自噬。

另一种损伤线粒体结构和功能并导致其他细胞器破坏的应激条件是低氧。低氧导致低氧诱导因子 1α(hypoxia inducible factor 1α，HIF1α)在细胞中的稳定表达，从而上调多种促进细胞适应新环境的基因。例如，通过启动子区域的低氧响应元件，低氧可刺激线粒体自噬受体 BNIP3 和 NIX 的表达。除了低氧外，HIF1α 在体内的稳定也可能是缺铁所引起的。铁的螯合可诱导 PINK1/Parkin 介导的线粒体自噬，从另一方面证明了 HIF1α 参与线粒体自噬的调控。

氧化应激和低氧这两大导致线粒体自噬的重要因素都可以在肿瘤中检测到。由于局部血管无法提供充足的氧气，迅速增殖的肿瘤很容易处于低氧环境，进而加剧 RONS 的产生。尽管体内的抗氧化系统通过诱导一些蛋白的表达来平衡这一过程，但体内恶性肿瘤确实比正常细胞产生更多的 RONS，导致成瘤信号转导的激活和肿瘤代谢的重编程。RONS 的来源之一是线粒体产生的超氧自由基，由于自由基来自于呼吸电子传递链的泄漏电子，因此高膜电位的线粒体更容易生成 RONS。肿瘤细胞的线粒体膜电位通常高于正常细胞。过多的 RONS 可以诱导细胞核以及线粒体 DNA(mtDNA)的突变。由于没有组蛋白的保护，线粒体 DNA 的突变频率远高于核 DNA，更容易形成有缺陷的线粒体呼吸电子传递链，这将导致电子的进一步泄漏和氧自由基的形成，最终使细胞核 DNA 突变，影响基因的表达和蛋白质的正常功能。

因此，在肿瘤发生的不同阶段，线粒体自噬起着不同的作用。在肿瘤发生的初期，线粒体自噬是抗肿瘤的，通过清除产生 RONS 的线粒体来抑制肿瘤发生；在肿瘤发展期间，通过线粒体自噬除去产生 RONS 过多的线粒体，则能促进肿瘤细胞存活。

11.1.3.2 线粒体分裂与融合

线粒体自噬与线粒体分裂-融合循环过程共同调控线粒体的数量。线粒体动力相关蛋白 1(dynamin-related protein 1，Drp1)调控线粒体的分裂，而线粒体融合蛋白 1(mitofusin1，Mfn1)、线粒体融合蛋白 2(mitofusin2，Mfn2)和视神经萎缩蛋白 1(optic atrophy 1，OPA1)均能影响线粒体内、外膜的融合。在线粒体分裂时，经常会产生非均衡的子代线粒体：一个具有膜电位，另一个具有低膜电位，并且与其他线粒体融合的可能性也较低。功能失调的线粒体被线粒体自噬所清除。抑制分裂或增强融合都会导致线粒体自噬的减少；相反的，刺激线粒体分裂则会增加线粒体自噬。因此，受损线粒体能在持续的分裂-融合循环中分离出来，这些没有功能的、片段化的线粒体经自噬所清除。线粒体分裂-融合的循环与线粒体自噬密不可分：动力蛋白1(dynamin1)和OPA1这两个分裂-融合相关蛋白的缺失会导致线粒体的呼吸电子传递链受损，并且抑制线粒体自噬；Atg11和dynamin1能相互作用，阻断这种相互作用则可阻碍线粒体自噬的发生[12]。

11.1.4 线粒体自噬与疾病

线粒体在机体的新陈代谢中起非常重要的作用，不仅为代谢供能，还能调节信号转导和调控基因表达。线粒体功能障碍或损坏都会造成严重的后果，甚至导致细胞死亡。线粒体自噬能降解受损的线粒体，维持细胞的正常功能。研究发现，线粒体自噬紊乱与多种疾病的发生相关。

11.1.4.1 线粒体自噬与神经退行性疾病

线粒体的融合、分裂和线粒体自噬共同调控线粒体的动态平衡。研究发现，多种神经退行性疾病都伴随有线粒体功能失调和线粒体动态平衡的改变，尤其是线粒体自噬状态的紊乱。线粒体自噬已成为神经退行性疾病的研究重点，帕金森病、阿尔茨海默病等多种神经退行性疾病都与线粒体自噬密切相关。例如，突变 $PINK1$ 基因使线粒体自噬不能正常进行，导致氧化应激增加和有毒物质积累，从而使多巴胺能神经元死亡，最终引起帕金森病的发生；在阿尔茨海默病发病的初期，细胞会通过削弱溶酶体系统的功能来降低线粒体自噬水平，导致线粒体功能紊乱，并加速ROS的产生。

11.1.4.2 线粒体自噬与心脏病

心肌细胞中含有大量线粒体，线粒体的功能异常会导致心力衰竭。一方面，有研究表明，通过上调PINK1来增强线粒体自噬，能有效防止磷脂酰基转移酶（ALCAT1）引起的心肌病及心脏功能异常；另一方面，异常的线粒体不能被自噬清除，也可导致心肌炎。T. Oka等人发现，线粒体DNA如果不能被细胞自噬清除，可引起Toll样受体介导的心肌细胞炎症反应，并能引起心肌炎和扩张型心肌病[13]。因此，通过线粒体自噬及时清除受损或功能障碍的线粒体，对心脏功能的维持非常重要。

11.1.4.3 线粒体自噬与肌肉疾病

病理研究发现，肌肉疾病与线粒体自噬相关。线粒体在病变的肌纤维中增大，并且病变肌纤维中的磷脂合成紊乱会促进线粒体自噬的发生。进一步的研究表明，肌肉胆碱激酶失活能够导致线粒体功能紊乱，从而引发线粒体自噬。因此，线粒体自噬可能是肌肉疾病的一个重要治疗靶点。

11.2 线粒体自噬与肿瘤

研究者发现，自噬在肿瘤的发生、发展中起着双重作用，有时决定细胞的存活，有时则导致细胞死亡。在正常生理条件下，自噬保持在低水平来维持细胞稳态，通过降解泛素化修饰的、聚集的蛋白质以及损伤的细胞器来延长细胞寿命。当细胞代谢平衡被扰乱时，不受限制的自噬最终将触发细胞死亡。

与自噬相似，线粒体自噬在肿瘤的不同发展阶段具有不同的作用。肿瘤发生早期，通过线粒体自噬清除功能失调的线粒体可以维持细胞正常代谢，防止细胞的应激反应和基因组损伤，从而抑制肿瘤发展；相反，在肿瘤发生后期，线粒体自噬可以保护细胞免于凋亡或坏死，并在营养缺乏和缺氧等不利条件下促进肿瘤细胞的存活。因此，线粒体自噬是癌症细胞中关键的质量控制因素和决策者。

11.2.1 线粒体自噬信号异常与肿瘤发生

肿瘤细胞中线粒体自噬的失调这一现象已得到了人们的广泛认可，多种致癌信号和蛋白质参与了线粒体自噬的调控。本节就几种常见的信号通路进行简单探讨。

11.2.1.1 RAS-MAPK通路

作为从人类肿瘤中分离出来的第一个致癌基因，RAS在多种癌症中被异常激活。除了众所周知的恶性转化功能外，致癌性的RAS为了维持肿瘤细胞的生存，能加速糖酵解来克服由葡萄糖缺乏引起的细胞能量不足，从而激活线粒体自噬。阻断线粒体自噬能有效抑制RAS诱导的细胞恶性转化，进一步证明了线粒体自噬的促癌作用。活化的RAS能够诱导葡萄糖转运蛋白的表达，并通过基因重编程促进葡萄糖代谢从氧化磷酸化向糖酵解的转换。一旦通过致癌信号激活了糖酵解从而满足肿瘤细胞的能量需求，细胞将不再需要大量的线粒体来产生ATP。因此，可以通过线粒体自噬来降解多余的线粒体，从而加速糖酵解和营养物质的补给。事实证明，在RAS介导的致癌恶性转化过程中，自噬能加速糖酵解的发生[14]。值得注意的是，活化的RAS通过c-Jun氨基端激酶(c-Jun N-terminal kinase，JNK)信号来促进线粒体自噬，抑制JNK而不是其他的丝裂原活化蛋白激酶(mitogen-activated protein kinase，MAPK)信号能有效阻止KRAS诱导的线粒体自噬，恢复线粒体功能，增加肿瘤细胞中的供能。由于RAS-JNK信号可以在没有线粒体自噬诱导剂的情况下激活线粒体自噬，因此需要更多的研究来阐明RAS诱导线粒体自噬的详细机制。

11.2.1.2 Akt2通路

PI3K-Akt信号的异常激活能促进肿瘤生长和转移，已被大多数肿瘤研究者认知。作为丝氨酸/苏氨酸蛋白激酶家族的一员，蛋白激酶B(protein kinase B，PKB，又称Akt)通过调节下游mTOR、cyclin D1等信号分子来促进癌细胞的增殖和存活。

人类细胞中的 Akt 有 3 种不同的亚型，并且具有不同的功能和定位。其中，只有 Akt2 在多个肿瘤细胞系中都定位于线粒体，说明在癌症发展期间，Akt2 与线粒体功能有所联系。事实上，在乳腺癌细胞系中敲低 Akt2 而不是 Akt1 或 Akt3，对细胞的线粒体功能具有深刻的影响。在初始阶段，Akt2 的减少能激活过氧化物酶体增殖物激活受体 γ 辅激活因子 1α(peroxisome proliferator activated receptor-γ coactivator 1α, PGC1α)，从而刺激线粒体的合成以增加其数量。然而，敲低 Akt2 也能通过抑制 mTOR 信号来限制蛋白质合成。因此，线粒体合成的高活性并不会持续很长时间，在 Akt2 信号的持续抑制下，会激活线粒体自噬来清除过多的线粒体。除了激活线粒体自噬外，Akt2 的敲低也能抑制细胞生长，表明 Akt2 可能是癌症治疗的潜在靶点。人们已经开发了针对不同 Akt 亚型的选择性抑制剂，并将很快在临床试验中进行相关研究。

11.2.1.3 Beclin1 复合物

Beclin1 是人们研究的首个具有肿瘤抑制功能的自噬相关蛋白，能促进哺乳动物细胞自噬[15]。体内外实验都证明了 Beclin1 的促自噬作用能抑制细胞增殖、克隆形成能力以及肿瘤发生。Beclin1 在人乳腺癌细胞系中的表达显著降低，Beclin1 敲除小鼠更容易自发性地产生 B 细胞淋巴瘤、肝癌和肺腺癌，这些结果都证明 Beclin1 具有肿瘤抑制功能。尽管自噬抑制肿瘤的机制尚不清楚，但人们发现 Beclin1 在其中起着重要作用。Beclin1 缺失导致自噬缺陷的细胞会产生大量 ROS，加速 DNA 损伤，从而促使肿瘤生成。因此，自噬介导的肿瘤抑制与清除受损的线粒体和过氧化物酶体相关，即线粒体自噬和过氧化物酶体自噬具有抑癌作用。值得注意的是，Beclin1 调控自噬的功能是通过与各种自噬相关蛋白形成蛋白复合物的形式实现的，包括 PIK3C3、PIK3R4、UVRAG、SH3GLB1、ATG14 和 AMBRA1 等。

11.2.2 线粒体自噬与肿瘤代谢重编程

氧化磷酸化是正常细胞主要的供能途径，每分子葡萄糖可产生 36 个 ATP。在无氧条件下，糖酵解则是细胞能量的主要来源，但每分子葡萄糖只产生 2 个 ATP。然而，即使在氧气充足的条件下，大多数肿瘤细胞也通过产能相对较低的糖酵解为自身供能，这种现象被称为 Warburg 效应。在过去的几十年中，Warburg 效应在癌症方面的调节和相关性已被广泛研究。最近，人们发现线粒体自噬和有氧糖酵解确实在肿瘤微环境中共同存在。肿瘤细胞产生的 ROS 能转移到邻近的成纤维细胞或其他基质细胞，启动氧化应激应答。这些基质细胞中的线粒体功能紊乱，会通过线粒体自噬、减少线粒体数量来抑制氧化磷酸化的过程，并补偿性地诱发糖酵解，使细胞内乳酸、丙酮酸及酮体等高能代谢产物的含量升高。这些代谢产物由肿瘤基质细胞分泌并被肿瘤细胞利用，以满足其代谢的需要[16]。肿瘤细胞和肿瘤基质细胞之间形成的这种寄生关系，被称为反向 Warburg 效应(图 11.2)。

基质细胞小窝蛋白(caveolin 1, CAV1)的缺失是肿瘤生长和转移的标志之一。肿瘤细胞释放的 ROS 可诱导基质细胞中 CAV1 的缺失，从而诱导肿瘤基质细胞的

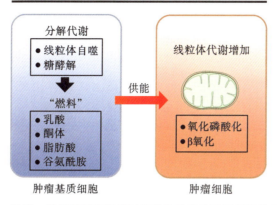

图 11.2 反向 Warburg 效应：肿瘤基质细胞通过线粒体代谢为肿瘤细胞的生长和转移提供"燃料"

代谢重编程，同时导致线粒体功能障碍，增加线粒体自噬[17]。miR-31 和 miR-34C 是两个能够诱导线粒体自噬的 miRNA，它们与癌症相关，并且 CAV1 的缺失能导致它们的上调。由于 CAV1 能负调控转化生长因子 β(transforming growth factor β，TGF-β)信号，因此 TGF-β 信号的激活对肿瘤基质细胞中线粒体自噬的诱导非常重要[18]。此外，缺失乳腺癌易感蛋白(breast cancer type 1 susceptibility protein，BRCA1)的卵巢癌细胞通过激活肿瘤基质细胞中的核因子 κB(nuclear factor kappaB，NF-κB)信号来触发线粒体自噬[19]。作为公认的肿瘤抑制基因，*BRCA1* 通过保持基因组的完整性来抑制肿瘤生长。*BRCA1* 缺失的肿瘤细胞通过产生大量的过氧化氢激活附近基质细胞中的 NF-κB 信号，诱导线粒体自噬和糖酵解，从而影响肿瘤相关基质细胞的代谢重编程。除 ROS 之外，一些细胞因子或肿瘤微环境中富含的生物活性因子也可以通过激活 TGF-β 和 NF-κB 信号在肿瘤基质细胞中诱导线粒体自噬。

总之，线粒体自噬可以被促癌信号所激活，通过重编程细胞代谢来促进肿瘤细胞生长。因此，通过中和 ROS 或抑制 TGF-β 和 NF-κB 信号来调控肿瘤微环境中的线粒体自噬，将肿瘤细胞与其周围支持性基质解偶联，可能是抑制肿瘤生长的有效策略。

11.2.3 有可能调控肿瘤的线粒体自噬信号

线粒体自噬受到多种信号分子和细胞进程的调控。除上述在肿瘤中有确切作用的线粒体自噬信号外，还有一些因素能影响线粒体自噬，但在肿瘤中的作用尚不明确。例如，线粒体蛋白酶能够与 Parkin 和 PINK1 发生相互作用，并可能在肿瘤的发生、发展过程中调控线粒体自噬；线粒体未折叠蛋白反应是由蛋白质毒性应激所引起的逆行反应，与线粒体功能紊乱诱导的线粒体自噬密切相关；线粒体因子是从线粒体功能紊乱的器官或组织中释放出来的一种分泌因子，能介导肿瘤患者的自噬反应。在本节中，我们将分析这些因素与线粒体自噬之间的相互关系，并探讨这些线粒体自噬信号在肿瘤中的作用。

11.2.3.1 线粒体蛋白酶与线粒体自噬

构成线粒体的主要成分是水、蛋白质和脂质，此外还含有少量的辅酶等小分子及核酸。线粒体蛋白质受细胞核与线粒体基因组的共同调节。人类已知大约有1200种线粒体蛋白质，绝大多数为核基因组所编码。线粒体由外至内可分为外膜、内膜、膜间隙和线粒体基质这四个功能区，每个区域都含有大量的蛋白质。但线粒体的蛋白合成能力有限，大量线粒体蛋白在细胞质中合成，定向转运到线粒体。线粒体蛋白质在运输前与一些分子伴侣结合，使其处于非折叠状态。未折叠线粒体蛋白的N端有一段称为前导肽或转运肽的信号序列，在蛋白质进入特定的功能区后被切除[20]。成熟的线粒体蛋白质依靠线粒体中的分子伴侣完成蛋白折叠，进而行使功能。为了调节这种动态的环境，线粒体内含有各种蛋白酶和伴侣蛋白，用来维持蛋白的内稳态。

线粒体蛋白酶根据其定位分为外膜、膜间隙、内膜和基质蛋白酶。表11.1中列举了一些与线粒体自噬相关的线粒体蛋白酶。

表11.1 参与调控线粒体自噬的线粒体蛋白酶

酶	催化类型	线粒体定位	调控功能	参考文献号
USP30	天冬氨酸蛋白酶	外膜	线粒体自噬与线粒体动态变化	[21]
OMA1	金属蛋白酶	内膜	线粒体自噬、线粒体动态变化、凋亡	[22]
HTRA2	丝氨酸蛋白酶	膜间隙	线粒体自噬、蛋白含量、凋亡	[23]
PARL	丝氨酸蛋白酶	内膜	线粒体自噬、凋亡	[24]
PARK7	天冬氨酸蛋白酶	基质	线粒体自噬、蛋白含量	[25]
USP8	天冬氨酸蛋白酶	外膜	线粒体自噬	[26]
USP15	天冬氨酸蛋白酶	外膜	线粒体自噬	[27]
SENP2	天冬氨酸蛋白酶	外膜	线粒体自噬	[28]
SENP5	天冬氨酸蛋白酶	外膜	线粒体自噬	[29]

泛素特异性蛋白酶30(ubquitin-specific protease 30，USP30)是一种位于线粒体外膜上的线粒体蛋白酶。与Parkin的作用相反，USP30具有去泛素化修饰的作用，从而抑制线粒体自噬。在线粒体氧化磷酸化解偶联剂CCCP处理的细胞裂解液中加入USP30重组蛋白，可去除受损线粒体上被Parkin所叠加的泛素分子，阻止Parkin介导的线粒体自噬[30]。进一步的研究表明，USP30还能调控细胞凋亡。在Parkin过表达细胞中，敲除USP30能增加去极化诱导的细胞死亡[31]。因此，USP30是Parkin/PINK1介导的线粒体自噬的重要调控因子。近年来，Parkin在其他疾病中的作用也相继被发现，尤其在肿瘤以及白血病的发生、发展中具有重要作用，但USP30在肿瘤中的功能尚不明确，还需进一步的研究。

早老素相关菱形样蛋白（presenilin associated rhomboid like protein，PARL）是一种位于线粒体内膜的丝氨酸蛋白酶，参与切割正常线粒体中的 PINK1[32]。研究人员发现，帕金森病模型中 PARL 的缺失使得 PINK1 募集的 Parkin 减少，这表明 PARL 对 PINK1 的切割是 PINK1 募集 Parkin，从而发挥其活性的关键步骤[33]。PINK1 切割后的中间产物被转运到线粒体外膜，在那里募集 Parkin，进而使线粒体去极化，诱导线粒体自噬。然而，PARL 是否参与肿瘤的发生、发展需要更多研究结果的支持。

高温需求蛋白 A2（high temperature requirement protein A2，HtrA2）是一种存在于线粒体膜间隙的丝氨酸蛋白酶。各种细胞应激会导致 HtrA2 释放到细胞质中，从而切割 Parkin，抑制其 E3 泛素连接酶活性。HtrA2 能够抑制线粒体自噬。以双氧水处理小鼠后，HtrA2 的蛋白酶活性会被抑制，导致 Mulan（一种线粒体 E3 泛素连接酶）的表达增加，并增强线粒体自噬[34]。同 USP30 与 PARL 一样，需要进一步的研究来确定 HtrA2 在肿瘤中的作用。

总之，多种线粒体蛋白酶都能参与了调控线粒体自噬。尽管有间接的证据表明一些线粒体蛋白酶可能与肿瘤相关，但其在肿瘤的表达情况如何，是否参与肿瘤的调控尚不明确。这一未探索的领域值得人们关注。

11.2.3.2　线粒体未折叠蛋白反应与线粒体自噬

如前所述，线粒体中各种分子伴侣和蛋白酶严格调控线粒体蛋白稳态。线粒体功能紊乱会破坏线粒体蛋白质的折叠环境，增加未折叠蛋白质的含量和蛋白质毒性，从而激活线粒体未折叠蛋白反应（mitochondrial unfolded protein response，UPR^{mt}），引起一些 UPR^{mt} 关键分子（如热休克蛋白 Hsp60 和葡萄糖调节蛋白 Grp75）以及基质蛋白酶（如 Clpp）的表达上调[35]。

UPR^{mt} 最初是在 COS7 细胞系中发现的。研究人员给细胞转染突变的鸟氨酸转氨酶，导致特定线粒体功能区 Hsp60 和 Clpp 的上调，但内质网应激没有改变[36]。随后，在秀丽隐杆线虫中的研究表明，UPR^{mt} 能增加线虫的寿命，证明 UPR^{mt} 与衰老密切相关[37]。进而研究发现，应激相关的转录因子（activating transcription factor related to stress，ATFS1）是线虫中 UPR^{mt} 的主要调控分子[38]。

由于在哺乳动物中尚未发现 ATFS1 的同源基因，因此 ATFS1 在哺乳动物的作用尚不明确。有研究表明，去乙酰化酶 SIRT3 有可能是哺乳动物 UPR^{mt} 的调控因子。作为线粒体内切酶的突变体，Endo G 能在肿瘤细胞线粒体内诱导蛋白质毒性应激，伴随有 Hsp60 和 SIRT3 的上调。在此过程中抑制 SIRT3 的表达则会导致线粒体自噬的下调，并导致细胞死亡[39]。此项研究初步描绘了 SIRT3 在肿瘤细胞 UPR^{mt} 中的新作用，并与线粒体自噬联系在一起。后续实验陆续证明，除 SIRT3 外，Sirtuin 家族的其他成员（SIRT1 与 SIRT7）也能调控 UPR^{mt}，并在神经退行性疾病等线粒体相关疾病中起重要作用[40]，但这些发现与肿瘤的相关性需要在后续研究中进一步证实。

11.2.3.3 线粒体因子与线粒体自噬

线粒体因子(mitokine)是一种从线粒体功能紊乱的细胞中释放的分泌因子,这个名称最早出现在一项关于线虫的研究中。人们发现,在脑中敲除细胞色素 c 氧化酶-1 的亚基时,肠道中会发生 UPR^{mt} 的现象[37]。研究者推测,一种未知的信号分子介导了这种非自主诱导的 UPR^{mt},并将其命名为"线粒体因子"。

小鼠骨骼肌特异性敲除自噬标志物 Atg7 会导致线粒体功能紊乱,但脂肪含量减少,并且不会出现饮食诱导的肥胖和胰岛素抵抗。研究人员发现,成纤维细胞生长因子 21(fibroblast growth factor 21,Fgf21)作为线粒体因子,在 Atg7 特异性敲除引起的全身代谢改善中起关键作用[41]。

多项研究发现,线粒体疾病(如衰老)患者体内的生长分化因子 15(growth differentiation factor 15,Gdf15)含量较高。与 Fgf21 类似,Gdf15 可以改善遗传性肥胖小鼠的代谢表型,且能对抗脂多糖引起的炎症[42]。因此,Gdf15 也有可能是一种线粒体细胞分子。

肿瘤患者体内的 Fgf21 和 Gdf15 均有升高,二者甚至可以分别作为肾癌和结肠癌诊断和预后的生物标志物。且随着研究的深入,人们认为 Fgf21 和 Gdf15 在自噬甚至线粒体自噬的调控中起着极为重要的作用[43-44]。但是,线粒体功能紊乱导致的线粒体自噬是否是这些线粒体因子在肿瘤患者中增加的原因还未可知。这一领域的研究会深入了解线粒体功能紊乱和线粒体因子在癌症中的作用机制,进而可能发现新的肿瘤治疗靶点。

11.2.4 基于线粒体自噬靶点的肿瘤防治

恶性转化细胞的异常增殖会促进癌症的进程,通过各种方式来诱导这些恶性转化细胞的死亡是抗癌的有效策略。一方面,靶向线粒体、刺激线粒体相关的细胞凋亡信号是治疗癌症的一大希望。另一方面,线粒体自噬通过清除过多的线粒体来对抗细胞死亡,延长细胞寿命。因此,线粒体自噬的相关信号通路可能会影响肿瘤发生与细胞死亡之间的平衡。目前,人们正在开发线粒体自噬特异性的药物来清除肿瘤细胞,因此,不论是线粒体自噬诱导剂,还是抑制剂,都可能在抗癌方面发挥效果。

在细胞中,有非常精确的机制来调控细胞死亡和生存信号之间的平衡。线粒体在调节这种平衡方面起着重要的作用。线粒体外膜通透性的增加和细胞色素 c 的释放,然后形成凋亡小体,并且激活半胱天冬氨酸蛋白酶(caspase)是线粒体介导的细胞凋亡过程中的关键步骤。在适度刺激因素的作用下,线粒体自噬可将少量受损的线粒体清除。在这种情况下,线粒体外膜通透性的有限增加只激活少量的 caspase,这并不足以诱发细胞死亡。相反,少量活化的 caspase 能导致 DNA 损伤,进而促进基因组的不稳定性、细胞恶性转化和肿瘤发生[45]。但是,如果过度应激,线粒体受损的数量很大,就会启动各种细胞死亡机制。R. D. Sentelle 等人发现,神经酰胺能诱导线粒体自噬并且使肿瘤细胞死亡,敲除与神经酰胺结合的 LC3B 解除了体内的肿瘤抑制，并且敲除神经酰胺合酶1(ceramide synthase 1，CerS1)能阻止线粒体自噬的发生[46]。

除了神经酰胺外，多种线粒体自噬的诱导剂都对肿瘤防治有着重要的作用。在姜黄素存在的情况下，通过低强度超声疗法刺激线粒体自噬能够诱导鼻咽癌细胞死亡；线粒体自噬诱导剂去铁酮是一种铁螯合剂，能够与呼吸电子传递链复合物中的铁硫簇相结合，从而危及线粒体呼吸电子传递链的功能，导致肿瘤细胞死亡；通常用于抵抗偏头痛的二氢麦角胺能通过诱导线粒体自噬来抑制肿瘤细胞 A549 的生长。

线粒体自噬能在多种轻度应激因素的作用下维持肿瘤细胞存活，其抑制因素也是抗癌治疗的有效策略之一。在许多情况下，靶向线粒体自噬的治疗能增强抗癌药物的效果。例如，使用 RNA 干扰技术沉默 PINK1，能使肿瘤细胞对常规化疗更加敏感。已知线粒体自噬抑制剂的数量远少于诱导剂的数量，但它们同样在肿瘤的治疗中起重要作用。例如，能够降低肿瘤细胞耐药性的环孢素 A 通过降低线粒体外膜的通透性来抑制线粒体自噬；TRAIL 是一种细胞死亡诱导剂，关于其肿瘤治疗中的临床研究发现，肿瘤细胞容易对 TRAIL 产生抗药性，且多种证据表明，TRAIL 不能单独用来治疗肿瘤。线粒体自噬抑制剂 MDIVI-1 不仅通过抑制 Drp1 来防止线粒体碎片化，还能增强 TRAIL 诱导的人卵巢癌细胞凋亡。还有研究表明，与 MDIVI-1 联合用药，能有效地克服肿瘤细胞对顺铂的耐药性；另一种已知的线粒体自噬抑制剂是莲心碱。体内外实验结果都表明，这种药物能增强乳腺癌细胞对阿霉素的敏感性。这些事实表明，线粒体自噬抑制剂与常规癌症治疗的结合可显著提高治疗效果。

尽管线粒体自噬抑制剂能提高肿瘤的治疗效果，但通过诱导线粒体自噬来抵抗肿瘤仍然逐渐成为肿瘤治疗的研究热点。这是因为癌细胞的致癌信号能促进氧化应激和液泡的形成，对线粒体自噬可能具有较低的抵抗性，并对自噬性诱导的细胞死亡更加敏感。总之，靶向线粒体，基于线粒体自噬为靶点的肿瘤防治策略已越来越为研究者所接受，并具有良好的应用前景。

11.3 小结与展望

对线粒体自噬相关的调控机制和影响因素的认识在过去几年中虽已经有了很大的进步，但许多问题仍然没有答案。在不同的生物体中，不同的信号通路能激活它们下游的调控因子，从而诱导线粒体自噬。细胞中基础水平线粒体自噬的维持是控制线粒体数量和预防受损的线粒体积累的必要过程。适当的应激能通过激活线粒体自噬、清除受损的线粒体来促进细胞生存；过度的应激能削弱线粒体自噬，进而触发细胞死亡程序。

肿瘤细胞能调控其周围的微环境，肿瘤细胞中的线粒体也与正常细胞不同。以线粒体自噬为靶点来诱导肿瘤细胞死亡是开发新的抗癌药物的有效策略，但依然存在很多问题，需要更精确可靠的实验方法来监测线粒体自噬的全过程，了解线粒体自噬相关的复杂网络。线粒体自噬在肿瘤发生过程中的双重角色，无论是支持生存还是促进死亡，都将成为靶向癌症治疗的新挑战。因此，深入了解癌症中线粒体自噬的调控机制和影响因素，对于癌症的防治至关重要。

（刘　甲）

参考文献

[1] FUJITA N, HAYASHI-NISHINO M, FUKUMOTO H, et al. An Atg4B mutant hampers the lipidation of LC3 paralogues and causes defects in autophagosome closure[J]. Mol Biol Cell, 2008, 19(11)：4651 - 4659.

[2] CHERRA S J, KULICH S M, UECHI G, et al. Regulation of the autophagy protein LC3 by phosphorylation[J]. J Cell Biol, 2010, 190(4)：533 - 539.

[3] WILKINSON D S, JARIWALA J S, ANDERSON E, et al. Phosphorylation of LC3 by the hippo kinases STK3/STK4 is essential for autophagy[J]. Mol Cell, 2015, 57(1)：55 - 68.

[4] GREENE A W, GRENIER K, AGUILETA M A, et al. Mitochondrial processing peptidase regulates PINK1 processing, import and Parkin recruitment[J]. EMBO Rep, 2012, 13(4)：378 - 385.

[5] GEISLER S, HOLMSTROM K M, SKUJAT D, et al. PINK1/Parkin-mediated mitophagy is dependent on VDAC1 and p62/SQSTM1[J]. Nat Cell Biol, 2010, 12(2)：119 - 131.

[6] STRAPPAZZON F, VIETRI-RUDAN M, CAMPELLO S, et al. Mitochondrial Bcl - 2 inhibits AMBRA1 - induced autophagy[J]. EMBO J, 2011, 30(7)：1195 - 1208.

[7] VAN HUMBEECK C, CORNELISSEN T, HOFKENS H, et al. Parkin interacts with AMBRA1 to induce mitophagy[J]. J Neurosci, 2011, 31(28)：10249 - 10261.

[8] STRAPPAZZON F, NAZIO F, CORRADO M, et al. AMBRA1 is able to induce mitophagy via LC3 binding, regardless of Parkin and p62/SQSTM1[J]. Cell Death Differ, 2015, 22(3)：419 - 432.

[9] LIU L, FENG D, CHEN G, et al. Mitochondrial outer-membrane protein FUNDC1 mediates hypoxia-induced mitophagy in mammalian cells[J]. Nat Cell Biol, 2012, 14(2)：177 - 185.

[10] SCHERZ-SHOUVAL R, SHVETS E, FASS E, et al. Reactive oxygen species are essential for autophagy and specifically regulate the activity of Atg4[J]. EMBO J, 2007, 26(7)：1749 -1760.

[11] KISSOVA I, DEFFIEU M, SAMOKHVALOV V, et al. Lipid oxidation and autophagy in yeast[J]. Free Radic Biol Med, 2006, 41(11)：1655 - 1661.

[12] MAO K, WANG K, LIU X, et al. The scaffold protein Atg11 recruits fission machinery to drive selective mitochondria degradation by autophagy[J]. Dev Cell, 2013, 26(1)：9 - 18.

[13] OKA T, HIKOSO S, YAMAGUCHI O, et al. Mitochondrial DNA that escapes from autophagy causes inflammation and heart failure[J]. Nature, 2012, 485(7397)：251 - 255.

[14] LOCK R, ROY S, KENIFIC C M, et al. Autophagy facilitates glycolysis during Ras-mediated oncogenic transformation[J]. Mol Biol Cell, 2011, 22(2)：165 - 178.

[15] LIANG X H, JACKSON S, SEAMAN M, et al. Induction of autophagy and inhibition of tumorigenesis by beclin 1[J]. Nature, 1999, 402(6762)：672 - 676.

[16] MARTINEZ-OUTSCHOORN U E, SOTGIA F, LISANTI M P. Power surge: supporting cells "fuel" cancer cell mitochondria[J]. Cell Metab, 2012, 15(1): 4-5.

[17] SOTGIA F, MARTINEZ-OUTSCHOORN U E, HOWELL A, et al. Caveolin-1 and cancer metabolism in the tumor microenvironment: markers, models, and mechanisms[J]. Annu Rev Pathol, 2012(7): 423-467.

[18] RAZANI B, ZHANG X L, BITZER M, et al. Caveolin-1 regulates transforming growth factor (TGF)-β/SMAD signaling through an interaction with the TGF-β type Ⅰreceptor[J]. J Biol Chem, 2001, 276(9): 6727-6738.

[19] MARTINEZ-OUTSCHOORN U E, BALLIET R M, LIN Z, et al. Hereditary ovarian cancer and two-compartment tumor metabolism Epithelial loss of BRCA1 induces hydrogen peroxide production, driving oxidative stress and NF-κB activation in the tumor stroma[J]. Cell cycle, 2012, 11(22): 4152-4166.

[20] HARBAUER A B, ZAHEDI R P, SICKMANN A, et al. The protein import machinery of mitochondria: a regulatory hub in metabolism, stress, and disease[J]. Cell Metab, 2014, 19(3): 357-372.

[21] NAKAMURA N, HIROSE S. Regulation of mitochondrial morphology by USP30, a deubiquitinating enzyme present in the mitochondrial outer membrane[J]. Mol Biol Cell, 2008, 19(5): 1903-1911.

[22] QUIROS P M, RAMSAY A J, SALA D, et al. Loss of mitochondrial protease OMA1 alters processing of the GTPase OPA1 and causes obesity and defective thermogenesis in mice[J]. EMBO J, 2012, 31(9): 2117-2133.

[23] CLAUSEN T, KAISER M, HUBER R, et al. HTRA proteases: regulated proteolysis in protein quality control[J]. Nat Rev Mol Cell Biol, 2011, 12(3): 152-162.

[24] CIPOLAT S, RUDKA T, HARTMANN D, et al. Mitochondrial rhomboid PARL regulates cytochrome c release during apoptosis via OPA1-dependent cristae remodeling[J]. Cell, 2006, 126(1): 163-175.

[25] CANET-AVILES R M, WILSON M A, MILLER D W, et al. The Parkinson's disease protein DJ-1 is neuroprotective due to cysteine-sulfinic acid-driven mitochondrial localization[J]. Proc Natl Acad Sci USA, 2004, 101(24): 9103-9108.

[26] DURCAN T M, TANG M Y, PERUSSE J R, et al. USP8 regulates mitophagy by removing K6-linked ubiquitin conjugates from parkin[J]. EMBO J, 2014, 33(21): 2473-2491.

[27] CORNELISSEN T, HADDAD D, WAUTERS F, et al. The deubiquitinase USP15 antagonizes Parkin-mediated mitochondrial ubiquitination and mitophagy[J]. Hum Mol Genet, 2014, 23(19): 5227-5242.

[28] FU J, YU H M, CHIU S Y, et al. Disruption of SUMO-specific protease 2 induces mitochondria mediated neurodegeneration[J]. PLoS Genet, 2014, 10(10): e1004579.

[29] ZUNINO R, SCHAUSS A, RIPPSTEIN P, et al. The SUMO protease SENP5 is required to maintain mitochondrial morphology and function[J]. J Cell Sci, 2007, 120(7): 1178-1188.

[30] BINGOL B, TEA J S, PHU L, et al. The mitochondrial deubiquitinase USP30 opposes parkin-mediated mitophagy[J]. Nature, 2014, 510(7505): 370-375.

[31] LIANG J R, MARTINEZ A, LANE J D, et al. USP30 deubiquitylates mitochondrial Parkin substrates and restricts apoptotic cell death[J]. EMBO Rep, 2015, 16(5): 618-627.

[32] MEISSNER C, LORENZ H, WEIHOFEN A, et al. The mitochondrial intramembrane protease PARL cleaves human PINK1 to regulate PINK1 trafficking[J]. J Neurochem, 2011, 117(5): 856-867.

[33] SHI G, LEE J R, GRIMES D A, et al. Functional alteration of PARL contributes to mitochondrial dysregulation in Parkinson's disease[J]. Hum Mol Genet, 2011, 20(10): 1966-1974.

[34] CILENTI L, AMBIVERO C T, WARD N, et al. Inactivation of Omi/HtrA2 protease leads to the deregulation of mitochondrial Mulan E3 ubiquitin ligase and increased mitophagy[J]. Biochim Biophys Acta, 2014, 1843(7): 1295-1307.

[35] YUNG H W, COLLEONI F, DOMMETT E, et al. Noncanonical mitochondrial unfolded protein response impairs placental oxidative phosphorylation in early-onset preeclampsia[J]. Proc Natl Acad Sci USA, 2019, 116(36): 18109-18118.

[36] ZHAO Q, WANG J H, LEVICHKIN I V, et al. A mitochondrial specific stress response in mammalian cells[J]. EMBO J, 2002, 21(17): 4411-4419.

[37] DURIEUX J, WOLFF S, DILLIN A. The cell-non-autonomous nature of electron transport chain-mediated longevity[J]. Cell, 2011, 144(1): 79-91.

[38] NARGUND A M, PELLEGRINO M W, FIORESE C J, et al. Mitochondrial import efficiency of ATFS-1 regulates mitochondrial UPR activation[J]. Science, 2012, 337(6094): 587-590.

[39] PAPA L, GERMAIN D. SIRT3 regulates the mitochondrial unfolded protein response[J]. Mol Cell Biol, 2014, 34(4): 699-710.

[40] WENG H D, MA Y H, CHEN L N, et al. A new vision of mitochondrial unfolded protein response to the Sirtuin family[J]. Curr Neuropharmacol, 2020, 18(7): 613-623.

[41] KIM K H, JEONG Y T, OH H, et al. Autophagy deficiency leads to protection from obesity and insulin resistance by inducing Fgf21 as a mitokine[J]. Nat Med, 2013, 19(1): 83-92.

[42] KIM J M, KOSAK J P, KIM J K, et al. NAG-1/GDF15 transgenic mouse has less white adipose tissue and a reduced inflammatory response[J]. Mediators Inflamm, 2013(2013): 641851.

[43] ACKERMANN K, BONATERRA G A, KINSCHERF R, et al. Growth differentiation factor-15 regulates oxLDL-induced lipid homeostasis and autophagy in human macrophages[J]. Atherosclerosis, 2019(281): 128-136.

[44] OOST L J, KUSTERMANN M, ARMANI A, et al. Fibroblast growth factor 21 controls mitophagy and muscle mass[J]. J Cachexia Sarcopenia Muscle, 2019, 10(3): 630-642.

[45] ICHIM G, LOPEZ J, AHMED S U, et al. Limited mitochondrial permeabilization causes DNA damage and genomic instability in the absence of cell death[J]. Mol Cell, 2015, 57(5): 860-872.

[46] SENTELLE R D, SENKAL C E, JIANG W H, et al. Ceramide targets autophagosomes to mitochondria and induces lethal mitophagy[J]. Nat Chem Biol, 2012, 8(10): 831-838.

第 12 章
线粒体基因表达异常与肿瘤

12.1 线粒体基因结构和遗传学特征

12.1.1 线粒体 DNA 的结构特征

线粒体是存在于所有真核细胞内的一种细胞器，为细胞 ATP 氧化磷酸化的主要场所，参与呼吸链的电子转移的 ATP 合酶的形成，同时受核 DNA（nuclear DNA，nDNA）和线粒体 DNA（mitochondrial DNA，mtDNA）的双重遗传调控。线粒体 DNA 是线粒体中的遗传物质，也是唯一存在于人类细胞质中的 DNA 分子，独立于细胞核染色体外的基因组，具有自我复制、转录和编码功能。人 mtDNA 是由 16568 bp 组成的双链闭合环状分子，其中外环 DNA 单链由于含 G 较多、C 较少，使整个外环 DNA 分子量较大，称为重链（heavy chain）或 H 链；而内环 DNA 单链则 C 含量高、G 含量低，故分子量小，称为轻链（light chain）或 L 链。mtDNA 的两条链都有编码功能，除与复制及转录有关的一小段 D 环区（displacement loop）无编码基因外，基因间无内含子序列；位于 D 环区的 HSP（重链启动子）和 LSP（轻链启动子）是线粒体基因组转录的两个主要启动子。人 mtDNA 总共有 37 个编码基因，其中包括 13 个蛋白编码基因（1 个细胞色素 b 基因，2 个 ATP 酶亚单位的基因，3 个细胞色素 c 氧化酶亚单位的基因和 7 个呼吸链脱氢酶亚单位的基因），2 个 rRNA 基因（12S rRNA 和 16S rRNA）和 22 个相间排列的 tRNA 基因。在 37 个基因之间，基因间隔区只有 87 bp，占 DNA 总长度的 0.5%。有些基因之间没有间隔，有些基因之间有重叠，即前一个基因的最后一段碱基与下一个基因的第一段碱基相衔接。因此，mtDNA 的任何突变都会累及基因组中一个重要功能区域。

mtDNA 是裸露的，不与组蛋白结合，存在于线粒体基质内或黏附于线粒体内膜。在一个线粒体内往往有一至数个 mtDNA 拷贝。mtDNA 的自我复制也是以半保留复制方式进行的。复制先从重链开始，形成一个约 680 个核苷酸的 7s DNA，称为 D 环。在对鼠细胞的研究中发现，大多数 mtDNA 均为 D 环结构，只有一小部分 mtDNA 从 D 环开始合成完整的新生链。轻链的复制要晚于重链，等重链合成过后才开始合成[1]。此外，mtDNA 的复制可以越过静息期或间期，甚至可以分布在细胞整个周期[2]。mtDNA 的自我转录类似于原核生物，即产生一个多顺反子，其中包括多个 mRNA 和散布于其中的 tRNA，剪切位置往往发生在 tRNA 处，从而使不同的 mRNA 和 tRNA 被分离与释放。

12.1.2 线粒体 DNA 的遗传学特征

12.1.2.1 半自主性

线粒体 DNA 能编码自己的 mRNA、rRNA 和 tRNA，合成一部分自身所需的蛋白质。线粒体的这一功能称为线粒体的半自主性。线粒体中的大多数蛋白质是核基因编码的，在细胞质中合成。因此，线粒体的生长繁殖是核-质两套遗传系统共同控制的结果（表 12.1）。

表 12.1 呼吸酶复合提示 mtDNA 具有半自主性

复合物	亚基	核	mtDNA
Ⅰ	41	34	7
Ⅱ	4	4	0
Ⅲ	11	10	1
Ⅳ	13	10	3
Ⅴ	14	12	2
Ⅵ	83	70	13

12.1.2.2 遗传密码的特性

基因表达需要遗传密码，不同生物种类核基因的遗传密码是通用的。然而，线粒体所携带的遗传密码与真核细胞的通用密码不完全相同。在线粒体的遗传密码中，最常见的差异包括 AUA 由终止密码子变为甲硫氨酸的密码子、UGA 由终止密码子变为色氨酸的密码子、AGA 和 AGG 由精氨酸的密码子变为终止密码子（植物等生物的线粒体遗传密码另有差异，详情参见表 12.2）。此外，也有某些特例只涉及终止密码子的，比如在山羊支原体线粒体遗传密码的 UGA 由终止密码子变为色氨酸的密码子，而且使用频率比 UGG 更高；四膜虫线粒体遗传密码里只有 UGA 一种终止密码子，其 UAA 和 UAG 由终止密码子变为谷氨酰胺的密码子；而游仆虫线粒体遗传密码里则只有 UAA 和 UAG 两种终止密码子，其 UGA 由终止密码子变为半胱氨酸的密码子。通过线粒体遗传密码和通用遗传密码的对比，我们可以推导出遗传密码的演化模式。

表 12.2 线粒体遗传密码与通用遗传密码的差异

密码子	通用密码	线粒体遗传密码			
		真菌	植物	无脊椎动物	哺乳动物
UGA	终止密码子	色氨酸	终止密码子	色氨酸	色氨酸
AUA	异亮氨酸	甲硫氨酸	异亮氨酸	甲硫氨酸	甲硫氨酸
CUA	亮氨酸	苏氨酸	亮氨酸	亮氨酸	亮氨酸
AGA、AGG	精氨酸	精氨酸	精氨酸	丝氨酸	终止密码子

12.1.2.3 母系遗传

线粒体 DNA 与核 DNA 的遗传模式不同。一个人的核 DNA 是从许多不同祖先继承的片段"拼凑"组成的，由于线粒体存在于细胞质中，受精过程中仅精子的细胞核与卵子融合，产生的合子从卵子的细胞质中得到线粒体和相关的 mtDNA，即母亲将她的 mtDNA 传递给儿子和女儿，再由女儿将其传递给下一代。一个人的线粒体 DNA 是通过一条完整的雌祖先继承，父亲从不将其 mtDNA 传递给后代，由此导致了线粒体遗传病的传递模式与经典孟德尔性状的传递模式不同。如果家族中发现一些男女成员具有相同的临床症状，而且是从受累的女性传递下来的，而家系分析又不符合 X 连锁显性遗传，就应考虑可能是由于线粒体 DNA 突变造成的。

12.1.2.4 异质性与纯质性

异质性（heteroplasmy）表示一个细胞或组织既含有野生型线粒体基因组，又含有突变型线粒体基因组。当异质性细胞经过丝分裂和减数分裂时，随机分离到两个子细胞中的突变型和野生型 mtDNA 的比例发生改变，mtDNA 基因型分别向纯合突变型和纯合野生型漂变，经过无数次分裂后，细胞中的 mtDNA 达到纯合型，即纯质性（homoplasmy）。纯质性是指一个细胞或组织中所有的线粒体 DNA 具有相同的基因型，或者都是野生型序列，或者都是携带一个基因突变的序列。突变 mtDNA 分子的比例决定了表达的渗透性和严重性[3]。

12.1.2.5 阈值效应

在杂合性细胞中，突变型与野生型线粒体的比例决定细胞是否能量短缺，即当突变达到一定的比例时，才有受损表型出现。如果携带突变型线粒体数量很少，则产能并不会受到明显的影响。相反，在含有大量突变型线粒体基因组的组织细胞中，产生的能量可能不足以维持细胞的正常功能，这就会出现异常性状，即线粒体疾病。由 mtDNA 突变引起的线粒体疾病是独特的，因为它们以母体形式遗传。儿童线粒体疾病的严重程度取决于形成它们的卵细胞中异常（突变）线粒体的百分比[4]。对于线粒体病，存在着表型表达的阈值。这种线粒体基因突变产生有害影响的阈值明显地依赖于特定细胞或组织对能量的需求。因此，那些高需能的组织，如脑、骨骼肌、心脏和肝，非常容易受到 mtDNA 突变的影响。

12.1.2.6 突变率极高

mtDNA 缺乏修复系统及组蛋白保护，易受活性氧等自由基侵害，突变率是 nDNA 的 10～20 倍。mtDNA 的高突变率造成个体及群体中序列差异较大。任意两个人，平均每 1000 个碱基对中就有 4 个碱基不同。人群中含有多种中性到中度有害的突变，且高度有害的突变不断增多。因有害的突变会通过选择而消除，故线粒体遗传病表型尽管不常见，但突变的 mtDNA 基因必然很普遍。

12.1.3 线粒体拟核结构与功能

线粒体的结构与功能受 nDNA 与 mtDNA 两套遗传信息的调控，真核生物有

10%～15%的核基因用于编码线粒体蛋白，在细胞质中翻译后，转运至线粒体，这类蛋白占线粒体总蛋白的98%以上[5]。在细胞核与线粒体的相互作用中，核基因占据了非常重要的地位，不仅仅体现在编码蛋白的数量上，更在于这些蛋白涉及线粒体DNA复制与转录、线粒体分裂与融合、三羧酸循环等重要的功能。

线粒体拟核（mitochondrial nucleoid）指mtDNA与一系列蛋白质形成的核蛋白复合物，并包装折叠成类似于原核生物拟核的结构，呈颗粒状分布在线粒体内特定区域，并经一些蛋白质锚定于线粒体内膜[8]。线粒体拟核是一个高度动态的结构，其结构与功能的完整性依赖于拟核相关蛋白之间及蛋白与mtDNA之间的相互作用[8-9]。拟核相关蛋白的缺失将导致拟核结构不稳定，最终丢失mtDNA[10]。现已鉴定的酿酒酵母拟核相关蛋白有23种，哺乳动物以及人线粒体拟核中的蛋白组分也已基本确定[9]（表12.3）。现有研究通过超高分辨率显微镜揭示了拟核的精细结构：哺乳动物线粒体拟核的平均尺寸为80nm×80nm×100nm。每个拟核的mtDNA分子数目在人类细胞中为1.4，在小鼠细胞中为1.1～1.5。目前认为，大多数哺乳动物线粒体的拟核仅包含单拷贝mtDNA。此外，增加mtDNA拷贝数会导致拟核数目增加，但不会影响拟核大小[11]。

表12.3 线粒体拟核相关蛋白概况[12-17]

拟核相关蛋白	基因座	蛋白质功能
ACADVL	17p13	重组人长链乙酰辅酶A脱氢酶，为线粒体内膜蛋白，主要参与脂代谢和β氧化通路
CPS1	2q35	人氨甲酰磷酸合成酶，主要参与肝细胞尿素循环代谢
DBT	1p31	一种线粒体内膜酶复合物，参与分解支链氨基酸（异亮氨酸、亮氨酸和缬氨酸）
HADHA	2p23	编码线粒体三功能蛋白的α亚基，该蛋白可催化长链脂肪酸的线粒体β氧化的最后3个步骤
HADHB	2p23	编码线粒体三功能蛋白的β亚基，该蛋白可催化长链脂肪酸的线粒体β氧化的最后3个步骤
LRPPRC	2p21-p16	该蛋白的确切作用尚不清楚，但研究表明，它可能在细胞骨架组织、囊泡运输或核线粒体基因的转录调控中起作用
TWINKLE	10q24	编码六聚体DNA解旋酶，可解开5'至3'方向的短链双链DNA，并与线粒体单链DNA结合蛋白和mtDNA聚合酶γ一起在mtDNA复制中起关键作用
POLG	15q25	编码的蛋白质是线粒体DNA聚合酶的催化亚基
TUFM	16p11.2	参与线粒体的蛋白质翻译
Hsp60	2q33.1	为编码伴侣蛋白家族的成员。编码的线粒体蛋白可以在先天免疫系统中充当信号分子。该蛋白质对于线粒体中新导入的蛋白质的折叠和组装至关重要

续表

拟核相关蛋白	基因座	蛋白质功能
PHB1	17q21	在人类细胞衰老和肿瘤抑制中起作用
ANT1	4q35	其产物用作门控孔，可将 ADP 从细胞质转移到线粒体基质中，并将 ATP 从线粒体基质转移到细胞质中
NDUFS3	11p11.11	线粒体膜呼吸链 NADH 脱氢酶（复合物Ⅰ）的核心亚基，被认为是催化所需的最小组装单元
CPT1A	11q13	催化长链脂肪酸-CoA 共轭物的酰基转移到肉碱上，这是线粒体摄取长链脂肪酸及其随后在线粒体中发生 β 氧化的重要步骤

线粒体具有包括依赖于 DNA 的 RNA 聚合酶、转录因子、转录终止因子的相对独立、完整的转录系统[7]。这些功能相关的蛋白均由核基因编码，在细胞质中翻译合成后转运至线粒体，行使相关功能[5]。除了参与转录，它们在 mtDNA 折叠和线粒体拟核结构组织中也发挥重要作用。

哺乳动物拟核的主要蛋白质成分是线粒体转录因子 A（mitochondrial transcription factor A，TFAM）。TFAM 是最早被鉴定的线粒体转录因子，主要功能是起始 DNA 转录，并参与 mtDNA 复制、损伤修复及重组[18]。TFAM 是一种含量丰富的蛋白质，平均每 15～30 bp mtDNA 就有一个 TFAM 分子与之结合，并且多数研究表明，高丰度的 TFAM 不仅仅是覆盖启动子序列区域，而是整个 mtDNA[8]，类似于细胞核内组蛋白，可以保护 mtDNA 免受核酸酶切割损伤以及其他刺激诱导的 mtDNA 损伤和突变。在线粒体拟核结构中，TFAM 是线粒体拟核装配的核心元件，对于体内 mtDNA 的功能维持至关重要。TFAM 表达异常将导致线粒体拟核装配受阻。对拟核结构的解析将为了解 mtDNA 的种系和 mtDNA 的体细胞分离提供基础。

线粒体单链 DNA 结合蛋白（mitochondrial single-stranded binding protein，mtSSB）是另一种大量存在的拟核相关蛋白。其除了保障 mtDNA 复制顺利进行[9]，还与线粒体形态相关。现有研究表明，沉默 mtSSB 的表达将导致线粒体延长，提示 SSBP1 可能在线粒体分裂与融合中起作用[19]。研究表明，mtSSB 还能与肿瘤抑制因子 p53 相互作用，介导 mtDNA 的氧化损伤修复[20]。

Aco1 是线粒体拟核中最具代表性的多功能蛋白之一。其基本功能是在 TCA 循环中催化柠檬酸形成异柠檬酸，进而为线粒体氧化磷酸化提供高能电子，形成 ATP。同时，Aco1 具有单链及双链 DNA 结合活性，能结合线粒体 DNA，起到稳定线粒体拟核结构的作用[21]。除了 Aco1，线粒体拟核中还有许多类似的蛋白，如 Ilv5、Arg5、Arg6、IDH1 等[22]，这些多功能蛋白将拟核结构、mtDNA 基因表达与线粒体代谢途径相偶联，使线粒体 DNA 在不同的代谢水平采取不同的组织方式，并通过拟核形态重塑来改变 mtDNA 的构象和基因表达水平[22]。

此外，RNA 解旋酶、RNA 结合蛋白、质量控制蛋白酶、线粒体 RNA 加工蛋白以及线粒体核糖体蛋白也在拟核中被发现。目前，哺乳动物线粒体拟核的结构和分布的调控还未为可知，深入研究很可能会为疾病和衰老中线粒体功能的调控提供全新的见解。

12.1.4 肿瘤线粒体基因组

从约 100 个基因中获得的核体细胞突变和种系突变可为肿瘤发生和发展提供选择性优势[23]。由于 DNA 修复缺陷、复制错误、致癌物暴露或衰老导致的突变频率增加，通过增加这些基因中突变的发生而促进肿瘤的发生。这些肿瘤驱动基因突变及其对肿瘤生长的功能影响已经被广泛报道，并且是靶向抗癌药物开发的靶标。相反，肿瘤线粒体基因组中突变的状态和作用机制尚不清楚。使用过去低灵敏度的测序技术来评估异质基因组的小样本研究表明，体细胞获取的线粒体基因组突变与肿瘤之间的关联尚不清楚。而且，现在常用的高通量测序研究通常忽略了线粒体基因组。

有两个研究组通过大规模 DNA 测序检查了超过 2000 种人类肿瘤中线粒体基因组在 30 多种不同类型的肿瘤中的突变情况（与来自同一患者的正常组织相比），提供了重要的线索[24-25]。这些研究确定了许多具有强烈复制链偏向的体细胞替代，线粒体重链上的 C→T 和 A→G 的转化表明，线粒体聚合酶 G 错误是导致突变发生的主要原因。错义突变是中性选择的，并向同质性漂移，而对于有害的、致病的突变，却存在负性选择[24-25]。这些发现清楚地表明，在人类肿瘤中，通常存在选择性的压力来保持线粒体的基因组功能。

12.2 肿瘤细胞内线粒体基因表达特征

12.2.1 影响线粒体基因表达的因素

由于线粒体自身结构和功能特点，许多因素都会导致其基因表达的改变，进而影响细胞功能，因此线粒体基因表达异常是某些疾病（包括肿瘤）发生的重要因素之一。目前，研究较多的是肿瘤细胞的线粒体基因表达。线粒体的基因表达在多种肿瘤细胞中总体是上调的，这一现象反映了线粒体对内、外环境刺激的一种适应性反应，同时由此引起的细胞凋亡在一定程度上很可能促进细胞发生恶性转化。线粒体 DNA 会对内、外环境中的一些刺激因素产生一定的反应，改变线粒体基因表达水平，以维持细胞自身存活或诱导其自身凋亡[26]。

12.2.1.1 内在因素

内在因素主要包括核基因的表达及自身激素水平等。线粒体内存在着一套完整的 mtDNA 复制、转录和翻译的自主性遗传系统，但是由线粒体自身合成的蛋白质只占少数，绝大多数线粒体蛋白质都是由核 DNA 编码的。研究发现，核基因组对线粒体基因表达的调控主要在转录和翻译水平上，其中转录水平上的调控占主要作用，同时也是维持线粒体基因组稳定的重要因素[27]。在转录水平上，核基因组可以编码线粒体转录因子，主要有线粒体转录因子 A（mitochondrial transcription factor，mtTFA）和核呼吸因子（nuclear respiratory factor，NRF）等，进而调节线粒体基因组呼吸链编码基因的表达。在翻译水平上，很多线粒体基因的翻译过程都需要核编码的翻译激活蛋白才能完成。激素对 COX 表达的影响尤为明显，如甲状腺素、性激素、糖皮质激素以及卵泡刺激素等。其中，研究较多的是甲状腺素。甲状腺素分泌不足会降低心肌、肝、骨骼肌组织中 COX 活性及其 mRNA 水平，同时影响 mtDNA 与 nDNA 编码的 COX 亚基表达的协调性[28]。此外，小鼠脑和心肌细胞中的 ND3 也受到甲状腺素的调节，因为 ND3 中存在甲状腺受体的特异结合位点。在随后的研究中，还有很多学者也都认为激素可以调节线粒体的转录及其生物发生过程[29-30]。

12.2.1.2 外在因素

外在因素包括缺氧、辐射、氧化应激、外源性 ATP 浓度及一些化学因素等。

缺氧情况下，mtDNA 损伤对组织的影响取决于不同组织对 ATP 的依赖程度。对 ATP 需求量大的器官，如中枢神经系统，随着 ATP 水平低于某个阈值，会出现细胞病变或死亡。脑组织具有耗氧量大和 ATP 储备少等特点，因而对缺氧极为敏感。连续缺氧后，大鼠的大脑皮质 COX 及 ATP 合酶活性、线粒体氧化呼吸速率、ATP 合成速率都受到抑制[31-32]。此外，乏氧对胃癌 MGC803 细胞线粒体 ND4 和 COX1 的表达影响比较明显，乏氧 24 小时后，ND4 和 COX1 表达水平分别下降至常氧下的 1/4 和 1/2[33]。还有研究发现，小鼠的单核巨噬细胞、骨骼肌细胞缺氧时 mtDNA 编码的 COX1 和 COX2 mRNA 的表达显著下调，并且线粒体基因的转录速度严重降低。

辐射是线粒体基因表达的重要影响因素之一。谢燕等人研究发现，3 mW/cm 微波辐照后，大鼠海马和大脑皮质 COX1 mRNA 表达无显著变化；30 mW/cm 微波辐照后，COX1 mRNA 表达明显降低，说明小剂量微波辐照对细胞线粒体结构的损伤不明显[34]。孙玉兰等人以人肺腺癌 A549 细胞系为研究对象进行实验：8 mV X 线分别以 2 Gy、4 Gy、6 Gy 和 8 Gy 的吸收剂量照射 A549 细胞，照射后培养 24 小时；以及 8 mV X 线以 4 Gy 吸收剂量照射 A549 细胞，照射后分别培养 12 小时、24 小时、48 小时和 72 小时，利用人线粒体基因表达谱芯片平行检测 26 个线粒体靶基因的差异表达。结果发现，不同基因在不同剂量点和不同时点均出现表达下调[35]。

线粒体既是氧自由基产生的重要场所，又是氧化损伤的主要靶细胞器。当活性氧产生增多、不能被抗氧化剂中和时，对膜脂、蛋白质、DNA 及其他生物大分子会造成损伤。在 DNA 中生成胸苷乙二醇和羟基鸟嘌呤，抑制了转录和翻译，使 COX 表达降低、ATP 合成减少，进而产生更多的 ROS，形成恶性循环。过氧化氢处理人肠上皮细胞株（SW2480）3 小时后，COX1 和 ATPase6 mRNA 表达降低，而 COX2 和 COX3 的 mRNA 表达有明显增加。这种差异表达的特点揭示了线粒体自主编码基因之间存在对氧化应激敏感性的差异。

ATP 是线粒体氧化磷酸化的产物，反过来又影响线粒体呼吸链酶的表达。研究发现，外源性 ATP 浓度影响线粒体基因的表达主要体现在转录和翻译两个环节上。当体外 RNA 合成系统处于不同 ATP 浓度的反应介质中时，线粒体内 RNA 合成随外源 ATP 浓度的改变而表现出特征性变化。当 ATP 浓度为 1 mmol/L 时，线粒体内 RNA 合成活性最高；当 ATP 浓度大于或小于 1 mmol/L 时，合成活性均递减。ATP 能影响线粒体 RNA 及蛋白质的体外合成活性，这种双相性对于线粒体作为产能细胞器具有重要意义。当细胞能量需求增加而 ATP 不足时，mtDNA 的表达增强，呼吸链酶合成增加，使氧化磷酸化过程加强，可加速 ATP 的生成；当能量过量时，又可通过抑制 mtDNA 的表达而减少有关酶的合成，以防止能量的生成过剩，是一种经济有效的调节方式[36]。

此外，有研究发现，乙醇对心肌线粒体能够产生直接效应，而对核编码基因无影响。J.Chu 等人研究提示，乙醇可以降低线粒体基因编码的复合物Ⅳ和复合物Ⅴ表达，使线粒体功能受损，进而影响 ATP 的产生。他们发现，接触乙醇的小鼠脑组织内线粒体编码 mRNA 水平显著降低，说明线粒体功能障碍、基因表达异常和 DNA 损伤很大程度上受限于乙醇的毒性效应[37]。除此之外，还有很多因素都会影响到线粒体的基因表达，如细胞内的 pH 值、维生素 A 及维生素 A 的衍生物全反式维甲酸（ATRA）等。很多学者认为，维生素 A 可以增强线粒体 ATPase6 的基因表达，还可提高 mtTFAM 的水平，说明维生素 A 是通过核与线粒体编码基因来影响线粒体功能的[38-39]。

12.2.2 肿瘤细胞内线粒体基因的表达

肿瘤细胞线粒体 DNA 除了易发生突变之外，其转录水平也常发生改变。当线粒体基因的转录水平降低时，细胞凋亡率增高，可能与衰老有关；而转录水平增高时可使细胞凋亡降低，可能与其致癌有关[40]。王洁等人研究发现，与正常人肝细胞株相比，在肝癌 SMMC-7721 细胞中，D 环区以及 *ND6*、*ATPase8*、*ATPase6* 基因表达总体是增高的，*16S rRNA* 基因表达基本不变，认为可能与 16S rRNA 基因的保守性有关。他们还发现 ND6 基因的表达不同于其他基因，ND6 的编码基因是唯一存在于 L 链上的，在 SMMC-7721 细胞中并不表达，而相对应的 H 链上的基因却是表达的[41]。韩净波等人应用 RT-PCR 方法检测 42 例配对的胃癌和癌旁正常胃黏膜组织的线粒体编码基因 *COX1*、*ND4*、*ND5*、*Cyt b* 和 *ATPase6* 的转录表达差异，结果显示，胃癌组织线粒体 COX1 和 ND4 的转录水平显著高于远癌正常胃黏膜组织[31]。此外，结肠癌癌前疾病家族性结肠息肉（familial polyposis coli, FPC）组织中 ND1 和 16S rRNA 的转录水平要比正常结肠黏膜高[42]，乳腺癌患者 COX2 表达比正常组织明显增高[43]，以及具有高转移特性的大细胞淋巴瘤线粒体 ND5 表达比非转移淋巴瘤要高[44]。肿瘤细胞线粒体基因表达增强可能首先是对机体内、外环境刺激的一种适应性反应，供应细胞对损伤耐受的能量和物质，增强线粒体通透性转换孔和线粒体膜电位对刺激发生反应（即孔道的打开和膜电位去极化）

的阈值，使得凋亡因子的释放减少，从而使细胞凋亡受到一定程度的抑制。肿瘤细胞凋亡的比例较少，因而线粒体基因表达增强所引起的细胞凋亡减少很可能起到促进细胞发生转化和过度增长的作用[40]。然而，仅以线粒体编码基因表达水平上升仍不能很好地解释线粒体与肿瘤细胞之间的关系，因为在肿瘤组织中，肿瘤细胞的氧化磷酸化功能发生障碍，主要依靠糖酵解产生 ATP 供给细胞能量需求。因此，其具体原因和机制还有待于进一步研究。肿瘤组织线粒体基因转录水平的上调还常伴有 mtDNA 突变。因为 mtDNA 突变导致的活性氧增多，可能参与某些核基因的激活，激活的核基因又通过调控线粒体的基因表达在肿瘤的发生、发展过程中发挥作用[24]。

12.2.3 肿瘤细胞内线粒体转录调控网络和信号通路

线粒体质量由生物发生和逆转两个相反的生物途径决定，并具有作为肿瘤发生的正调节剂和负调节剂出现。线粒体的生物发生受到协调诱导线粒体基因和编码线粒体蛋白的核基因的转录程序所调控[45]。转录共激活因子过氧化物酶体增殖物激活受体 1α(peroxisome proliferator-activated receptor gamma coactivator 1α, PGC1α)通过与其他多种转录因子相互作用，成为线粒体生物发生的主要调节因子[46]。PGC1α 水平通常反映肿瘤对于线粒体质量的依赖性，PGC1α 高表达导致肿瘤更加依赖于线粒体呼吸作用。相反，PGC1α 在某些类型的肿瘤中起到抑癌作用，过度表达会诱导细胞凋亡[46]。此外，PGC1α 在缺氧诱导因子 1α(HIF1α)激活的肾细胞癌中表达下调，进而促进低氧条件下向糖酵解代谢的转换[47-48]。因此，确定有助于 PGC1α 对肿瘤生存力的二分效应的因素是非常重要的，因为它具有识别肿瘤亚型的特异性、易感性的潜力。PGC1α 依赖的线粒体生物发生也可能支持非锚定癌细胞生长。对于低附着力培养条件样本的蛋白质组学分析，确定了参与代谢和生物发生的表达上调的线粒体蛋白[49]。此外，线粒体质量增加与肿瘤患者来源的乳腺癌细胞系中的肿瘤起始活性相富集，而 PGC1α 抑制可阻断这一过程[50]。这些发现在体内仍然有意义，因为在原发性原位乳腺肿瘤形成的循环肿瘤细胞(CTC)中显示线粒体生物发生和呼吸增加，PGC1α 沉默导致 CTC 数目减少和转移能力下降[51]。因此，PGC1α 依赖线粒体的生物发生可能有助于转移肿瘤。肿瘤中线粒体生物发生的关键激活因子是低附着力培养后 c-Myc，它能全面调节细胞周期、细胞生长、细胞代谢和细胞凋亡。超过 400 个线粒体基因被鉴定为 c-Myc 的下游靶基因，初步研究表明，c-Myc 的增减可分别增加/减少线粒体质量[52]。在生理条件下，c-Myc 将线粒体生物发生与细胞周期进程结合在一起。但是，致癌性 c-Myc 引起的线粒体生物发生通过上调线粒体代谢增加了细胞的生物合成和呼吸，进而促进细胞快速增殖，发挥 c-Myc 刺激细胞周期进程和糖酵解代谢的效应，协调细胞的快速生长[32]。

线粒体生物发生的另一个效应是雷帕霉素的哺乳动物靶标信号通路，对细胞生长和能量稳态至关重要，其在包括肿瘤在内的许多疾病中表达失调。mTOR 通过转录活化 PGC1α/Yin Yang1(YY1)调节线粒体的生物发生，进而促进线粒体基因表达，并通过抑制抑制性 4E 结合蛋白(4EBP)的翻译来促进核编码线粒体蛋白的翻译[53]。调节生物发生的转录网络通过为癌细胞提供新陈代谢的灵活性，以适应靶向治疗和肿瘤微环境的方式影响治疗效果。在 B-Raf 或 N-Ras 突变型黑色素瘤中，对 MEK 抑制剂具有抗性，部分原因是 PGC1α 上调介导了向氧化代谢的转换，此过程可被 mTORC1/mTORC2 抑制所逆转，而后者抑制了 PGC1α 的表达[54-55]。同样，在 K-Ras 突变型导管胰腺癌的小鼠模型中，在癌基因敲除后，存活的细胞具有增高的 PGC1α 水平和线粒体功能，以及对线粒体呼吸的依赖导致对氧化磷酸化抑制剂的敏感性[56]。癌细胞可以根据特定的刺激来调整适合的线粒体功能。例如，在胰腺癌细胞中，c-Myc 和糖酵解相关基因表达上调，进而积极利用线粒体呼吸 PGC1α 表达，最终抵抗二甲双胍的治疗[57]。同样，c-Myc 依赖线粒体 HIF1α 信号转导途径通常会阻止生物发生，但是这种平衡在致癌的 c-Myc 驱动的转化过程中被改变了[58]。因此，在肿瘤治疗中，应重点考虑线粒体提供的生物能可塑性的可能途径。

12.3 线粒体基因表达异常与肿瘤发生、发展的关系

12.3.1 肿瘤线粒体酶表达缺陷导致线粒体功能障碍和肿瘤进展

除了体细胞 mtDNA 突变外，癌细胞中的能量失控可能是由于核编码的线粒体酶的功能缺陷所致，这些酶主要包括 TCA 循环中的几种酶和线粒体脱乙酰酶 SIRT3[59]。

1. 琥珀酸脱氢酶

琥珀酸脱氢酶(SDH)也称呼吸复合物Ⅱ，是位于线粒体内膜上的异四聚体的蛋白质复合物，包含两个催化亚基(SDHA 和 SDHB)和两个组成亚基(SDHC 和 SDHD)[60]。这四个亚基分别由核基因和两个组装因子(SDHAF1 和 SDHAF2)编码，这两个组装因子对于 SDH 蛋白复合物的组装和活性非常关键[61-62]。在 TCA 循环周期中，SDH 复合物通过一种化学反应可以将琥珀酸酯转化为富马酸酯，同时将黄素腺嘌呤二核苷酸(FAD)还原成 FADH2，并将电子转移到辅酶 Q。SDH 亚基的基因和装配因子的失活突变已经在嗜铬细胞瘤(PCC)[63]、神经胶质瘤(PGL)[63-64]、胃肠道间质瘤(GIST)[65]、肾癌[66-67]、甲状腺肿瘤、睾丸精原细胞瘤、神经母细胞瘤和乳腺癌[68]中被发现。SDH 缺陷的致癌活性已归因于琥珀酸积累。SDH 中的缺陷已被发现可导致线粒体外琥珀酸酯累积，进而抑制脯氨酰羟化酶的活性，并在常氧条件下稳定和活化 HIF1α[69]。因此，SDH 缺陷可导致致瘤性的"伪低氧"状态。SDH 突变会触发 ROS 生成，这可能会通过失活脯氨酰羟化酶的方式激活 HIF[70]，或可能导致基因组不稳定性[71]。此外，琥珀酸盐的积累将通过抑制 α-酮戊二酸依赖的组蛋白和 DNA 脱甲基酶的表达引起表观遗传和下游基因表达的变化[72-73]。

2. 富马酸盐水合酶

富马酸盐水合酶(fumarate hydratase)也称富马酸酶,是一种细胞核编码的线粒体基质酶,在 TCA 循环中将富马酸酯转化为苹果酸。有研究表明,肾癌细胞内富马酸盐水合酶功能缺失会导致呼吸频率降低,并增加葡萄糖和乳酸的产生[74]。在富马酸酶缺乏细胞中,由 ROS 介导的 HIF1α 的稳定和活化以及 TP53 的低表达可能导致线粒体呼吸和细胞代谢的改变[75]。

富马酸盐水合酶的突变已经在平滑肌瘤和肾细胞癌[76]、显性遗传子宫肌瘤、皮肤平滑肌瘤和乳头状肾细胞癌[77]、透明细胞肾癌[78]和 PGL/PCC[79]中被发现并报道。与 SDH 相似,富马酸盐水合酶的致瘤活性缺陷归因于富马酸酯异常累积及通过抑制脯氨酰羟化酶稳定和活化 HIF1α[80]。此外,有研究发现,富马酸酯与半胱氨酸残基共价结合在蛋白质中,即琥珀酸化,其可调节酶活性。细胞内富马酸酯的积累可能导致 KEAP1 发生琥珀酸化,并破坏 KEAP1 介导的核因子红系相关因子 2(NRF2)的降解。增加的 NRF2 激活了几种抗氧化剂基因表达并促进了肿瘤形成[81]。此外,富马酸酯的积累可能通过抑制 α-酮戊二酸依赖性全基因组蛋白和 DNA 甲基化,进而导致表观遗传基因表达改变[72],或通过增加 ROS 依赖性谷胱甘肽琥珀酸的信号转导促进肿瘤发生[82]。

3. 异柠檬酸脱氢酶

哺乳动物细胞中的异柠檬酸脱氢酶(isocitrate dehydrogenase,IDH)有 3 种同工酶:IDH1、IDH2 和 IDH3。IDH1 和 IDH2 是 NADP$^+$ 依赖性的同二聚体酶,分别定位于细胞质和线粒体基质。IDH3 是 NAD$^+$ 依赖性的异源四聚体酶(由两个 α 亚基、1 个 β 亚基和 1 个 γ 亚基组成),定位于线粒体基质。IDH 可以将脱羧异柠檬酸氧化为 α-酮戊二酸。IDH1 和 IDH2 的突变频率在神经胶质瘤>75%[83],在胶质母细胞瘤(GBM)中高达 70%~75%,在原发性胶质母细胞瘤最低(仅有 5%)[84-85]。IDH1 和 IDH2 的突变在人类不同肿瘤中都有发现,只是频率不同,这些肿瘤包括急性髓细胞性白血病(AML)[86]、血管免疫母细胞性 T 细胞淋巴瘤[87]、胆管癌[88]、软骨肉瘤[89]、结肠癌[90]、骨巨细胞瘤[91]、黑色素瘤[92]、前列腺肿瘤[93]和骨肉瘤[94]。肿瘤中大多数 IDH1 和 IDH2 突变通常是杂合的,带有野生型等位基因[83-84,95]。这些突变影响新酶将 α-酮戊二酸酯转化为 2-羟基戊二酸的活性[96-97]。2-羟基戊二酸可抑制线粒体呼吸链复合物Ⅳ(细胞色素 c 氧化酶)和复合物Ⅴ(ATP 合酶)的酶活性[98],同时改变肿瘤细胞中参与 TCA 循环的关键酶的基因表达[99]。研究表明,IDH 突变癌细胞中 2-羟基戊二酸的积累有助于体内能量代谢的改变。

2-羟基戊二酸被认为是导致 IDH 突变的致癌活性的主要贡献者,并被确定为促进肿瘤发生的肿瘤代谢物[100]。2-羟基戊二酸水平升高与 DNA 高甲基化和广泛的表观遗传变化相关,这导致表观遗传基因表达的改变[97,101]。2-羟基戊二酸的致癌活性归因于其积累和对各种 α-酮戊二酸依赖的双加氧酶的抑制作用,这些酶包括脯氨酰羟化酶、组蛋白脱甲基酶 KDM4C 和 5-甲基胞嘧啶羟化酶 TET2[102-103]。其对 HIF1α 和脯氨酰羟化酶的影响还存在争议。有研究表明,2-羟基戊二酸通过激活脯氨酰羟化酶导致 HIF1α 的抑制,而其他研究表明,2-羟基戊二酸可以抑制脯氨酰羟化酶并诱导 HIF1α 的表达[97,104-105]。这些研究结果提示 2-羟基戊二酸对 HIF1α 信号转导的影响可能是细胞类型依赖的。另外,HIF1α 信号通路对于 IDH 突变体在肿瘤发生中的作用需要进一步研究。

4. 脱乙酰基酶 3

脱乙酰基酶 3(SIRT3)是细胞核编码的线粒体蛋白之一——脱乙酰基酶。SIRT3 可调节几种参与氧化磷酸化、脂肪酸氧化、尿素循环和抗氧化剂反应系统的几种线粒体蛋白的功能[106-107]。SIRT3 在多种肿瘤(包括乳腺癌、结直肠癌、肝癌、肺癌和胃癌)中行使抑癌基因的功能[108-109]。SIRT3 功能缺失将增高细胞内 ROS 水平,维持 HIF1α 的稳定和活化以及 Warburg 效应,进而促进肿瘤的发生[109]。这些发现共同表明,由几种细胞核编码的 TCA 循环的酶功能确实导致了线粒体功能障碍,如 SDH、富马酸盐水合酶和 IDH,以及线粒体的下调脱乙酰基酶 SIRT3,将导致线粒体功能受损,促进肿瘤生长,并促进肿瘤进展。

12.3.2 癌基因/抑癌基因表达异常影响线粒体呼吸在肿瘤中的功能

癌基因/抑癌基因(包括 HIF1 和 TP53 等)的变异可以调节线粒体呼吸和细胞代谢。

1. HIF1

HIF1 是由 HIF1α 亚基和 HIF1β 亚基组成的异源二聚体蛋白。HIF1α 亚基和 HIF1β 亚基都是转录因子螺旋-环-螺旋家族的成员,主要调节正常细胞和肿瘤细胞对缺氧的细胞反应[110]。尽管 HIF1β 是组成型表达的核蛋白,但 HIF1α 的表达却受氧气供应的严格调控。在常氧下,HIF1α 亚基氧气依赖性的降解(ODD)结构域迅速被脯氨酰羟化酶羟基化,并通过 von Hippel-Lindau 抑癌蛋白(pVHL)介导的蛋白酶体降解途径降解[111-112]。在肿瘤细胞中,HIF1α 在血管生成、细胞增殖、侵袭和转移中发挥重要作用[113]。过表达的 HIF1α 与不同类型肿瘤的恶性表型有关,这些肿瘤包括膀胱癌、脑癌、乳腺癌、结肠癌、口腔癌、肝癌、肺癌、胰腺癌、皮肤癌、胃癌、子宫癌和白血病[114]。抑制 SDH 和富马酸盐水合酶表达,或激活磷酸肌醇的活化 3 激酶(PI3K)和病毒转化基因的表达可以增加 HIF1α 表达[115]。此外,HIF1α 在调节线粒体呼吸与细胞代谢中起关键作用[48]。肿瘤中 HIF1α 的激活可改变能量代谢从氧化磷酸化到糖酵解。具体机制如下:HIF1α 的激活可影响丙酮酸脱氢酶激酶 1(PDK1)的表达,抑制丙酮酸转化为 TCA 循环的底物乙酰辅酶 A,丙酮酸脱氢酶的抑制导致线粒体氧化的抑制代谢。此外,HIF1α 通过上调葡萄糖转运蛋白、糖酵解酶和乳酸脱氢酶 A(LDHA)的基因表达增加糖酵解[115]。HIF1α 被认为是肿瘤细胞中能量代谢由氧化磷酸化重编程为糖酵解的主要贡献者。此外,HIF1α 诱导线粒体 Lon 蛋白酶的表达。蛋白酶 Lon 在降解细胞色素 c 氧化酶复合物(COX)亚基COX4-1中很重要,并且 HIF1α 的下游靶基因 COX4-1 的表达会增加并可替代 COX4-1 行使功能。研究发现,肿瘤细胞中的氧气供应受限,COX4-2 替代

COX4-1可增加电子转移到氧气的效率，并且持续呼吸并减少ROS的产生[116]。另有研究表明，线粒体伴侣TRAP1在癌细胞中表达增加，并且其可与SDH相互作用并抑制SDH的功能。TRAP1与SDH之间的相互作用可导致琥珀酸累积和HIF1α稳定，并因此诱导代谢重编程进而促进肿瘤发生[117]。这些发现提示，HIF1α在癌细胞的代谢和肿瘤发生中起着至关重要的作用。

2. TP53

众所周知，TP53在DNA损伤应答（DNA-damage response，DDR）、细胞周期停滞和细胞凋亡中发挥重要作用。TP53损失或失活突变在不同类型的肿瘤中被发现（突变率约为60%）。此外，已有体内实验证明，缺乏TP53的动物会自发地形成肿瘤[118]。而且，TP53对于维持线粒体呼吸作用和细胞代谢调控也非常重要。TP53缺陷被认为是造成肿瘤细胞Warburg效应的主要原因之一。

TP53可以抑制葡萄糖转运蛋白（GLUT）同种型1（GLUT1）和GLUT4的转录，并通过对IKK/NF-κB依赖的方式降低GLUT3的表达[119-120]。这些葡萄糖转运蛋白对于葡萄糖摄取非常关键，TP53的缺失将增加癌细胞中的葡萄糖消耗。此外，研究人员发现TP53可以通过多种机制调节糖酵解相关酶的功能和活性[121]。TP53可以促进TP53诱导的糖酵解的表达与细胞凋亡调节因子（TIGAR）的表达，并通过降解磷酸果糖激酶1激活因子2,6-二磷酸果糖抑制糖酵解[122]。一方面，TP53可以促进磷酸甘油酸突变酶的降解，进而抑制糖酵解[123]。TP53缺陷可通过降低TIGAR表达和增加磷酸甘油酸突变酶增加糖酵解通量。另一方面，T53可转录激活细胞色素c氧化酶Ⅰ亚基[124]和凋亡诱导因子（apoptosis-inducing factor，AIF）的表达[125]，并合成细胞色素c氧化酶复合物重要组装子细胞色素c氧化酶2和为TCA循环提供能量的谷氨酰胺酶2[126]。这些发现表明，TP53缺陷可以导致线粒体呼吸和氧化代谢的下调。

此外，TP53可以通过转录使苹果酸酶ME1和ME2的表达失活。苹果酸酶ME1和ME2主要参与将苹果酸回收为丙酮酸，因此抑制了TCA循环的中间体进入生物合成[127]。TP53也可以增加核糖核苷还原酶亚基TP53R2的表达，以维持mtDNA的完整性[128]。TP53还可与线粒体DNA聚合酶γ相互作用，并在mtDNA维持以及对氧化损伤的反应中起重要作用[129]。这些发现表明，TP53参与线粒体的呼吸调控和细胞新陈代谢，其功能缺陷可促进肿瘤细胞中的Warburg效应。

12.3.3 线粒体核糖体蛋白表达异常与肿瘤发生、发展的关系

核糖体是核糖核蛋白颗粒，是细胞中蛋白质合成的细胞器，其功能是根据mRNA信息高效快速地合成蛋白多肽链。线粒体核糖体蛋白（MRP）由核基因编码并由细胞质80S核糖体合成后，经过特异性靶向、分选，转运至线粒体，然后与两个线粒体DNA编码的核糖体RNA组装成线粒体核糖体大、小亚基[130]。

近些年来，科学家们基于基因组学和蛋白质组学探索了MRP新的突变、表观遗传紊乱、异常基因表达和蛋白质丰度模式，确定了MRP异常表达与癌变之间的

因果关系或提供了诊断和治疗标志物蛋白[131]。基于进一步的实验结果，相同的 MRP 可能会影响多种肿瘤，而且多种 MRP 异常可在同一肿瘤中检测到，这形成了一个复杂和多变的网络系统。MRP 可用作生物标志物来检测各种肿瘤的进展。

12.3.3.1 MRP 和乳腺癌

目前科研人员最普遍的担忧是 MRP 与乳腺癌之间的关系。全基因组关联研究（genome-wide association studies，GWAS）显示，乳腺癌风险的增加与 5p12 中多个遗传变异紧密相关[132]。风险等位基因 rs4415084-T 与 MRPS30 的表达水平高度相关。这个结果是通过一种结合定量表达性状基因座分析和等位基因特异性表达分析的新方法在 5p12 乳腺癌易感性区域检测到的[133]。另有研究表明，FGF10 和 MRPS30 通过调控 5p12 突变体 rs10941679 来增加雌激素受体阳性乳腺癌患者的易感性[132]。这些想法已经在一定程度上通过使用荧光素酶报告基因检测系统在雌激素受体阳性（ER+）和阴性（ER-）细胞系中被证实。与参考等位基因相比，潜在功能性单核苷酸多态性 rs3747479（MRPS30）可以显著改变其靶基因的启动子活性。MRPS30 在体外乳腺肿瘤发育中起关键作用[134]。长链非编码 RNA MRPS30-DT 的敲除可显著抑制乳腺癌细胞的增殖和侵袭，并诱导细胞凋亡[135]。此外，除了 5p12 位点，在 4q21 基因区域中发现了一个新的乳腺癌易感性位点 rs11099601。在乳腺癌组织中通过表达定量性状基因座（quantitative trait loci，QTL）分析揭示 rs11099601 与 MRPS18-C 强相关[136]。

此外，在探索线粒体生物发生相关核编码基因与乳腺癌的复发、远处转移和预后的关系过程中，大亚基组成蛋白中有 12 种不同的组分显示出显著的预后价值，尤其是 MRPL15，具有最好的预后价值[137]。同样，生物信息学分析也发现，MRPL13 可能对乳腺癌预后的评估有价值，高表达 MRPL13 的乳腺癌患者的生存率相对较低，MRPL13 可作为潜在的乳腺癌预后生物标志物[138]。通过深度 RNA 测序发现，作为 mt-LSU 中的一种蛋白质，MRPL33 与乳腺癌转移强相关，而且其 3 号外显子的含量在乳腺癌、肺癌、结肠癌中显著增加[139]。异构体特异性地敲除含有外显子 3 的 MRPL33 mRNA（MRPL33-L）可抑制癌细胞生长，并大量诱导细胞死亡。作用机制分析表明，MRPL33 外显子 3 可能受到多种剪接因子调控，其中包括 hnRNPK 蛋白。hnRNPK 和 MRPL33-L 是癌细胞维持正常线粒体功能所必需的，因为剔除这两个蛋白都会导致 16S rRNA 水平下降，并导致过量的活性氧和不充分的 ATP 产生[140]。在有关乳腺癌蛋白预测和分类的最新研究中，MRPL54 是其中一种与乳腺癌相关的 RNA 结合蛋白[141]。一种基于表达芯片数据的用于分类乳腺癌肿瘤样品的新型线性回归模型已在一些论文中应用，研究结果表明，有些基因，比如 *MRPL9*，表现出致癌特性，可能是潜在的乳腺癌预测因子[141]。此外，另有研究报道，与正常乳腺组织中的细胞相比，MRPL12 在癌性基质细胞中的蛋白表达上调[142]。

几种与乳腺癌相关的 MRP 可能以不同的方式出现，要么在乳腺癌中差异表达，要么与乳腺癌易感基因的基因座相互作用来促进或抑制乳腺癌的发展。但是，目前还没有明确的信号通路揭示 MRP 在乳腺癌中的作用。随后的研究将进一步探讨 MRP 影响乳腺癌的具体机制。

12.3.3.2 MRP 和消化道癌

消化道肿瘤主要包括喉癌、食管癌、肝癌、胆管癌、胰腺癌、大肠癌和小肠癌。随着研究的积累，MRP 与消化道肿瘤之间的关系已逐渐被揭示。长链非编码 RNA MRPL23-AS1 在多种肿瘤中可增加微血管通透性，并在体内促进唾液腺样囊性癌的转移，而且在口腔鳞状细胞癌的调节中也有作用[143]。MRPL33 还被证明具有与人类乳头瘤病毒相关的口咽鳞状细胞癌[144]。

肝癌是我国第四大常见恶性肿瘤。因此，MRP 和肝癌发展之间的关系受到了广泛关注并且研究得相对清楚。在肝细胞癌中，MRPL13 的表达降低是肝癌发生的关键因素，可以调节线粒体核糖体和随后的氧化磷酸化缺陷，进而调节肝癌细胞的侵袭活性[138]。但有研究表明，MRPS23 的过表达可以促进肝癌细胞的增殖，并降低肝细胞癌患者的生存率[145]。与 MRPS23 功能类似，MRPS18-A 的表达增加可以促进肝癌的发展[146]。根据构造模块和临床特征的 Pearson 的相关性分析发现，基因 *MRPS18-A* 不仅影响肝脏功能，而且影响胆管癌患者的总体生存率[147]。CR6 互作因子 1(CRIF1，MRPL64)通过抑制 TGF-β 介导的上皮间质转化来抑制肝癌的侵袭[148]。通过分析肝癌样品外显子测序结果发现，MRPL38 在肝癌中高表达[149]。

胃癌是我国第三大常见肿瘤，危害着许多人的生命和健康。如果可以在 MRP 和胃癌之间找到可靠的联系，它将为胃癌治疗提供有力的帮助。用依普霉素治疗胃癌时，MRPL33-短型异构体(MRPL33-S)和 MRPL33 长型异构体(MRPL33-L)显示相反的效果。MRPL33-S 增强了胃癌细胞对表柔比星的敏感性，而剪接异构体 MRPL33-L 抑制了这一效应。MRPL33-S 上调可促进胃癌细胞对化疗药物表柔比星的反应，而 MRPL33-L 抑制了化疗反应[150]。此外，F. Sotgia 等人从一组包含 359 例胃癌患者的随访数据中分析了包含 MRPL28 和其他 8 种线粒体蛋白的表达水平，并产生一组紧凑的胃线粒体基因谱[151]。另有一项研究表明，胃癌中 MRPL39 可以通过直接靶向 miR-130 行使抑癌基因的功能，提示它可能是一种新的胃癌诊断和预后的生物标志物[152]。此外，有研究报道 MRPL43 在胃癌组织中的表达水平显著上调。但是，在结直肠癌(CRC)、肺癌和甲状腺乳头状瘤中没有明显变化[153]。

在我国，结直肠癌的发病率仅次于肺癌。CRIF1(MRPL64)通过染色质重塑 SNF5 增强 HCT116 结肠癌细胞系中的 p53 活性，从而抑制细胞生长和肿瘤发展[154]。*MRPL12* 作为 c-Myc 的下游基因，参与 RAS 野生型结直肠癌细胞中的西妥昔单抗耐药性[155]。基于对临床结直肠癌样本和周围正常组织中 Gly132Cys 遗传多态性的分析，MRPS18-2 可能是结直肠癌的生物标志物。但是，这种多态性的功能及 MRPS18-2 作为结直肠癌生物标志物的潜力还有待评估[156]。另外，MRPL35 在结直肠癌中上调并调节结直肠癌细胞的生长和凋亡，这可能是潜在的结直肠癌的治疗靶点[157]。MRPL52能够显著预测结直肠癌患者的生存期,并且在存活率低的结直肠癌样本中被表达下调[158]。

综上所述,MRPL23不仅能促进唾液腺样囊性癌的转移,也与肝癌的复发相关[159],提示相同的MRP可能会影响不同的肿瘤。但是,目前尚不清楚不同肿瘤中其影响机制是否存在差异。了解同一肿瘤中不同MRP的异常以及在不同肿瘤中特定的MRP的表达对新治疗方案的研究有很大帮助。

12.3.3.3　MRP和其他肿瘤

肺癌的发病率和死亡率高,与异常表达的MRP有关。A. Maiuthed等人通过生物信息学分析和药理实验证实MRP对肺癌的潜在调控机制,发现在肺癌细胞模型中,MRPL51表达量增加了5倍[160]。一个新的周期性突变MRPL1(Tyr87Cys)在石棉诱导的肺癌患者中被发现,但在正常样本中却没有发现[161]。研究人员在iAs(无机砷)治疗的肺癌细胞和对照细胞中筛选差异表达的线粒体核糖体基因,基于微阵列数据分析,他们确定了四个与MRPL17功能相似的可作为肺癌预后因子的核糖体基因[162]。最近研究发现,MRPS16通过激活PI3K/Akt信号通路促进神经胶质瘤细胞的生长、迁移和侵袭,可通过沉默MRPS16的表达逆转这些过程。类似趋势可以在MRPL42剔除的U251和A172细胞中观察到[163-164]。但是,高表达MRPL35可以预测多形性胶质母细胞瘤的更长生存期[165]。异硫氰酸苄酯(benzyl-isothiocyanate, BITC)会抑制多个线粒体核糖体基因,包括*MRPS28*、*MRPS2*、*MRPL23*、*MRPS12*、*MRPL12*和*MRPS34*,提示这些基因可能是BITC治疗胶质母细胞瘤的潜在生物标志物[166]。

在血液系统肿瘤中,MRPL33可影响急性髓细胞性白血病(AML)和神经母细胞瘤中受体酪氨酸激酶TrkA或KIT的表达,并对两种肿瘤类型都有预后价值。在AML患者首次复发的研究中[167],AML细胞中线粒体功能性重要蛋白(如MRPL21和MRPS37)的表达水平显著增高,可用于降低对复发的化疗耐药性治疗策略的指导[168]。此外,MRPL49也与AML预后相关[169]。*MRPL47*基因变异是长春新碱引起的急性淋巴细胞白血病患儿周围神经病变的风险因子[170]。对于弥散性非霍奇金淋巴瘤,*MRPL19*是关联基因之一,其表达的几何平均值可用于黑色素瘤中的其他基因的标准化定量[171-172]。MRP在女性特异性肿瘤中具有重要作用。*MRPL19*是Ⅰ型或Ⅱ型子宫内膜癌的内部参考基因之一,此外,MRPL46的表达水平对卵巢癌的预后影响最大[173]。MRPS18-B(MRPS18-2)的过表达导致上皮细胞转化为具有较高迁移能力的间充质细胞(EMT)。进一步的研究表明,MRPS18-2通过激活TWIST2/E-cadherin信号诱导EMT和CXCR4(PC3细胞表达趋化因子受体)介导前列腺癌细胞的迁移[174]。最近,*MRPS7*被确定为骨肉瘤病理生理过程中的关键基因;MRPL3的含量与骨肉瘤的预后呈正相关[175]。通过生物信息学分析,MRPS11在葡萄膜黑色素瘤中过表达,是葡萄膜黑色素瘤的潜在预后因子[176]。

最后,表12.4还显示了近些年来报道的在肿瘤组织中异常表达的MRP[130]。

表 12.4 线粒体核糖体蛋白表达异常与肿瘤的关系

旧称	新名称	肿瘤类型
MRPL1	uL1m	肺癌
MRPL9	uL9m	乳腺癌
MRPL12	bL12m	乳腺癌(H)、结直肠癌
MRPL13	uL13m	肝癌(L)、乳腺癌(H)
MRPL15	uL15m	乳腺癌(H)
MRPL17	bL17m	肺癌(H)
MRPL19	bL19m	内分泌癌、弥散性非霍奇金淋巴瘤、黑色素瘤
MRPL21	bL21m	急性髓细胞性白血病(H)
MRPL23	uL23m	口腔鳞癌(L)
MRPL28	bL28m	胃癌
MRPL33	bL33m	乳腺癌(H)、肺癌、结直肠癌(H)、胃癌、急性髓细胞性白血病(H)、口腔鳞癌(H)
MRPL35	bL35m	结直肠癌(H)
MRPL38	mL38	肝癌
MRPL39	mL39	胃癌(L)
MRPL42	mL42	神经胶质瘤(H)
MRPL43	mL43	胃癌(H)
MRPL46	mL46	卵巢癌
MRPL47	mL47	急性淋巴母细胞白血病
MRPL51	mL51	肺癌(H)
MRPL52	mL52	结直肠癌(L)
MRPL54	mL54	乳腺癌
CRIF1	mL64	肝癌(L)、T细胞白血病
MRPS18-A	mL66	肝癌(H)、胆管癌(H)
MRPS7	uS7m	骨肉瘤(H)
MRPS11	uS11m	黑色素瘤(H)
MRPS12	uS12m	神经母细胞瘤
MRPS18-B	mS40	前列腺癌(H)、结直肠癌
MRPS18-C	bS18m	乳腺癌(H)
MRPS23	mS23	肝癌(H)
MRPS34	mS34	神经母细胞瘤
MRPS37	mS37	急性淋巴母细胞白血病(H)

12.4 线粒体逆行信号引起的肿瘤发生和肿瘤进展

由于 HIF1α 和 TP53 同时在维持线粒体功能和肿瘤发生中发挥重要作用,因此它们可能直接介导线粒体功能障碍与肿瘤进展之间的联系。与 HIF1α 和 TP53 不同,由 mtDNA 突变和核编码的线粒体酶缺陷导致的线粒体功能障碍可能通过激活细胞质内信号通路,最终改变细胞核基因表达(即逆行信号)促进肿瘤的形成和发展。最近的研究表明,细胞内从线粒体释放出来的 ROS、Ca^{2+} 和代谢物水平的改变对于在线粒体逆行信号诱导肿瘤转化非常关键。

低水平的线粒体来源的 ROS 可以通过可逆性氧化蛋白质硫醇基团起到信号传递者的作用,从而修饰蛋白质结构和功能。高水平的 ROS 可以非特异性地破坏 DNA、蛋白质和脂质,进而导致线粒体电子转移链的破坏和线粒体功能崩溃,并威胁细胞存活。越来越多的证据表明,缺氧、致癌基因激活、抑癌基因的失活和线粒体 DNA 突变引起的线粒体功能障碍或线粒体酶缺陷可以增高线粒体 ROS 水平[177]。最新的证据显示,肿瘤细胞可以增强谷胱甘肽和硫氧还蛋白抗氧化剂系统通过防止 ROS 增加而达到细胞毒性阈值来推动肿瘤的发生和发展[178]。这个水平的 ROS 可能会激活调节细胞增殖的信号通路、代谢适应、抗氧化剂系统、细胞凋亡-耐药性、化学耐药性和细胞迁移/侵袭来增加肿瘤发生或促进肿瘤进展[177]。

ROS 介导的 mtDNA 突变可以增加肿瘤发生并增强转移潜能。SDHB81 的缺失及 SDHC 的突变将提升线粒体 ROS 水平,进而促进肿瘤发生[179]。富马酸缺乏的癌细胞会增加线粒体 ROS 和 HIF1α 稳定。此外,由各种呼吸抑制剂引起的线粒体功能障碍通过 ROS 介导的胃癌 SC-M1 细胞中的 b5-整合素或肝癌细胞 HepG2 中双调蛋白表达增加促进细胞迁移。除了 ROS 外,Ca^{2+} 也可以上调双调蛋白表达并诱导化疗耐药和人肝癌 HepG2 细胞的迁移[180]。此外,癌细胞中细胞质 Ca^{2+} 水平增加伴随着线粒体 DNA 的剔除,并参与线粒体 DNA 耗竭诱导的侵袭性表达标志物(组织蛋白酶 L 和 TGFb1)的表达以及侵袭性表型的形成[181]。蛋白激酶 C(PKC)和钙调神经磷酸酶的激活诱导的信号转导可能介导 mtDNA 耗竭诱导的侵袭性表型[182]。进一步的研究表明,钙调神经磷酸酶可以激活 I-κB 依赖性 NF-κB 信号通路并促使细胞质内 cRel-p50 进行核转位,最终导致包括代谢重编程、侵入性行为和凋亡抵抗的恶性特征的改变[183]。这些发现表明,线粒体功能障碍引起的细胞质 Ca^{2+} 水平增加可以激活相关的信号通路,以调节代谢变异、细胞侵袭和凋亡抵抗,进而促进肿瘤进展。

如上所述,SDH、富马酸盐水合酶和 IDH 的缺陷可能导致从线粒体中释放出来的代谢物累积,这些代谢物(如琥珀酸酯、富马酸酯和 2-羟基戊二酸酯)对肿瘤的发生和发展具有重要意义。因此,这些代谢物被认为是致癌代谢物。致癌代谢物的积累可通过抑制脯氨酰羟化酶和稳定 HIF1α 而促进肿瘤发生。此外,这些代谢物的积累可能会影响 α-酮戊二酸依赖的全基因组蛋白和 DNA 甲基化水平,并导致有助于肿瘤发生的表观遗传基因表达的改变[184]。

此外，线粒体功能缺陷可以抑制蛋白质合成，反式激活其活性，以及通过活化能量传感器 MP 激活的蛋白激酶（AMPK）信号通路促进 HIF1α 的基因表达[185]，这为线粒体与细胞核之间的通讯提供了另外的作用机制。这种交流的丧失可破坏 HCC 癌细胞的耐药性[186]。这些研究结果提示，线粒体逆行信号途径可能调节癌细胞对抗癌药的敏感性。有趣的是，最近的一项研究发现，当线粒体功能有缺陷时，定位于线粒体并催化丙酮酸生成乙酰辅酶 A 的丙酮酸脱氢酶复合物（PDC）可从线粒体易位到细胞核，并会在细胞内产生乙酰辅酶 A，促进组蛋白的乙酰化。核移位的 PDC 对暴露于血清和生长因子（如 EGF）细胞周期 G_1—S 进程很重要，提示 PDC 在具有增殖信号或线粒体功能障碍的肿瘤的潜在作用[187]。这些研究结果表明，细胞核和线粒体之间的通讯可能在肿瘤发生中起着非常重要的作用。

12.5 线粒体蛋白质组学研究现状

线粒体是真核细胞重要的细胞器，在细胞能量代谢、生物合成和细胞死亡（包括细胞凋亡和细胞程序性坏死）的调控中起关键作用。此外，线粒体还参与三羧酸循环、脂肪酸和氨基酸氧化、钙离子稳态调节等重要生理过程[188]。线粒体功能障碍与许多人类疾病密切相关，如 2 型糖尿病、退行性神经疾病、肿瘤、缺血再灌注损伤等[189]。由于线粒体蛋白质表达异常是其功能紊乱的主要原因，而线粒体蛋白质组学正是从整体角度分析线粒体的蛋白质组成、表达水平与修饰状态等的动态变化，以阐明线粒体内全部蛋白质的表达模式和功能模式，包括蛋白质的表达与修饰方式、结构与功能以及蛋白质之间的相互作用等，并进一步在蛋白质水平探索线粒体生理功能和相关疾病的联系[190-191]。线粒体蛋白质组学可系统研究正常和病变组织中线粒体蛋白分布与表达的差异，从而为研究线粒体相关疾病的分子机制和以线粒体为靶标的药物研发奠定理论基础[192]。近年来，人类基因组测序的完成、串级质谱和蛋白质数据库的发展加速了线粒体蛋白组学的研究。

12.5.1 线粒体蛋白质组学概述

线粒体蛋白质组学的研究主要包括线粒体蛋白质表达谱的建立和差异表达蛋白鉴定两个方面。目前常用的研究技术包括：①用于蛋白质分离纯化的双向凝胶电泳（2DE）、二维液相色谱（2D-LC）以及常用于亚细胞分离的差速离心和密度梯度离心技术；②蛋白质鉴定技术，如质谱技术（MS）、凝胶图像分析、蛋白质测序及氨基酸组成分析等；③用于蛋白质相互作用及作用方式研究的酵母双杂交系统、亲和层析和蛋白质芯片技术等；④生物信息学。

目前，对于复杂蛋白质的分析一般包括经典的双向凝胶电泳-质谱技术（2-DE-MS）和二维液相色谱-串联质谱（2D/LC-MS/MS）两条技术路线。2-DE-MS 可以反映蛋白质分子的分子量、等电点、疏水性以及结合特性，而对低丰度、极端分子量、碱性、疏水性蛋白的分辨率低。线粒体是一个具有双层膜结构的细胞器,内膜和外膜上整合有很多膜蛋白质。这些膜蛋白质对于线粒体功能的发挥具有重要作用,但是膜蛋白质具有很强的疏水性,2-DE-MS对线粒体蛋白的分离有局限性。2D/LC-MS/MS可以弥补经典策略的不足,不受蛋白质等电点、分子量、疏水性的限制,且自动化程度高。D. Pflieger等人应用LC-MS/MS成功地鉴定出179种线粒体蛋白质,其中43%是膜蛋白质,而且23%具有跨膜结构域[193]。2D/LC-MS/MS主要的不足在于提供的关于完整蛋白质的分子信息非常有限,尤其是有关翻译后修饰的信息量较少。目前对线粒体分离纯化的技术主要为差速离心结合密度梯度离心,该技术可以减少样品污染,同时能较好地保护线粒体不受破坏[194]。

然而,通过上述分级分离技术获得的线粒体蛋白不仅由于细胞器粘连导致纯度较低,容易损失或受到污染,而且难以特异地检测线粒体各个亚区间(基质、膜间隙)的蛋白质[195]。为了实现线粒体亚区间蛋白质的特异提取,研究人员对抗坏血酸过氧化物酶(ascorbate peroxidase,APX)进行基因改造,可特异地"钓到"膜间隙或基质蛋白质[196]。该方法可鉴定HEK293T细胞线粒体基质的495种蛋白质,其中31种是新发现的蛋白质[197]。此外,采用该方法捕获的基质蛋白组覆盖率和特异性分别可达到85%和94%,覆盖率较低的原因可能是一些蛋白质侧链被包埋太致密而无法与羟自由基作用。该课题组又进一步通过APEX结合细胞培养稳定同位素标记方法(stable isotope labeling by amino acid in cell culture,SILAC)[198]提取和鉴定线粒体膜间隙蛋白组,共鉴定了127种膜间隙蛋白质(其中9种蛋白为新发现的线粒体蛋白),特异性高达94%,实现了对线粒体膜间隙蛋白质组的高效测定[199]。

综上所述,获得线粒体总蛋白质的经典方法是采用差速离心结合密度梯度离心提取线粒体,裂解之后进行分离和质谱分析,该提取策略促进了线粒体总蛋白质"目录"的建立。Ting课题组创新性地通过APEX与基质或膜间隙靶向序列的融合表达,特异获取线粒体基质或膜间隙蛋白组,省略了提取细胞器这一繁琐步骤,实现了对线粒体亚区间蛋白质的特异性提取和鉴定,促进了新蛋白的发现、蛋白质的亚线粒体定位和亚区间蛋白质功能研究,使蛋白质组学迈入了"细胞器亚区间"时代。

12.5.2 线粒体蛋白质组学的性质及其应用

随着线粒体蛋白质组提取、分离和鉴定技术的发展,目前已建立了较为完善的线粒体蛋白质"目录"。已检测到1000多种人类线粒体蛋白质[190],并发现线粒体蛋白质的丰度变化非常大,最丰富的内膜和外膜蛋白分别是ANT1和VDAC[200]。以下对线粒体蛋白质组的蛋白数目、丰度、定位、翻译后修饰、组织分布、生化途径归属及其应用进行介绍。

在线粒体蛋白质的定位方面,一部分蛋白质只存在于线粒体中,而另一部分线粒体蛋白质可以双重定位,即同一基因编码的蛋白质除了定位于线粒体,还出现在细胞质或其他细胞器中[201]。如在凋亡信号刺激下,tBID被凋亡蛋白酶-8切割后转位到线粒体外膜上[202]；线粒体膜间隙细胞色素 c 借助凋亡蛋白 Bax 等形成的孔道转位到细胞质[203]。

在线粒体蛋白质的翻译后修饰方面，主要采用 3 种方式：乙酰化、磷酸化和羟基化。SIRT3 是依赖 NAD$^+$ 的线粒体去乙酰化酶，为了解其作用底物，M. J. Rardin 等人利用 Label-free 定量方法检测到小鼠肝脏组织中 483 种乙酰化线粒体蛋白质、2187 个赖氨酸乙酰化位点，且发现 136 种蛋白质中 283 个乙酰化位点在 SIRT3 基因敲除小鼠模型中显著上调，说明 SIRT3 可对多种蛋白质以及同一种蛋白质上的多个位点去乙酰化。进一步分析发现，这些乙酰化线粒体蛋白质主要参与脂肪酸氧化、TCA 循环等，表明 SIRT3 是一种广谱的线粒体蛋白质去乙酰化酶[204]。P. A. Grimsrud 等人通过对不同生理状态小鼠肝脏磷酸化线粒体蛋白组进行多参数分析，结合 iTRAQ 定量标记策略及 LC-MS/MS 技术分离鉴定磷酸化多肽，共识别 295 种磷酸化线粒体蛋白质，包括 811 个磷酸化位点，且这些线粒体蛋白质的磷酸化在肥胖症及 2 型糖尿病相关的酮体合成中起重要调节作用[205]。W. J. Deng 等人提取 2 型糖尿病模型小鼠的肝脏线粒体，通过 LC-MS/MS 技术分离鉴定出 355 种羟基化线粒体蛋白质，且羟基化程度在 2 型糖尿病病变过程中显著提高，这种高程度的羟基化与 ROS 过量产生和氧化应激相关，可加速凋亡速率。这些蛋白质组学研究也促进了 2 型糖尿病发病机制探索和药物研发[206]。总之，线粒体蛋白质组学技术与方法的发展促进了动态可逆的蛋白质翻译后修饰的研究。

在线粒体蛋白质的组织分布方面，由于不同组织对线粒体的功能需求不同，如肝脏主要需要生物合成功能，而心脏主要需要能量代谢功能，因而线粒体蛋白质在不同组织中分布不同。例如，D. T. Johson 等人分别提取小鼠的脑、肝脏、心脏和肾脏线粒体，通过 LC-MS 鉴定识别 1162 种高信任度线粒体蛋白质，然而任意两种组织间有 1149 种蛋白质显著不同，4 种组织中仅有 13 种蛋白质相同，说明线粒体蛋白质组的组织分布差异巨大[207]。C. Lotz 等人分别提取人心肌、小鼠心肌、小鼠肝脏组织及果蝇线粒体，利用 SDS-PAGE、LC-MS/MS 和光谱分析分别识别了 1398 种、1620 种、1733 种和 1015 种线粒体蛋白质，4 种体系中仅有 419 种蛋白质高度保守，且这些蛋白质表达量动态范围大（跨越 5 个数量级），高丰度蛋白主要与氧化磷酸化、代谢、信号转导和蛋白转运等相关[208]。研究发现，呼吸链复合物Ⅰ、Ⅱ、Ⅲ和Ⅴ在所有组织中高丰度分布，然而复合物Ⅳ在不同组织中分布不同[209]。总之，线粒体蛋白质组学的研究揭示了线粒体蛋白质在不同组织或种属间分布差异大，不同组织的线粒体蛋白质组学研究可以促进相关疾病的研究和治疗。

在线粒体蛋白质的生化途径归属方面，以人的正常心脏组织为例，在其所识别的 498 种线粒体蛋白质中，与氧化磷酸化功能相关的蛋白质数目最多（占 17%），与信号转导相关的蛋白质占 12%，与生物合成相关的蛋白质占 11%，与核苷酸代谢功能相关的蛋白质数目最少（只占 1%），说明线粒体在能量代谢、生物合成及信号转导中起着重要的调控作用[210]。

在药物研发方面，由于癌细胞抗药性的产生，使肿瘤治疗效果大大降低。

X. Chen 等人通过 SILAC 和 LC-MS/MS 技术发现 122 种线粒体蛋白质在对阿霉素抗性的卵巢癌细胞系中表达量显著改变，分析表明线粒体是改善抗药性的重要靶点[211]。N. P. Chappell 等人通过线粒体蛋白质组学研究发现，抗药性细胞系中 1261 体蛋白质表达量的改变与凋亡规避、肿瘤侵染和转移等生理活动相关[212]。线粒体蛋白质组学也可用于药物副作用的研究，Y. H. Lee 等人通过 iTRAQ 定量并结合 2D-LC 分离、MALDI-TOF/TOF、MS/MS 鉴定线粒体蛋白质，说明曲格列酮会损伤线粒体功能[213]。综上所述，线粒体蛋白质组学的发展促进了线粒体相关疾病的发病机制的系统研究和药物研发。

12.5.3　线粒体蛋白质组学在肿瘤研究中的进展

12.5.3.1　线粒体蛋白质组学用于肿瘤差异蛋白的筛选

目前，仍有大量的线粒体蛋白未被鉴定，基于线粒体与肿瘤的相关性，线粒体蛋白质组学在肿瘤研究中显示出重要意义[214]。P. C. Hermann 等人采用蛋白质组学技术定量分析了线粒体和核分别编码的细胞色素 c 氧化酶（COX）亚单位间的比率，发现该比率与前列腺组织恶性进程相关[215]。该研究说明了核编码线粒体蛋白质在肿瘤发生中发挥了重要作用，同时也显示出对完整线粒体蛋白质组鉴定的重要意义。H. K. Kim 等人采用蛋白质组学技术分析人胃癌细胞系 AGS，发现了 4 种高表达线粒体蛋白质：泛醇-细胞色素 c 还原酶、线粒体短链烯酰化辅酶 A 酶水合酶 1、HSP6、线粒体延伸因子 T，这些蛋白可能成为存在于肿瘤细胞线粒体上的生物标志物[216]。李兴等人在对肝癌亚细胞结构的蛋白质组比较分析中，发现了 14 个差异表达的线粒体蛋白质，包括参与细胞能量代谢的相关酶类、细胞骨架蛋白及蛋白质代谢相关蛋白，说明线粒体参与了肿瘤发生及发展的多个过程[217]。此外，Y. W. Chen 等人在对 3 种恶性程度和侵袭潜能不同的乳腺癌细胞系的线粒体差异蛋白质组学分析中发现了新的具有诊断意义的相关蛋白[218]。

12.5.3.2　线粒体蛋白质组学用于肿瘤耐药相关蛋白的筛选

筛选肿瘤细胞的耐药性与细胞内凋亡机制的异常改变密切相关，而线粒体对肿瘤细胞凋亡的调控可直接影响其耐药性。Y. J. Jiang 等人比较了非霍奇金淋巴瘤（NHL）、拉吉细胞（Raji cell）、阿霉素（ADR）培养与正常培养细胞株之间线粒体蛋白的表达差异，发现了 ADR 培养的细胞线粒体中热休克蛋白 70（HSP70）、抗增殖蛋白（prohibitin，PHB）和人腺苷三磷酸结合转运体 B6（ATP-binding cassette transporter isoform B6，ABCB6）的异常表达[219]。HSP70 可抑制细胞内氧化应激和细胞凋亡，其高表达常提示肿瘤患者预后不良[220]；ABCB6 定位于线粒体外膜，与细胞内的物质运输有关，它的异常表达可能影响细胞内稳态，从而起到促肿瘤和肿瘤细胞多药耐药等作用，但具体机制仍不清楚[221]；PHB 可能通过与 Rb 蛋白（retinoblastoma protein）作用抑制转录因子 E2F 的活性，抑制肿瘤细胞凋亡[222]。但是，Z. Dai 等人采用差示凝胶电泳（two-dimensional difference gel electrophoresis，2D-

DIGE)技术分离样品，比较了铂类化疗药敏感的卵巢癌细胞系 SKOV3、A2780 和铂类化疗药不敏感的卵巢癌亚细胞系 SKOV3/CDDP、SKOV3/CBP、A2780/CDDP、A2780/CBP 之间线粒体蛋白质表达谱的差异，发现在耐药细胞系线粒体中有 PHB 表达的显著下调，认为卵巢癌细胞的耐药性与线粒体中 PHB 的低表达有关[223]。PHB 被认为定位于细胞核、线粒体内膜等部位，上述现象可能与 PHB 在不同细胞内的定位差别以及不同的线粒体分离技术有关；同时，PHB 的功能也存在争议，以上研究至少可以说明亚细胞分离技术在研究细胞内广泛定位的蛋白时的重要作用。另外，Y.Jiang 等人还分析了耐放疗 NHL 拉吉细胞株的线粒体蛋白质组，鉴定出了 23 种差异表达蛋白，其中 RECQL4、MKI67 和 ATAD3B 可能作为肿瘤细胞耐受放疗的潜在标志物[224]。

12.6　小结与展望

线粒体是复杂的细胞器，会影响癌症的发生、生长、持续和转移，并且线粒体生物学中除能量产生外的许多方面都积极地促进了肿瘤的发生，这些包括线粒体质量、动力学、细胞死亡调节、氧化还原稳态、代谢调节和信号转导。线粒体生物学这些方面之间的相互作用导致线粒体调节细胞生理学的协调程序，并突出了线粒体在癌症中的多效性功能。另外，类似于生长因子信号转导途径中致癌突变的转化发现，线粒体代谢酶的突变是癌症生物学中令人兴奋的新领域。线粒体赋予肿瘤细胞的灵活性，包括燃料利用、生物能学、细胞死亡易感性和氧化应激的改变，可以在恶劣的环境条件下（如饥饿以及在化学疗法和针对性癌症治疗期间）生存。因此，为了有效地治疗癌症，还必须考虑线粒体提供的治疗干预的逃逸途径，消除这种灵活性的组合疗法的未来研究对推进癌症治疗至关重要。

此外，由于有两套相对独立的基因转录和蛋白质编码系统的存在，以及线粒体与细胞凋亡、信号转导等功能的密切相关性，线粒体基因和蛋白水平上的变化极易引起细胞功能的紊乱。在肿瘤的发生、发展过程中，细胞线粒体本身数量与功能的改变也会引起相关蛋白含量的变化。目前，线粒体蛋白质组学的研究和应用虽仍不广泛，但既往的研究已经体现出线粒体蛋白质组学技术在肿瘤研究中的价值。随着蛋白质组学技术的不断发展，尤其是亚细胞分离技术的进步，线粒体蛋白质组学将成为肿瘤研究中新的热点。

（吴　晋　刘　洋）

参考文献

[1] WALBERG M W，CLAYTON D A. Sequence and properties of the human KB cell and mouse L cell D-loop regions of mitochondrial DNA[J]. Nucleic Acids Res，1981，9(20)：5411-5421.

[2] LECRENIER N, FOURY F. New features of mitochondrial DNA replication system in yeast and man[J]. Gene, 2000, 246(1-2): 37-48.

[3] ORTIZ G G, MIRELES-RAMÍREZ M A, GONZÁLEZ-USIGLI H, et al. Mitochondrial aging and metabolism: the importance of a good relationship in the central nervous system[M]. United Kingdom: Mitochondrial DNA-New Insights Intech Open, 2018.

[4] GORMAN G S, SCHAEFER A M, NG Y, et al. Prevalence of nuclear and mitochondrial DNA mutations related to adult mitochondrial disease[J]. Ann Neurol, 2015, 77(5): 753-759.

[5] RYAN M T, HOOGENRAAD N J. Mitochondrial-nuclear communications[J]. Annu Rev Biochem, 2007(76): 701-722.

[6] DIAZ F, MORAES C T. Mitochondrial biogenesis and turnover[J]. Cell Calcium, 2008, 44(1): 24-35.

[7] WALLACE D C. A mitochondrial paradigm of metabolic and degenerative diseases, aging, and cancer: a dawn for evolutionary medicine[J]. Annu Rev Genet, 2005(39): 359-407.

[8] KUCEJ M, BUTOW R A. Evolutionary tinkering with mitochondrial nucleoids[J]. Trends Cell Biol, 2007, 17(12): 586-592.

[9] CHEN X J, BUTOW R A. The organization and inheritance of the mitochondrial genome[J]. Nat Rev Genet, 2005, 6(11): 815-825.

[10] DIFFLEY J F, STILLMAN B. A close relative of the nuclear, chromosomal high-mobility group protein HMG1 in yeast mitochondria[J]. Proc Natl Acad Sci USA, 1991, 88(17): 7864-7868.

[11] BONEKAMP N A, LARSSON N G. Snapshot: mitochondrial nucleoid[J]. Cell, 2018, 172(1-2): 388.

[12] WANG Y, BOGENHAGEN D F. Human mitochondrial DNA nucleoids are linked to protein folding machinery and metabolic enzymes at the mitochondrial inner membrane[J]. J Biol Chem, 2006, 281(35): 25791-25802.

[13] KAUKONEN J, JUSELIUS J K, TIRANTI V, et al. Role of adenine nucleotide translocator 1 in mtDNA maintenance[J]. Science, 2000, 289(5480): 782-785.

[14] BOGENHAGEN D F, ROUSSEAU D, BURKE S. The layered structure of human mitochondrial DNA nucleoids[J]. J Biol Chem, 2008, 283(6): 3665-3675.

[15] HOSHIDE R, MATSUURA T, HARAGUCHI Y, et al. Carbamyl phosphate synthetase I deficiency: one base substitution in an exon of the CPS I gene causes a 9-basepair deletion due to aberrant splicing[J]. J Clin Invest, 1993, 91(5): 1884-1887.

[16] USHIKUBO S, AOYAMA T, KAMIJO T, et al. Molecular characterization of mitochondrial trifunctional protein deficiency: formation of the enzyme complex is important for stabilization of both alpha-and beta-subunits[J]. Am J Hum Genet, 1996, 58(5): 979-988.

[17] MOOTHA V K, LEPAGE P, MILLER K, et al. Identification of a gene causing human cytochrome c oxidase deficiency by integrative genomics[J]. Proc Natl Acad Sci USA, 2003, 100(2): 605-610.

[18] KANKI T, OHGAKI K, GASPARI M, et al. Architectural role of mitochondrial transcription factor A in maintenance of human mitochondrial DNA[J]. Mol Cell Biol, 2004, 24(22): 9823-9834.

[19] ARAKAKI N, NISHIHAMA T, KOHDA A, et al. Regulation of mitochondrial morphology and cell survival by Mitogenin I and mitochondrial single-stranded DNA binding protein[J]. Bio-

chim Biophys Acta, 2006, 1760(9): 1364-1372.

[20] WONG T S, RAJAGOPALAN S, TOWNSLEY F M, et al. Physical and functional interactions between human mitochondrial single-stranded DNA-binding protein and tumour suppressor p53 [J]. Nucleic acids research, 2009, 37(2): 568-581.

[21] CHEN X J, WANG X, KAUFMAN B A, et al. Aconitase couples metabolic regulation to mitochondrial DNA maintenance[J]. Science, 2005, 307(5710): 714-717.

[22] SHADEL G S. Mitochondrial DNA, aconitase wraps it up[J]. Trends Biochem Sci, 2005, 30(6): 294-296.

[23] STRATTON M R, CAMPBELL P J, FUTREAL P A. The cancer genome[J]. Nature, 2009, 458(7239): 719-724.

[24] JU Y S, ALEXANDROV L B, GERSTUNG M, et al. Origins and functional consequences of somatic mitochondrial DNA mutations in human cancer[J]. Elife, 2014(3): e02935.

[25] STEWART J B, ALAEI-MAHABADI B, SABARINATHAN R, et al. Simultaneous DNA and RNA mapping of somatic mitochondrial mutations across diverse human cancers[J]. PLoS Genet, 2015, 11(6): e1005333.

[26] 李玉文, 刘青杰. 线粒体基因表达的影响因素及其在肿瘤细胞中的表达[J]. 癌变 畸变 突变, 2008, 20(6): 490-492.

[27] GOFFART S, WIESNER R J. Regulation and co-ordination of nuclear gene expression during mitochondrial biogenesis[J]. Exp Physiol, 2003, 88(1): 33-40.

[28] BERDANIER C D. Mitochondrial gene expression: influence of nutrients and hormones[J]. Exp Biol Med(Maywood), 2006, 231(10): 1593-1601.

[29] 谭小玲, 柳君泽, 曹利飞, 等. 长时间缺氧对大鼠脑皮质线粒体细胞色素氧化酶活性及亚基Ⅰ、Ⅳ蛋白表达的影响[J]. 中华航空航天医学杂志, 2002, 13(4): 239-242.

[30] 高文祥, 吴利平. 急、慢性缺氧对大鼠脑线粒体能量代谢的影响[J]. 中国病理生理杂志, 2000, 16(10): 879-882.

[31] 韩玿波, 李凡, 毛晓韵, 等. 线粒体 DNA 转录表达与胃癌发生关系的研究[J]. 中国肿瘤临床, 2006, 33(21): 1205-1209.

[32] VIJAYASARATHY C, DAMLE S, PRABU S K, et al. Adaptive changes in the expression of nuclear and mitochondrial encoded subunits of cytochrome c oxidase and the catalytic activity during hypoxia[J]. European journal of biochemistry, 2003, 270(5): 871-879.

[33] 李建明, 周红, 蔡黔, 等. 过氧化氢对肠上皮细胞线粒体编码基因 mRNA 的影响[J]. 第三军医大学学报, 2002, 24(3): 267-270.

[34] 谢燕, 江海洪, 龚茜芬, 等. 微波辐照对大鼠脑海马和皮层神经细胞线粒体超微结构及 mtTFA mRNA 表达的影响[J]. 中华劳动卫生职业病杂志, 2004, 22(2): 104-107.

[35] 孙玉兰, 胡义德, 钱海洪. X 射线诱导人肺腺癌 A549 细胞凋亡及线粒体 DNA 基因表达下调[J]. 中华放射医学与防护杂志, 2007, 27(5): 433-437.

[36] 柳君泽, 高文祥, 蔡明春, 等. ATP 浓度和缺氧暴露对大鼠脑线粒体 RNA 和蛋白质体外合成的影响[J]. 生理学报, 2002, 54(6): 485-489.

[37] CHU J, TONG M, DE LA MONTE S M. Chronic ethanol exposure causes mitochondrial dysfunction and oxidative stress in immature central nervous system neurons[J]. Acta Neuropathol, 2007, 113(6): 659-673.

[38] BERDANIER C D, EVERTS H B, HERMOYIAN C, et al. Role of vitamin A in mitochondrial

gene expression[J]. Diabetes research and clinical practice, 2001(54): S11-S27.

[39] EVERTS H B, CLAASSEN D O, HERMOYIAN C L, et al. Nutrient-gene interactions: dietary vitamin A and mitochondrial gene expression[J]. IUBMB Life, 2002, 53(6): 295-301.

[40] WANG J, SILVA J P, GUSTAFSSON C M, et al. Increased in vivo apoptosis in cells lacking mitochondrial DNA gene expression[J]. Proceedings of the National Academy of Sciences, 2001, 98(7): 4038-4043.

[41] 王洁, 王学敏, 龙建纲, 等. 人肝癌SMMC-7721细胞株部分线粒体基因表达的研究[J]. 第二军医大学学报, 2006, 27(1): 46-50.

[42] YAMAMOTO A, HORAI S, YUASA Y. Increased level of mitochondrial gene expression in polyps of familial polyposis coli patients[J]. Biochemical and biophysical research communications, 1989, 159(3): 1100-1106.

[43] PARRELLA P, XIAO Y, FLISS M, et al. Detection of mitochondrial DNA mutations in primary breast cancer and fine-needle aspirates[J]. Cancer research, 2001, 61(20): 7623-7626.

[44] LABICHE R A, DEMARS M, NICOLSON G L. Transcripts of the mitochondrial gene *ND5* are overexpressed in highly metastatic murine large cell lymphoma cells[J]. Vivo, 1992, 6(4): 317-324.

[45] VYAS S, ZAGANJOR E, HAIGIS M C. Mitochondria and cancer[J]. Cell, 2016, 166(3): 555-566.

[46] TAN Z, LUO X, XIAO L, et al. The role of PGC1α in cancer metabolism and its therapeutic implications PGC1α in cancer metabolism and its therapeutic implications[J]. Molecular cancer therapeutics, 2016, 15(5): 774-782.

[47] LOPEZ J, TAIT S. Mitochondrial apoptosis: killing cancer using the enemy within[J]. British journal of cancer, 2015, 112(6): 957-962.

[48] ZHANG H, GAO P, FUKUDA R, et al. HIF1 inhibits mitochondrial biogenesis and cellular respiration in VHL-deficient renal cell carcinoma by repression of c-Myc activity[J]. Cancer cell, 2007, 11(5): 407-420.

[49] LAMB R, HARRISON H, HULIT J, et al. Mitochondria as new therapeutic targets for eradicating cancer stem cells: quantitative proteomics and functional validation via MCT1/MCT2 inhibition[J]. Oncotarget, 2014, 5(22): 11029.

[50] DE LUCA A, FIORILLO M, PEIRIS-PAGÈS M, et al. Mitochondrial biogenesis is required for the anchorage-independent survival and propagation of stem-like cancer cells[J]. Oncotarget, 2015, 6(17): 14777.

[51] LEBLEU V S, O'CONNELL J T, GONZALEZ HERRERA K N, et al. PGC1α mediates mitochondrial biogenesis and oxidative phosphorylation in cancer cells to promote metastasis[J]. Nature cell biology, 2014, 16(10): 992-1003.

[52] LI F, WANG Y, ZELLER K I, et al. Myc stimulates nuclearly encoded mitochondrial genes and mitochondrial biogenesis[J]. Molecular and cellular biology, 2005, 25(14): 6225-6234.

[53] MORITA M, GRAVEL S P, HULEA L, et al. mTOR coordinates protein synthesis, mitochondrial activity and proliferation[J]. Cell cycle, 2015, 14(4): 473-480.

[54] GOPAL Y V, RIZOS H, CHEN G, et al. Inhibition of mTORC1/2 overcomes resistance to MAPK pathway inhibitors mediated by PGC1α and oxidative phosphorylation in melanoma[J]. Cancer research, 2014, 74(23): 7037-7047.

[55] HAQ R, SHOAG J, ANDREU-PEREZ P, et al. Oncogenic BRAF regulates oxidative metabolism via PGC1α and MITF[J]. Cancer cell, 2013, 23(3): 302-315.

[56] VIALE A, PETTAZZONI P, LYSSIOTIS C A, et al. Oncogene ablation-resistant pancreatic cancer cells depend on mitochondrial function[J]. Nature, 2014, 514(7524): 628-632.

[57] SANCHO P, BURGOS-RAMOS E, TAVERA A, et al. Myc/PGC1α balance determines the metabolic phenotype and plasticity of pancreatic cancer stem cells[J]. Cell metabolism, 2015, 22(4): 590-605.

[58] DANG C V, KIM J W, GAO P, et al. The interplay between Myc and HIF in cancer[J]. Nature reviews cancer, 2008, 8(1): 51-56.

[59] HSU C C, TSENG L M, LEE H C. Role of mitochondrial dysfunction in cancer progression[J]. Experimental biology and medicine, 2016, 241(12): 1281-1295.

[60] BARDELLA C, POLLARD P J, TOMLINSON I. SDH mutations in cancer[J]. BBA Bioenergetics, 2011, 1807(11): 1432-1443.

[61] GHEZZI D, GOFFRINI P, UZIEL G, et al. SDHAF1, encoding a LYR complex Ⅱ specific assembly factor, is mutated in SDH-defective infantile leukoencephalopathy[J]. Nature genetics, 2009, 41(6): 654-656.

[62] HAO H-X, KHALIMONCHUK O, SCHRADERS M, et al. *SDH5*, a gene required for flavination of succinate dehydrogenase, is mutated in paraganglioma[J]. Science, 2009, 325(5944): 1139-1142.

[63] ASTUTI D, LATIF F, DALLOL A, et al. Gene mutations in the succinate dehydrogenase subunit SDHB cause susceptibility to familial pheochromocytoma and to familial paraganglioma[J]. The American journal of human genetics, 2001, 69(1): 49-54.

[64] BAYSAL B E, FERRELL R E, WILLETT-BROZICK J E, et al. Mutations in *SDHD*, a mitochondrial complex Ⅱ gene, in hereditary paraganglioma[J]. Science, 2000, 287(5454): 848-851.

[65] JANEWAY K A, KIM S Y, LODISH M, et al. Defects in succinate dehydrogenase in gastrointestinal stromal tumors lacking KIT and PDGFRA mutations[J]. Proceedings of the National Academy of Sciences, 2011, 108(1): 314-318.

[66] RICKETTS C, WOODWARD E R, KILLICK P, et al. Germline SDHB mutations and familial renal cell carcinoma[J]. Journal of the National Cancer Institute, 2008, 100(17): 1260-1262.

[67] PAIK J Y, TOON C W, BENN D E, et al. Renal carcinoma associated with succinate dehydrogenase B mutation: a new and unique subtype of renal carcinoma[J]. Journal of clinical oncology, 2014, 32(6): e10-e13.

[68] KIM S, KIM D H, JUNG W H, et al. Succinate dehydrogenase expression in breast cancer[J]. Springerplus, 2013(2): 1-12.

[69] SELAK M A, ARMOUR S M, MACKENZIE E D, et al. Succinate links TCA cycle dysfunction to oncogenesis by inhibiting HIFα prolyl hydroxylase[J]. Cancer cell, 2005, 7(1): 77-85.

[70] GUZY R D, SHARMA B, BELL E, et al. Loss of the SdhB, but not the SdhA, subunit of complex Ⅱ triggers reactive oxygen species-dependent hypoxia-inducible factor activation and tumorigenesis[J]. Molecular and cellular biology, 2008, 28(2): 718-731.

[71] OWENS K M, AYKIN-BURNS N, DAYAL D, et al. Genomic instability induced by mutant succinate dehydrogenase subunit D(SDHD) is mediated by $O_2^{\cdot -}$ and H_2O_2[J]. Free radical biolo-

gy and medicine, 2012, 52(1): 160-166.

[72] XIAO M, YANG H, XU W, et al. Inhibition of α-KG-dependent histone and DNA demethylases by fumarate and succinate that are accumulated in mutations of FH and SDH tumor suppressors[J]. Genes and development, 2012, 26(12): 1326-1338.

[73] LETOUZÉ E, MARTINELLI C, LORIOT C, et al. SDH mutations establish a hypermethylator phenotype in paraganglioma[J]. Cancer cell, 2013, 23(6): 739-752.

[74] SUDARSHAN S, SOURBIER C, KONG H S, et al. Fumarate hydratase deficiency in renal cancer induces glycolytic addiction and hypoxia-inducible transcription factor 1α stabilization by glucose-dependent generation of reactive oxygen species[J]. Molecular and cellular biology, 2009, 29(15): 4080-4090.

[75] TONG W H, SOURBIER C, KOVTUNOVYCH G, et al. The glycolytic shift in fumarate-hydratase-deficient kidney cancer lowers AMPK levels, increases anabolic propensities and lowers cellular iron levels[J]. Cancer cell, 2011, 20(3): 315-327.

[76] LAUNONEN V, VIERIMAA O, KIURU M, et al. Inherited susceptibility to uterine leiomyomas and renal cell cancer[J]. Proc Natl Acad Sci USA, 2001, 98(6): 3387-3392.

[77] TOMLINSON I P, ALAM N A, ROWAN A J, et al. Germline mutations in FH predispose to dominantly inherited uterine fibroids, skin leiomyomata and papillary renal cell cancer[J]. Nat Genet, 2002, 30(4): 406-410.

[78] SUDARSHAN S, SHANMUGASUNDARAM K, NAYLOR S L, et al. Reduced expression of fumarate hydratase in clear cell renal cancer mediates HIF2α accumulation and promotes migration and invasion[J]. PLoS One, 2011, 6(6): e21037.

[79] CASTRO-VEGA L J, BUFFET A, DE CUBAS A A, et al. Germline mutations in FH confer predisposition to malignant pheochromocytomas and paragangliomas[J]. Hum Mol Genet, 2014, 23(9): 2440-2446.

[80] ISAACS J S, JUNG Y J, MOLE D R, et al. HIF overexpression correlates with biallelic loss of fumarate hydratase in renal cancer: novel role of fumarate in regulation of HIF stability[J]. Cancer cell, 2005, 8(2): 143-153.

[81] ADAM J, HATIPOGLU E, O'FLAHERTY L, et al. Renal cyst formation in FH1-deficient mice is independent of the HIF/PHD pathway: roles for fumarate in KEAP1 succination and Nrf2 signaling[J]. Cancer cell, 2011, 20(4): 524-537.

[82] SULLIVAN L B, MARTINEZ-GARCIA E, NGUYEN H, et al. The proto-oncometabolite fumarate binds glutathione to amplify ROS-dependent signaling[J]. Mol Cell, 2013, 51(2): 236-248.

[83] YAN H, PARSONS D W, JIN G, et al. IDH1 and IDH2 mutations in gliomas[J]. N Engl J Med, 2009, 360(8): 765-773.

[84] PARSONS D W, JONES S, ZHANG X, et al. An integrated genomic analysis of human glioblastoma multiforme[J]. Science, 2008, 321(5897): 1807-1812.

[85] KLOOSTERHOF N K, BRALTEN L B, DUBBINK H J, et al. Isocitrate dehydrogenase-1 mutations: a fundamentally new understanding of diffuse glioma?[J]. Lancet Oncol, 2011, 12(1): 83-91.

[86] MARDIS E R, DING L, DOOLING D J, et al. Recurring mutations found by sequencing an acute myeloid leukemia genome[J]. N Engl J Med, 2009, 361(11): 1058-1066.

[87] CAIRNS R A, IQBAL J, LEMONNIER F, et al. IDH2 mutations are frequent in angioimmunoblastic T cell lymphoma[J]. Blood, 2012, 119(8): 1901-1903.

[88] BORGER D R, GOYAL L, YAU T, et al. Circulating oncometabolite 2-hydroxyglutarate is a potential surrogate biomarker in patients with isocitrate dehydrogenase-mutant intrahepatic cholangiocarcinoma[J]. Clin Cancer Res, 2014, 20(7): 1884-1890.

[89] AMARY M F, BACSI K, MAGGIANI F, et al. IDH1 and IDH2 mutations are frequent events in central chondrosarcoma and central and periosteal chondromas but not in other mesenchymal tumours[J]. J Pathol, 2011, 224(3): 334-343.

[90] SJOBLOM T, JONES S, WOOD L D, et al. The consensus coding sequences of human breast and colorectal cancers[J]. Science, 2006, 314(5797): 268-274.

[91] KATO KANEKO M, LIU X, OKI H, et al. Isocitrate dehydrogenase mutation is frequently observed in giant cell tumor of bone[J]. Cancer Sci, 2014, 105(6): 744-748.

[92] SHIBATA T, KOKUBU A, MIYAMOTO M, et al. Mutant IDH1 confers an in vivo growth in a melanoma cell line with BRAF mutation[J]. Am J Pathol, 2011, 178(3): 1395-1402.

[93] KANG M R, KIM M S, OH J E, et al. Mutational analysis of IDH1 codon 132 in glioblastomas and other common cancers[J]. Int J Cancer, 2009, 125(2): 353-355.

[94] LIU X, KATO Y, KANEKO M K, et al. Isocitrate dehydrogenase 2 mutation is a frequent event in osteosarcoma detected by a multi-specific monoclonal antibody MsMab-1[J]. Cancer Med, 2013, 2(6): 803-814.

[95] WATANABE T, NOBUSAWA S, KLEIHUES P, et al. IDH1 mutations are early events in the development of astrocytomas and oligodendrogliomas[J]. Am J Pathol, 2009, 174(4): 1149-1153.

[96] DANG L, WHITE D W, GROSS S, et al. Cancer-associated IDH1 mutations produce 2-hydroxyglutarate[J]. Nature, 2009, 462(7274): 739-744.

[97] XU W, YANG H, LIU Y, et al. Oncometabolite 2-hydroxyglutarate is a competitive inhibitor of alpha-ketoglutarate-dependent dioxygenases[J]. Cancer cell, 2011, 19(1): 17-30.

[98] LATINI A, DA SILVA C G, FERREIRA G C, et al. Mitochondrial energy metabolism is markedly impaired by D-2-hydroxyglutaric acid in rat tissues[J]. Mol Genet Metab, 2005, 86(1-2): 188-199.

[99] REITMAN Z J, JIN G, KAROLY E D, et al. Profiling the effects of isocitrate dehydrogenase 1 and 2 mutations on the cellular metabolome[J]. Proc Natl Acad Sci USA, 2011, 108(8): 3270-3275.

[100] WARD P S, PATEL J, WISE D R, et al. The common feature of leukemia-associated IDH1 and IDH2 mutations is a neomorphic enzyme activity converting alpha-ketoglutarate to 2-hydroxyglutarate[J]. Cancer cell, 2010, 17(3): 225-234.

[101] CHOWDHURY R, YEOH K K, TIAN Y M, et al. The oncometabolite 2-hydroxyglutarate inhibits histone lysine demethylases[J]. EMBO Rep, 2011, 12(5): 463-469.

[102] FIGUEROA M E, ABDEL-WAHAB O, LU C, et al. Leukemic IDH1 and IDH2 mutations result in a hypermethylation phenotype, disrupt TET2 function, and impair hematopoietic differentiation[J]. Cancer cell, 2010, 18(6): 553-567.

[103] LU C, WARD P S, KAPOOR G S, et al. IDH mutation impairs histone demethylation and results in a block to cell differentiation[J]. Nature, 2012, 483(7390): 474-478.

[104] KOIVUNEN P, LEE S, DUNCAN C G, et al. Transformation by the R-enantiomer of 2 - hydroxyglutarate linked to EGLN activation[J]. Nature, 2012, 483(7390): 484 - 488.

[105] LOSMAN J A, LOOPER R E, KOIVUNEN P, et al. R - 2 - hydroxyglutarate is sufficient to promote leukemogenesis and its effects are reversible[J]. Science, 2013, 339(6127): 1621 - 1625.

[106] HALLOWS W C, LEE S, DENU J M. Sirtuins deacetylate and activate mammalian acetyl - CoA synthetases[J]. Proc Natl Acad Sci USA, 2006, 103(27): 10230 - 10235.

[107] HIRSCHEY M D, SHIMAZU T, GOETZMAN E, et al. SIRT3 regulates mitochondrial fatty-acid oxidation by reversible enzyme deacetylation[J]. Nature, 2010, 464(7285): 121 - 125.

[108] KIM H S, PATEL K, MULDOON-JACOBS K, et al. SIRT3 is a mitochondria-localized tumor suppressor required for maintenance of mitochondrial integrity and metabolism during stress[J]. Cancer cell, 2010, 17(1): 41 - 52.

[109] FINLEY L W, CARRACEDO A, LEE J, et al. SIRT3 opposes reprogramming of cancer cell metabolism through HIF1α destabilization[J]. Cancer cell, 2011, 19(3): 416 - 428.

[110] MUCAJ V, SHAY J E, SIMON M C. Effects of hypoxia and HIF on cancer metabolism[J]. Int J Hematol, 2012, 95(5): 464 - 470.

[111] IVAN M, KONDO K, YANG H, et al. HIFα targeted for VHL-mediated destruction by proline hydroxylation: implications for O_2 sensing[J]. Science, 2001, 292(5516): 464 - 468.

[112] JAAKKOLA P, MOLE D R, TIAN Y M, et al. Targeting of HIFα to the von Hippel-Lindau ubiquitylation complex by O_2 - regulated prolyl hydroxylation[J]. Science, 2001, 292(5516): 468 - 472.

[113] SEMENZA G L. Targeting HIF1 for cancer therapy[J]. Nat Rev Cancer, 2003, 3(10): 721 - 732.

[114] SEMENZA G L. Defining the role of hypoxia-inducible factor 1 in cancer biology and therapeutics[J]. Oncogene, 2010, 29(5): 625 - 634.

[115] SEMENZA G L. Hypoxia-inducible factors: mediators of cancer progression and targets for cancer therapy[J]. Trends Pharmacol Sci, 2012, 33(4): 207 - 214.

[116] FUKUDA R, ZHANG H, KIM J W, et al. HIF1 regulates cytochrome oxidase subunits to optimize efficiency of respiration in hypoxic cells[J]. Cell, 2007, 129(1): 111 - 122.

[117] SCIACOVELLI M, GUZZO G, MORELLO V, et al. The mitochondrial chaperone TRAP1 promotes neoplastic growth by inhibiting succinate dehydrogenase[J]. Cell Metab, 2013, 17(6): 988 - 999.

[118] VOUSDEN K H, RYAN K M. p53 and metabolism[J]. Nat Rev Cancer, 2009, 9(10): 691 - 700.

[119] SCHWARTZENBERG-BAR-YOSEPH F, ARMONI M, KARNIELI E. The tumor suppressor p53 down-regulates glucose transporters *GLUT1* and *GLUT4* gene expression[J]. Cancer Res, 2004, 64(7): 2627 - 2633.

[120] KAWAUCHI K, ARAKI K, TOBIUME K, et al. p53 regulates glucose metabolism through an IKK-NF-κB pathway and inhibits cell transformation[J]. Nat Cell Biol, 2008, 10(5): 611 - 618.

[121] BERKERS C R, MADDOCKS O D, CHEUNG E C, et al. Metabolic regulation by p53 family members[J]. Cell Metab, 2013, 18(5): 617 - 633.

[122] BENSAAD K, TSURUTA A, SELAK M A, et al. TIGAR, a p53-inducible regulator of glycolysis and apoptosis[J]. Cell, 2006, 126(1): 107-120.

[123] KONDOH H, LLEONART M E, GIL J, et al. Glycolytic enzymes can modulate cellular life span[J]. Cancer Res, 2005, 65(1): 177-185.

[124] OKAMURA S, NG C C, KOYAMA K, et al. Identification of seven genes regulated by wild-type p53 in a colon cancer cell line carrying a well-controlled wild-type p53 expression system[J]. Oncol Res, 1999, 11(6): 281-285.

[125] STAMBOLSKY P, WEISZ L, SHATS I, et al. Regulation of AIF expression by p53[J]. Cell Death Differ, 2006, 13(12): 2140-2149.

[126] HU W, ZHANG C, WU R, et al. Glutaminase 2, a novel p53 target gene regulating energy metabolism and antioxidant function[J]. Proc Natl Acad Sci USA, 2010, 107(16): 7455-7460.

[127] JIANG P, DU W, MANCUSO A, et al. Reciprocal regulation of p53 and malic enzymes modulates metabolism and senescence[J]. Nature, 2013, 493(7434): 689-693.

[128] BOURDON A, MINAI L, SERRE V, et al. Mutation of RRM2B, encoding p53-controlled ribonucleotide reductase(p53R2), causes severe mitochondrial DNA depletion[J]. Nat Genet, 2007, 39(6): 776-780.

[129] ACHANTA G, SASAKI R, FENG L, et al. Novel role of p53 in maintaining mitochondrial genetic stability through interaction with DNA Pol gamma[J]. EMBO J, 2005, 24(19): 3482-3492.

[130] HUANG G, LI H, ZHANG H. Abnormal expression of mitochondrial ribosomal proteins and their encoding genes with cell apoptosis and diseases[J]. Int J Mol Sci, 2020, 21(22): 8879.

[131] ANDRAWUS M, SHARVIT L, SHEKHIDEM H A, et al. The effects of environmental stressors on candidate aging associated genes[J]. Exp Gerontol, 2020(137): 110952.

[132] GHOUSSAINI M, FRENCH J D, MICHAILIDOU K, et al. Evidence that the 5p12 variant rs10941679 confers susceptibility to estrogen-receptor-positive breast cancer through FGF10 and MRPS30 regulation[J]. Am J Hum Genet, 2016, 99(4): 903-911.

[133] ZHANG Y, MANJUNATH M, ZHANG S, et al. Integrative genomic analysis predicts causative cis-regulatory mechanisms of the breast cancer-associated genetic variant rs4415084[J]. Cancer Res, 2018, 78(7): 1579-1591.

[134] GUO X, LIN W, BAO J, et al. A Comprehensive cis-eQTL analysis revealed target genes in breast cancer susceptibility loci identified in genome-wide association studies[J]. Am J Hum Genet, 2018, 102(5): 890-903.

[135] WU B, PAN Y, LIU G, et al. MRPS30-DT knockdown inhibits breast cancer progression by targeting Jab1/Cops5[J]. Front Oncol, 2019(9): 1170.

[136] HAMDI Y, SOUCY P, ADOUE V, et al. Association of breast cancer risk with genetic variants showing differential allelic expression: identification of a novel breast cancer susceptibility locus at 4q21[J]. Oncotarget, 2016, 7(49): 80140-80163.

[137] SOTGIA F, FIORILLO M, LISANTI M P. Mitochondrial markers predict recurrence, metastasis and tamoxifen-resistance in breast cancer patients: early detection of treatment failure with companion diagnostics[J]. Oncotarget, 2017, 8(40): 68730-68745.

[138] LEE Y K, LIM J J, JEOUN U W, et al. Lactate-mediated mitoribosomal defects impair mito-

chondrial oxidative phosphorylation and promote hepatoma cell invasiveness[J]. J Biol Chem, 2017, 292(49): 20208 – 20217.

[139] QIU R, SHI H, WANG S, et al. BRMS1 coordinates with LSD1 and suppresses breast cancer cell metastasis[J]. Am J Cancer Res, 2018, 8(10): 2030 – 2045.

[140] LIU L, LUO C, LUO Y, et al. MRPL33 and its splicing regulator hnRNPK are required for mitochondria function and implicated in tumor progression[J]. Oncogene, 2018, 37(1): 86 – 94.

[141] MORAIS-RODRIGUES F, SILV ERIO-MACHADO R, KATO R B, et al. Analysis of the microarray gene expression for breast cancer progression after the application modified logistic regression[J]. Gene, 2020(726): 144168.

[142] ZHANG Q, LIANG Z, GAO Y, et al. Differentially expressed mitochondrial genes in breast cancer cells: potential new targets for anti-cancer therapies[J]. Gene, 2017(596): 45 – 52.

[143] CHEN C W, FU M, DU Z H, et al. Long noncoding RNA MRPL23 – AS1 promotes adenoid cystic carcinoma lung metastasis[J]. Cancer Res, 2020, 80(11): 2273 – 2285.

[144] GUO T, ZAMBO K D A, ZAMUNER F T, et al. Chromatin structure regulates cancer-specific alternative splicing events in primary HPV-related oropharyngeal squamous cell carcinoma[J]. Epigenetics, 2020, 15(9): 959 – 971.

[145] PU M, WANG J, HUANG Q, et al. High MRPS23 expression contributes to hepatocellular carcinoma proliferation and indicates poor survival outcomes[J]. Tumour Biol, 2017, 39(7): 1010428317709127.

[146] ZHOU C, CHEN Z, PENG C, et al. Long noncoding RNA TRIM52 – AS1 sponges miR – 514a – 5p to facilitate hepatocellular carcinoma progression through increasing MRPS18A[J]. Cancer Biother Radiopharm, 2021, 36(2): 211 – 219.

[147] TIAN A, PU K, LI B, et al. Weighted gene coexpression network analysis reveals hub genes involved in cholangiocarcinoma progression and prognosis[J]. Hepatol Res, 2019, 49(10): 1195 – 1206.

[148] ZHUANG R, LU D, ZHUO J, et al. CR6 – interacting factor 1 inhibits invasiveness by suppressing TGF-beta-mediated epithelial-mesenchymal transition in hepatocellular carcinoma[J]. Oncotarget, 2017, 8(55): 94759 – 94768.

[149] SULTANA N, RAHMAN M, MYTI S, et al. A novel knowledge-derived data potentizing method revealed unique liver cancer-associated genetic variants[J]. Hum Genomics, 2019, 13(1): 30.

[150] LI J, FENG D, GAO C, et al. Isoforms S and L of MRPL33 from alternative splicing have isoform-specific roles in the chemoresponse to epirubicin in gastric cancer cells via the PI3K/AKT signaling pathway[J]. Int J Oncol, 2019, 54(5): 1591 – 1600.

[151] SOTGIA F, LISANTI M P. Mitochondrial biomarkers predict tumor progression and poor overall survival in gastric cancers: companion diagnostics for personalized medicine[J]. Oncotarget, 2017, 8(40): 67117 – 67128.

[152] YU M J, ZHAO N, SHEN H, et al. Long noncoding RNA MRPL39 inhibits gastric cancer proliferation and progression by directly targeting miR – 130[J]. Genet Test Mol Biomarkers, 2018, 22(11): 656 – 663.

[153] WU S, YUAN W, SHEN Y, et al. The miR – 608 rs4919510 polymorphism may modify canc-

er susceptibility based on type[J]. Tumour Biol，2017，39(6)：1010428317703819.

[154] YAN H X，ZHANG Y J，ZHANG Y，et al. CRIF1 enhances p53 activity via the chromatin remodeler SNF5 in the HCT116 colon cancer cell lines[J]. Biochim Biophys Acta Gene Regul Mech，2017，1860(4)：516 – 522.

[155] YU Y，GUO M，WEI Y，et al. FoxO3a confers cetuximab resistance in RAS wild-type metastatic colorectal cancer through c – Myc[J]. Oncotarget，2016，7(49)：80888 – 80900.

[156] MUSHTAQ M，ALI R H，KASHUBA V，et al. S18 family of mitochondrial ribosomal proteins：evolutionary history and Gly132 polymorphism in colon carcinoma[J]. Oncotarget，2016，7(34)：55649 – 55662.

[157] ZHANG L，LU P，YAN L，et al. MRPL35 is Up-Regulated in colorectal cancer and regulates colorectal cancer cell growth and apoptosis[J]. Am J Pathol，2019，189(5)：1105 – 1120.

[158] ABDUL AZIZ N A，MOKHTAR N M，HARUN R，et al. A 19 – gene expression signature as a predictor of survival in colorectal cancer[J]. BMC Med Genomics，2016，9(1)：58.

[159] YE J，LI H，WEI J，et al. Risk scoring system based on lncRNA expression for predicting survival in hepatocellular carcinoma with cirrhosis[J]. Asian Pac J Cancer Prev，2020，21(6)：1787 – 1795.

[160] MAIUTHED A，PRAKHONGCHEEP O，CHANVORACHOTE P. Microarray-based analysis of genes，transcription factors，and epigenetic modifications in lung cancer exposed to nitric oxide[J]. Cancer Genomics Proteomics，2020，17(4)：401 – 415.

[161] MAKI-NEVALA S，SARHADI V K，KNUUTTILA A，et al. Driver gene and novel mutations in asbestos-exposed lung adenocarcinoma and malignant mesothelioma detected by exome sequencing[J]. Lung，2016，194(1)：125 – 135.

[162] MORIN A，MADORE A M，KWAN T，et al. Exploring rare and low-frequency variants in the Saguenay-Lac-Saint-Jean population identified genes associated with asthma and allergy traits [J]. Eur J Hum Genet，2019，27(1)：90 – 101.

[163] HAO C，DUAN H，LI H，et al. Knockdown of MRPL42 suppresses glioma cell proliferation by inducing cell cycle arrest and apoptosis[J]. Biosci Rep，2018，38(2)：BSR20171456.

[164] WANG Z，LI J，LONG X，et al. MRPS16 facilitates tumor progression via the PI3K/Akt/Snail signaling axis[J]. J Cancer，2020，11(8)：2032 – 2043.

[165] ALSHABI A M，VASTRAD B，SHAIKH I A，et al. Identification of crucial candidate genes and pathways in glioblastoma multiform by bioinformatics analysis[J]. Biomolecules，2019，9(5)：201.

[166] TANG N Y，CHUEH F S，YU C C，et al. Benzyl isothiocyanate alters the gene expression with cell cycle regulation and cell death in human brain glioblastoma GBM 8401 cells[J]. Oncol Rep，2016，35(4)：2089 – 2096.

[167] LEBEDEV T D，VAGAPOVA E R，POPENKO V I，et al. Two receptors，two isoforms，two cancers：comprehensive analysis of KIT and TrkA expression in neuroblastoma and acute myeloid leukemia[J]. Front Oncol，2019(9)：1046.

[168] AASEBO E，BERVEN F S，HOVLAND R，et al. The progression of acute myeloid leukemia from first diagnosis to chemoresistant relapse：a comparison of proteomic and phosphoproteomic profiles[J]. Cancers，2020，12(6)：1466.

[169] GAO H Y，WANG W，LUO X G，et al. Screening of prognostic risk microRNA for acute

myeloid leukemia[J]. Hematology, 2018, 23(10): 747-755.

[170] ABAJI R, CEPPI F, PATEL S, et al. Genetic risk factors for VIPN in childhood acute lymphoblastic leukemia patients identified using whole-exome sequencing[J]. Pharmacogenomics, 2018, 19(15): 1181-1193.

[171] WU D, ZHAO J, MA H, et al. Integrating transcriptome-wide association study and copy number variation study identifies candidate genes and pathways for diffuse non-Hodgkin's lymphoma[J]. Cancer Genet, 2020(243): 7-10.

[172] CHRISTENSEN J N, SCHMIDT H, STEINICHE T, et al. Identification of robust reference genes for studies of gene expression in FFPE melanoma samples and melanoma cell lines[J]. Melanoma Res, 2020, 30(1): 26-38.

[173] ANTONY F, DEANTONIO C, COTELLA D, et al. High-throughput assessment of the antibody profile in ovarian cancer ascitic fluids[J]. Oncoimmunology, 2019, 8(9): e1614856.

[174] MUSHTAQ M, JENSEN L, DAVIDSSON S, et al. The MRPS18-2 protein levels correlate with prostate tumor progression and it induces CXCR4-dependent migration of cancer cells[J]. Sci Rep, 2018, 8(1): 2268.

[175] CHEN K, HE Y, LIU Y, et al. Gene signature associated with neuro-endocrine activity predicting prognosis of pancreatic carcinoma[J]. Mol Genet Genomic Med, 2019, 7(7): e00729.

[176] ZHAO D D, ZHAO X, LI W T. Identification of differentially expressed metastatic genes and their signatures to predict the overall survival of uveal melanoma patients by bioinformatics analysis[J]. Int J Ophthalmol, 2020, 13(7): 1046-1053.

[177] SULLIVAN L B, CHANDEL N S. Mitochondrial reactive oxygen species and cancer[J]. Cancer Metab, 2014(2): 17.

[178] HARRIS I S, TRELOAR A E, INOUE S, et al. Glutathione and thioredoxin antioxidant pathways synergize to drive cancer initiation and progression[J]. Cancer cell, 2015, 27(2): 211-222.

[179] ISHII T, YASUDA K, AKATSUKA A, et al. A mutation in the SDHC gene of complex II increases oxidative stress, resulting in apoptosis and tumorigenesis[J]. Cancer Res, 2005, 65(1): 203-209.

[180] CHANG C J, YIN P H, YANG D M, et al. Mitochondrial dysfunction-induced amphiregulin upregulation mediates chemo-resistance and cell migration in HepG2 cells[J]. Cell Mol Life Sci, 2009, 66(10): 1755-1765.

[181] VAN WAVEREN C, SUN Y, CHEUNG H S, et al. Oxidative phosphorylation dysfunction modulates expression of extracellular matrix: remodeling genes and invasion[J]. Carcinogenesis, 2006, 27(3): 409-418.

[182] AMUTHAN G, BISWAS G, ZHANG S Y, et al. Mitochondria-to-nucleus stress signaling induces phenotypic changes, tumor progression and cell invasion[J]. EMBO J, 2001, 20(8): 1910-1920.

[183] BISWAS G, TANG W, SONDHEIMER N, et al. A distinctive physiological role for I-κBβ in the propagation of mitochondrial respiratory stress signaling[J]. J Biol Chem, 2008, 283(18): 12586-12594.

[184] PORPORATO P E, FILIGHEDDU N, PEDRO J M B, et al. Mitochondrial metabolism and cancer[J]. Cell Res, 2018, 28(3): 265-280.

[185] HSU C C, WANG C H, WU L C, et al. Mitochondrial dysfunction represses HIF1α protein synthesis through AMPK activation in human hepatoma HepG2 cells[J]. Biochim Biophys Acta, 2013, 1830(10): 4743-4751.

[186] HSU C C, WU L C, HSIA C Y, et al. Energy metabolism determines the sensitivity of human hepatocellular carcinoma cells to mitochondrial inhibitors and biguanide drugs[J]. Oncol Rep, 2015, 34(3): 1620-1628.

[187] SUTENDRA G, KINNAIRD A, DROMPARIS P, et al. A nuclear pyruvate dehydrogenase complex is important for the generation of acetyl-CoA and histone acetylation[J]. Cell, 2014, 158(1): 84-97.

[188] 许静怡, 陈超翔, 韩锦艳, 等. 线粒体蛋白质组学研究进展[J]. 分析化学, 2015, 43(9): 8.

[189] WALLACE D C. Bioenergetic origins of complexity and disease[J]. Cold Spring Harb Symp Quant Biol, 2011(76): 1-16.

[190] CALVO S E, MOOTHA V K. The mitochondrial proteome and human disease[J]. Annu Rev Genomics Hum Genet, 2010(11): 25-44.

[191] WALLACE D C, FAN W, PROCACCIO V. Mitochondrial energetics and therapeutics[J]. Annu Rev Pathol, 2010(5): 297-348.

[192] JIANG Y, WANG X. Comparative mitochondrial proteomics: perspective in human diseases [J]. J Hematol Oncol, 2012(5): 11.

[193] PFLIEGER D, LE CAER J P, LEMAIRE C, et al. Systematic identification of mitochondrial proteins by LC-MS/MS[J]. Anal Chem, 2002, 74(10): 2400-2406.

[194] STIMPSON S E, COORSSEN J R, MYERS S J. Optimal isolation of mitochondria for proteomic analyses[J]. Anal Biochem, 2015(475): 1-3.

[195] FORNER F, FOSTER L J, CAMPANARO S, et al. Quantitative proteomic comparison of rat mitochondria from muscle, heart, and liver[J]. Mol Cell Proteomics, 2006, 5(4): 608-619.

[196] MARTELL J D, DEERINCK T J, SANCAK Y, et al. Engineered ascorbate peroxidase as a genetically encoded reporter for electron microscopy[J]. Nat Biotechnol, 2012, 30(11): 1143-1148.

[197] RHEE H W, ZOU P, UDESHI N D, et al. Proteomic mapping of mitochondria in living cells via spatially restricted enzymatic tagging[J]. Science, 2013, 339(6125): 1328-1331.

[198] GEIGER T, COX J, OSTASIEWICZ P, et al. Super-SILAC mix for quantitative proteomics of human tumor tissue[J]. Nat Methods, 2010, 7(5): 383-385.

[199] HUNG V, ZOU P, RHEE H W, et al. Proteomic mapping of the human mitochondrial intermembrane space in live cells via ratiometric APEX tagging[J]. Mol Cell, 2014, 55(2): 332-341.

[200] VIEIRA H L, HAOUZI D, EL HAMEL C, et al. Permeabilization of the mitochondrial inner membrane during apoptosis: impact of the adenine nucleotide translocator[J]. Cell Death Differ, 2000, 7(12): 1146-1154.

[201] TONG W H, ROUAULT T. Distinct iron-sulfur cluster assembly complexes exist in the cytosol and mitochondria of human cells[J]. EMBO J, 2000, 19(21): 5692-5700.

[202] ZALTSMAN Y, SHACHNAI L, YIVGI-OHANA N, et al. MTCH2/MIMP is a major facilitator of tBID recruitment to mitochondria[J]. Nat Cell Biol, 2010, 12(6): 553-562.

[203] CHEN T T, TIAN X, LIU C L, et al. Fluorescence activation imaging of cytochrome c

released from mitochondria using aptameric nanosensor[J]. J Am Chem Soc, 2015, 137(2): 982-989.

[204] RARDIN M J, NEWMAN J C, HELD J M, et al. Label-free quantitative proteomics of the lysine acetylome in mitochondria identifies substrates of SIRT3 in metabolic pathways[J]. Proc Natl Acad Sci USA, 2013, 110(16): 6601-6606.

[205] GRIMSRUD P A, CARSON J J, HEBERT A S, et al. A quantitative map of the liver mitochondrial phosphoproteome reveals posttranslational control of ketogenesis[J]. Cell Metab, 2012, 16(5): 672-683.

[206] DENG W J, NIE S, DAI J, et al. Proteome, phosphoproteome, and hydroxyproteome of liver mitochondria in diabetic rats at early pathogenic stages[J]. Mol Cell Proteomics, 2010, 9(1): 100-116.

[207] JOHNSON D T, HARRIS R A, FRENCH S, et al. Tissue heterogeneity of the mammalian mitochondrial proteome[J]. Am J Physiol Cell Physiol, 2007, 292(2): 689-697.

[208] LOTZ C, LIN A J, BLACK C M, et al. Characterization, design, and function of the mitochondrial proteome: from organs to organisms[J]. J Proteome Res, 2014, 13(2): 433-446.

[209] CAPALDI R A, HALPHEN D G, ZHANG Y Z, et al. Complexity and tissue specificity of the mitochondrial respiratory chain[J]. J Bioenerg Biomembr, 1988, 20(3): 291-311.

[210] TAYLOR S W, FAHY E, ZHANG B, et al. Characterization of the human heart mitochondrial proteome[J]. Nat Biotechnol, 2003, 21(3): 281-286.

[211] CHEN X, WEI S, MA Y, et al. Quantitative proteomics analysis identifies mitochondria as therapeutic targets of multidrug-resistance in ovarian cancer[J]. Theranostics, 2014, 4(12): 1164-1175.

[212] CHAPPELL N P, TENG P N, HOOD B L, et al. Mitochondrial proteomic analysis of cisplatin resistance in ovarian cancer[J]. J Proteome Res, 2012, 11(9): 4605-4614.

[213] LEE Y H, GOH W W, NG C K, et al. Integrative toxicoproteomics implicates impaired mitochondrial glutathione import as an off-target effect of troglitazone[J]. J Proteome Res, 2013, 12(6): 2933-2945.

[214] 凌孙彬, 唐博, 王立明. 线粒体蛋白质组学在肿瘤研究中的进展[J]. 大连医科大学学报, 2012, 34(2): 4.

[215] HERRMANN P C, GILLESPIE J W, CHARBONEAU L, et al. Mitochondrial proteome: altered cytochrome c oxidase subunit levels in prostate cancer[J]. Proteomics, 2003, 3(9): 1801-1810.

[216] KIM H K, PARK W S, KANG S H, et al. Mitochondrial alterations in human gastric carcinoma cell line[J]. Am J Physiol Cell Physiol, 2007, 293(2): 761-771.

[217] 李兴, 潘卫, 邱峰, 等. 肝癌细胞亚细胞组分的双向凝胶电泳分析[J]. 中华肝脏病杂志, 2005, 13(4): 271-273.

[218] CHEN Y W, CHOU H C, LYU P C, et al. Mitochondrial proteomics analysis of tumorigenic and metastatic breast cancer markers[J]. Funct Integr Genomics, 2011, 11(2): 225-239.

[219] JIANG Y J, SUN Q, FANG X S, et al. Comparative mitochondrial proteomic analysis of Rji cells exposed to adriamycin[J]. Mol Med, 2009, 15(5-6): 173-182.

[220] CIOCCA D R, CALDERWOOD S K. Heat shock proteins in cancer: diagnostic, prognostic, predictive, and treatment implications[J]. Cell stress chaperones, 2005, 10(2): 86-103.

[221] SZAKACS G, ANNEREAU J P, LABABIDI S, et al. Predicting drug sensitivity and resistance: profiling ABC transporter genes in cancer cells[J]. Cancer cell, 2004, 6(2): 129-137.

[222] FUSARO G, WANG S, CHELLAPPAN S. Differential regulation of Rb family proteins and prohibitin during camptothecin-induced apoptosis[J]. Oncogene, 2002, 21(29): 4539-4548.

[223] DAI Z, YIN J, HE H, et al. Mitochondrial comparative proteomics of human ovarian cancer cells and their platinum-resistant sublines[J]. Proteomics, 2010, 10(21): 3789-3799.

[224] JIANG Y, LIU X, FANG X, et al. Proteomic analysis of mitochondria in Raji cells following exposure to radiation: implications for radiotherapy response[J]. Protein Pept Lett, 2009, 16(11): 1350-1359.

第 13 章
以线粒体为靶标的肿瘤治疗

线粒体是真核细胞内重要的半自主细胞器,在细胞代谢、凋亡、氧化还原稳态、Ca^{2+}平衡等过程中均发挥重要作用。越来越多的研究表明,线粒体功能异常在肿瘤发生、发展中发挥重要作用,开发靶向线粒体的抗肿瘤药物已成为化学、药学与医学领域的研究热点。本章主要针对近年来靶向线粒体的抗肿瘤研究进展进行介绍,并对该领域未来的发展方向进行展望。

13.1 靶向线粒体核糖体

13.1.1 线粒体蛋白质合成抑制剂

肿瘤的一个广泛的特点是代谢重编程。伴随着肿瘤的进展,需要细胞产生大量的 ATP 和生物合成前体以满足肿瘤的生长,这很好地描述了代谢重构是 Warburg 效应或有氧糖酵解。然而,尽管糖酵解通量增加,但线粒体的功能仍然是癌细胞存活和增殖必不可少的,它是新兴的治疗干预的关键目标[1]。最近的证据支持反向 Warburg 的模式,肿瘤中存在一些类型的细胞能够利用邻近能量丰富的代谢产物(如乳酸),通过氧化磷酸化促进 ATP 的生成,这些能量丰富的代谢产物则是由基质细胞通过糖酵解和谷氨酰胺代谢或者是含氧更差的肿瘤区域的癌细胞所产生[2]。与此一致的是,有报道发现有一部分肿瘤患者的线粒体翻译会增强,以此来满足肿瘤细胞的能量需求。因此,抑制线粒体翻译可以被看作肿瘤治疗未来一个有希望的方向[3]。

13.1.2 靶向线粒体翻译因子

所有与线粒体翻译相关的因子,包括 tRNA、rRNA、线粒体核糖体蛋白和装配因子、氨酰合成酶、tRNA 修饰酶以及线粒体翻译的起始、延伸和终止的因子,都可能是潜在的肿瘤治疗靶点。例如,在急性髓系白血病细胞中,shRNA 介导的瞬时沉默线粒体翻译延伸因子 EF-Tu 能降低白血病细胞的生长和存活能力,这种抑制效果与减少的线粒体膜电位和氧消耗有关,这其中没有 ROS 生成的变化和典型的蛋白质合成受抑制出现。但类似的沉默线粒体起始因子 3(IF-3)的研究却未能发现抗白血病的效果,失败最可能的原因是在这种实验情况下,线粒体起始因子 3 被沉默得不够彻底,不足以影响线粒体的翻译,导致无法扰乱线粒体膜电位或耗氧量[4]。

13.1.3 靶向线粒体核糖体

以线粒体为靶标的肿瘤治疗的另一种策略是利用抗生素来治疗肿瘤。抗生素经常被用于针对细菌蛋白质合成来进行干扰，这里利用了细菌中线粒体的核糖体对抗生素敏感的特性。如今，许多经典的抗生素也被用于抗肿瘤治疗，包括红霉素、氯霉素、四环素、甘氨酰、放线酰胺素和黄曲霉毒素 B_1。

最近的一项研究表明，抗生素能够有针对性地抑制线粒体翻译，可以用来消除多种细胞类型的肿瘤干细胞[5]。有研究人员测试了许多 FDA 批准的抗生素来抑制肿瘤线粒体翻译的效果。这些抗生素包括红霉素和氯霉素，它们能选择性地结合线粒体核糖体大亚基以及阻断肽出口通道或者是肽键的形成。这项研究还检测了四环素及其类似物甘氨酰环素（替加环素）对肿瘤的杀伤作用，四环素及其类似物是能结合到小亚基块上来阻止密码子与反密码子的相互作用。这项研究使用了 12 种肿瘤细胞株，代表了 8 种不同的肿瘤类型（侵入/非侵入性乳腺癌、卵巢癌、前列腺癌、胰腺癌、肺癌、黑色素瘤、胶质母细胞瘤），这项研究将这些抗生素作用于这些肿瘤细胞来筛选出对肿瘤细胞具有杀伤效果的抗生素。

13.1.3.1 红霉素和氯霉素

阿奇霉素是一种强有力的红霉素衍生物，使用浓度为 50 μmol/L 的阿奇霉素处理肿瘤细胞，结果发现会抑制两个乳腺癌细胞系 MCF7 和 T47D 的 mammo-sphere 形成。此外，还发现 250 μmol/L 的阿奇霉素会抑制其他 8 个来自 6 种不同癌症细胞株 mammo-sphere 的形成[5]。与此相似的是，用红霉素处理人类神经母细胞瘤细胞系 SH-SY5Y，从 62.5~500 μmol/L 浓度的红霉素对细胞增殖抑制作用与红霉素的浓度和使用时间呈现出依赖性关系[6]。在这项研究中还发现，氯霉素能在 200 μmol/L 的浓度抑制乳腺癌细胞系 MCF7 细胞 mammo-sphere 的形成，氯霉素是此项研究中对于肿瘤杀伤效果最弱的抗生素。

13.1.3.2 四环素类抗生素

多西环素是四环素衍生物，它比四环素的疗效和稳定性更高。据报道，它能通过两种内在机制抑制肿瘤生长。它可以抑制线粒体翻译，也可抑制基质金属蛋白酶的表达[7]。研究发现，低剂量的多西环素可不同程度地抑制 8 种间皮瘤细胞系的生长，但不影响正常肺成纤维细胞的生长[8]。多西环素能抑制诱导型 T 细胞型大鼠白血病，对肿瘤的根除作用与其使用浓度剂量呈依赖性关系。此外，还有学者发现低浓度的四环素可治疗某些上皮来源的恶性肿瘤（如肾癌和前列腺癌），会抑制肿瘤细胞线粒体蛋白的合成和细胞增殖。同样，四环素治疗能在很大程度上抑制致癌物质诱导的肿瘤发生以及移植在小鼠上的人源肾上腺瘤的发展[9]。此外，2 μmol/L 和 10 μmol/L 的多西环素能够抑制 2 株乳腺癌细胞（MCF7 和 T47D）的 mammo-sphere 形成以及 10 种肿瘤细胞肿瘤球的形成，这 10 种肿瘤细胞代表了 6 种不同的癌症类型。这些数据均支持同样的观点，即四环素具有很强的潜力作为靶向线粒体翻译系统的化疗药来抑制肿瘤细胞生长[10]。一项临床试验证明了多西环素具有抗淋巴瘤活性。MALT 型(OAL)眼附属器淋巴瘤是胃外边缘区 B 细胞淋巴瘤最常见的形式，通常与鹦鹉热衣原体(CP)感染有关，A. J. Ferreri 和他的团队在多西环素治疗新诊断为Ⅰ期 OAMZL 的第二阶段临床试验中，34 例患者用 100 mg 多西环素口服治疗，每日 2 次，连续 3 周治疗后，分别在 3 个月和 12 个月进行了随访[11-12]，最终得出的结论是淋巴瘤患者病情的转归取决于多西环素治疗后 CP 的根除情况。

13.1.3.3　甘氨酰

甘氨酰是四环素类似物。在甘氨酰中，替加环素是唯一被 FDA 批准的抗生素。替加环素已被证明在小鼠白血病模型中具有抗白血病的作用。另外，以 10～50 μmol/L 替加环素处理乳腺癌细胞 MCF7 和 T47D 能显著抑制肿瘤细胞 mammosphere 的形成。以 50 μmol/L 替加环素处理 8 个不同的肿瘤细胞，能显著抑制肿瘤球的形成[4]。替加环素的临床疗效和安全性已在复发难治性 AML 患者中进行测试，但在临床Ⅰ期研究中发现，随着替加环素剂量的增加，患者临床反应并没有变化[4]。

13.1.3.4　放线酰胺素

放线酰胺素是一种天然的抗菌剂，对革兰氏阳性菌和革兰氏阴性菌都有效，能够诱导 16 种不同的肿瘤细胞生长停滞[13-14]。放线酰胺素所诱导的线粒体核糖体的丢失具有时间依赖性，这可能是由放线酰胺素的肽脱甲酰基酶活性影响的。线粒体翻译需要甲酰化，甲硫氨酸 tRNA 用于蛋白质合成的起始，而甲酰基肽可作为 N-末端蛋氨酸的一部分而由甲酰基酶切除。人类线粒体肽脱甲酰基酶(HsPDF)是从几个新合成的线粒体蛋白质 N-末端蛋氨酸去除甲酰基来暴露出第一甲硫氨酸氨基，这是蛋氨酸氨基肽酶后续作用的先决条件。HsPDF 在许多不同的肿瘤细胞系和原发性髓系白血病细胞中呈现过度表达。放线酰胺素在肿瘤细胞中抑制 HsPDF，引起线粒体翻译阻滞，导致 Burkitt 淋巴瘤细胞凋亡。放线酰胺素可使 HsPDF 在线粒体核糖体大亚基上的功能停止，引发线粒体核糖体和 RNA 降解，这就能解释为什么抑制线粒体蛋白质合成也会影响依赖细胞质糖酵解代谢型肿瘤细胞的生长。

13.1.3.5　黄曲霉毒素 B1

黄曲霉毒素是有毒和致癌的化学物质，由真菌曲霉产生。早期的研究表明，使用黄曲霉毒素 B1(AFB1)处理肝细胞，能够在肝癌发生的早期阶段逐步抑制肝细胞线粒体的转录和翻译，甚至在 24 小时致癌物质消除后，这种抑制作用依然存在。然而，AFB1 治疗会产生有害毒副作用，能够直接结合到线粒体上，从而改变转录和线粒体多肽模式，这就限制了其在人类肿瘤患者中的应用。

13.2　靶向氧化磷酸化

氧化磷酸化也称为呼吸，通过 TCA 循环产生还原性 NADH 和 FADH2，然后将氧气还原成水。线粒体膜质子梯度的形成会释放大量的能量，然后通过 ATP 合酶被用来合成 ATP。呼吸链（电子传递链）由 5 个复合物组成：NADH 泛醌还原酶（复合物Ⅰ）、琥珀酸泛醌还原酶（复合物Ⅱ）、细胞色素 c 还原酶（复合物Ⅲ）、细胞色素氧化酶（复合物Ⅳ）和 ATP 合酶（复合物Ⅴ）。

13.2.1 氧化磷酸化抑制剂

鱼藤酮是氧化呼吸链复合物Ⅰ的抑制剂。它是从几种植物的茎和根中分离出的，常被用作天然杀虫剂[29]。鱼藤酮在多种肿瘤细胞中可诱导发生细胞凋亡，包括乳腺癌、黑色素瘤、白血病、淋巴瘤和神经母细胞瘤。

番荔枝内酯是番荔枝内酯蛋白家族中的一员，是从番荔枝果实中分离得到的[32]。它抑制了线粒体电子传递链复合物Ⅰ的功能[33]。番荔枝内酯对于多重耐药的人乳腺癌细胞 MCF-7/Adr 具有细胞毒性作用，同时对于卵巢癌和小鼠白血病肿瘤模型也是有效的[35]。在卵巢肿瘤模型中，它产生细胞毒性作用的观察剂量是大于 1.4 mg/kg[33]。

维生素 E 类似物，如 α-生育琥珀酸（α-TOS）可以诱导肿瘤细胞发生线粒体依赖性的细胞凋亡。α-TOS 的作用靶点是线粒体电子传递链复合物Ⅱ，能够阻止泛醌的结合[36]，这将会导致电子的泄漏和产生活性氧[37]。α-TOS 对于增殖性的内皮细胞和肿瘤细胞具有细胞毒性作用，在小鼠乳腺癌和肺癌模型中发现其具有抗肿瘤作用[38]。此外，研究者还发现饮食中维生素 E 的摄取量与膀胱癌的发病率呈负相关，提示维生素 E 可能具有化学预防肿瘤发生的作用。

苄基异硫氰酸酯是从十字花科蔬菜中分离得到的[42]。在乳腺癌细胞 MCF-7 和 MDA-MB-231 中，发现这种化合物可以抑制细胞线粒体电子传递链复合物Ⅲ，生成活性氧，同时诱导细胞凋亡。在小鼠肝和肺肿瘤模型中，发现它也有化学预防肿瘤发生的作用。

白藜芦醇是在葡萄中发现的，属于多酚类化合物。它可结合到线粒体电子传递链复合物Ⅴ和抑制 ATP 的合成。白藜芦醇还具有抑制多种抗凋亡蛋白的功能，比如 Bcl-xL。同时，在皮肤癌和神经母细胞瘤模型中也发现它具有抗肿瘤和化学预防的作用。白藜芦醇已经开始在健康志愿者和结直肠癌患者中研究其化学预防肿瘤发生的合适剂量。

13.2.2 线粒体 ATP 的转运

腺苷酸转运体（adenine nucleotide translocator，ANT）是线粒体内膜上 ATP/ADP 的载体，承担着线粒体内部氧化磷酸化产生的 ATP 与细胞液中 ADP 的互换转运功能，处于线粒体能量产生与利用的关键位置，其功能活性的正常发挥是线粒体能量合成与细胞正常生命活动的基础。ANT1 在肌肉和脑组织中特异性表达，ANT2 则主要表达在增殖未分化细胞中，ANT3 是广泛性表达，ANT4 在肝、睾丸和脑组织中有表达。

ANT2 在很多肿瘤中的表达增加,包括激素敏感性的肿瘤(如子宫颈癌、子宫癌和睾丸癌),而 ANT1 在很多肿瘤细胞系中的表达是受到抑制的[53-54]。ANT 在线粒体介导的细胞凋亡中也发挥作用[55]。ANT1 和 ANT3 是促细胞凋亡的,而过表达 ANT4 会减少凋亡诱导剂诱导细胞凋亡的敏感性[56-57]。

ATP 通过 VDAC 穿过线粒体外膜,VDAC 也能渗透通过小的和大的离子,VDAC 在线粒体介导的凋亡中发挥重要作用[58]。VDAC 有 3 个亚型[59]。VDAC1 在许多组织中都表达,但当它在细胞中表达增加时,会导致细胞凋亡增加[60];VDAC2 在精子中有表达[61];VDAC3 在睾丸中有表达[62]。VDAC1 在一些肿瘤细胞中的表达是增加的,但增加的原因尚不清楚[62]。

VDAC 和 ANT 被认为是线粒体通透性转换孔的组成部件。基质中钙离子水平的增加会触发此孔的形成和打开,允许分子量低于 1500 的蛋白穿过线粒体内膜。如果线粒体通透性转换孔不加以控制,则会导致内膜肿胀、外膜破裂和细胞死亡。

13.2.3 线粒体 ATP 运输抑制剂

GSAO 是一种与谷胱甘肽结合的三价砷化合物[63]。它是一种前体药物,是由 γ-谷氨酰转肽酶在细胞表面产生的[64-65]。GCAO 通过有机离子转运蛋白进入细胞,在细胞质中进一步由二肽酶处理成 CAO。CAO 通过一个未知的转运蛋白进入线粒体基质中,其含砷的部分会与 ANT 表面的 Cys160 和 Cys257 发生交联。这种共价键相互作用可以使转运蛋白失活,阻断 ATP 传递到 VDAC 和 HKII。ANT 的变化会导致线粒体氧化磷酸化部分解偶联,超氧化物生成增加和细胞增殖停滞[63]。在基质高浓度钙的作用下,CAO 会优先与 ANT 在增殖细胞发生反应[63]。细胞中 GCAO 和 CAO 的水平由多药耐药相关蛋白 1 和 2 所决定[66]。这些转运蛋白在增殖的内皮细胞中表达降低。

PENAO(4-N-S-penicillaminylacetyl amino)是 CAO 的半胱氨酸类似物[67]。这种化合物在细胞中的积累速度是 GSAO 的 85 倍,使得这种化合物增加了 44 倍的抗细胞增殖活性和 20 倍抗肿瘤(小鼠模型)疗效。与 GSAO 相比,PENAO 主要靶向增殖内皮细胞和肿瘤细胞。PENAO 和 GSAO 在啮齿类动物中的耐受性同样良好。因此,构建的 GSAO 的代谢模拟物 PENAO 进入细胞内的速度更快而排出较慢,使它具有的 GSAO 的细胞生长抑制/细胞毒性和抗肿瘤疗效成倍增加。PENAO 在细胞质中停留时间的增加与它增加的线粒体毒性作用成正比。

13.3 靶向线粒体通道

13.3.1 肿瘤细胞线粒体通道

通道是指脂质膜上的锚定蛋白,通过传送各种信号分子(包括离子、代谢物、肽和蛋白质)实现细胞内外以及细胞之间的快速通信。通道功能障碍导致细胞功能紊乱,促成多种疾病的发生与进展。质膜通道被广泛用作治疗各种疾病的药理学靶标。目前，线粒体通道也是非常有吸引力的癌症治疗靶标。

13.3.1.1 死亡通道

众所周知，细胞凋亡是一种线粒体介导的细胞死亡机制。简言之，来自细胞质的凋亡信号将促凋亡 Bcl-2 家族成员 Bax 和 Bak 募集到线粒体外膜，它们在此处低聚形成 MPTP 复合物，将细胞色素 c 从线粒体释放到细胞质中，以激活胱天蛋白酶，执行细胞的程序性死亡。癌细胞通过下调促凋亡 *Bcl-2* 基因和/或上调抗凋亡 *Bcl-2* 基因来逃避凋亡[15]。MPTP 复合物包含多个蛋白组分，如电压依赖性阴离子通道(VDAC)、腺嘌呤核苷酸转运蛋白(ANT)、亲环蛋白 D(CypD)、线粒体凋亡诱导通道(MAC)及 ATP 合酶的 c-亚基环[16]。

尽管 MPTP 形成和开放的确切机制仍不明确，但据报道，MPTP 的开放与许多癌细胞中线粒体死亡信号的释放和细胞凋亡的诱导有关。MAC 是 MPTP 的主要组成部分，MAC 形成和细胞色素 c 释放是激活胱天蛋白酶和细胞凋亡的关键步骤。因此，由 BH3-only 蛋白(Bid、PUMA、Bim)促成的 MAC 形成是新型癌症治疗的有效靶标。人工合成的 BH3 类似物 ABT-737 在临床前试验中被证实能够促进 MAC 形成和癌细胞的死亡[17-18]。除了 BH3-only 蛋白和 Bcl-2 家族蛋白之外，最近的一项研究发现一种核受体参与了细胞凋亡调控。Nur77 是促凋亡核受体，在凋亡刺激下，转移到线粒体，并与 Bcl-2 相互作用，从而触发细胞凋亡。Nur77 的合成刺激剂 3-Cl-AHPC 可促进 Nur77 的移位和细胞死亡[19]。

VDAC 作为电压依赖性氯离子通道被首次发现[20]。VDAC 还允许 ADP、ATP、Pi 和离子(如 Ca^{2+}、K^+ 和 Na^+)的交换。之后的研究表明，VDAC 是 MPTP 和细胞色素 c 释放开关的主要成分[21]。VDAC 亚型表达在癌细胞中高度增加[22]，通过抑制凋亡而促进肿瘤发生。VDAC2 抑制 Bak 活性，从而抑制细胞凋亡[23]；VDAC1 与过表达的己糖激酶Ⅱ相互作用，以增强癌细胞中的糖酵解途径[24]。己糖激酶-VDAC 复合物在癌症代谢中起重要作用，己糖激酶-VDAC 相互作用的抑制剂已经在临床前研究中证实了具有抗癌活性[25]。VDAC 的各种亚型正在被验证是否具有作为癌症治疗新靶点的潜力[24]。

13.3.1.2 线粒体钾通道

1. 电压门控钾通道

除 MPTP 的直接组成组分外，位于线粒体内膜(IMM)中对 K^+、Ca^{2+}、Mg^{2+} 或阴离子具有选择性的各种离子通道可能在癌症中起作用[21,26]。与质膜(PM)一样，线粒体内膜含有电压门控钾通道。电压门控钾通道是线粒体膜电位、体积和 ROS 产生的潜在调节因子，其中 ROS 是 MPTP 开放和凋亡的重要信号[27]。在淋巴细胞和其他系统中，电压门控钾通道被证实参与细胞凋亡调控[21]。线粒体靶向的 Kv1.3 抑制剂、Psora-4、PAP-1 和 clofazimine 在人和小鼠癌细胞系中选择性诱导线粒体介导的细胞死亡，但 PMKv1.3 抑制剂不诱导细胞凋亡[28]。总之，以上研究表明，电压门控钾通道既是重要的肿瘤制造者，也是重要的肿瘤治疗靶点。

2. MitoIKCa、BKCa 和 SK2

研究者发现线粒体中间电导钙激活钾通道(mitoIKCa，KCa3.1)在人结肠癌细胞和 HeLa 细胞的 IMM 中的活性[21]。PMIKCa 通过调节 Ca^{2+} 信号转导和膜电位而在细胞增殖和分化中起重要作用，被认为可调节线粒体膜电位、ROS 和线粒体体积。但是，mitoIKCa 的生物学作用尚不清楚。TRAM-34 是一种 IKCa 的有效抑制剂，在死亡受体配体 TRAIL 存在的情况下，其诱导黑色素瘤细胞中线粒体膜电位超极化和细胞凋亡。死亡受体配体 TRAIL 与 TRAM-34 的联合治疗提高了黑色素瘤的治疗效果[29]。有趣的是，Bax 不参与由 mitoIKCa 抑制诱导的肿瘤细胞凋亡，表明 mitoIKCa 是新型癌症治疗的可能靶标，能克服许多癌症中出现的因 Bax 突变而导致的肿瘤耐药。除 mitoIKCa 外，各种细胞 IMM 中大小电导钙激活钾通道活性也被相继发现[21]。在生理条件下，这些通道的激活阻止了线粒体 Ca^{2+} 过载、线粒体膜电位去极化和 ROS 产生，最终抑制凋亡性的细胞死亡。但是，这些通道对癌细胞的作用及影响尚未被广泛研究。根据其生理性细胞保护作用，可以预期这些通道的抑制可能促进癌细胞中线粒体应激诱导的凋亡[21,26]。

3. mitoK$_{ATP}$

ATP 敏感钾通道(K_{ATP}通道)的生物学作用是检测 ATP 水平并调节 K^+ 通量。该通道在细胞内 ATP 低时开启，ATP 充足时闭合。目前，mitoK$_{ATP}$ 在心血管疾病、神经系统疾病和代谢紊乱等领域研究较多，而在癌症中的作用研究较少。研究表明，抑制 K_{ATP} 通道可诱导多种肿瘤细胞(包括白血病、黑色素瘤和肺癌)发生凋亡[30]。最近的一项研究表明，mitoK$_{ATP}$ 在胶质瘤细胞中过表达，其表达水平与癌症恶性程度、放疗耐药性以及患者生存密切相关[31]。mitoK$_{ATP}$ 的抑制能通过 ROS 诱导的 ERK 激活而抑制胶质瘤细胞的放射抗性[31]。虽然这些发现表明 mitoK$_{ATP}$ 可能在癌症中发挥作用，但其在肿瘤发生中的特异作用和治疗潜力尚需进一步研究。

13.3.1.3 线粒体钙通道

线粒体 Ca^{2+} 单向转运体(MCU)是线粒体内膜中调控线粒体 Ca^{2+} 摄取的关键蛋白[32]。线粒体钙信号对于细胞信号转导、能量代谢和存活是十分必要的。线粒体钙信号调节多个决定细胞生死的生物学过程包括 TCA 循环、ATP 合成、自噬、ROS 产生和细胞凋亡[32]。由于线粒体通过 MCU 摄取 Ca^{2+} 可能是一种死亡信号，因此抑制 MCU 可以预防细胞死亡。MCU 表达与三阴性乳腺癌、恶性乳腺肿瘤亚型的肿瘤大小和淋巴结浸润密切相关。当 MCU 被抑制后，肿瘤生长、侵袭和迁移能力均被抑制[33]。同样，耐药性骨髓瘤细胞系中 MCU 表达与线粒体 Ca^{2+} 水平均高于敏感细胞系[34]。因此，抑制线粒体钙通道是肿瘤治疗的潜在靶点。

13.3.1.4 镁通道和氯化物通道

线粒体既是 Ca^{2+} 的储存场所，也是 Mg^{2+} 的存储场所。Mg^{2+} 通过结合酶和 ATP 而作为辅因子，并调节线粒体膜电位。在线粒体中，Mg^{2+} 通过结合 ATP 以及与呼吸复合物Ⅰ相互作用而调节 ATP 合成速率[35]。Mrs2 是 IMM 中的 Mg^{2+} 转运通道[36]。Mrs2 的破坏可导致 HEK293 细胞中呼吸链复合物Ⅰ活性丧失，线粒体膜电位去极化和细胞死亡。多药耐药（MDR）人胃腺癌细胞系中 Mrs2 的表达增加，表明 Mrs2 参与癌细胞的对抗细胞凋亡[35]。位于 IMM 中的线粒体氯离子通道是氯离子渗透性的通道，其功能在各种癌症中被下调[37]。线粒体氯离子通道的蛋白表达因细胞毒性刺激、DNA 损伤和 p53 表达上调，从而诱导线粒体膜去极化、细胞色素 c 释放和癌细胞凋亡。因此，线粒体定位的 Mrs2 和线粒体氯离子通道是肿瘤治疗的潜在靶点。

13.3.2 其他线粒体膜蛋白

一些其他途径在 IMM 和 OMM 中已经被确定对癌症线粒体生物学具有潜在的影响，因此可能作为癌症的治疗靶标。这些通道包括 TOM、TIM23、TIM22（蛋白质进化转位酶）以及解偶联蛋白（UCP1、UCP2 和 UCP3、质子泄漏通道）。

13.4 靶向三羧酸循环关键酶

线粒体是调控细胞代谢的关键细胞器，而三羧酸循环则是连接糖、脂肪及氨基酸代谢的枢纽。近年来的研究相继发现，肿瘤中多个参与三羧酸循环调控的酶基因发生突变，且与肿瘤的发生及进展相关，提示线粒体中三羧酸循环调控关键酶是潜在的肿瘤治疗靶点。

三羧酸循环受到肿瘤学领域研究者的广泛关注。参与三羧酸循环中绝大多数酶由核 DNA（nDNA）编码，并位于线粒体基质，唯独琥珀酸脱氢酶锚定在线粒体内膜。在过去的 10 年间，相继在散发性和遗传性的癌症中发现编码这数个酶的基因发生突变。

13.4.1 柠檬酸合成酶

柠檬酸合成酶（citrate synthase，CS）负责催化三羧酸循环的第一步，催化乙酰辅酶 A 与草酰乙酸缩合生成柠檬酸。高能硫酯键水解时可释出较多自由能，此步反应不可逆。柠檬酸可以继续进入三羧酸循环，也可以从线粒体排出到细胞质中，用于蛋白质乙酰化或脂肪酸合成。柠檬酸合酶在癌症中的作用相对较少，而且有争议，比如 CS 在胰腺导管腺癌和肾嗜酸细胞瘤中表达升高[38]，而在几种宫颈癌细胞系中表达下调。遗憾的是，这些变化是否仅仅反映了可以提供更多的柠檬酸线粒体质量的变化还没有得到确定[39]，此外也不清楚 CS 的异常表达究竟如何促进肿瘤形成。现有两种假设：一方面，CS 活性的增强会提供更多的柠檬酸，这对于依赖脂肪酸合成的肿瘤细胞极其有利，如胰腺癌；另一方面，CS 活性缺失导致的线粒体功能失调可能触发糖酵解开关，促使向肿瘤依赖的糖酵解转变。也有研究发现，CS 的缺失与上皮间质转化（epithelial-tomesenchymal transition，EMT）有关，表明缺乏 CS 不仅促进代谢重编程，而且间接支持癌细胞的侵袭和转移[40]。

13.4.2 乌头酸水合酶

乌头酸水合酶又称顺乌头酸酶（aconitase，Aco），是一种铁硫簇蛋白，通过中间产物顺乌头酸，主要负责柠檬酸和异柠檬酸的可逆异构化。有关顺乌头酸酶在肿瘤形成中的研究主要集中在前列腺病变中。正常前列腺上皮细胞中，顺乌头酸酶活性被高水平的锌含量抑制，导致柠檬酸的过度积累[41]。而在前列腺癌中，该酶活性的恢复使得柠檬酸氧化过程得以重建，并抑制了脂肪酸合成[42]。紧接着，柠檬酸含量减低是发生转化的上皮细胞中的重要代谢特征。因此，柠檬酸成为体内鉴别前列腺癌和周围正常健康组织的一个极其有用的标志物[43]。在前列腺癌中，顺乌头酸酶活性升高，进而参与肿瘤的发生及进展，但研究人员发现，在延胡索酸酶（fumaratehydratase，FH）缺乏的肿瘤细胞系中该酶被抑制。三羧酸循环中间产物延胡索酸的积累会造成顺乌头酸酶钝化，最终导致其活性完全丧失。低表达的顺乌头酸酶也在胃癌中被发现，且与胃癌术后患者的预后相关[44]。线粒体中顺乌头酸酶除了调节柠檬酸外是否还有其他作用，目前尚不清楚。

13.4.3 异柠檬酸脱氢酶

异柠檬酸脱氢酶（isocitrate dehydrogenase，IDH）可逆地催化异柠檬酸，生成 2-氧戊二酸（OG）。在真核生物中，IDH 家族包括 3 个成员：IDH1、IDH2、IDH3。其中，IDH3 依赖于烟酰胺腺嘌呤二核苷酸（NADH），而 IDH1 和 IDH2 依赖于磷酸烟酰胺腺嘌呤二核苷酸（NADPH）。目前已在多种肿瘤中发现 IDH1 和 IDH2 这两个同功异构酶的突变，包括结肠癌、胶质母细胞瘤、神经细胞瘤、急性髓性白血病、前列腺癌、急性淋巴细胞白血病、骨肉瘤以及肝内胆管癌等[45-47]。IDH 基因发生突变后，改变了酶的催化活性，即直接催化 2-氧戊二酸生成 R-2-羟戊二酸（R-2HG），肿瘤细胞中这一物质能达到毫摩尔水平。这种异常代谢参与了肿瘤的发生过程。当细胞含有过量的 R-2HG 时，促进了部分致癌细胞因子的释放，使得造血细胞不能正常地完成分化，最终引发白血病[48]。实际上，IDH 突变致癌的主要机制是 2-HG 抑制 OG 依赖的包括缺氧诱导因子（hypoxia-inducible factor，HIF）、脯氨酰羟化酶（prolyl hydroxylase，PHD）、组蛋白去甲基化、DNA 去甲基化酶 TET 家族等多种双加氧酶的活性[49]。

2-HG 造成 DNA 甲基化的证据在 2010 年首次被证实。研究者对人白血病进行大规模 DNA 甲基化分析后发现，突变的 IDH 表达后，通过提升 2-HG 的水平诱发 DNA 甲基化，表观遗传的改变与造血分化差密切相关。值得注意的是，2-HG 能够通过抑制 TET2 催化 5-mC 羟基化的活性，致使 DNA 异常甲基化，最终生成肿瘤[50]。

随后，研究人员在乳腺癌中发现了可以达到毫摩尔水平的 2-HG，但其累积的罪魁祸首并不是 IDH 基因突变，而是 *Myc* 基因过表达造成的代谢重编程所导致的。这些结果揭示，2-HG 在肿瘤发生中扮演着非常重要的角色，并且肿瘤细胞中该物质的过度积累会造成代谢紊乱,包括低氧等。越来越多的证据表明,除抑制 DNA 去甲基化外,2-HG 的累积也会造成组蛋白甲基化。相反,至于 2-HG 对 PHD 的抑制作用,尚存在很多争议。实际上,当 2-HG 的 S 型异构体对 PHD 起抑制作用时,其 R 型异构体 R-2HG 则激活了它们,加剧了 HIF 的降解[51]。这些结果表明,HIF 不参与 R-2HG 导致的肿瘤发生,也表明这一转录因子在某种程度上发挥抑癌作用。

13.4.4 琥珀酸脱氢酶

琥珀酸脱氢酶(succinate dehydrogenase,SDH)是一种锚定在线粒体内膜的酶复合物,负责催化琥珀酸脱氢生成延胡索酸,同时偶联黄素腺嘌呤二核苷酸(flavin adenine dinucleotide,FAD)生成 FADH2。SDH 是唯一的一个链接氧化呼吸电子传递链和 TCA 循环的酶,也称为呼吸链复合物Ⅱ。现已知,SDH 是呼吸链上唯一的全部由 nDNA 编码的复合物,且没有质子泵活性。SDH 亚基以及装配因子的突变失活与多种不同类型的遗传性和散发性癌症密切相关,包括遗传性副神经节瘤、嗜铬细胞瘤(PGC/PCC)、胃肠道间质瘤、肾癌和乳腺癌等[52]。SDH 被视为经典的肿瘤抑制基因,因为其突变的等位基因是以杂合子方式遗传的。和突变的 IDH 类似,SDH 突变会造成琥珀酸这一中间代谢产物的积累,并使肿瘤发生及进展。

13.4.5 延胡索酸酶

延胡索酸酶(fumaratehydratase,FH)主要负责延胡索酸向苹果酸的可逆转化。FH 的突变源自遗传性平滑肌瘤和肾细胞癌,最近也有研究表示,PGC/PCC 中存在 FH 突变[53]。研究发现,FH 在胶质母细胞瘤和散发性透明细胞癌中表达下调,且在 N-Myc 基因扩增神经母细胞瘤缺失[54]。同 SDH 类似,FH 也是典型的抑癌基因。其部分致瘤活性归因于延胡索酸的异常积累,在 FH 缺陷的肿瘤细胞中,延胡索酸含量的峰值接近毫摩尔水平。延胡索酸与琥珀酸以及 2-HG 作用相似,可以抑制几个 OG 依赖的酶,如 PHD、组蛋白和 DNA 的去甲基化,但延胡索酸有其独特的化学结构。延胡索酸可共价结合在蛋白的半胱氨酸残基,即发生琥珀酰化。在 FH 缺陷的细胞中,顺乌头酸酶和 Kelch 样环氧氯丙烷相关蛋白 1(Kelch-like ECH-associated protein 1,KEAP1)可被琥珀酰化[55]。琥珀酰化的 KEAP1 可解除对 Nrf2 转录因子活性的抑制,最终使得在肿瘤生成过程中几种抗氧化基因得以激活。

13.4.6 苹果酸酶

苹果酸酶(ME)主要负责催化苹果酸生成丙酮酸和 CO_2。在哺乳动物中,现已发现两个定位在细胞质中 $NADP^+$ 依赖的 ME_1 和 ME_3,以及 NAD^+ 依赖的 ME_2。研究者首次将线粒体苹果酸酶和癌症联系起来可追溯到 20 世纪 70 年代。Lehninger 生物实验室的研究人员意外发现,从白血病源性腹水癌细胞中分离得到的线粒体中,苹果酸转化为丙酮酸的速率非常快[56],10 年之后,他们证实苹果酸代谢分为两种：在线粒体中，通过谷氨酰胺氧化进入 TCA 循环而产生苹果酸，而细胞质中的苹果酸在 ME_2 作用下转化为丙酮酸。此外，他们还观察到线粒体外多余的苹果酸在转化为丙酮酸后，紧接着生成柠檬酸，用于脂肪酸和胆固醇的合成，进一步促进肿瘤的生长。最新的研究聚焦于苹果酸酶在白血病细胞中的作用，ME_2 基因沉默会造成细胞凋亡活性减弱以及增殖活性的增强。此外，ME_1 和 ME_2 的表达还受到 *p53* 基因的调控，并且调节体内 NADPH 的动态平衡，证实了该类酶与肿瘤代谢重编程之间的联系[57]。

13.5 线粒体与肿瘤耐药、肿瘤干细胞及免疫治疗

13.5.1 线粒体和耐药性

近年来的研究证实，肿瘤细胞产生耐药性可能源自线粒体，特别是当线粒体暴露于高水平的 ROS 环境时[58]。适应性耐药在癌细胞转移过程中经常发生，这些过程具有相同的线粒体特征，包括线粒体质量的增加，以及氧化磷酸化活性和抗氧化能力的升高[34,59]。由于线粒体 ROS 是重要的凋亡诱因，很多癌症药物被开发用来增加线粒体 ROS，从而导致癌细胞死亡。这种 ROS 依赖性治疗可以损害或杀死主要的癌细胞群体。然而，它促使存活细胞获得耐药性[58]，肿瘤细胞通过使抗氧化酶（如过氧化氢酶）表达升高，从而降低了癌细胞中的 ROS 水平[60]。

13.5.2 癌症干细胞中的线粒体

根据美国癌症协会的研究，癌症干细胞（CSC）是肿瘤内具有自我更新能力并引起构成肿瘤的癌细胞异质谱系的细胞[61]。癌症干细胞在恶性肿瘤中被认为是"不良种子"，它们是恶性肿瘤形成、发展、耐药性和复发的前体。近几十年来，癌症干细胞的生物学特征和分子特征已被广泛研究[62-66]。癌症干细胞具有与正常癌细胞显著不同的线粒体，包括质量、线粒体膜电位、线粒体 Ca^{2+}、ROS 水平和氧化磷酸化活性[63-64,67]。清除癌症干细胞为肿瘤理想的治疗目标，可增加治疗效果，并减少复发和转移的发生。由于癌症干细胞中 PGC1α 表达异常上调，因此抑制线粒体活性与能量生成是抑制肿瘤癌症干细胞的重要策略[67-73]。

13.5.3 线粒体的免疫治疗

免疫治疗可以分为主动治疗和被动治疗。主动治疗直接通过靶向肿瘤相关抗原来调节免疫系统攻击肿瘤细胞。被动治疗通过改变自身免疫系统，有效地攻击癌细胞。尽管免疫治疗在临床上取得了显著成效，但许多患者仍然没有对免疫治疗做出反应，许多患者出现了 T 细胞功能障碍的现象[74-75]。最近的研究发现，免疫治疗中 T 细胞功能障碍是由线粒体功能障碍引起的[74,76]。在这些研究中，协同抑制分子（如 PD-1、LAG-3 和 Tim-3）的上调抑制了肿瘤环境中 T 细胞的 PGC1α 表达、线粒体生物发生和氧化磷酸化活性。重要的是，由 PGC1α 介导的线粒体能够激活

功能失调 T 细胞的抗肿瘤免疫[74,76]。另一项研究表明，线粒体靶向的纳米颗粒用于离体刺激树突细胞，以增强肿瘤抗原特异性 T 细胞的应答[77]。上述研究表明，线粒体在癌症免疫治疗中发挥重要作用，是潜在的增强肿瘤治疗功效的新型免疫治疗靶标[78]。

13.6 线粒体干预策略

13.6.1 将特定的线粒体多肽导入线粒体中

目前针对线粒体相关疾病，在临床上尚未有效地建立起弥补线粒体功能障碍的方法。然而，基于基因异位表达这一手段，对于 mtDNA 突变患者来说，一种具有很大前景的治疗方式应运而生。早在 20 世纪 80 年代，这一概念首次被澳大利亚研究者 Phillip Nagley 在酿酒酵母菌基因中得到尝试[79]。2002 年，有学者成功地在哺乳动物体内完成了 mtDNA 编码的多肽的异位表达。修补 mtDNA 的 *ATP6* 基因，可将 *ATP6* 的线粒体基因密码子转变为核基因密码子，然后利用核基因体系表达该基因。大部分线粒体蛋白质在核糖体上合成时，其 N 端都带有一信号肽段，可将该蛋白导向线粒体中。在人类 *ATP6* 基因缺陷的细胞中，核基因化的人类线粒体 *ATP6* 表达后被转运进入线粒体缓解了呼吸链的缺陷，在体外的细胞质杂种细胞中成功修复了 T8993G 突变和 G11778A 突变的生化缺陷。此外，J. Guy 等人用同样的方法，在成纤维细胞中通过表达核基因化的 *ND1*（NADH dehydrogenase 1）和 *ND4*（NADH dehydrogenase 4）基因表达产物转入线粒体后，恢复了呼吸链功能。这种异位表达的 ND4 还使 Leber 遗传性视神经病（Leber's hereditary optic neuropathy, LHON）模型大鼠视力得到了恢复[80]。

13.6.2 向线粒体输送特定的 tRNA

一些线粒体病是由特定的 tRNA 基因突变导致的。修补线粒体 tRNA 的基因突变可以用核基因体系表达特定的 tRNA，然后转运入线粒体。在自然界中，正常的酵母 tRNA 可从细胞质转运至线粒体，用于补偿突变的线粒体 tRNA，而 O. A. Kolesnikova 等人发现，在有特异的酵母转运因子（yeast cytosolicimport-directing factor, ScIDP）和人类细胞质提取物（human cytosolicextract, HmIDP）存在时，酵母的 tRNA 可被运入人类线粒体[81]。此外，该作者在带有转运赖氨酸的线粒体 tRNA（mt-tRNALys）基因突变的人类细胞系中表达和基因编码的酵母 mt-tRNALys，可使发生 A8344G 突变的肌阵挛性癫痫伴破碎红纤维病（myoclonic epilepsy with ragged-red fibers, MERRF）的呼吸链功能缺陷部分得以恢复[82]。

13.6.3 利用限制性内切酶选择性破坏突变的线粒体 DNA

利用限制性内切酶选择性破坏突变的线粒体 DNA 已经作为线粒体功能障碍的有效治疗工具。例如，带有 T8993G 突变的人 *ATPase6* 基因产生新的唯一的 SmaⅠ位点。M. Tanaka 等人把内切酶 Sma Ⅰ 基因链接上一段线粒体靶向性序列，在细胞的核基因表达体系中表达后可被转运入线粒体，导入内切酶 Sma Ⅰ，使突变的线粒体 DNA 显著减少，从而重塑了线粒体膜电位平衡以及细胞内 ATP 水平[83]。

13.6.4　CRISPR–Cas9 与以线粒体为靶点的肿瘤治疗

核基因组 DNA 和线粒体基因组 DNA 突变是肿瘤发生和产生耐药性的强大驱动因素，因此致癌性突变的精确校正是一种很有希望的肿瘤治疗策略。目前，CRISPR–Cas9 系统正在成为易于操作许多生物基因组的方法[84-85]。CRISPR–Cas9 系统是筛选致癌突变并确定它们是导致功能获得还是功能丧失的有效工具[86-87]。该系统也是构建基因工程小鼠肿瘤模型非常有效的技术[84-85,88]。2016 年 6 月，NIH 批准联合 CRISPR–Cas9 系统与患者 T 细胞免疫治疗安全性测试的临床试验。2016 年 6 月和 8 月，北京大学和四川大学的两个癌症研究小组在中国注册了 4 个 Ⅰ 期临床试验，用以测试利用 CRISPR–Cas9 敲除 *PD-1* 基因的 T 细胞在治疗转移性非小细胞肺癌（临床试验标识符为 NCT02793856）、肾细胞癌（临床试验标识符为 NCT02867332）、前列腺癌（临床试验标识符为 NCT02867345）和肌浸润性膀胱癌（临床试验标识符为 NCT02863913）中的安全性。

CRISPR–Cas9 系统对帮助我们理解癌症中线粒体的病理生理学做出了重大贡献。CRISPR–Cas9 被用于确定线粒体调节基因在癌细胞中的作用，包括天冬氨酸转氨酶[89]、PGC1α[120]、线粒体 16s rRNA 调控基因[90]、乳酸脱氢酶 A[88]、氧戊二酸脱氢酶、硫辛酸酸合成酶[150]、高迁移率组（HMG）-box 转录因子 1[91]和丝氨酸羟甲基转移酶[92]。CRISPR–Cas9 在体外破坏这些基因后，降低了癌细胞的活力，抑制了癌细胞转移，表明上述基因是降低肿瘤细胞中线粒体代谢的驱动因素，并帮助这些细胞在癌症微环境中存活。除靶向改造核 DNA 用于癌症治疗外，CRISPR–Cas9 系统也可用于校正 mtDNA 突变并治疗可遗传性线粒体疾病[93-95]。近年来，A. Jo 等人开发了直接靶向 mtDNA 的 CRISPR–Cas9（mitoCas9）系统[96]。该系统可通过对 *ND1*、*COX1* 和 *COX2* 基因进行选择性突变破坏线粒体功能[96]，将为靶向 mtDNA 的癌症治疗提供强大的技术依据。尽管 CRISPR–Cas9 技术具有治疗多种疾病的巨大潜力，但仍需要更多的研究来优化临床应用的靶向策略。

13.7　以线粒体 DNA 突变为靶标的肿瘤治疗

人类 mtDNA 的长度为 16569 bp，拥有有 37 个基因，编码了包括呼吸链和 ATP 合酶复合物在内的 13 种亚基，以及两种核糖体 RNA（12S rRNA 和 16S rRNA），此外还有 22 种转运 RNA。哺乳动物细胞含有成千上万份线粒体 DNA[97]。与核 DNA（nDNA）不同，突变的 mtDNA 和正常 mtDNA 共存形成混合物，使 mtDNA 具备独有的异质性。单个 mtDNA 突变可能造成广泛的生物能缺陷，从单纯的线粒体功能失调，再到生物功能的损失，直至细胞死亡[98]。目前已在人体多种肿瘤中发现 mtDNA 突变，如结肠癌、乳腺癌、肺癌、前列腺癌、肝癌、肾癌、甲状腺癌、胰腺癌和胃癌等[99]。

在过去的 10 年间，临床上通过检测样本中的分子标志物已经开发出多种用以改善传统癌症筛查结果的方法[100]。虽然核遗传与表观遗传改变仍然是这类研究的主流，但是线粒体突变也正渐渐成为新的分子标志物。E. Mambo 等人研究发现，细胞系中受损的 mtDNA 加剧了其同质性突变的进化[101]。这种同质性突变已经被证实会发生在癌前病变中[102]。在人体的膀胱癌、胰腺癌、肺癌等原发性肿瘤中均发现了 mtDNA 高频突变。体细胞突变绝大多数是同质性的，表明肿瘤细胞中 mtDNA 突变占主导地位。在癌症患者的体液（如尿液和唾液等）中能轻而易举地检测出突变的 mtDNA，而且含量要比突变的核 $P53$ 基因高出 19～22 倍[103]。

P. Parrella 等人在 46 例原发性乳腺肿瘤中利用 PCR 技术发现有 7 例患者的 D310 区 polyC 序列发生改变。因此，对 mtDNA 突变情况进行分析，尤其是检测 D310 区的改变，可能会在肿瘤的细胞学诊断中起重要作用，尤其是对于形态学改变不明显或肿瘤细胞罕见的病例。此外，在对 4 例膀胱癌患者和 3 例乳腺癌患者分别进行尿液沉渣和细针抽吸活检后发现，均存在明显的改变[104]。研究人员在乳腺癌患者的乳头抽吸物中发现了与组织中同样的 mtDNA D310 区域突变。在另一项研究中，A. Maitra 等人对膀胱癌患者的 5 份尿液和 12 份直肠抽吸物用 Mito-chip 阵列进行检测，发现在 9 份体液样本中有 6 份均存在至少一种与肿瘤相关的线粒体突变[105]。C. Jeronimo 等人在 3 组匹配的前列腺癌组织、尿液和血浆样本中均发现了同样的线粒体突变[106]。S. Nomoto 等人在对 HCC 组织进行检测的基础上，进一步用寡核苷酸链接检测法（OLA）对 13 例存在 mtDNA 控制区突变的病例组织的血浆进行了检测，结果有 8 例控制区发生突变，而正常血浆中没有发现相应的突变[107]。在以上所有有关线粒体突变的研究中，均集中在早期患者的临床样本。因此，鉴于线粒体的克隆性和高拷贝数的特点，线粒体突变为肿瘤的无创早期检测提供了强有力的分子标记。

13.8 以线粒体复合物为靶标的肿瘤治疗

13.8.1 复合物Ⅰ

复合物Ⅰ也被称作泛醌氧化还原酶（NADH）。复合物Ⅰ不仅是电子传递链的第一个位点，而且是活性氧（ROS）产生的主要位点。因此，发生在复合物Ⅰ的突变可以极大地改变细胞生物功能和氧化还原平衡。编码复合物Ⅰ的线粒体基因突变会促进包括结肠癌、胰腺癌、甲状腺癌、前列腺癌、乳腺癌、膀胱癌以及头颈部肿瘤和成神经管细胞瘤在内的多种肿瘤的发生[99]。此外，在 Lewis 肺腺癌细胞和乳腺癌细胞中，mtDNA 突变影响复合物Ⅰ后，会增加 ROS 依赖的转移潜能。如果和发生轻微复合物Ⅰ功能失调的细胞相比，复合物Ⅰ严重缺陷的肿瘤细胞在体内外成瘤能力减弱，而且复合物Ⅰ活性是骨肉瘤细胞有氧糖酵解所必需的。最近也有研究表明，在低糖条件下，复合物Ⅰ活性的完整对于肿瘤细胞生存尤为重要，这也是肿瘤微环境中普遍存在的现象[108]。

13.8.2 复合物Ⅲ

复合物Ⅲ也被称为辅酶Q-细胞色素c氧化还原酶。编码复合物Ⅲ的线粒体基因突变会促进包括结肠癌、甲状腺癌、膀胱癌、乳腺癌和卵巢癌等多种肿瘤的发生[109]。比如，当表达复合物Ⅲ截短的一个亚基时，在体内外均会增加MB49膀胱癌细胞的生长和侵袭能力，而且通过激活NF-κB通路刺激乳酸分泌，增加ROS产生和凋亡抵抗等多种表型。类似研究发现，在SV401永生化的尿路上皮细胞中，CYTB基因突变后的表达产物诱导抗凋亡信号的转导，促使癌细胞持续生长[110]。

13.8.3 复合物Ⅳ

复合物Ⅳ也叫细胞色素c氧化酶，是呼吸链末端的一个复合物。复合物Ⅳ由12个亚基构成，其中复合物Ⅰ、Ⅱ和Ⅲ这3个亚基由mtDNA编码，复合物Ⅳ～Ⅻ这9个亚基由nDNA编码。复合物Ⅳ活性与癌症的研究存在较大争议。复合物Ⅳ中由mtDNA编码亚基1(COX1)突变后，与卵巢癌和前列腺癌有关[111-112]。而在部分癌症中，nDNA编码的亚基则是高表达的。比如在白血病细胞中过表达抗凋亡蛋白Bcl-2后，复合物Ⅴa和复合物Ⅴb亚基在线粒体中的定位会增加，最终导致细胞内高水平的ROS。类似的研究还有，在永生化的支气管上皮细胞中表达癌基因Ras增加了复合物Ⅳ的活性，以及抑制A549肺腺癌细胞中的Ras能减少复合物Ⅴb的表达[113]。这些结果似乎表明大多数mtDNA编码的亚基是抑癌的，而nDNA编码的亚基起到促癌作用。

13.8.4 复合物Ⅴ

复合物Ⅴ也被称作ATP合酶，是氧化磷酸化中的最后一个酶。最新研究发现，复合物Ⅴ是线粒体通透性转换孔(MPTP)的一部分[114]。目前已经发现，在甲状腺癌、前列腺癌和胰腺癌中存在线粒体基因编码的复合物Ⅴ的突变。为研究复合物Ⅴ突变的致瘤活性，Y.Shidara和其同事首先使编码复合物Ⅴ亚基6的mtDNA基因的两个位点发生突变[115]，发现2D培养时，突变的ATP6提升细胞增殖能力，而在这些细胞中重新引入nDNA编码的野生型ATP6后抑制了肿瘤的形成。有几个因素似乎可以解释复合物Ⅴ突变与肿瘤形成的关系。比如，突变的细胞减弱了其凋亡能力，表明ATP6突变可以抑制细胞程序性死亡，这与复合物Ⅴ在调节MPTP中的作用一致。

13.9 以其他线粒体分子为靶标的肿瘤治疗

绝大多数恶性肿瘤均直接或间接地由线粒体分子改变所致。由于线粒体在细胞的能量代谢、生物合成代谢以及细胞死亡调控中具有重要战略意义，因此正在逐步成为化疗药物新的靶点。过去的 10 年中，研究者选择性地靶向发生线粒体缺陷肿瘤细胞，其方法已被证明可发挥抗肿瘤作用。

这些方法措施包括但不限于：①线粒体毒剂积聚在肿瘤细胞中使得线粒体发生超极化[116]；②Bcl-2 蛋白家族的药理学调节剂[117-118]；③结合 PTPC 亚基的化合物[119]；④加入氧化还原活性剂，使线粒体进行无效氧化还原反应而触发肿瘤细胞死亡[120-121]（表 13.1）。

表 13.1　以线粒体为靶点的肿瘤治疗

	物质	作用靶点/机制	抗肿瘤活性
PTPC 互作因子	氯膦酸盐	ANT 介导的 ATP/ADP 交换抑制剂	减少骨转移的辅助治疗
	PGIN-1-27	PBR 配体	人 HT29 结直肠癌细胞
	茉莉酸甲酯	扰乱了 HK-VDAC 在外膜运动中的互动	白血病、黑色素瘤和结直肠癌小鼠模型
	PK11195	既作为 PBR 配体，又通过 PBR 非依赖性途径发挥作用	多种体外肿瘤细胞系，小细胞肺癌鼠模型
Bcl-2 蛋白家族的调节剂	A-385358	Bcl-xL 特异性抑制剂	增强紫杉醇对非小细胞肺癌 A549 细胞荷瘤鼠肿瘤杀伤作用
	ABT-263	Bcl-2、Bcl-xL、Bcl-w 抑制剂	正在进行实体瘤和血液系统恶性肿瘤治疗的Ⅰ/Ⅱ期临床试验
	ABT-737	Bcl-2、Bcl-xL、MCL-1 抑制剂	用于淋巴瘤和胶质母细胞瘤荷瘤鼠模型
	AT-101	Bcl-2、Bcl-xL、MCL-1 抑制剂	正在进行多种实体瘤治疗的Ⅰ/Ⅱ期临床试验
	GX15-070	MCL-1 特异性抑制剂	正在进行多种实体肿瘤和血液系统肿瘤治疗的Ⅰ/Ⅱ期临床试验
	HA14-1	Bcl-2 配体	用于多种肿瘤细胞系体外实验及胶质母细胞瘤荷瘤鼠模型
	奥布里默森钠	Bcl-2 特异性反义寡核苷酸	正在进行黑色素瘤、CLL 和非霍奇金淋巴瘤治疗的Ⅱ/Ⅲ期临床试验
	SAHB 肽	Bax 直接活化剂	用于白血病体外细胞与体内小鼠模型

续表

物质		作用靶点/机制	抗肿瘤活性
类视黄醇相关分子	4-HPR	通过提高神经酰胺水平激活活性氧依赖性MPT	正在进行多种实体瘤和血液系统肿瘤治疗的Ⅰ/Ⅱ期临床试验
	ATRA	可以结合ANT不依赖RAR触发MPT	用于治疗早幼粒细胞白血病
	Betulinic acid	引发依赖PTPC的MPT	用于黑色素瘤和神经外胚层肿瘤小鼠模型
	CD437	损害Ca^{2+}体内平衡,从而介导MPT	用于APL、黑色素瘤和畸胎瘤鼠模型
	ST1926	损害Ca^{2+}体内平衡,从而调节MPT	正在进行白血病治疗的Ⅰ期临床试验
亲脂性阳离子试剂	F16	MPT直接诱导剂	用于体外小鼠和人类肿瘤细胞系
	(KLAKKLAK)$_2$肽	发挥直接的线粒体通透作用	用于乳腺癌细胞体内外实验
	L-t-C6-Pyr-Cer	神经酰胺衍生物,由线粒体膜电位驱动在线粒体中积累	用于体外HNSCC细胞系及其体内荷瘤鼠模型
氧化还原活性剂	5-ALA	代谢为光敏活性氧产生原卟啉Ⅸ	用于癌前光化性角化病和某些类型皮肤淋巴瘤的PID
	三氧化二砷	引发活性氧过度生成、氧化损伤和MPT	用于治疗PML和多发性骨髓瘤
	异硫氰酸苄酯	抑制复合物Ⅲ,导致ROS过度生成	用于白血病和胰腺癌模型
	PEITC	破坏谷胱甘肽系统,从而引发活性氧超载	用于异种移植和化学诱导的肺癌和前列腺癌模型

13.10 将线粒体与其他靶标联合进行抗肿瘤治疗

近20年来,肿瘤靶向治疗领域产生了多个重要的研究进展,尤其是随着第二代测序技术的发展,以肿瘤基因突变特征为依据的个体化肿瘤治疗取得了较大的发展。目前,同时靶向线粒体代谢与其他靶标进行抗肿瘤治疗已成为肿瘤靶向治疗的新方向。研究表明,Braf或Kras抑制剂化疗、抗血管生成治疗或靶向药治疗后细胞产生抗性,这些抗性细胞常表现为对线粒体代谢的高度依赖性[122-129]。这主要是因为上述抑制剂抑制了肿瘤细胞的糖酵解。一方面,如果同时联合靶向线粒体电子传递链或三羧酸循环的药物,对肿瘤的抑制作用将呈现协同效应。另一方面,由于肿瘤细胞异常活跃地增殖,肿瘤内部血管形成相对滞后并产生低氧环境,此时抑制线粒体代谢可以提高肿瘤氧含量,并能显著提高放疗后肿瘤细胞的杀伤效果。例如,FDA 批准的药物罂粟碱可抑制线粒体复合物Ⅰ,在肿瘤临床前实验中发现,罂粟碱会导致肿瘤细胞氧合增加和辐射反应增强[130]。这种依赖氧化磷酸化的模式在转移性肿瘤中也较为常见,如人类黑色素瘤的脑转移灶伴有明显氧化磷酸化基因的表达的增强[131]。然而,目前虽不清楚肿瘤为何在发生、发展过程中会增加对线粒体代谢的依赖性,但这表明线粒体代谢是肿瘤治疗理想的靶标之一。

线粒体代谢抑制剂也可与减少糖代谢的治疗相结合。PI3K 信号通路是葡萄糖代谢的主要激活剂,因此在某些情况下,PI3K 抑制剂与线粒体代谢抑制剂的结合可能是有效的。目前认为,直接抑制糖酵解中的酶是比较困难的,而其中乳酸脱氢酶(LDH)和己糖激酶 2(HK2)是糖酵解过程中的两个关键酶,其作为靶点进行干预的尝试在临床前模型中有一定的有效性[132-133]。最近的研究表明,在以糖酵解为代谢模式的肿瘤细胞中抑制 LDH 会导致丙酮酸的流量转向支持线粒体代谢,若同时结合线粒体电子传递链抑制剂(如二甲双胍),则可发挥联合抗肿瘤作用[134]。

由于线粒体代谢抑制剂有不同的靶点,因此它们可以结合使用。例如,二甲双胍可与三羧酸循环抑制剂 CPI-613 或二氢乳清酸脱氢酶抑制剂联合使用[135-136]。在前列腺癌的临床前实验中,二甲双胍通过还原羧基化,以减弱葡萄糖氧化,但增加谷氨酰胺途径供能。干预谷氨酰胺代谢可能会与二甲双胍协同改善预后。

近年来,免疫检查点阻断和过继性细胞疗法已成为肿瘤治疗的一个革命性的发展方向。与癌症相似,线粒体代谢已被证明在免疫细胞的生存和功能中起着关键作用。由于激活的免疫细胞利用许多与癌细胞相同的代谢途径,因此当使用代谢靶向疗法治疗癌症时,一个很重要的考虑是其可能对免疫系统产生的潜在有害影响[137]。

T 细胞是一种重要的免疫效应细胞群,具有强大的抗肿瘤免疫应答能力。当初始 T 细胞在共刺激信号的存在时识别其同源抗原的过程中,它们通过糖酵解和三羧酸循环以满足生长和增殖的生物合成和生物能量需求[138-140]。抑制线粒体电子传递链会降低效应 T 细胞的增殖能力[141-142]以及调节性 T 细胞(Treg 细胞)的功能[143-145]。虽然效应 T 细胞对抗肿瘤反应是必不可少的,但持久的免疫治疗反应需要记忆性 T 细胞的参与[146],记忆性 $CD8^+$ T 细胞优先依赖三羧酸循环代谢实现功能。许多研究观察到肿瘤微环境中 $CD8^+$ T 细胞的线粒体功能障碍[147],增强 $CD8^+$ T 细胞中线粒体功能可改善抗肿瘤效应[148-149]。

免疫检查点阻断的一个关键组合方案是抑制谷氨酰胺代谢。与肿瘤细胞相似,激活后的效应 T 细胞也可利用谷氨酰胺供能,这是由于 TCR 活化后 Myc 表达上调,进一步激发了谷氨酰胺转运体 SLC1A5 所致[150]。药物抑制谷氨酰胺酶 GLS 可增强 Th1 活性,并同时增加细胞毒性 T 淋巴细胞(CTL)数量,最终使抗肿瘤免疫反应增强[151]。

(李积彬 谷习文)

参考文献

[1] DE BERARDINIS R J, CHANDEL N S. Fundamentals of cancer metabolism[J]. Science advances, 2016, 2(5): e1600200.

[2] PAVLIDES S, WHITAKER-MENEZES D, CASTELLO-CROS R, et al. The reverse Warburg effect: aerobic glycolysis in cancer associated fibroblasts and the tumor stroma[J]. Cell cycle, 2009, 8(23): 3984 – 4001.

[3] PEARCE S, NEZICH C L, SPINAZZOLA A. Mitochondrial diseases: translation matters[J]. Molecular and cellular neurosciences, 2013(55): 1 – 12.

[4] SKRTIC M, SRISKANTHADEVAN S, JHAS B, et al. Inhibition of mitochondrial translation as a therapeutic strategy for human acute myeloid leukemia[J]. Cancer cell, 2011, 20(5): 674 – 688.

[5] LAMB R, OZSVARI B, LISANTI C L, et al. Antibiotics that target mitochondria effectively eradicate cancer stem cells, across multiple tumor types: treating cancer like an infectious disease [J]. Oncotarget, 2015, 6(7): 4569 – 4584.

[6] JIA Y S, MA X Y, WEI X L, et al. Antitumor activity of erythromycin on human neuroblastoma cell line(SH – SY5Y)[J]. Journal of Huazhong University of Science and Technology Medical sciences, 2011, 31(1): 33 – 38.

[7] RUBINS J B, CHARBONEAU D, ALTER M D, et al. Inhibition of mesothelioma cell growth in vitro by doxycycline[J]. The journal of laboratory and clinical medicine, 2001, 138(2): 101 – 106.

[8] VAN DEN BOGERT C, DONTJE B H, KROON A M. The antitumour effect of doxycycline on a T – cell leukaemia in the rat[J]. Leukemia research, 1985, 9(5): 617 – 623.

[9] VAN DEN BOGERT C, VAN KERNEBEEK G, DE LEIJ L, et al. Inhibition of mitochondrial protein synthesis leads to proliferation arrest in the G1 – phase of the cell cycle[J]. Cancer letters, 1986, 32(1): 41 – 51.

[10] KROON A M, DONTJE B H, HOLTROP M, et al. The mitochondrial genetic system as a target for chemotherapy: tetracyclines as cytostatics[J]. Cancer letters, 1984, 25(1): 33 – 40.

[11] FERRERI A J, PONZONI M, GUIDOBONI M, et al. Bacteria-eradicating therapy with doxycycline in ocular adnexal MALT lymphoma: a multicenter prospective trial[J]. Journal of the National Cancer Institute, 2006, 98(19): 1375 – 1382.

[12] FERRERI A J, GOVI S, PASINI E, et al. Chlamydophila psittaci eradication with doxycycline as first-line targeted therapy for ocular adnexae lymphoma: final results of an international phase Ⅱ trial[J]. Journal of clinical oncology, 2012, 30(24): 2988 – 2994.

[13] CHEN D Z, PATEL D V, HACKBARTH C J, et al. Actinonin, a naturally occurring antibacterial agent, is a potent deformylase inhibitor[J]. Biochemistry, 2000, 39(6): 1256 – 1262.

[14] LEE M D, SHE Y, SOSKIS M J, et al. Human mitochondrial peptide deformylase, a new anticancer target of actinonin-based antibiotics[J]. The journal of clinical investigation, 2004, 114(8): 1107 – 1116.

[15] VYAS S, ZAGANJOR E, HAIGIS M C. Mitochondria and cancer[J]. Cell, 2016, 166(3): 555 – 566.

[16] ALAVIAN K N, BEUTNER G, LAZROVE E, et al. An uncoupling channel within the c-subunit ring of the F_1F_0 ATP synthase is the mitochondrial permeability transition pore[J]. Proceedings of the National Academy of Sciences of the United States of America, 2014, 111(29): 10580-10585.

[17] TRUDEL S, STEWART A K, LI Z, et al. The Bcl-2 family protein inhibitor, ABT-737, has substantial antimyeloma activity and shows synergistic effect with dexamethasone and melphalan[J]. Clinical cancer research, 2007, 13(2 Pt 1): 621-629.

[18] VOGLER M, BUTTERWORTH M, MAJID A, et al. Concurrent up-regulation of Bcl-xL and Bcl2A1 induces approximately 1000-fold resistance to ABT-737 in chronic lymphocytic leukemia[J]. Blood, 2009, 113(18): 4403-4413.

[19] HAN Y H, CAO X, LIN B, et al. Regulation of Nur77 nuclear export by c-Jun N-terminal kinase and Akt[J]. Oncogene, 2006, 25(21): 2974-2986.

[20] BAHAMONDE M I, FERNANDEZ-FERNANDEZ J M, GUIX F X, et al. Plasma membrane voltage-dependent anion channel mediates antiestrogen-activated maxi Cl^- currents in C1300 neuroblastoma cells[J]. The journal of biological chemistry, 2003, 278(35): 33284-33289.

[21] SZABO I, ZORATTI M. Mitochondrial channels: ion fluxes and more[J]. Physiological reviews, 2014, 94(2): 519-608.

[22] SIMAMURA E, SHIMADA H, HATTA T, et al. Mitochondrial voltage-dependent anion channel(VDAC) as novel pharmacological targets for anti-cancer agents[J]. Journal of bioenergetics and biomembranes, 2008, 40(3): 213-217.

[23] CHENG E H, SHEIKO T V, FISHER J K, et al. VDAC2 inhibits Bak activation and mitochondrial apoptosis[J]. Science, 2003, 301(5632): 513-517.

[24] SHOSHAN-BARMATZ V, DE PINTO V, ZWECKSTETTER M, et al. VDAC, a multi-functional mitochondrial protein regulating cell life and death[J]. Molecular aspects of medicine, 2010, 31(3): 227-285.

[25] GALLUZZI L, KEPP O, TAJEDDINE N, et al. Disruption of the hexokinase-VDAC complex for tumor therapy[J]. Oncogene, 2008, 27(34): 4633-4635.

[26] LEANZA L, ZORATTI M, GULBINS E, et al. Mitochondrial ion channels as oncological targets[J]. Oncogene, 2014, 33(49): 5569-5581.

[27] SZABO I, ZORATTI M, GULBINS E. Contribution of voltage-gated potassium channels to the regulation of apoptosis[J]. FEBS Letters, 2010, 584(10): 2049-2056.

[28] LEANZA L, TRENTIN L, BECKER K A, et al. Clofazimine, Psora-4 and PAP-1, inhibitors of the potassium channel Kv1.3, as a new and selective therapeutic strategy in chronic lymphocytic leukemia[J]. Leukemia, 2013, 27(8): 1782-1785.

[29] QUAST S A, BERGER A, BUTTSTADT N, et al. General Sensitization of melanoma cells for TRAIL-induced apoptosis by the potassium channel inhibitor TRAM-34 depends on release of SMAC[J]. PLoS One, 2012, 7(6): e39290.

[30] SUZUKI-KARASAKI M, OCHIAI T, SUZUKI-KARASAKI Y. Crosstalk between mitochondrial ROS and depolarization in the potentiation of TRAIL-induced apoptosis in human tumor cells [J]. International journal of oncology, 2014, 44(2): 616-628.

[31] HUANG L, LI B, TANG S, et al. Mitochondrial K_{ATP} channels control glioma radioresistance by regulating ROS-induced ERK activation[J]. Molecular neurobiology, 2015, 52(1): 626-

637.

[32] KAMER K J, MOOTHA V K. The molecular era of the mitochondrial calcium uniporter[J]. Nature reviews molecular cell biology, 2015, 16(9): 545-553.

[33] TOSATTO A, SOMMAGGIO R, KUMMEROW C, et al. The mitochondrial calcium uniporter regulates breast cancer progression via HIF1α[J]. EMBO Molecular Medicine, 2016, 8(5): 569-585.

[34] SONG I S, KIM H K, LEE S R, et al. Mitochondrial modulation decreases the bortezomib-resistance in multiple myeloma cells[J]. International journal of cancer, 2013, 133(6): 1357-1367.

[35] WOLF F I, TRAPANI V. Multidrug resistance phenotypes and MRS2 mitochondrial magnesium channel: two players from one stemness? [J]. Cancer biology and therapy, 2009, 8(7): 615-617.

[36] KOLISEK M, ZSURKA G, SAMAJ J, et al. Mrs2p is an essential component of the major electrophoretic Mg^{2+} influx system in mitochondria[J]. The EMBO Journal, 2003, 22(6): 1235-1244.

[37] SUH K S, MALIK M, SHUKLA A, et al. CLIC4, skin homeostasis and cutaneous cancer: surprising connections[J]. Molecular carcinogenesis, 2007, 46(8): 599-604.

[38] SIMONNET H, ALAZARD N, PFEIFFER K, et al. Low mitochondrial respiratory chain content correlates with tumor aggressiveness in renal cell carcinoma[J]. Carcinogenesis, 2002, 23(5): 759-768.

[39] BLUM R, KLOOG Y. Metabolism addiction in pancreatic cancer[J]. Cell death and disease, 2014(5): e1065.

[40] LIN C C, CHENG T L, TSAI W H, et al. Loss of the respiratory enzyme citrate synthase directly links the Warburg effect to tumor malignancy[J]. Scientific reports, 2012(2): 785.

[41] KAVANAGH J P. Sodium, potassium, calcium, magnesium, zinc, citrate and chloride content of human prostatic and seminal fluid[J]. Journal of reproduction and fertility, 1985, 75(1): 35-41.

[42] TSUI K H, CHUNG L C, WANG S W, et al. Hypoxia upregulates the gene expression of mitochondrial aconitase in prostate carcinoma cells[J]. Journal of molecular endocrinology, 2013, 51(1): 131-141.

[43] KURHANEWICZ J, VIGNERON D B, NELSON S J, et al. Citrate as an in vivo marker to discriminate prostate cancer from benign prostatic hyperplasia and normal prostate peripheral zone: detection via localized proton spectroscopy[J]. Urology, 1995, 45(3): 459-466.

[44] WANG P, MAI C, WEI Y L, et al. Decreased expression of the mitochondrial metabolic enzyme aconitase(ACO2)is associated with poor prognosis in gastric cancer[J]. Medical oncology, 2013, 30(2): 552.

[45] PARSONS D W, JONES S, ZHANG X, et al. An integrated genomic analysis of human glioblastoma multiforme[J]. Science, 2008, 321(5897): 1807-1812.

[46] YAN H, PARSONS D W, JIN G, et al. IDH1 and IDH2 mutations in gliomas[J]. The new England journal of medicine, 2009, 360(8): 765-773.

[47] MARDIS E R, DING L, DOOLING D J, et al. Recurring mutations found by sequencing an acute myeloid leukemia genome[J]. The new England journal of medicine, 2009, 361(11):

1058-1066.

[48] LOSMAN J A, LOOPER R E, KOIVUNEN P, et al. R-2-hydroxyglutarate is sufficient to promote leukemogenesis and its effects are reversible[J]. Science, 2013, 339(6127): 1621-1625.

[49] XU W, YANG H, LIU Y, et al. Oncometabolite 2-hydroxyglutarate is a competitive inhibitor of alpha-ketoglutarate-dependent dioxygenases[J]. Cancer cell, 2011, 19(1): 17-30.

[50] FIGUEROA M E, ABDEL-WAHAB O, LU C, et al. Leukemic IDH1 and IDH2 mutations result in a hypermethylation phenotype, disrupt TET2 function, and impair hematopoietic differentiation[J]. Cancer cell, 2010, 18(6): 553-567.

[51] LU C, WARD P S, KAPOOR G S, et al. IDH mutation impairs histone demethylation and results in a block to cell differentiation[J]. Nature, 2012, 483(7390): 474-478.

[52] KIM S, KIM D H, JUNG W H, et al. Succinate dehydrogenase expression in breast cancer[J]. Springer Plus, 2013, 2(1): 299.

[53] CASTRO-VEGA L J, BUFFET A, DE CUBAS A A, et al. Germline mutations in FH confer predisposition to malignant pheochromocytomas and paragangliomas[J]. Human molecular genetics, 2014, 23(9): 2440-2446.

[54] FIEUW A, KUMPS C, SCHRAMM A, et al. Identification of a novel recurrent 1q42.2-1qter deletion in high risk MYCN single copy 11q deleted neuroblastomas[J]. International journal of cancer, 2012, 130(11): 2599-2606.

[55] ADAM J, HATIPOGLU E, O'FLAHERTY L, et al. Renal cyst formation in FH1-deficient mice is independent of the HIF/PHD pathway: roles for fumarate in KEAP1 succination and Nrf2 signaling[J]. Cancer cell, 2011, 20(4): 524-537.

[56] HANSFORD R G, LEHNINGER A L. Active oxidative decarboxylation of malate by mitochondria isolated from L-1210 ascites tumor cells[J]. Biochemical and biophysical research communications, 1973, 51(2): 480-486.

[57] JIANG P, DU W, MANCUSO A, et al. Reciprocal regulation of p53 and malic enzymes modulates metabolism and senescence[J]. Nature, 2013, 493(7434): 689-693.

[58] OKON I S, ZOU M H. Mitochondrial ROS and cancer drug resistance: implications for therapy[J]. Pharmacological research, 2015(100): 170-174.

[59] ZHANG G, FREDERICK D T, WU L, et al. Targeting mitochondrial biogenesis to overcome drug resistance to MAPK inhibitors[J]. The journal of clinical investigation, 2016, 126(5): 1834-1856.

[60] MAITI A K, NATH S K. Gene network analysis of small molecules with autoimmune disease associated genes predicts a novel strategy for drug efficacy[J]. Autoimmunity reviews, 2013, 12(4): 510-522.

[61] CLARKE M F, DICK J E, DIRKS P B, et al. Cancer stem cells, perspectives on current status and future directions: AACR Workshop on cancer stem cells[J]. Cancer research, 2006, 66(19): 9339-9344.

[62] REYA T, MORRISON S J, CLARKE M F, et al. Stem cells, cancer, and cancer stem cells[J]. Nature, 2001, 414(6859): 105-111.

[63] YE X Q, WANG G H, HUANG G J, et al. Heterogeneity of mitochondrial membrane potential: a novel tool to isolate and identify cancer stem cells from a tumor mass? [J]. Stem cell

reviews, 2011, 7(1): 153-160.

[64] LOUREIRO R, MESQUITA K A, OLIVEIRA P J, et al. Mitochondria in cancer stem cells: a target for therapy[J]. Recent patents on endocrine, metabolic and immune drug discovery, 2013, 7(2): 102-114.

[65] SONG I S, JEONG J Y, JEONG S H, et al. Mitochondria as therapeutic targets for cancer stem cells[J]. World journal of stem cells, 2015, 7(2): 418-427.

[66] MARGINEANTU D H, HOCKENBERY D M. Mitochondrial functions in stem cells[J]. Current opinion in genetics and development, 2016(38): 110-117.

[67] SONG I S, JEONG Y J, JEONG S H, et al. FOXM1-induced PRX3 regulates stemness and survival of colon cancer cells via maintenance of mitochondrial function[J]. Gastroenterology, 2015, 149(4): 1006-1016.

[68] CHEN C L, UTHAYA KUMAR D B, PUNJ V, et al. NANOG metabolically reprograms tumor-initiating stem-like cells through tumorigenic changes in oxidative phosphorylation and fatty acid metabolism[J]. Cell metabolism, 2016, 23(1): 206-219.

[69] DONG C, YUAN T, WU Y, et al. Loss of FBP1 by Snail-mediated repression provides metabolic advantages in basal-like breast cancer[J]. Cancer cell, 2013, 23(3): 316-331.

[70] ALVERO A B, MONTAGNA M K, HOLMBERG J C, et al. Targeting the mitochondria activates two independent cell death pathways in ovarian cancer stem cells[J]. Molecular cancer therapeutics, 2011, 10(8): 1385-1393.

[71] HIRSCH H A, ILIOPOULOS D, STRUHL K. Metformin inhibits the inflammatory response associated with cellular transformation and cancer stem cell growth[J]. Proceedings of the National Academy of Sciences of the United States of America, 2013, 110(3): 972-977.

[72] MAYER M J, KLOTZ L H, VENKATESWARAN V. Metformin and prostate cancer stem cells: a novel therapeutic target[J]. Prostate cancer and prostatic diseases, 2015, 18(4): 303-309.

[73] SANCHO P, BURGOS-RAMOS E, TAVERA A, et al. Myc/PGC1α balance determines the metabolic phenotype and plasticity of pancreatic cancer stem cells[J]. Cell metabolism, 2015, 22(4): 590-605.

[74] SCHARPING N E, MENK A V, MORECI R S, et al. The tumor microenvironment represses T cell mitochondrial biogenesis to drive intratumoral T cell metabolic insufficiency and dysfunction [J]. Immunity, 2016, 45(2): 374-388.

[75] ZHANG Y, ERTL H C. Aging: T cell metabolism within tumors[J]. Aging, 2016, 8(6): 1163-1164.

[76] BENGSCH B, JOHNSON A L, KURACHI M, et al. Bioenergetic insufficiencies due to metabolic alterations regulated by the inhibitory receptor PD-1 are an early driver of $CD8^+$ T cell exhaustion[J]. Immunity, 2016, 45(2): 358-373.

[77] MARRACHE S, TUNDUP S, HARN D A, et al. Ex vivo programming of dendritic cells by mitochondria-targeted nanoparticles to produce interferon-gamma for cancer immunotherapy[J]. ACS Nano, 2013, 7(8): 7392-7402.

[78] BALMER M L, HESS C. Feeling worn out: PGC1α to the rescue for dysfunctional mitochondria in T cell exhaustion[J]. Immunity, 2016, 45(2): 233-235.

[79] GEARING D P, NAGLEY P. Yeast mitochondrial ATPase subunit 8, normally a mitochondrial

gene product, expressed in vitro and imported back into the organelle[J]. The EMBO Journal, 1986, 5(13): 3651-3655.

[80] GUY J, QI X, PALLOTTI F, et al. Rescue of a mitochondrial deficiency causing leber hereditary optic neuropathy[J]. Annals of neurology, 2002, 52(5): 534-542.

[81] KOLESNIKOVA O A, ENTELIS N S, MIREAU H, et al. Suppression of mutations in mitochondrial DNA by tRNA imported from the cytoplasm[J]. Science, 2000, 289(5486): 1931-1933.

[82] KOLESNIKOVA O A, ENTELIS N S, JACQUIN-BECKER C, et al. Nuclear DNA-encoded tRNA targeted into mitochondria can rescue a mitochondrial DNA mutation associated with the MERRF syndrome in cultured human cells[J]. Human molecular genetics, 2004, 13(20): 2519-2534.

[83] TANAKA M, BORGELD H J, ZHANG J, et al. Gene therapy for mitochondrial disease by delivering restriction endonuclease SmaI into mitochondria[J]. Journal of biomedical science, 2002, 9(6 Pt 1): 534-541.

[84] SANCHEZ-RIVERA F J, JACKS T. Applications of the CRISPR-Cas9 system in cancer biology [J]. Nature reviews cancer, 2015, 15(7): 387-395.

[85] LUO J. CRISPR/Cas9: from genome engineering to cancer drug discovery[J]. Trends in cancer, 2016, 2(6): 313-324.

[86] LUO C, LIM J H, LEE Y, et al. A PGC1α-mediated transcriptional axis suppresses melanoma metastasis[J]. Nature, 2016, 537(7620): 422-426.

[87] BURR S P, COSTA A S, GRICE G L, et al. Mitochondrial protein lipoylation and the 2-oxoglutarate dehydrogenase complex controls HIF1α stability in aerobic conditions [J]. Cell metabolism, 2016, 24(5): 740-752.

[88] BRAND A, SINGER K, KOEHL G E, et al. LDHA-associated lactic acid production blunts tumor immunosurveillance by T and NK cells[J]. Cell metabolism, 2016, 24(5): 657-671.

[89] BIRSOY K, WANG T, CHEN W W, et al. An essential role of the mitochondrial electron transport chain in cell proliferation is to enable aspartate synthesis[J]. Cell, 2015, 162(3): 540-551.

[90] ARROYO J D, JOURDAIN A A, CALVO S E, et al. A genome-wide *CRISPR* death screen identifies genes essential for oxidative phosphorylation[J]. Cell metabolism, 2016, 24(6): 875-885.

[91] DONG Z, HUANG M, LIU Z, et al. Focused screening of mitochondrial metabolism reveals a crucial role for a tumor suppressor HBP1 in ovarian reserve[J]. Cell death and differentiation, 2016, 23(10): 1602-1614.

[92] BAO X R, ONG S E, GOLDBERGER O, et al. Mitochondrial dysfunction remodels one-carbon metabolism in human cells[J]. Elife, 2016(5): e10575.

[93] WANG S, YI F, QU J. Eliminate mitochondrial diseases by gene editing in germ-line cells and embryos[J]. Protein and cell, 2015, 6(7): 472-475.

[94] MURPHY M P. Mitochondrial diseases: shortcuts to therapies and therapeutic shortcuts [J]. Molecular cell, 2016, 64(1): 5-6.

[95] FOGLEMAN S, SANTANA C, BISHOP C, et al. CRISPR/Cas9 and mitochondrial gene replacement therapy: promising techniques and ethical considerations[J]. American journal of

stem cells, 2016, 5(2): 39 - 52.

[96] JO A, HAM S, LEE G H, et al. Efficient mitochondrial genome editing by CRISPR/Cas9[J]. BioMed Research International, 2015(2015): 305716.

[97] WALLACE D C. Why do we still have a maternally inherited mitochondrial DNA: insights from evolutionary medicine[J]. Annual review of biochemistry, 2007(76): 781 - 821.

[98] WALLACE D C, FAN W. Energetics, epigenetics, mitochondrial genetics[J]. Mitochondrion, 2010, 10(1): 12 - 31.

[99] CHATTERJEE A, MAMBO E, SIDRANSKY D. Mitochondrial DNA mutations in human cancer[J]. Oncogene, 2006, 25(34): 4663 - 4674.

[100] SIDRANSKY D. Emerging molecular markers of cancer[J]. Nature reviews cancer, 2002, 2(3): 210 - 219.

[101] MAMBO E, GAO X, COHEN Y, et al. Electrophile and oxidant damage of mitochondrial DNA leading to rapid evolution of homoplasmic mutations[J]. Proceedings of the National Academy of Sciences of the United States of America, 2003, 100(4): 1838 - 1843.

[102] HA P K, TONG B C, WESTRA W H, et al. Mitochondrial C-tract alteration in premalignant lesions of the head and neck: a marker for progression and clonal proliferation[J]. Clinical cancer research: an official journal of the American Association for Cancer Research, 2002, 8(7): 2260 - 2265.

[103] FLISS M S, USADEL H, CABALLERO O L, et al. Facile detection of mitochondrial DNA mutations in tumors and bodily fluids[J]. Science, 2000, 287(5460): 2017 - 2019.

[104] PARRELLA P, XIAO Y, FLISS M, et al. Detection of mitochondrial DNA mutations in primary breast cancer and fine-needle aspirates[J]. Cancer research, 2001, 61(20): 7623 - 7626.

[105] MAITRA A, COHEN Y, GILLESPIE S E, et al. The human mitochip: a high-throughput sequencing microarray for mitochondrial mutation detection[J]. Genome research, 2004, 14(5): 812 - 819.

[106] JERONIMO C, NOMOTO S, CABALLERO O L, et al. Mitochondrial mutations in early stage prostate cancer and bodily fluids[J]. Oncogene, 2001, 20(37): 5195 - 5198.

[107] NOMOTO S, YAMASHITA K, KOSHIKAWA K, et al. Mitochondrial D-loop mutations as clonal markers in multicentric hepatocellular carcinoma and plasma[J]. Clinical cancer research: an official journal of the American Association for Cancer Research, 2002, 8(2): 481 - 487.

[108] BIRSOY K, POSSEMATO R, LORBEER F K, et al. Metabolic determinants of cancer cell sensitivity to glucose limitation and biguanides[J]. Nature, 2014, 508(7494): 108 - 112.

[109] POLYAK K, LI Y, ZHU H, et al. Somatic mutations of the mitochondrial genome in human colorectal tumours[J]. Nature genetics, 1998, 20(3): 291 - 293.

[110] DASGUPTA S, HOQUE M O, UPADHYAY S, et al. Forced cytochrome B gene mutation expression induces mitochondrial proliferation and prevents apoptosis in human uroepithelial SV-HUC - 1 cells[J]. International journal of cancer, 2009, 125(12): 2829 - 2835.

[111] PERMUTH-WEY J, CHEN Y A, TSAI Y Y, et al. Inherited variants in mitochondrial biogenesis genes may influence epithelial ovarian cancer risk[J]. Cancer epidemiology, biomarkers and prevention : a publication of the American Association for Cancer Research, 2011, 20(6): 1131 - 1145.

[112] PETROS J A, BAUMANN A K, RUIZ-PESINI E, et al. mtDNA mutations increase tumori-

genicity in prostate cancer[J]. Proceedings of the National Academy of Sciences of the United States of America, 2005, 102(3): 719-724.

[113] TELANG S, NELSON K K, SIOW D L, et al. Cytochrome c oxidase is activated by the oncoprotein Ras and is required for A549 lung adenocarcinoma growth[J]. Molecular cancer, 2012(11): 60.

[114] GIORGIO V, VON STOCKUM S, ANTONIEL M, et al. Dimers of mitochondrial ATP synthase form the permeability transition pore[J]. Proceedings of the National Academy of Sciences of the United States of America, 2013, 110(15): 5887-5892.

[115] SHIDARA Y, YAMAGATA K, KANAMORI T, et al. Positive contribution of pathogenic mutations in the mitochondrial genome to the promotion of cancer by prevention from apoptosis[J]. Cancer research, 2005, 65(5): 1655-1663.

[116] FANTIN V R, BERARDI M J, SCORRANO L, et al. A novel mitochondriotoxic small molecule that selectively inhibits tumor cell growth[J]. Cancer cell, 2002, 2(1): 29-42.

[117] MANERO F, GAUTIER F, GALLENNE T, et al. The small organic compound HA14-1 prevents Bcl-2 interaction with Bax to sensitize malignant glioma cells to induction of cell death[J]. Cancer research, 2006, 66(5): 2757-2764.

[118] MASON K D, VANDENBERG C J, SCOTT C L, et al. In vivo efficacy of the Bcl-2 antagonist ABT-737 against aggressive Myc-driven lymphomas[J]. Proceedings of the National Academy of Sciences of the United States of America, 2008, 105(46): 17961-17966.

[119] DECAUDIN D, CASTEDO M, NEMATI F, et al. Peripheral benzodiazepine receptor ligands reverse apoptosis resistance of cancer cells in vitro and in vivo[J]. Cancer research, 2002, 62(5): 1388-1393.

[120] TRACHOOTHAM D, ZHOU Y, ZHANG H, et al. Selective killing of oncogenically transformed cells through a ROS-mediated mechanism by beta-phenylethyl isothiocyanate[J]. Cancer cell, 2006, 10(3): 241-252.

[121] TOOGOOD P L. Mitochondrial drugs[J]. Current opinion in chemical biology, 2008, 12(4): 457-463.

[122] CARO P, KISHAN A U, NORBERG E, et al. Metabolic signatures uncover distinct targets in molecular subsets of diffuse large B cell lymphoma[J]. Cancer cell, 2012, 22(4): 547-560.

[123] FARGE T, SALAND E, DE TONI F, et al. Chemotherapy-resistant human acute myeloid leukemia cells are not enriched for leukemic stem cells but require oxidative metabolism[J]. Cancer Discov, 2017, 7(7): 716-735.

[124] GUIÈZE R, LIU V M, ROSEBROCK D, et al. Mitochondrial reprogramming underlies resistance to Bcl-2 inhibition in lymphoid malignancies[J]. Cancer cell, 2019, 36(4): 369-384.

[125] JU Y S, ALEXANDROV L B, GERSTUNG M, et al. Origins and functional consequences of somatic mitochondrial DNA mutations in human cancer[J]. Elife, 2014(3): e02935.

[126] KUNTZ E M, BAQUERO P, MICHIE A M, et al. Targeting mitochondrial oxidative phosphorylation eradicates therapy-resistant chronic myeloid leukemia stem cells[J]. Nat Med, 2017, 23(10): 1234-1240.

[127] LEE K M, GILTNANE J M, BALKO J M, et al. Myc and MCL-1 cooperatively promote chemotherapy-resistant breast cancer stem cells via regulation of mitochondrial oxidative phosphorylation[J]. Cell Metab, 2017, 26(4): 633-647.

[128] NAVARRO P, BUENO M J, ZAGORAC I, et al. Targeting tumor mitochondrial metabolism overcomes resistance to antiangiogenics[J]. Cell Rep, 2016, 15(12): 2705-2718.

[129] VIALE A, PETTAZZONI P, LYSSIOTIS C A, et al. Oncogene ablation-resistant pancreatic cancer cells depend on mitochondrial function[J]. Nature, 2014, 514(7524): 628-632.

[130] BENEJ M, HONG X, VIBHUTE S, et al. Papaverine and its derivatives radiosensitize solid tumors by inhibiting mitochondrial metabolism[J]. Proc Natl Acad Sci USA, 2018, 115(42): 10756-10761.

[131] FISCHER G M, JALALI A, KIRCHER D A, et al. Molecular profiling reveals unique immune and metabolic features of melanoma brain metastases[J]. Cancer Discov, 2019, 9(5): 628-645.

[132] FANTIN V R, ST-PIERRE J, LEDER P. Attenuation of LDH-A expression uncovers a link between glycolysis, mitochondrial physiology, and tumor maintenance[J]. Cancer cell, 2006, 9(6): 425-434.

[133] PATRA K C, WANG Q, BHASKAR P T, et al. Hexokinase 2 is required for tumor initiation and maintenance and its systemic deletion is therapeutic in mouse models of cancer[J]. Cancer cell, 2013, 24(2): 213-228.

[134] OSHIMA N, ISHIDA R, KISHIMOTO S, et al. Dynamic imaging of LDH inhibition in tumors reveals rapid in vivo metabolic rewiring and vulnerability to combination therapy[J]. Cell Rep, 2020, 30(6): 1798-1810.

[135] FENDT S M, BELL E L, KEIBLER M A, et al. Metformin decreases glucose oxidation and increases the dependency of prostate cancer cells on reductive glutamine metabolism[J]. Cancer Res, 2013, 73(14): 4429-4438.

[136] GRISS T, VINCENT E E, EGNATCHIK R, et al. Metformin antagonizes cancer cell proliferation by suppressing mitochondrial-dependent biosynthesis[J]. PLoS Biol, 2015, 13(12): e1002309.

[137] ANDREJEVA G, RATHMELL J C. Similarities and distinctions of cancer and immune metabolism in inflammation and tumors[J]. Cell Metab, 2017, 26(1): 49-70.

[138] FRAUWIRTH K A, RILEY J L, HARRIS M H, et al. The CD28 signaling pathway regulates glucose metabolism[J]. Immunity, 2002, 16(6): 769-777.

[139] MA E H, VERWAY M J, JOHNSON R M, et al. Metabolic profiling using stable isotope tracing reveals distinct patterns of glucose utilization by physiologically activated CD8$^+$ T cells [J]. Immunity, 2019, 51(5): 856-870.

[140] MENK A V, SCHARPING N E, MORECI R S, et al. Early TCR signaling induces rapid aerobic glycolysis enabling distinct acute T cell effector functions[J]. Cell Rep, 2018, 22(6): 1509-1521.

[141] BAILIS W, SHYER J A, ZHAO J, et al. Distinct modes of mitochondrial metabolism uncouple T cell differentiation and function[J]. Nature, 2019, 571(7765): 403-407.

[142] TARASENKO T N, PACHECO S E, KOENIG M K, et al. Cytochrome c oxidase activity is a metabolic checkpoint that regulates cell fate decisions during T cell activation and differentiation [J]. Cell Metab, 2017, 25(6): 1254-1268.

[143] CHAPMAN N M, ZENG H, NGUYEN T M, et al. mTOR coordinates transcriptional programs and mitochondrial metabolism of activated Treg subsets to protect tissue homeostasis[J]. Nat Commun, 2018, 9(1): 2095.

[144] FU Z, YE J, DEAN J W, et al. Requirement of mitochondrial transcription factor A in tissue-resident regulatory T cell maintenance and function[J]. Cell Rep, 2019, 28(1): 159-171.

[145] WEINBERG S E, SINGER B D, STEINERT E M, et al. Mitochondrial complex Ⅲ is essential for suppressive function of regulatory T cells[J]. Nature, 2019, 565(7740): 495-499.

[146] GELTINK R I K, KYLE R L, PEARCE E L. Unraveling the complex interplay between T cell metabolism and function[J]. Annu Rev Immunol, 2018(36): 461-488.

[147] SCHARPING N E, MENK A V, MORECI R S, et al. The tumor microenvironment represses T cell mitochondrial biogenesis to drive intratumoral T cell metabolic insufficiency and dysfunction[J]. Immunity, 2016, 45(2): 374-388.

[148] CHAMOTO K, CHOWDHURY P S, KUMAR A, et al. Mitochondrial activation chemicals synergize with surface receptor PD-1 blockade for T cell-dependent antitumor activity[J]. Proc Natl Acad Sci USA, 2017, 114(5): E761-E770.

[149] SISKA P J, BECKERMANN K E, MASON F M, et al. Mitochondrial dysregulation and glycolytic insufficiency functionally impair $CD8^+$ T cells infiltrating human renal cell carcinoma[J]. JCI Insight, 2017, 2(12): e93411.

[150] WANG R, DILLON C P, SHI L Z, et al. The transcription factor Myc controls metabolic reprogramming upon T lymphocyte activation[J]. Immunity, 2011, 35(6): 871-882.

[151] JOHNSON M O, WOLF M M, MADDEN M Z, et al. Distinct regulation of Th17 and Th1 cell differentiation by glutaminase-dependent metabolism[J]. Cell, 2018, 175(7): 1780-1795.

索 引

（按汉语拼音排序）

2-羟基戊二酸　2-hydroxyglutarate，2-HG　/41
AMP 活化的蛋白质激酶　AMP activated protein kinase，AMPK　/98
B 细胞性淋巴瘤-2　Bcl-2　/27
c-Jun 氨基端激酶　c-Jun N-terminal kinase，JNK　/187
E-钙黏蛋白　E-cadherin　/66
Kelch 样环氧氯丙烷相关蛋白 1　Kelch-like ECH-associated protein 1，KEAP1　/243
NADPH 氧化酶　NADPH oxidase，NOX　/57
NAD 依赖性脱乙酰酶　SIRT3　/65
α-酮戊二酸　α-ketoglutaric acid，α-KG　/63

A

癌症相关成纤维细胞　cancer-associated fibroblast，CaF　/69

B

丙酮酸脱氢酶　pyruvate dehydrogenase，PDH　/26

C

超氧化物歧化酶　superoxide dismutase，SOD　/12

D

蛋白激酶 B　protein kinase B，PKB(Akt)　/187
蛋白激酶 C　protein kinase C，PKC　/68
蛋白酪氨酸磷脂酶　protein tyrosine phosphatase，PTP　/60
电压依赖性阴离子通道　voltage-dependent anion channel，VDAC　/112，139
凋亡蛋白酶激活因子　Apaf1　/143
凋亡抑制因子　inhibitor of apoptotic protein，IAP　/148

F

脯氨酰羟化酶　prolyl hydroxylase，PHD　/59

G

胱天蛋白酶 caspase /14
过氧化氢酶 catalase，CAT /57
过氧化物还原酶 peroxiredoxin，PRX /58

H

核因子 κB NF-κB /60
黄素腺嘌呤二核苷酸 FADH2 /56
活性氮 reactive nitrogen species，RNS /55
活性氧 reactive oxygen species，ROS /12

J

基质金属蛋白酶 MMP /65
急性髓系（细胞性）白血病 acute myelocytic leukemia，AML /86，177

K

抗氧化剂 N-乙酰半胱氨酸 N-acetyl-l-cysteine，NAC /185

L

硫氧还蛋白 thioredoxin，TRX /57

N

内质网 endoplasmic reticulum，ER /24
黏附斑激酶 focal adhesion kinase，FAK /68

Q

缺氧诱导因子 HIF /45

R

乳腺癌干细胞 BCSC /73

S

上皮-间质转换 epithelial-mesenchymal transition，EMT /6
受体酪氨酸激酶 receptor tyrosine kinase，RTK /60
受体相互作用蛋白 receptor-interacting protein，RIP /64
丝裂原激活蛋白激酶 mitogen-activated protein kinase，MAPK /33

髓系来源的抑制细胞　myeloid-derived suppressor cell，MDSC　/7，70
损伤相关模式分子　damage-associated molecular pattern，DAMP　/31

T

调节性 T 细胞　regulatory T cell，Treg 细胞　/7
铜/锌离子超氧化物歧化酶　CuZnSOD，SOD3　/56

W

未折叠蛋白反应　unfolded protein response，UPR　/83

X

细胞内凋亡蛋白抑制因子 1　cellular inhibitor of apoptosis protein 1，cIAP1　/64
细胞色素 c　cytochrome c，Cyt c　/14
细胞色素 c 氧化酶　cytochrome c oxidase，COX　/84
细胞外基质　extracellular matrix，ECM　/5
细胞外信号调控激酶　ERK　/18
线粒体 DNA　mitochondrial DNA，mtDNA　/31
线粒体钙单向转运体　mitochondrial calcium uniporter，MCU　/25
线粒体内质网结构偶联　mitochondria-associated endoplasmic reticulum membranes，MAM　/24
线粒体通透性转换孔　mitochondrial permeability transition pore，MPTP　/26
小干扰 RNA　small interfering RNA，siRNA　/63
血管内皮生长因子　vascular endothelial growth factor，VEGF　/66
血小板衍生生长因子　platelet derived growth factor，PDGF　/60

Y

烟酰胺腺嘌呤二核苷酸　nicotinamide adenine dinucleotide，NADH　/56
异柠檬酸脱氢酶 1　isocitrate dehydrogenase 1，IDH1　/8
诱导型一氧化氮合酶　iNOS　/57
与多种细胞活性相关的 ATP 酶　ATPases associated with diverse cellular activities，AAA+　/79

Z

肿瘤坏死因子 α　TNF-α　/104
肿瘤微环境　tumor mircoenvironment，TME　/69
肿瘤相关巨噬细胞　tumor-associated macrophage，TAM　/70
转化生长因子 β　transforming growth factor-β，TGF-β　/70